西部医学教育联盟规划教材

供药学、医学检验技术、医学影像技术、卫生检验与检疫、医学信息工程、
生物技术、生物医学工程等专业用

临床医学概论

U0284685

主　　审　李海洋

主　　编　李　伟　左　石

副 主 编　陈章荣　瓯　燕　刘　玲　吴　原　高鸿亮

编　　者（以姓氏笔画为序）

艾　戎	贵州医科大学	张剑青	昆明医科大学
左　石	贵州医科大学	陈　萍	宁夏医科大学
达古拉	内蒙古医科大学	陈章荣	贵州医科大学
刘　玲	重庆医科大学	郑见宝	西安交通大学
严　瑞	贵州医科大学	瓯　燕	川北医学院
李　伟	贵州医科大学	侯　明	青海大学
李　晖	云南大学	高鸿亮	新疆医科大学
肖子文	贵州医科大学	黄远帅	西南医科大学
吴　迪	西安交通大学	彭慈军	贵州医科大学
吴　原	广西医科大学	傅松波	兰州大学
张　韬	新疆医科大学		

数字编者（以姓氏笔画为序）

刘　芳	川北医学院	杜　娟	贵州医科大学
张慧玲	贵州医科大学	陈炳秀	贵州医科大学
萧　潇	贵州医科大学		

秘　　书　陈炳秀（兼）　张慧玲（兼）

人民卫生出版社

·北　京·

图书在版编目（CIP）数据

临床医学概论 / 李伟，左石主编. —北京：人民
卫生出版社，2023.7（2024.2 重印）
　ISBN 978-7-117-35104-1

　Ⅰ. ①临…　Ⅱ. ①李…②左…　Ⅲ. ①临床医学－医
学院校－教材　Ⅳ. ①R4

　中国国家版本馆 CIP 数据核字（2023）第 143445 号

人卫智网	www.ipmph.com	医学教育、学术、考试、健康，
		购书智慧智能综合服务平台
人卫官网	www.pmph.com	人卫官方资讯发布平台

临床医学概论

Linchuang Yixue Gailun

主　　编：李　伟　左　石
出版发行：人民卫生出版社（中继线 010-59780011）
地　　址：北京市朝阳区潘家园南里 19 号
邮　　编：100021
E - mail：pmph @ pmph.com
购书热线：010-59787592　010-59787584　010-65264830
印　　刷：人卫印务（北京）有限公司
经　　销：新华书店
开　　本：850 × 1168　1/16　印张：19
字　　数：562 千字
版　　次：2023 年 7 月第 1 版
印　　次：2024 年 2 月第 2 次印刷
标准书号：ISBN 978-7-117-35104-1
定　　价：89.00 元

打击盗版举报电话：**010-59787491**　E-mail：**WQ @ pmph.com**
质量问题联系电话：**010-59787234**　E-mail：**zhiliang @ pmph.com**
数字融合服务电话：**4001118166**　E-mail：**zengzhi @ pmph.com**

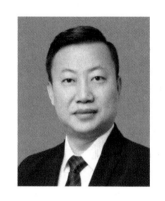

李伟，博士，教授，主任医师，博士研究生导师。现任贵州医科大学附属医院副院长、内科教研室主任、国家重点专科（心血管内科）负责人，贵州省双一流建设一流师资教学团队内科学负责人，贵州省双一流建设一流课程内科学负责人，贵州省省管专家。中国医院协会大学附属医院分会第四届委员会常务委员，中华医学会第十五届内科学分会委员会委员，中华医学会第八届心电生理和起搏分会委员会委员，中国医师协会第五届心血管内科医师分会委员会委员，中国医师协会第一届心脏重症专业委员会委员，贵州省医学会心电与起搏学分会第五届委员会副主任委员。入选高层次创新型人才遴选培养计划（百层次），获贵州省科学技术奖三等奖、贵州省科技成果转化奖二等奖、贵州省自然科学奖二等奖、中国康复医学会科学技术奖三等奖、贵州省研究生教学成果奖二等奖、贵州医科大学教学成果奖二等奖各一项。

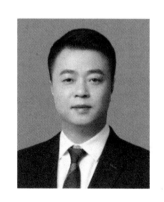

左石，博士，留美博士后，教授，主任医师，博士研究生导师。现任贵州医科大学附属医院院长、贵州医科大学临床医学院院长、肝胆外科学科带头人。中国医师协会外科医师分会委员，中华医学会器官移植学分会儿童肝移植学组委员，贵州省医院协会公立医院运营管理专委会主任委员，贵州省抗癌协会肝胆胰肿瘤专委会主任委员，贵州省医学会器官移植学分会副主任委员，贵州省医学会外科学分会常委兼秘书，获"国务院政府特殊津贴""中国好医生""贵州省先进工作者""贵州省五一劳动奖章""贵州省百优医生""贵医名医"等荣誉称号。

前　言

　　临床医学是研究疾病的病因、诊断和治疗的学科群。针对医学院校非临床医学专业学生，需使用概论性教材。西部地区由于地理环境、生活习惯差异导致疾病谱差异，教育及卫生事业相对滞后，缺乏特色的相关教材。为了落实《"健康中国 2030"规划纲要》《中国教育现代化 2035》等文件精神，结合西部医学院校实际情况，我们组织编写本教材，以适应西部地区医学院校教学需要。

　　本教材以概论介绍为主，并精选临床常见病、多发病，主要内容包括诊断学基础、内科学、外科学、妇产科学、儿科学、传染病学及肿瘤学等，并增加西部地区地方病，如地方性氟中毒、地方性砷中毒、棘球蚴病、血吸虫病、恙虫病、绦虫病等内容，体现了西部地区疾病谱的特点。本教材为非临床医学专业学生使用，以临床医学基础理论、基本知识和基本技能为重点，摆脱了以往临床医学专业教材的框架，力求完整地反映临床医学的全貌，内容简练实用，知识点明确，努力体现科学性、先进性、实用性和通用性的特点。同时，为了满足广大师生对教学内容数字化的需求，本教材积极探索传统媒体与新媒体融合发展的新型教学方案，增加了数字内容，可通过扫描二维码获取。

　　本教材供药学、医学检验技术、医学影像技术、卫生检验与检疫、医学信息工程、生物医学技术、医学生物工程等专业使用。

　　感谢全体编者在本教材的撰写中所倾注的努力和心血。由于编写匆忙，受篇幅及水平的限制，编写中难免出现差错与疏漏，敬请读者批评指正。

李伟　左石

2023 年 6 月

目 录

第一篇 诊断学基础

第二篇 内 科 学

第三篇 外 科 学

第四篇 妇 产 科 学

第五篇　儿 科 学

第六篇　传 染 病 学

第七篇　地 方 病

第八篇　肿　瘤　学

第一篇　诊断学基础

　　诊断学是阐述疾病诊断的基础理论、基本知识和基本技能的一门课程，是联系基础医学与临床医学的桥梁课程，其基本原则适用于所有临床学科。诊断学在医学教育中占有重要地位，诊断学包括常见症状、体格检查及辅助检查等内容。

第一章　常 见 症 状

症状（symptom）是由疾病导致机体结构、功能及代谢改变而引起的病人主观感觉异常或客观病态改变。有些症状只能主观感受得到，如疼痛、心悸、胸闷及眩晕等。有些症状则既能由主观感受到，也能通过客观检查发现，如发热、呼吸困难、咳嗽、咯血、呕血及黑便等。本章主要介绍临床最常见的症状。

第一节　发　　热

发热（fever）是指在致热原作用下，机体产热和散热失衡，体温升高超出正常范围。正常腋窝温度为36.0～37.0℃，体温≥37.3℃为发热。发热可以是生理性的，也可以是病理性的。由于环境温度较高且散热不好，如小儿哭闹、室内通风欠佳等情况引起的发热称为生理性发热。病理性发热多见于细菌、病毒及支原体等引起的感染性疾病，也可见于风湿热、肿瘤、甲状腺功能亢进等非感染性疾病。

【病因】

发热是机体的一种适应性反应，引起发热的病因有很多。临床上分为感染性疾病及非感染性疾病，其中以感染性疾病多见。临床常见病因见表1-1-1。

表 1-1-1　发热常见病因及相关疾病

病因		相关疾病
感染性疾病		各种病原体如病毒、细菌、支原体、立克次体、螺旋体、真菌等引起的感染，可见于各个系统
非感染性疾病	内分泌代谢疾病	甲状腺功能亢进、嗜铬细胞瘤
	结缔组织疾病	类风湿性关节炎、系统性红斑狼疮
	恶性肿瘤	肺癌、肝癌等各种恶性肿瘤
	吸收热	心肌梗死、肢体坏死
	变态反应性疾病	风湿热、药物热、溶血反应
	中枢性发热	脑出血、脑震荡、脑挫伤
	皮肤病	广泛性皮炎、鱼鳞癣
	血液系统疾病	白血病、淋巴瘤
	物理及化学损害	中暑、大面积烧伤、骨折

【临床表现】

1. 发热分度　根据体温的高低进行分度，低热为37.3～38℃，中热为38.1～39℃，高热为39.1～41℃，超高热为41℃以上。

2. 发热分型 根据不同时间的体温变化规律,分为不同热型。常见六种热型如下。

(1) 稽留热:体温恒定在 39~40℃达数天或数周,24h 内体温波动范围不超过 1℃(图 1-1-1)。常见于大叶性肺炎、伤寒高热期。

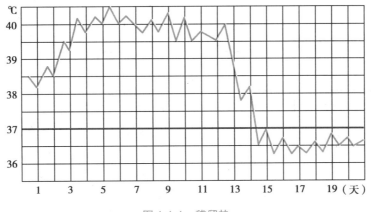

图 1-1-1 稽留热

(2) 弛张热:体温常在 39℃以上,波动幅度大,24h 内波动范围超过 2℃,但最低体温都高于正常体温,在 38~40℃波动(图 1-1-2)。常见于风湿热、败血症。

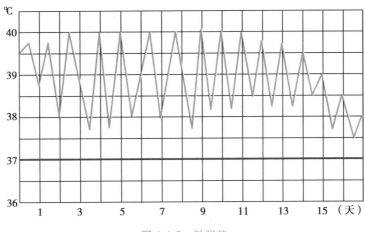

图 1-1-2 弛张热

(3) 间歇热:体温骤升达高峰后持续数小时,又迅速降至正常水平,无热期(间歇期)可持续 1 天至数天,如此反复交替出现(图 1-1-3)。常见于疟疾、急性肾盂肾炎、淋巴瘤等。

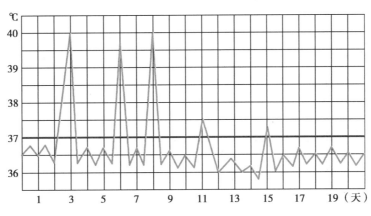

图 1-1-3 间歇热

（4）波状热：体温逐渐上升达 39℃ 或以上，数天后又逐渐下降至正常水平，持续数天后又逐渐升高，如此反复多次（图 1-1-4）。常见于布鲁菌病。

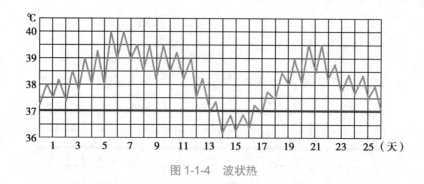

图 1-1-4 波状热

（5）回归热：指体温急剧上升至 39℃ 或以上，持续数天后又骤然下降至正常水平。高热期与无热期各持续若干天后规律性交替一次（图 1-1-5）。可见于回归热、霍奇金病等。

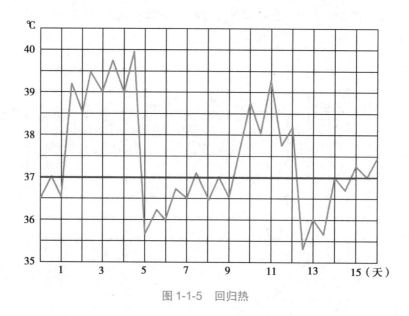

图 1-1-5 回归热

（6）不规则热：发热的体温曲线无一定规律（图 1-1-6）。可见于结核病、风湿热、白血病。

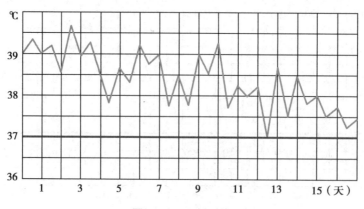

图 1-1-6 不规则热

【伴随症状及体征】

1. **寒战** 常见于大叶性肺炎、败血症、输血反应等。
2. **关节肿痛** 常见于败血症、痛风、结缔组织疾病等。
3. **淋巴结肿大** 常见于淋巴瘤、白血病、恶性肿瘤等。
4. **皮疹** 常见于麻疹、水痘、风湿热、结缔组织疾病等。
5. **肝脾肿大** 常见于白血病、肝胆疾病等。

第二节 头 痛

头痛（headache）指额部、顶部、颞部及枕部疼痛。根据起病方式分为急性、亚急性和慢性头痛。国际头痛协会将头痛分为：①原发性头痛；②继发性头痛；③脑神经痛、中枢和原发性颜面痛及其他头痛。

【病因】

原发性头痛病因复杂，与遗传、饮食、内分泌及精神因素有关，常难以找到确切病因。继发性头痛是其他疾病的一种症状，有明确的病因。颅内外疾病、全身性疾病及精神心理因素均可引起头痛。头痛的病因见表 1-1-2。

表 1-1-2 头痛常见病因及相关疾病

病因		相关疾病
颅内疾病	感染	脑膜炎、脑炎、脑脓肿
	血管疾病	脑缺血、脑出血、蛛网膜下腔出血、脑梗死、高血压脑病等
	占位性病变	脑肿瘤、颅内转移瘤
	脑外伤	脑震荡、脑挫伤、硬膜下血肿、颅内血肿、脑外伤后遗症
	其他	偏头痛、丛集性头痛、腰椎麻醉后头痛
颅外疾病	颅骨疾病	颅底凹陷症、颅骨肿瘤等
	颈部疾病	颈椎病及其他颈部疾病等
	神经痛	三叉神经、舌咽神经及枕神经痛等
	其他	眼、耳、鼻疾病所致头痛
全身性疾病	急性感染	流感、伤寒、肺炎等发热性疾病
	心血管疾病	高血压、心力衰竭等
	中毒	铅、酒精、一氧化碳、有机磷、药物中毒等
	其他	尿毒症、低血糖、贫血、肺性脑病、系统性红斑狼疮、月经及绝经期头痛、中暑等
精神心理因素		抑郁、焦虑

【临床表现】

不同病因导致的头痛临床上各有特点，起病方式、部位、程度与性质、出现与持续时间、加重或缓解方式等与病因密切相关。

1. **头痛的起病方式** 急性起病并有发热常为感染性疾病导致。突然出现剧烈头痛，且持续不缓解，伴不同程度意识障碍而无发热，提示颅内血管病变，如蛛网膜下腔出血、脑出血等。反复发作头痛或搏动性头痛，提示血管性头痛或精神心理因素所致。慢性进行性疼痛并伴呕吐、视乳头水肿等颅内压增高表现病人，提示颅内占位性病变。青壮年慢性头痛，无颅内压增高，多为肌肉收缩性头痛。

2. 头痛的部位　了解头痛的部位对病因诊断有重要价值。单侧头痛提示偏头痛及丛集性头痛,深在且较弥散多为颅内病变,额部或整个头部多见于高血压病人,浅表性头痛多为眼源性、鼻源性或牙源性等疾病。

3. 头痛的程度与性质　三叉神经痛、偏头痛及脑膜刺激的疼痛常较剧烈。高血压性、血管性及发热性疾病的疼痛常为搏动性,神经痛为电击样疼痛,肌肉收缩性头痛多为重压感、紧箍感或钳夹样疼痛。

4. 头痛出现的时间与持续时间　某些头痛可在特定时间发作,如颅内占位性病变往往清晨加剧,鼻窦炎的头痛常常发生在清晨或上午,丛集性头痛多在晚间发作,女性偏头痛与月经期有关。

5. 头痛加重或缓解因素　咳嗽、打喷嚏、摇头、俯身使颅内高压性、血管性、颅内感染性及脑肿瘤性头痛加重;活动、按摩颈肌可使慢性或职业性的头痛缓解;应用麦角新碱可使偏头痛缓解。

【伴随症状】

某些伴随症状,对疾病诊断有重要价值。如伴剧烈呕吐可能是颅内压增高,伴眩晕可能是小脑肿瘤、内耳病变或椎基底动脉供血不足;突发剧烈头痛伴意识障碍可能是脑出血、脑疝;伴神经功能紊乱的其他表现,可能是神经功能性疼痛。

第三节　咳嗽、咳痰

咳嗽(cough)是清除呼吸道分泌物及气道内异物的一种反射性防御机制。咳嗽具有积极的生理意义,但也有对机体不利的影响,如咳嗽可使呼吸道内感染扩散,可导致呼吸道出血,甚至诱发自发性气胸等。咳痰(expectoration)是气管、支气管的分泌物或肺泡内的渗出液借助咳嗽经口腔排出体外的过程。

【病因】

呼吸系统疾病、胸膜疾病、心血管系统疾病及中枢神经系统疾病可导致咳嗽与咳痰。咳嗽、咳痰常见病因及相关疾病见表 1-1-3。

表 1-1-3　咳嗽与咳痰病因及相关疾病

病因	相关疾病
呼吸系统疾病	上呼吸道感染、慢性阻塞性肺疾病、支气管哮喘、肺部炎症、肺结核、肺癌
胸膜疾病	胸膜炎、胸膜间皮瘤、自发性气胸
心血管系统疾病	心力衰竭、肺栓塞
中枢神经系统疾病	脑炎、脑膜炎
其他	反流性食管炎、服用血管紧张素转化酶抑制剂、心因性咳嗽、皮肤冷刺激、咽峡部黏膜受刺激

【临床表现】

咳嗽可分为干性咳嗽和湿性咳嗽。病人无痰或痰少称为干性咳嗽,常见于急慢性咽喉炎、支气管异物或肿瘤、胸膜疾病、服用血管紧张素转化酶抑制剂等。咳嗽伴咳痰称为湿性咳嗽,常见于慢性阻塞性肺疾病、肺炎、肺结核、肺脓肿等。痰的性质可分为黏液性、浆液性、脓性、血性等。某些疾病可出现特征性痰,如铁锈色痰为典型肺炎球菌性肺炎的特征、粉红色泡沫样痰为肺水肿的特征。咳嗽的时间与疾病有关,如夜间咳嗽常见于肺结核和左心衰竭等疾病。长期慢性咳嗽常见于慢性支气管炎、支气管扩张、肺脓肿、肺结核及反流性食管炎等疾病。

【伴随症状】

伴发热往往见于感染性疾病,如上呼吸道感染、肺炎、肺结核;伴胸痛提示肺炎、肺栓塞、肺癌、气胸；伴呼吸困难提示支气管哮喘、重症肺炎、急性左心衰竭、慢性阻塞性肺疾病；伴咯血提示支气管扩张、肺结核、肺癌、二尖瓣狭窄；伴大量脓痰提示支气管扩张、肺脓肿；伴哮鸣音提示支气管哮喘、气管异物；伴杵状指提示支气管扩张、慢性肺脓肿、支气管肺癌。

第四节 咯 血

咯血（hemoptysis）是指喉及喉部以下的呼吸道任何部位的出血，经口腔咯出的过程。

【病因】

咯血常见于呼吸系统疾病、心血管系统疾病和全身性疾病，咯血病因及相关疾病见表 1-1-4。

表 1-1-4 咯血病因及相关疾病

病因		相关疾病
呼吸系统疾病	支气管疾病	支气管扩张、支气管结核、支气管肺癌
	肺部疾病	肺结核、肺炎、肺脓肿、肺淤血、肺栓塞
心血管系统疾病		二尖瓣狭窄、肺栓塞、肺动脉高压
全身性疾病	血液病	白血病、血小板减少性紫癜
	风湿性疾病	系统性红斑狼疮、结节性多动脉炎
	急性传染性疾病	流行性出血热

【临床表现】

咯血从口腔排出，口腔、鼻腔出血从口腔排出，在判断出血部位时要注意检查口腔及鼻咽部有无出血灶。消化道出血也从口腔排出，需注意鉴别咯血与呕血（表 1-1-5）。确定为咯血后需进一步判断出血量，少量咯血多为痰中带血，一般认为每日咯血量在 100ml 以内为小量咯血，100～500ml 为中等量咯血，500ml 以上或一次咯血在 100～500ml 为大量咯血。大量咯血主要见于空洞性肺结核、支气管扩张和慢性肺脓肿，大量咯血可导致窒息。支气管肺癌少有大量咯血，主要表现为痰中带血，呈持续性或间断性。慢性支气管炎和支原体肺炎也可出现痰中带血或血性痰，但常伴有剧烈咳嗽。咯血或血痰的颜色、性状与某些疾病相关。鲜红色血提示支气管扩张、肺结核、肺脓肿和出血性疾病，浆液性粉红色泡沫样痰提示左心衰竭，暗红色血提示二尖瓣狭窄，暗红色黏稠血痰提示肺栓塞。此外，发病年龄与病因有一定关系。青壮年咯血多见于肺结核、支气管扩张、二尖瓣狭窄，40 岁以上有长期吸烟史病人出现咯血应警惕肺癌。

表 1-1-5 咯血与呕血鉴别

	咯血	呕血
原发疾病	支气管扩张、肺结核、肺癌、肺脓肿、心脏疾病	胃溃疡、十二指肠溃疡、肝硬化、急性胃炎、胃癌
先兆症状	喉部痒感、咳嗽、胸闷	腹部不适、恶心、呕吐
出血方式	咯出	呕出
血液特点	鲜红色，混有痰和泡沫	暗红色或棕色，混有食物
酸碱反应	碱性	酸性
伴随症状	痰中带血数日，无黑便	无痰中带血，有黑便

【伴随症状】

咯血的伴随症状对病因诊断有重要意义。伴发热提示肺结核、肺炎、肺脓肿、流行性出血热、支气管肺癌等；伴胸痛提示肺炎、胸膜炎、支气管肺癌、肺栓塞等；伴脓痰提示支气管扩张、肺脓肿、肺结核继发细菌感染；伴皮肤黏膜出血提示血液病、风湿病和流行性出血热等；伴杵状指提示支气管扩张、肺脓肿、支气管肺癌等。

（严　瑞）

第五节　呼 吸 困 难

呼吸困难（dyspnea）是指主观上病人感到空气不足、呼吸费力，客观上表现为呼吸运动用力，并且可有呼吸频率、深度、节律的改变。

【病因】

影响呼吸运动、气道通气、气体交换、循环系统及红细胞携带氧的因素均可导致呼吸困难，常见病因有呼吸系统疾病、循环系统疾病、血液系统疾病、中毒及神经精神疾病（表 1-1-6）。

表 1-1-6　呼吸困难的病因及相关疾病

病因	相关疾病
呼吸系统疾病	气道阻塞：支气管异物、肿瘤
	肺部疾病：肺炎、肺结核、肺脓肿、肺癌
	胸壁、胸廓、胸膜疾病：气胸、胸腔积液、外伤
	神经肌肉疾病：重症肌无力
	膈肌运动障碍
循环系统疾病	心力衰竭、心脏压塞、肺动脉高压
血液系统疾病	重度贫血、高铁血红蛋白血症
中毒	糖尿病酮症酸中毒、有机磷农药中毒、一氧化碳中毒
神经精神疾病	脑外伤、脑出血、脑肿瘤、癔症

【临床表现】

按照呼吸困难的病因将呼吸困难分为肺源性、心源性、血源性、中毒性及神经精神性呼吸困难。

1. 肺源性呼吸困难　有吸气性、呼气性及混合性呼吸困难三种类型。吸气性呼吸困难主要表现为吸气显著费力，严重者吸气时可见"三凹征"，表现为胸骨上窝、锁骨上窝和肋间隙明显凹陷，常见于气道阻塞。呼气性呼吸困难主要表现为呼气费力、呼气缓慢、呼吸时间明显延长，常见于慢性支气管炎、慢性阻塞性肺疾病、支气管哮喘等。混合性呼吸困难主要表现为吸气相及呼气相均感呼吸费力、呼吸频率增快、深度变浅，常见于重症肺炎、肺结核、肺栓塞、气胸、大量胸腔积液等。

2. 心源性呼吸困难　又称心源性哮喘，夜间阵发性呼吸困难表现为夜间睡眠中突感胸闷气急，重者可见端坐呼吸、发绀、大汗、有哮鸣音，咳浆液性粉红色泡沫样痰，见于左心衰竭。

3. 血源性呼吸困难　常表现为呼吸加快、心率增加，病人可以明显感觉到呼吸费力，重则出现鼻翼扇动。

4. 中毒性呼吸困难　尿毒症、糖尿病酮症酸中毒表现为深大呼吸，镇静药、有机磷农药中毒表现为呼吸浅慢。

5. 神经精神性呼吸困难 脑炎、脑出血等神经性呼吸困难表现为呼吸浅慢伴节律变化,癔症等精神性呼吸困难表现为呼吸浅快。

【伴随症状】

伴随症状对判断呼吸困难的病因有重要价值。伴一侧胸痛提示气胸、大叶性肺炎、急性心肌梗死、肺栓塞等;伴发热提示肺炎、肺脓肿、肺结核、胸膜炎、急性心包炎等;伴意识障碍提示脑出血、脑膜炎、糖尿病酮症酸中毒、尿毒症、肺性脑病等;伴粉红色泡沫样痰提示急性左心衰竭。

第六节 胸 痛

胸痛(chest pain)是一种常见症状,临床上分为低危胸痛和高危胸痛。高危胸痛可危及生命,常见的高危胸痛包括急性心肌梗死、肺栓塞、主动脉夹层、张力性气胸。建设胸痛中心对降低高危胸痛病人死亡率有重要意义。

【病因】

大部分胸痛由胸部疾病导致,也可能是其他疾病的胸部表现。胸痛常见病因及相关疾病见表1-1-7。

表 1-1-7 胸痛的病因及相关疾病

病因	相关疾病
胸壁疾病	带状疱疹、肋间神经炎、肋软骨炎、肋骨骨折
呼吸系统疾病	胸膜炎、气胸、血胸、肺部炎症、肺结核、肺癌
心血管疾病	冠心病、心肌病、主动脉瓣狭窄、心包炎、肺栓塞、主动脉夹层
纵隔疾病	纵隔炎症、肿瘤
胸部邻近器官疾病	反流性食管炎、肝脓肿、膈下脓肿
神经精神系统疾病	躯体形式障碍

【临床表现】

胸痛的病因与年龄有关,青壮年以胸膜炎、气胸多见,中老年应警惕心肌梗死、肺栓塞、主动脉夹层。对胸痛病人应询问其疼痛部位、性质、持续时间、加重或缓解方式。

1. 胸痛部位 位于胸骨后方、心前区、剑突下的疼痛,与活动有关,提示心绞痛、心肌梗死;胸背部向下放射的疼痛提示主动脉夹层;侧胸部的疼痛提示胸膜疾病;右下胸部的疼痛提示肝胆疾病、膈下脓肿;肩部及腋下的疼痛提示肺癌。固定部位的疼痛伴压痛提示胸壁疾病,单侧胸痛且有沿神经支配的皮肤区出现带状排列的成簇疱疹提示带状疱疹。

2. 胸痛性质 压榨样疼痛提示心绞痛,烧灼样疼痛提示食管炎,隐痛、钝痛或刺痛与呼吸有关提示胸膜炎,阵发性刺痛提示肋间神经痛,突发剧烈疼痛伴呼吸困难提示肺栓塞,胸部撕裂样疼痛提示主动脉夹层,与呼吸有关的撕裂样疼痛提示气胸。

3. 持续时间 阵发性胸痛提示平滑肌痉挛或冠状动脉狭窄引起的缺血性疼痛,持续性胸痛提示炎症、肿瘤、梗死。

4. 加重或缓解方式 劳累加剧、休息缓解的胸痛提示冠状动脉狭窄,进食发作或加剧的胸痛提示消化道疾病,咳嗽或呼吸加剧的胸痛提示胸膜或心包疾病。

【伴随症状】

根据伴随症状,可初步判断胸痛的可能病因。如胸痛伴呼吸困难提示肺炎、心肌梗死、肺栓塞、气胸等;伴咯血可能为肺栓塞、肺结核、肺癌等。

第七节 心　悸

心悸（palpitation）是病人主观感觉心跳或心慌，伴心前区不适感。

【病因】

心悸见于心脏搏动增强和心律失常，心悸的常见病因及相关的疾病见表1-1-8。

表1-1-8　心悸的常见病因及相关的疾病

病因		相关疾病
心脏搏动增强	生理性	剧烈运动、大量饮酒、喝浓茶或咖啡后
	病理性	心室肥大、甲亢、贫血、心肌病
心律失常	心动过速	窦性心动过速、阵发性室上性心动过速、房性心动过速、室性心动过速
	心动过缓	窦性心动过缓、房室传导阻滞
	心律不齐	心房颤动、期前收缩
其他	精神因素	焦虑症
	自主神经功能紊乱	β肾上腺素能受体反应亢进综合征

【临床表现】

心悸在各个年龄段均可发生，青壮年心悸多为生理性或精神因素所致，老年病人以器质性心脏病多见。心悸的发作方式对心律失常诊断有重要价值，如年轻病人阵发性发作、呈突发突止现象提示阵发性室上性心动过速，心脏有漏搏感提示期前收缩。

【伴随症状】

心悸伴胸痛多见于冠心病、心包炎；伴呼吸困难多见于急性心肌梗死、心力衰竭、心包炎、重症贫血；伴晕厥多见于病态窦房结综合征、房室传导阻滞、室性心动过速；伴手抖多见于甲状腺功能亢进。

第八节 恶心、呕吐

恶心（nausea）为上腹部不适和紧迫欲吐的感觉。恶心后多数病人随之出现呕吐，呕吐（vomiting）是通过胃的强烈收缩迫使胃或部分小肠的内容物经食管、口腔而排出体外的现象。

【病因】

根据病因将呕吐分为反射性呕吐、中枢性呕吐和前庭功能障碍性呕吐。呕吐病因及相关疾病见表1-1-9。

【临床表现】

以呕吐为主要表现的病人应注意询问呕吐时间、与进食的关系、呕吐方式及呕吐物的性质。

1. 呕吐时间　晨起呕吐可见于早期妊娠、鼻窦炎、功能性消化不良、慢性酒精中毒、尿毒症等，夜间呕吐多见于幽门梗阻。

2. 呕吐与进食的关系　进食过程中或餐后即刻呕吐，可能是幽门管溃疡或精神性呕吐；餐后不久呕吐且集体发病提示食物中毒；餐后较久或数餐后呕吐，呕吐物可有隔夜宿食，提示幽门梗阻。

3. 呕吐方式　吐前恶心，吐后恶心缓解提示胃黏膜受刺激，顽固性呕吐、喷射状呕吐提示颅内高压，呕吐与头部位置有关提示前庭功能障碍，呕吐大量宿食、吐后恶心明显缓解提示幽门梗阻。

表 1-1-9 呕吐病因及相关疾病

分类	病因	相关疾病
反射性呕吐	咽部刺激	吸烟、剧烈咳嗽,或其他机械刺激
	消化系统疾病	胃肠炎、消化性溃疡、幽门梗阻、急性阑尾炎、肠梗阻、腹型过敏性紫癜、急性肝炎、肝硬化、胆囊炎、急性胰腺炎、急性腹膜炎等
	泌尿系统疾病	肾结石、输尿管结石、急性肾盂肾炎等
	循环系统疾病	急性心肌梗死、心力衰竭、休克、高血压等
	其他	青光眼、屈光不正、急性盆腔炎、异位妊娠破裂等
中枢性呕吐	神经系统疾病	脑炎、脑膜炎、脑脓肿、脑出血、脑栓塞、高血压脑病、脑挫裂伤或颅内血肿、癫痫等
	全身性疾病	尿毒症、肝昏迷、糖尿病酮症酸中毒、早孕等
	药物或毒物作用	服用抗肿瘤药物、洋地黄类药物,乙醇、有机磷杀虫剂中毒等
	精神因素	癔症、神经性厌食等
前庭功能障碍性呕吐		内耳迷路炎、梅尼埃病、晕动病

4. 呕吐物的性质 呕吐物带发酵、腐败气味提示胃潴留,呕吐物带粪臭味提示低位小肠梗阻,含有大量酸性液体提示胃泌素瘤或十二指肠溃疡。

【伴随症状】

呕吐伴头痛提示颅内高压、青光眼;伴眩晕、耳鸣提示前庭功能障碍性疾病;伴胸骨后压榨性疼痛需警惕急性心肌梗死;伴腹痛、腹泻多见于急性胃肠炎、食物中毒;伴右上腹压痛、反跳痛提示胆囊炎、胆结石;伴左上腹或中上腹压痛、反跳痛提示胰腺炎;伴右下腹压痛、反跳痛提示急性阑尾炎;伴腰痛提示肾结石。

(陈章荣)

第九节 腹 痛

腹痛(abdominal pain)多由腹内组织或器官受到某种强烈刺激或损伤所致,也可由胸部疾病及全身性疾病所致。按照腹痛的起病方式分为急性腹痛和慢性腹痛。

【病因】

腹痛的病因和相关疾病见表 1-1-10。

表 1-1-10 腹痛的病因和相关疾病

分类	病因	相关疾病
急性腹痛	腹腔器官急性炎症	急性胃炎、肠炎、胰腺炎、阑尾炎
	空腔脏器的阻塞或扩张	肠梗阻、胆囊结石、泌尿系结石
	脏器扭转或破裂	卵巢扭转、肠扭转、肝破裂、脾破裂
	腹膜炎症	胃肠穿孔或自发性腹膜炎
	腹壁疾病	腹壁挫伤、腹壁脓肿、带状疱疹
	胸腔脏器疾病牵涉	心绞痛、心肌梗死、胸膜炎
	血管阻塞或破裂	肠系膜动脉栓塞、主动脉夹层波及腹主动脉
	其他	腹型过敏性紫癜、尿毒症

续表

分类	病因	相关疾病
慢性腹痛	腹腔器官慢性炎症	慢性胃炎、胆囊炎、胰腺炎
	消化性溃疡	胃、十二指肠溃疡
	腹腔脏器梗阻	慢性肠梗阻
	脏器包膜牵张	肝炎、肝脓肿、肝淤血、肝癌
	消化道运动障碍	功能性消化不良、肠易激综合征
	胃肠神经功能紊乱	胃肠神经症

【临床表现】

一般腹痛部位多为病变所在部位，疼痛性质、程度提示相关疾病。腹痛诱发因素、发作时间及与体位的关系对腹痛病因判断有重要价值。

1. 腹痛部位　中上腹疼痛提示胃、十二指肠和胰腺病变，右上腹疼痛提示胆囊炎、胆结石，右下腹疼痛多见于阑尾炎，脐周疼痛提示小肠疾病，左下腹疼痛提示结肠疾病，下腹部疼痛提示膀胱炎、盆腔炎、异位妊娠，部位不固定或弥漫性腹痛提示腹膜炎、肠梗阻等。

2. 腹痛性质和程度　中上腹刀割样疼痛提示急性胰腺炎、胃及十二指肠溃疡穿孔，中上腹隐痛多为慢性胃炎及胃、十二指肠溃疡，持续、剧烈、弥漫性腹痛伴腹肌紧张提示急性腹膜炎，阵发性绞痛多由空腔脏器痉挛、梗阻引起。

3. 诱发因素　胆囊炎多在进食油腻食物后诱发，急性胰腺炎发作前有酗酒、暴饮暴食病史，腹部受暴力作用引起剧痛伴休克提示肝、脾破裂。

4. 发作时间　周期性、节律性上腹疼痛提示胃、十二指肠溃疡。

5. 与体位关系　某些体位可使腹痛加剧或减轻，如反流性食管炎病人烧灼样疼痛在躯体前倾位时加重，直立位时减轻。

【伴随症状】

1. 腹痛伴发热、寒战　提示有炎症存在，见于急性胆道感染、胆囊炎、肝脓肿、腹腔脓肿，也可见于腹腔外感染性疾病。

2. 腹痛伴黄疸　可能与肝脏、胆囊、胰腺疾病有关，急性溶血性贫血也可出现腹痛与黄疸。

3. 腹痛伴休克　同时伴贫血者可能是腹腔脏器（如肝、脾）破裂或异位妊娠破裂；无贫血者提示胃肠穿孔、绞窄性肠梗阻、肠扭转、急性出血坏死型胰腺炎等。

4. 腹痛伴呕吐、反酸　提示食管、胃肠病变，呕吐量大提示胃肠道梗阻；伴反酸、嗳气则提示胃十二指肠溃疡或胃炎。

第十节　呕血、便血

呕血（hematemesis）是指上消化道出血，血液从口腔排出。呕血的原因以消化性溃疡最为常见，其次为食管 - 胃底静脉曲张破裂，再次为急性糜烂性出血性胃炎和胃癌等。便血（hematochezia）是指消化道出血，血液由肛门排出。一般来说，便血多提示下消化道出血，表现为大便带血或全为血便，颜色可呈鲜红色、暗红色或黑色。便血最常见的病因为痔疮、肛裂。

【病因】

呕血、便血常见病因及相关疾病见表 1-1-11。

表 1-1-11 呕血、便血常见病因及相关疾病

病因		相关疾病
上消化道疾病	食管疾病	食管损伤、食管贲门黏膜撕裂
	胃、十二指肠疾病	急性糜烂性胃炎、消化性溃疡、胃癌
	门静脉高压	食管-胃底静脉曲张破裂
下消化道疾病		小肠肿瘤、结肠癌、直肠癌、痔疮、肛裂
全身性疾病		血小板减少性紫癜、白血病、血友病

【临床表现】

上消化道出血表现为呕血与黑便。呕血前常有恶心，出血量多、在胃内停留时间短，血液为鲜红或暗红色；当出血量少或在胃内停留时间长，血红蛋白在胃酸作用下形成酸化正铁血红蛋白，颜色呈咖啡样棕褐色。出血经肠道排出体外，形成黑便。出血量少，在循环血量 10% 以下，病人一般无明显临床表现；当出血量在循环血量 30% 以上，则出现休克。便血颜色取决于出血部位、出血量的多少及在肠道停留时间的长短。出血量多、在肠道停留时间短为鲜红色，反之则为暗红色。消化道出血每日在 5～10ml 以下，无肉眼粪便颜色改变，通过粪便隐血试验才能确定，称为隐血。便血粪便可全为血液或混有血液，血液可黏附于粪便表面，或于排便后从肛门滴出。

【伴随症状】

伴慢性反复上腹痛，出血后疼痛减轻提示消化性溃疡；肝脾肿大，皮肤有蜘蛛痣、肝掌、腹壁静脉曲张或有腹腔积液，伴肝功能损害提示肝硬化、门静脉高压。中老年人，有慢性无明显规律性上腹痛，伴有厌食、消瘦或贫血应警惕胃癌。

第十一节 水 肿

水肿（edema）是指过多液体在组织间隙积聚，分为全身性水肿和局部水肿。全身性水肿又分为心源性、肾源性、肝源性、营养不良性及其他水肿。局部水肿多由于静脉血栓、局部炎症引起。此外，过多液体在体腔中积聚称为积液。

【病因及临床特点】

临床常见的水肿有心源性、肾源性、肝源性、营养不良性水肿，不同病因引起的水肿具有不同的临床特点。其他水肿有黏液性水肿、药物性水肿及特发性水肿等。临床常见水肿的病因及临床特点见表 1-1-12。

表 1-1-12 临床常见水肿的病因及临床特点

分类	病因	临床特点
心源性水肿	右心衰竭	下垂部位先出现，对称、凹陷
肾源性水肿	肾炎、肾病	颜面开始，发展快
肝源性水肿	肝硬化失代偿	腹腔积液为主
营养不良性水肿	低蛋白血症	从足部到全身，伴消瘦、体重减轻

【伴随症状】

伴呼吸困难提示心脏疾病；伴蛋白尿提示肾脏疾病；伴肝脏增大、腹腔积液提示肝脏疾病；伴消瘦、体重减轻提示营养不良。

第十二节　意识障碍

意识障碍（disturbance of consciousness）是一种严重的脑功能紊乱，指人对周围环境及自身状态的识别和觉察能力出现障碍。

【病因】

意识障碍多由高级中枢功能活动（意识、感觉和运动）受损所引起，可表现为嗜睡、意识模糊、昏睡和谵妄，严重的意识障碍为昏迷。颅内病变和颅外病变均可引起意识障碍，常见意识障碍病因及相关疾病见表1-1-13。

表 1-1-13　意识障碍常见病因及相关疾病

分类	病因		相关疾病
颅内疾病	颅内感染性疾病		脑炎、脑脓肿、脑膜炎
	颅内非感染性疾病	脑血管疾病	脑血栓、脑出血、蛛网膜下腔出血
		脑占位疾病	脑肿瘤
		颅脑外伤	脑挫伤、外伤性颅内血肿
		癫痫	
颅外疾病	颅外重症感染		败血症、肺炎
	颅外非感染性疾病	内分泌代谢疾病	尿毒症、肝性脑病、低血糖昏迷、高渗高血糖综合征
		心血管疾病	心源性休克、心律失常导致 Adams-Stokes 综合征
		水电解质失衡	低钠血症、低氯性碱中毒、高氯性酸中毒
		外源性中毒	镇静药、有机磷农药、一氧化碳中毒
		物理及缺氧性损害	中暑、触电

【临床表现】

意识障碍的类型及临床表现见表1-1-14。

表 1-1-14　意识障碍的类型及临床表现

类型		临床表现
嗜睡		最轻的意识障碍，病人陷入持续的睡眠状态，可被唤醒并能正确回答和做出各种反应，但当刺激去除后很快又再入睡
意识模糊		意识水平轻度下降，较嗜睡深的一种意识障碍。病人有简单的精神活动，但对时间、地点、人物的定向能力发生障碍
昏睡		接近于人事不省的意识状态。病人处于熟睡状态，不易唤醒。虽在强烈刺激下（如压迫眶上神经、摇动病人身体等）可被唤醒，但很快又再入睡。醒时答话含糊或答非所问
谵妄		以兴奋性增高为主的高级神经中枢急性活动失调状态；临床上表现为意识模糊、定向力丧失、感觉错乱（幻觉、错觉）、躁动不安、言语杂乱
昏迷	轻度昏迷	意识大部分丧失，无自主运动，对声、光刺激无反应，对疼痛刺激尚可出现痛苦的表情或肢体退缩等防御反应。角膜反射、瞳孔对光反射、眼球运动、吞咽反射等可存在
	中度昏迷	对周围事物及各种刺激均无反应，对于剧烈刺激可出现防御反射。角膜反射减弱，瞳孔对光反射迟钝，眼球无转动
	深度昏迷	全身肌肉松弛，对各种刺激全无反应。深、浅反射均消失

【伴随症状】

意识障碍伴发热需区分先后顺序,先发热后意识障碍见于重症感染,先意识障碍后发热见于脑出血、蛛网膜下腔出血、巴比妥类药物中毒;伴呼吸缓慢见于呼吸中枢兴奋性下降,如吗啡或巴比妥类药物中毒、颅内高压等;伴高血压常见于脑出血、高血压脑病、肾炎、颅内高压等;伴瞳孔散大见于酒精中毒、癫痫、低血糖昏迷等。

第十三节　惊　厥

惊厥(convulsion)属于不随意运动,表现为全身或局部成群骨骼肌非自主的抽动或强烈收缩,肌群收缩表现为强直性或阵挛性。

【病因】

惊厥可分为特发性与症状性惊厥。特发性惊厥常由先天性脑部不稳定状态所致。症状性惊厥的常见病因及相关疾病见表 1-1-15。

表 1-1-15　症状性惊厥的常见病因及相关疾病

病因	相关疾病
神经、精神疾病	癫痫、脑血管意外、脑外伤、脑肿瘤、脑寄生虫、癔症
感染	脑膜炎、脑炎、中毒性肺炎、中毒性痢疾、狂犬病、破伤风
新陈代谢障碍	尿毒症、低血糖症、酸中毒、手足搐搦症
中毒	一氧化碳中毒
其他	窒息、子痫和心律失常所致的脑组织缺氧

【临床表现】

阵发性四肢和面部肌肉抽动,多伴有两侧眼球上翻、凝视或斜视及神志不清。有时伴有口吐白沫或嘴角牵动,呼吸暂停,面色青紫,发作时间多在 3～5 分钟,有时反复发作,甚至呈持续状态。惊厥是小儿常见的急症,以婴幼儿多见。

【伴随症状】

伴发热提示小儿急性感染,伴脑膜刺激征提示脑膜炎、脑膜脑炎;伴剧烈头痛提示蛛网膜下腔出血、颅内感染、颅脑外伤、颅内占位性病变;伴意识丧失、瞳孔扩大和舌咬伤提示癫痫大发作。

（李　伟）

第二章 体格检查

体格检查是指医生运用自己的感官或借助简便的工具（如体温表、血压计、听诊器、叩诊锤等）客观地评估病人身体的过程。体格检查常用的器械和物品有体温计、听诊器、血压计、叩诊锤、听诊器、检查镜等（图1-2-1）。体格检查的基本方法有视诊、触诊、叩诊和听诊。体格检查需按一定顺序进行，避免频繁搬动病人。医生在检查病人时所发现的异常变化称为体征。

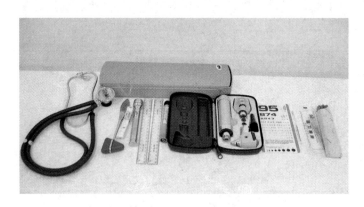

图 1-2-1　体格检查常用的器械和物品

第一节　体格检查的基本方法

【视诊】

视诊（inspection）指医生用眼睛观察病人全身或局部表现的一种诊断方法。通过视诊可了解全身一般状态和体征，如性别、年龄、意识、营养状况、表情、体位、步态等。局部视诊可了解身体各部分的改变，如皮肤、关节等局部表现。通过视诊可初步判断疾病，如二尖瓣面容提示二尖瓣狭窄，面具面容常见于帕金森病或脑炎。

【触诊】

触诊（palpation）指医生通过手接触被检查者的某些部位产生的感觉，判断相应部位状况的一种方法。触诊分为浅部触诊和深部触诊。浅部触诊用于体表浅在的淋巴结、皮下肿瘤、关节等检查。深部触诊用于深在的肝、脾、腹腔内肿块的检查。

【叩诊】

叩诊（percussion）指医生用手指叩击身体某一部位，使之震动产生声响，根据声响和震动判断被检查部位有无异常的一种检查方法。叩诊有直接叩诊和间接叩诊两种方法。直接叩诊适用于检查胸、腹部面积较广泛的病变，如大量胸腔积液或腹腔积液。间接叩诊适用于确定器官（如心脏、肝脏）的界限，以及肺实变、气胸、积液等。

【听诊】

听诊(auscultation)指医生通过听觉感知身体某部位发出声响,进而判断相关部位有无异常的一种检查方法。听诊多使用听诊器,广泛用于肺部、心脏、腹部及血管等部位。

第二节 体格检查的基本项目

【一般项目】

一般项目包括性别、年龄、生命体征、发育与体型、营养状态、意识状态、面容与表情、体位、步态、皮肤及淋巴结检查。生命体征包括体温、脉搏、呼吸和血压,是判断生命活动是否存在及其质量的指标。病态发育常与内分泌疾病有关,如新生儿甲状腺功能减退导致呆小症。营养状态分为良好、中等、不良、过度等情况,营养不良指体重低于标准体重的10%,营养过度(肥胖)指体重高于标准体重的20%。意识障碍分为嗜睡、意识模糊、昏睡、谵妄和昏迷。正常人面部表情自然,患病时可出现痛苦、忧虑或疲惫的面容,某些疾病发展到一定的程度时可出现特征性的面容与表情。正常人身体活动自如,称为自主体位。病人为减轻痛苦而被迫采取某种特殊体位称为强迫体位,如急性左心衰竭病人采取强迫坐位(端坐呼吸)。某些疾病可出现特殊步态,如帕金森病病人出现慌张步态。皮肤检查包括皮肤颜色、湿度、弹性、皮疹、皮下出血、肝掌与蜘蛛痣、水肿与皮下结节等。淋巴结检查只能检查身体各部位浅表淋巴结,发现淋巴结肿大应描述其大小、部位、数目、质地、活动度及边界等。

【头部检查】

头部检查包括头发色泽,头颅大小、形态及活动情况,颜面及眼、耳、鼻、口腔检查。眼的检查包括视力、视野、色觉、眼睑、结膜、角膜及巩膜等。耳的检查包括耳廓外形、双侧乳突、听力等。鼻的检查包括鼻外形、有无鼻中隔偏曲、有无鼻出血、鼻腔黏膜及有无异常分泌物等。口腔检查包括口唇颜色、口腔黏膜、牙齿、牙龈及扁桃体等。

【颈部检查】

颈部检查包括颈部外形、运动情况、颈部血管、甲状腺及气管的检查。甲状腺检查需注意甲状腺是否肿大及其性质、对称性、有无血管杂音等。气管有无偏移,其偏移方向可以判断病变部位,如大量胸腔积液或气胸时气管偏向健侧。

【胸部检查】

胸部检查需了解常用体表标志及体表标志线。胸部常用的体表标志包括胸骨角、剑突及肩胛角。常用的体表标志线包括前正中线、锁骨中线、肩胛线及后正中线(图1-2-2)。胸壁检查内容包括胸壁皮肤有无皮疹、胸壁静脉有无曲张、肋间隙有无凹陷等。胸廓检查内容包括胸廓是否对称,有无畸形。正常人胸廓前后径与左右径之比约为1:1.5,肺气肿时胸廓前后径与左右径之比接近或超过1:1,称为桶状胸。乳房检查内容包括乳房是否对称,有无肿块。肺与胸膜、心脏检查是胸部检查的重点内容,按视诊、触诊、叩诊及听诊顺序进行。

1. 肺与胸膜检查 视诊重点检查呼吸运动,包括呼吸方式、节律及频率。触诊包括胸廓扩张度、触觉震颤及胸膜摩擦感。一侧胸廓扩张度受限见于大量胸腔积液、气胸及肺不张。触觉震颤增强见于肺炎、肺结核,触觉震颤减弱见于肺气肿、阻塞性肺不张、胸腔积液或积气。胸膜摩擦感见于纤维素性胸膜炎。肺部叩诊包括肺上下界、肺下界移动范围,正常肺野叩诊呈清音,在正常肺清音区出现浊音、实音、鼓音或过清音则为异常叩诊音,提示肺及胸膜、胸壁的病理改变,如肺气肿时叩诊呈过清音,大量胸腔积液时叩诊呈浊音、实音。肺部听诊包括正常呼吸音、异常呼吸音、啰音、语音共振和胸膜摩擦音。啰音是呼吸音以外的附加声音,分干啰音及湿啰音。干啰音是一种持续时间较长,带有"音乐性"的呼吸附加音。高调干啰音又称为哨笛音,用力呼气时音调常呈上升性,多来源于较小的支气管或

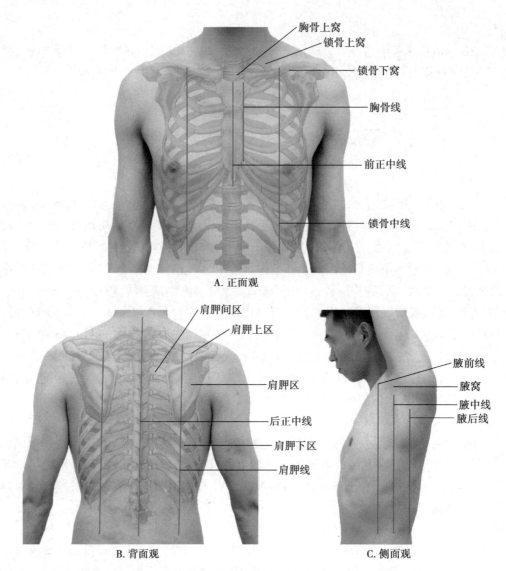

图 1-2-2 胸部体表标志线与分区

细支气管，因较常见于支气管哮喘，故又称为哮鸣音。湿啰音系气流通过有稀薄分泌物的支气管时引起液体震动或水泡破裂而产生的声音，分为粗湿啰音、中湿啰音及细湿啰音（又称为大、中、小水泡音）。

2. **心脏检查** 心脏视诊包括检查心尖搏动的位置、强度、范围，心前区有无隆起和异常搏动。正常心尖搏动在锁骨中线内 0.5～1.0cm，范围 2.0～2.5cm，心脏增大时心尖搏动可发生位置改变。心尖搏动增强见于贫血、高热、甲状腺功能亢进，心肌病则可出现心尖搏动减弱。心前区隆起见于先天性心脏病病人。心脏触诊检查内容包括心尖搏动的位置、强度、范围，震颤和心包摩擦感。心脏叩诊主要检查心脏相对浊音界，以判断心脏大小。心脏听诊区有二尖瓣听诊区、肺动脉瓣听诊区、主动脉瓣第一听诊区、主动脉瓣第二听诊区和三尖瓣听诊区，常常按照这个顺序听诊，避免遗漏（图 1-2-3）。听诊内容包括心率、心律、心音、额外心音、杂音和心包摩擦音。正常人静息状态下心率为 60～100 次 / 分，心律整齐。心房颤动、期前收缩、房室传导阻滞时常出现心律不齐。额外心音指正常第一、第二心音外的附加音，常见的额外心音包括奔马律、开瓣音及心包叩击音。奔马律提示心力衰竭，二尖瓣开瓣音提示二尖瓣活动度好。心脏杂音指心音、额外心音外的异常声音，包括舒张期、收缩期和连续性杂音，杂音对结构性心脏病判断有重要价值。二尖瓣狭窄的特征性杂音是心尖区的舒张中晚期低调的隆隆样杂音，可伴震颤。二尖瓣关闭不全的典型杂音是心尖区全收缩期吹风样杂音，杂音强度大于 3/6 级，可伴有收缩期震颤。主动脉瓣狭窄的杂音为粗糙而响亮的喷射性杂音，一般为 3/6 级以上。主动脉瓣关闭不全的杂音特点是舒张期叹气样杂音。动脉导管未闭出现连续性杂音。心包摩擦音见于纤维素性心包炎。

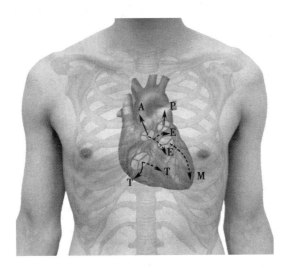

M. 二尖瓣区；A. 主动脉瓣区；E. 主动脉瓣第二听诊区；P. 肺动脉瓣区；T. 三尖瓣区

图 1-2-3 心脏瓣膜解剖部位及瓣膜听诊区

【腹部检查】

腹部检查需了解常用体表标志及分区。腹部体表标志包括肋弓下缘、剑突、脐、髂前上棘、腹直肌外缘、腹中线、腹股沟韧带、耻骨联合和肋脊角。分区包括四分区和九分区法。四分区法将腹部分为左上腹、左下腹、右上腹和右下腹（图 1-2-4）。九分区法将腹部分为左、右季肋部，左、右腰部，左、右髂部及上、中、下腹部（图 1-2-5）。腹部视诊内容包括腹部外形、腹壁静脉曲张、腹式呼吸、蠕动波等。腹部触诊内容包括腹壁紧张度、压痛及反跳痛、脏器触诊（肝和脾）、腹部肿块及液波震颤。腹壁紧张度增加，同时伴压痛、反跳痛多见于腹膜炎。脏器触诊有单手触诊法和双手触诊法，用于肝、脾触诊。正常肝脏不能触及，当触及肝脏时要注意大小、质地、边缘、表面情况、有无压痛等。正常脾脏不能触及，触及脾脏下缘不超过肋下 2cm 为轻度肿大，超过肋下 2cm 但在脐水平以上为中度肿大，超过脐水平或腹中线为重度肿大。正常腹部叩诊呈鼓音，当腹腔内游离腹腔积液超过 1 000ml，可查出移动性浊音阳性。听诊主要检查肠鸣音和血管杂音。

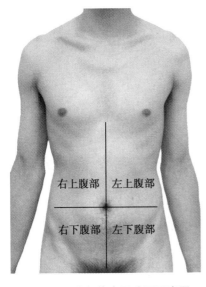

图 1-2-4 腹部体表四分区示意图

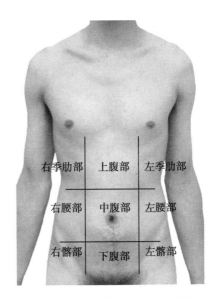

图 1-2-5 腹部体表九分区示意图

【生殖器、肛门、直肠检查】

生殖器一般不作为常规检查项目，当考虑全身性疾病与生殖器有关，或生殖器本身病变时才进行生殖器检查。女性应由妇产科医生进行检查，未婚妇女禁止进行阴道检查。肛门及直肠检查包括肛门视诊（如有无脓血、肛裂、外痔）及直肠触诊。

【脊柱、四肢检查】

脊柱检查包括脊柱弯曲度、活动度、压痛及叩击痛检查。四肢及关节检查包括肢体长度、关节有无畸形、关节有无红肿、关节活动度检查。

【神经系统检查】

神经系统检查包括十二对脑神经检查、肢体运动功能检查、感觉功能检查及神经反射的检查。十二对脑神经检查对颅脑疾病定位诊断有重要价值。通过病人肢体运动判断肌力和肌张力，肌力分为 6 级。感觉功能检查包括浅感觉、深感觉、复合感觉检查。神经反射检查内容包括浅反射、深反射、病理反射和脑膜刺激征。脑膜刺激征见于脑膜炎、颅内高压及蛛网膜下腔出血等疾病，是脑膜受激惹的体征，包括颈强直、Kernig 征和 Brudzinski 征。

第三章 辅助检查

辅助检查指借助医学实验仪器、设备、试剂对人体血液、分泌物、排泄物、细胞及组织器官进行检测分析，对细胞、组织、器官形态结构及功能状态进行检查，辅助临床诊断。辅助检查一般只提供参考性的临床资料，需要结合临床症状和体征进行综合判断。辅助检查包括影像学、心电图、内镜及实验室检查等。

第一节 影像学检查

影像诊断学是应用医学成像技术对人体疾病进行诊断的医学学科，是临床医学的重要组成部分。包括 X 线成像、计算机成像、磁共振成像、超声成像、发射型计算机断层成像术。

一、X 线检查

人体组织结构分为三类：高密度组织，如骨和钙化组织；中等密度组织，如软骨、肌肉、神经、实质器官、结缔组织及体液等；低密度组织，如脂肪组织、空腔脏器内气体等。当强度均匀的 X 线穿透厚度相等的不同密度组织结构时，由于吸收程度不同，在 X 线片上或荧屏上显出具有黑白（或明暗）对比、层次差异的 X 线影像。X 线检查包括普通检查和特殊检查。

1. 普通检查　包括透视和 X 线摄影。

（1）透视：透视一般须在暗室内进行。透视可转动体位，便于在不同方向观察，可了解心脏博动、大血管博动、膈运动及胃肠蠕动。但荧屏亮度较低，影像对比度及清晰度较差，密度与厚度较小的器官及密度与厚度较大的部位（如头颅、腹部、脊柱、骨盆等）不适用。

（2）X 线摄影：俗称平片，成像清晰，对比度及清晰度好，可作为客观记录，便于复查时对照和会诊。缺点是平片仅是一个方位和一瞬间的 X 线影像，为建立立体概念，常需做互相垂直的两个方位摄影，如正位及侧位。

2. 特殊检查　对平片难于显示、重叠较多和处于较深部位的病变可采用体层摄影明确。体层摄影可了解病变内部结构有无破坏、空洞或钙化，边缘是否锐利及病变的确切部位和范围。显示气管、支气管腔有无狭窄、堵塞或扩张。对乳腺等软组织，可采用软 X 线的钼靶管球进行检查。此外，还可通过造影剂进行造影检查，如胃肠道造影、血管造影、输卵管造影等。

二、CT 检查

计算机断层扫描（computed tomography，CT）检查是采用 X 线对人体进行扫描，获得信息，再经计算机处理而得到重建图像。CT 为数字成像，其断层解剖图像分辨率高，可扩大检查范围，提高病变检出率和诊断正确率。CT 广泛用于中枢神经系统疾病、肺部疾病、心脏及大血管疾病、腹部及盆腔疾病的辅助诊断。

1. 中枢神经系统疾病　CT 检查对中枢神经系统疾病的诊断价值较高，应用普遍。对颅内肿瘤、脓肿与肉芽肿、寄生虫病、外伤性血肿与脑损伤、脑梗死与脑出血及椎管内肿瘤与椎间盘脱出等疾病诊断效果好，诊断较为可靠。

2. 胸部疾病　由于分辨率高，CT 能较好显示肺内间质、实质性病变。通过造影增强扫描还可以明确支气管有无狭窄或阻塞，纵隔、肺门有无肿块或淋巴结肿大，对中心型肺癌、淋巴结结核及纵隔肿瘤的诊断有较大帮助。此外，CT 还可清晰显示胸膜、膈、胸壁病变。由于受到心动周期的影响，CT 在心脏疾病诊断方面价值有限，主要用于心包病变的诊断。螺旋扫描与心血管造影结合可用于冠状动脉和心瓣膜的钙化、大血管壁的钙化及动脉瘤改变等。

3. 腹部、盆腔疾病　腹部、盆腔 CT 有助于明确有无实质性脏器（如肝脏、肾脏和胰腺）病变，用于肝硬化、肝脏肿瘤、肝脓肿、胰腺炎、肾脏肿瘤等诊断，也用于胆道结石、肠梗阻、前列腺疾病、女性内生殖器肿瘤和腹膜后淋巴结转移癌诊断。

三、超声检查

超声影像学检查技术是指运用超声波的物理特性，通过电子工程技术对超声波发射、接收、转换及电子计算机的快速分析、处理和显像，从而对人体软组织的物理特性、形态结构及功能状态做出判断的一种非创伤性检查方式。超声显像技术具有实时动态、灵敏性高、易操作、无创伤、无特殊禁忌证、可重复性强、费用低廉和无放射性损伤等优点，其检查范围非常广泛，除了对骨骼和含气体的脏器不敏感外，身体其他部位基本上都可以用超声进行检查，如肝、胆、脾、泌尿系、子宫、附件、胎儿、心脏、血管、浅表器官、乳腺、甲状腺、四肢关节腔等。超声检查范围广泛，而且操作方便，无创伤、经济实惠，容易被大众所接受，超声已经成为临床科室的主要检查项目，是临床各科疾病检查、诊断和介入治疗中不可或缺的重要手段之一。

医学超声检查的工作原理与声纳有一定的相似性，即将超声波发射到人体内，当它在体内遇到界面时会发生反射及折射，并且在人体组织中可能被吸收而衰减。目前，医生们应用的超声诊断方法有不同的形式，可分为 A 型、B 型、M 型及 D 型四大类。A 型是以波形来显示组织特征的方法，主要用于测量器官的径线，以判定其大小，可用来鉴别病变组织的一些物理特性，如实质性、液体或气体等。B 型是用平面图形的形式来显示被探查组织的具体情况，检查时，首先将人体界面的反射信号转变为强弱不同的光点，这些光点可通过荧光屏显现出来，这种方法直观性好，重复性强，可供前后对比，所以广泛用于妇产科、泌尿系统、消化系统及心血管系统等疾病的诊断。M 型是用于观察活动界面时间变化的一种方法，适用于检查心脏的活动情况，其曲线的动态改变称为超声心动图，可以用来观察心脏各层结构的位置、活动状态、结构的状况等，多用于辅助心脏及大血管疾病的诊断。D 型是专门用来检测血液流动和器官活动的一种超声诊断方法，又称为多普勒超声诊断法，可确定血管是否通畅，管腔有无狭窄、闭塞及病变部位，新一代的 D 型超声波还能定量地测定管腔内血液的流量。超声造影技术是继二维超声、多普勒和彩色血流成像之后的第三次革命，是利用造影剂使后散射回声增强，明显提高超声诊断的分辨力、敏感性和特异性的技术。随着仪器性能的改进和新型声学造影剂的出现，超声造影已能有效地增强心肌、肝、肾、脑等实质性器官的二维超声影像和血流多普勒信号，反映正常组织和病变组织的血流灌注情况。

超声影像技术的发展与应用随着计算机电子科技和生物医学工程学的飞速发展，已经成为临床医疗诊断与治疗体系中不可缺少的一门新学科。超声影像设备将声学原理、电子技术与微型机算机技术相结合，在医学影像检查方法中，超声检查因其安全性能高，设备性价比高等原因被广泛应用于检查人体内部脏器结构，在现代医学影像检查中占有越来越重要的地位。

四、磁共振检查

磁共振成像（magnetic resonance imaging，MRI）是利用原子核在强磁场内发生共振所产生的信号经图像重建的一种成像技术。与 CT 不同，磁共振不仅可在横断面成像，还可在冠状面、矢状面及任意斜面直接成像，可获得这些切面的断层影像。磁共振对软组织具有较高分辨率且不受骨伪影干扰，能多参数成像而利于对比，不用对比剂可使血管成像等优点，诊断上在显示病变敏感性、确定病变位置与定量诊断等方面具有优势，磁共振广泛应用于神经系统、心血管系统与纵隔、腹部与盆腔、骨与关节及软组织等病变诊断。

1. 神经系统疾病　对 CT 检查怀疑而难以明确的神经系统疾病如脑梗死、脑肿瘤、颅内感染等，可进行磁共振检查。

2. 心血管系统及纵隔疾病　磁共振无需造影剂可清晰显示心脏及大血管内腔，用于心肌病、儿童先天性心脏病、心包积液、附壁血栓等诊断；能清晰显示纵隔内肿瘤、淋巴结及胸膜病变与大血管之间的关系，对手术有较大帮助。

3. 腹部与盆腔病变　磁共振对肝癌、腹腔内尤其是腹膜后肿块的诊断有重要意义，能区别肾上腺肿瘤的性质。此外，磁共振还用于盆腔内疾病如子宫肌瘤、卵巢肿瘤、直肠肿瘤、前列腺肿瘤等的定位及定性诊断。

4. 骨与关节疾病　骨与关节的核磁共振可以检查骨骼和周围的韧带软组织，用于骨内感染、骨肿瘤及外伤的诊断。对关节内软骨、韧带、半月板、滑膜及骨髓病变有较高诊断价值。

5. 软组织病变　对软组织病变，如血管、神经、肌肉、结缔组织的肿瘤、炎症等，磁共振均能做出较准确的定位及定性诊断。

五、ECT 检查

发射型计算机断层成像术（emission computed tomography，ECT）是利用病人口服同位素后放射衰变产生的 γ 射线进行成像的一种技术，分为单光子发射计算机断层成像术（single-photon emission computed tomography，SPECT）和正电子发射断层成像术（positron emission tomography，PET），是核医学的两种 CT 技术。由于 SPECT 的成像不够清晰，需计算机进行断层图像重建，SPECT 与 CT 结合产生 SPECT/CT 技术。SPECT/CT 骨骼显像是早期诊断恶性肿瘤骨转移的首选方法，心脏灌注断层显像用于心肌细胞活力判断和心肌病、室壁瘤的诊断，甲状腺显像用于甲状腺结节功能及性质判断、异位甲状腺的诊断和定位、甲状腺癌转移灶的定位和诊断，肝胆动态显像用于黄疸鉴别等。PET 是唯一可在活体上显示生物分子代谢、受体及神经介质活动的新型影像技术，现已广泛用于多种疾病的诊断与鉴别诊断、病情判断、疗效评价、脏器功能研究和新药开发等方面。PET 多用于肺癌、乳腺癌、大肠癌、卵巢癌、淋巴瘤、黑色素瘤等的检查，其诊断准确率在 90% 以上。PET 检查可提示恶性肿瘤是否发生了转移，以及转移的部位，这对肿瘤诊断的分期、是否需要手术和手术切除的范围起到重要的指导作用。PET 检查还可用于癫痫灶定位、老年性痴呆早期诊断与鉴别、帕金森病病情评价及脑梗死后组织受损和存活情况的判断。此外，能检查出冠心病心肌缺血的部位、范围，并对心肌活力准确评价，确定是否需要溶栓治疗、安放冠状动脉支架或行冠状动脉搭桥手术。

（严　瑞）

第二节　心电图检查

心电图（electrocardiogram，ECG）是利用心电图机从体表记录每一心动周期心脏电活动变化的波形。心脏传导系统是由位于心肌内能够产生和传导冲动的特殊心肌细胞构成，包括窦房结、结间束、房室结、房室束、右束支、左束支和 Pukinje 纤维组成。正常心脏由窦房结发出冲动，经结间束传导至房室结，再经房室束、左右束支传导至 Purkinje 纤维从而激动心室。心电图主要用于心律失常、心肌梗死诊断。

一、心电图导联

常规心电图有十二导联,肢体导联系统反映心脏电位投影在矢状面的情况,包括Ⅰ、Ⅱ、Ⅲ、aVR、aVL 和 aVF 导联。Ⅰ、Ⅱ、Ⅲ导联为标准导联,其具体电极位置和连接方式见图 1-3-1。aVR、aVL 和 aVF 导联为加压肢体导联,其具体电极位置和连接方式见图 1-3-2。胸前导联系统反映心脏电位投影水平面情况,包括 V_1、V_2、V_3、V_4、V_5、V_6 导联,胸导联检测电极位置见图 1-3-3。心电图记录的是电压随时间变化的曲线。

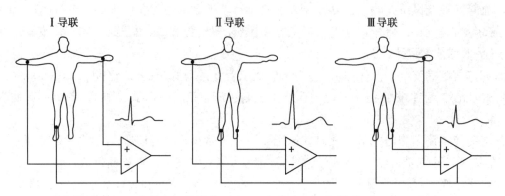

Ⅰ导联:左臂(+),右臂(−);Ⅱ导联:左腿(+),右臂(−);Ⅲ导联:左腿(+),左臂(−)

图 1-3-1 标准导联的电极位置及连接方式

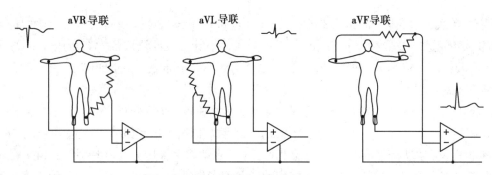

图 1-3-2 加压导联的电极位置及连接方式

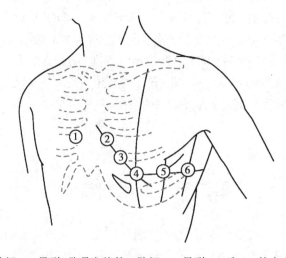

V_1 导联:胸骨右缘第 4 肋间;V_2 导联:胸骨左缘第 4 肋间;V_3 导联:V_2 和 V_4 的中点;V_4 导联:左锁骨中线与第 5 肋间相交处;V_5 导联:左腋前线与 V_4 导联在同一水平处;V_6 导联:左腋中线与 V_4 导联在同一水平处

图 1-3-3 胸导联检测电极位置

二、心电图波段

心电图记录在坐标纸上(图1-3-4),坐标纸由1mm宽和1mm高的小格组成。横坐标表示时间,通常采用25mm/s纸速记录,横坐标1小格(1mm)表示0.04秒。纵坐标表示电压,纵坐标1小格(1mm)表示0.1mV。P波代表心房除极电位,正常时限<0.12秒,肢导联电压<0.25mV,胸导联<0.2mV。在Ⅰ、Ⅱ、aVF、$V_4 \sim V_6$导联主波向上,aVR导联主波向下。PR间期代表心房开始除极到心室开始除极的这一段时间,正常值0.12~0.20秒。QRS波代表心室除极过程,正常时限0.06~0.11秒,Q波<同导联R波的1/4。$V_1 \sim V_6$导联R波逐渐递增,V_1、V_2导联R/S<1,V_3、V_4导联R/S≈1,V_5、V_6导联R/S>1。ST段代表心室缓慢复极,正常下移<0.05mV,上抬<0.1mV(V_2、V_3导联<0.2mV)。T波代表心室快速复极,振幅通常不低于同导联R波的1/10,在Ⅰ、Ⅱ、aVF、$V_4 \sim V_6$导联向上。QT间期代表心室除极到复极时间,正常0.32~0.44秒。

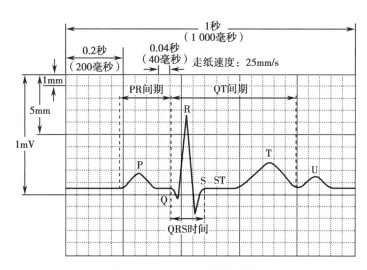

图1-3-4　心电图各波段测量

三、常见心律失常的心电图表现

1. 窦性心律及窦性心律失常　正常人静息状态下心率为60~100次/分,节律整齐,PR间期0.12~0.20秒。P波在Ⅰ、Ⅱ、aVF导联直立,在aVR导联倒置(图1-3-5)。满足上述条件,心率>100次/分为窦性心动过速,<100次/分为窦性心动过缓,PP间期差异>0.12秒为窦性心律不齐。窦性停搏心电图表现为规律出现的P波突然脱落,形成长PP间期,长PP间期与基础PP间期不呈倍数关系。

2. 期前收缩　也称为早搏,分为房性期前收缩、交界性期前收缩、室性期前收缩(图1-3-6)。房性期前收缩的心电图特征是提前出现与窦性P波不同的P′波,其后可有或无QRS波,QRS波通常与窦性QRS波相似,代偿间歇不完全。交界性期前收缩的心电图特征是提前出现QRS波,其前后可有或无逆行P波(在Ⅱ、Ⅲ、aVF导联倒置,aVR导联直立),代偿间歇完全。室性期前收缩的心电图特征是提前出现宽大畸形的QRS,其前后无P′波,代偿间歇完全。

3. 心房颤动与心房扑动　这两种心律失常P波消失,心房颤动出现大小不等、形态各异的f波,房扑出现大锯齿样F波(图1-3-7)。心房颤动时心室律常不规则,心房扑动心室律可规则(呈等比例下传)或不规则(呈不等比例下传)。

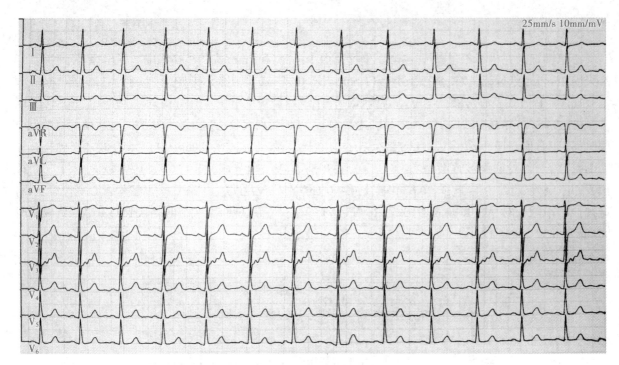

Ⅱ导联 P 波直立，aVR 导联 P 波倒置，心率 78 次 / 分

图 1-3-5　窦性心律

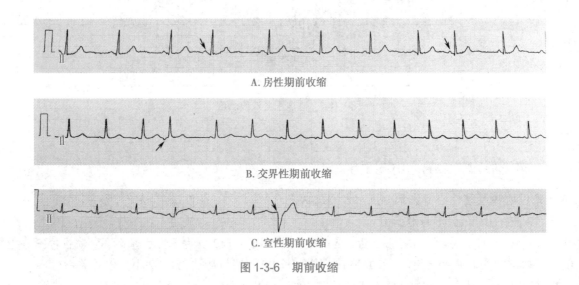

A. 房性期前收缩

B. 交界性期前收缩

C. 室性期前收缩

图 1-3-6　期前收缩

A. 心房颤动

B. 心房扑动

图 1-3-7　心房颤动与心房扑动

4. 阵发性室上性心动过速 心率在160~250次/分,心室律规则,QRS波形态多数正常(图1-3-8)。

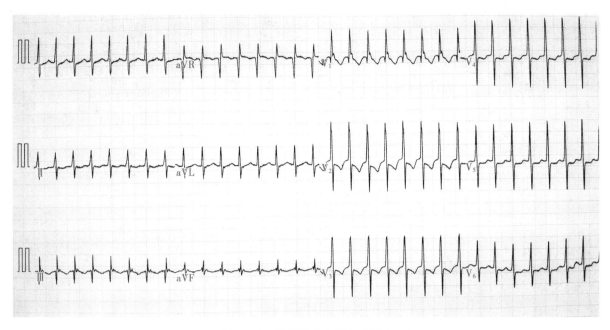

图1-3-8 阵发性室上性心动过速

5. 室性心动过速 心率140~200次/分,QRS宽大畸形,心室律相对规则(图1-3-9)。可见窦性激动夺获心室、室性融合波或房室分离(QRS波频率快于P波频率,二者无关)。

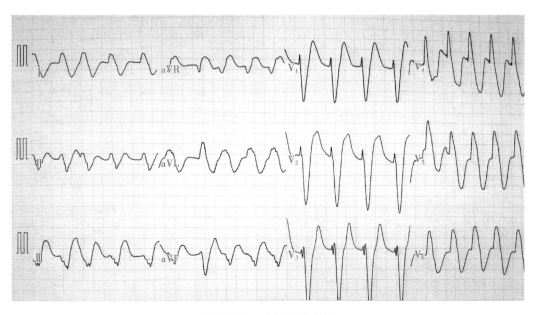

图1-3-9 室性心动过速

6. 房室传导阻滞 分为一、二、三度房室传导阻滞(图1-3-10)。一度房室传导阻滞为PR间期延长>0.22秒,每个P波后均有QRS波。二度房室传导阻滞分为Ⅰ型和Ⅱ型,二度Ⅰ型房室传导阻滞心电图特征是PR进行性延长直至一个P波不能下传心室,二度Ⅱ型房室传导阻滞的特征是部分P波不能下传心室(PR间期固定)。三度房室传导阻滞的特征是P波与QRS波无关,P波频率快于QRS波频率。

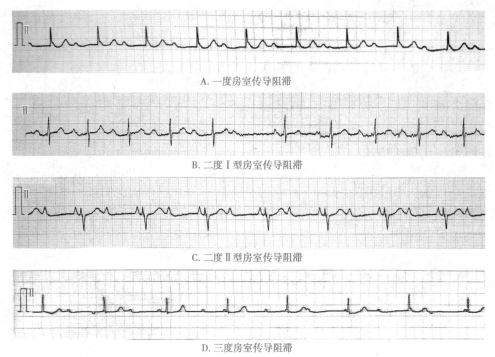

A. 一度房室传导阻滞

B. 二度Ⅰ型房室传导阻滞

C. 二度Ⅱ型房室传导阻滞

D. 三度房室传导阻滞

图.1-3-10   房室传导阻滞

四、心肌梗死的心电图表现

心肌梗死分为 ST 段抬高型心肌梗死和非 ST 段抬高型心肌梗死。急性 ST 段抬高型心肌梗死在心电图上存在特征性演变，超急性期心电图上产生高大的 T 波，随后梗死相关关联的 ST 段明显抬高；急性期 ST 段呈弓背向上抬高，继而逐渐下降，R 波振幅降低或消失，出现异常 Q 波或 QS 波，T 波由直立开始倒置（图 1-3-11）；亚急性期 ST 段慢慢回落，T 波由倒置较深逐渐变浅，Q 波持续存在；陈旧期 T 波

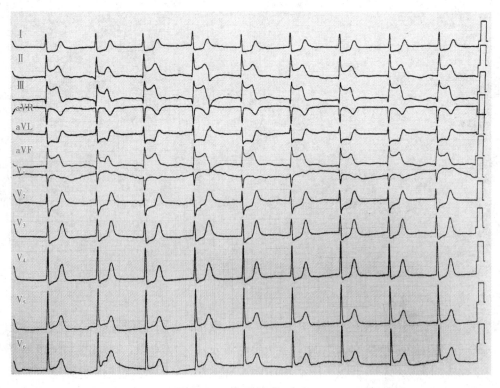

图 1-3-11   急性下壁心肌梗死

有可能回到正常或者持续低平。非 ST 段抬高型心肌梗死，心电图上的表现为相应导联的 ST 段压低及对应导联的 ST 段抬高，同时还有合并 T 波低平甚至倒置。

（陈章荣）

第三节 其他器械检查

其他临床常用的器械检查包括肺功能检查、胃镜及肠镜检查、脑电图及肌电图等检查。

一、肺功能检查

主要用于对受检者呼吸生理功能的基本状况做出质和量的评价，明确肺功能障碍的程度和类型。肺功能检查包括肺通气功能检查、换气功能检查、小气道功能检查、血气分析与酸碱度测定。临床用于：①早期检出肺、呼吸道病变，如慢性支气管炎、肺气肿、支气管哮喘、间质性肺病等；②鉴别呼吸困难的原因，判断气道阻塞的部位；③评估肺部疾病的病情严重程度；④评估外科手术（特别是胸部手术）耐受力及术后发生并发症的可能性；⑤评估药物疗效及判断预后。

二、胃镜及肠镜检查

胃镜是借助前端装有视镜的光纤维管，由口腔插入受检者的食管、胃、十二指肠，直视观察这些部位内部情况的一种检查方法。肠镜是借助前端装有视镜的光纤维管，由肛门进入直肠、结肠、大肠、部分小肠，观察相应部位的内部情况的一种检查方法。当受检者出现吞咽困难、吞咽后胸痛、上腹痛、反酸、消化功能不良、消瘦、恶心、呕血、腹痛、腹泻、大便秘结、大便变形、大便带血、大便干结及稀便交替出现、下腹胀、排便困难或有包块等表现时，需进行胃肠镜检查。

三、脑电图检查

脑电图是通过精密的电子仪器，从头皮上将脑部的自发性生物电位加以放大记录而获得的图形，是一种对大脑功能变化进行检查的有效方法。脑电图有常规脑电图、动态脑电图、视频脑电图。脑电图主要用于对癫痫病人诊断、药物疗效的判断及指导用药，癫痫发作时脑电图可以准确地记录出散在性慢波、棘波或不规则棘波。对精神分裂症、躁狂症、精神异常等精神性疾病，需用脑电图排除癫痫。脑电图所描记的脑部活动图形，不仅能说明脑部本身疾病（如癫痫、肿瘤、外伤及变性疾病等所造成的局限或弥散的病理表现），而且对脑外疾病（如代谢和内分泌紊乱、中毒等）所引起的中枢神经系统变化也有诊断价值。

四、肌电图检查

肌电图是指用肌电仪记录下来的肌肉生物电图形。肌电图主要用于下列疾病：①周围神经损伤（外伤、中毒、感染等原因所致的外周神经损伤）；②神经丛或神经根性病变（如颈、腰椎病所致神经根压迫、臂丛神经损伤等）；③卡压性周围神经病（如腕管综合征、肘管综合征、腓总神经卡压、跗管综合征等）。④运动神经元病；⑤肌肉疾病（如肌炎、皮肌炎、代谢性肌病等）；⑥系统疾病引发的周围神经疾病，如糖尿病、尿毒症、酒精中毒等；⑦遗传性周围神经病；⑧其他疾病导致的神经、肌肉疾病。

（严　瑞）

第四节　常见血液检查

血液检查有血常规、血生化、特殊酶学及标志物检查、血气分析。血常规包括红细胞计数及血红蛋白测定、白细胞计数及分类、血小板计数等。血生化检查包括肝功能、肾功能、血脂、血糖等。特殊酶学及标志物检查常用的有心肌酶及心肌标志物、淀粉酶。血气分析是通过测定人体血液的 H^+ 浓度和溶解在血液中的气体（主要指 CO_2、O_2），来了解人体呼吸功能与酸碱平衡状态的一种手段，它能直接反映肺换气功能及其酸碱平衡状态。

一、血常规

1. 红细胞计数及血红蛋白测定　红细胞是血液中数量最多的一类血细胞，红细胞内的血红蛋白是运输氧的特殊蛋白，由珠蛋白和血红素组成。

（1）红细胞（RBC）计数：单位体积全血中红细胞数量。成年男性 $(4.0\sim5.5)\times10^{12}/L$，成年女性 $(3.5\sim5.0)\times10^{12}/L$，新生儿 $(6.0\sim7.0)\times10^{12}/L$。红细胞生理性增多见于新生儿、高山居民、剧烈运动等，病理性或相对性增多见于大量脱水致血液浓缩、机体长期缺氧、慢性一氧化碳中毒、真性红细胞增多症。红细胞生理性减少见于婴幼儿及 15 岁以下的儿童、部分老年人、妊娠中晚期，病理性减少见于各种贫血，根据贫血产生的病因和发病机制分为红细胞生成减少、红细胞破坏增多、红细胞丢失过多。

（2）血红蛋白（Hb）：是红细胞内运输氧的特殊蛋白，由珠蛋白和血红素组成。其主要功能是向组织、器官运输氧气并运出二氧化碳。成年男性 120～160g/L，成年女性 110～150g/L，新生儿 170～200g/L。血红蛋白测定的临床意义与红细胞计数相似，但判断贫血程度优于红细胞计数。在某些贫血中红细胞和血红蛋白减少程度可不一致，同时测定红细胞和血红蛋白对诊断更有意义。

2. 白细胞计数及分类　即测定单位体积外周血中各种白细胞的总数。正常血液中的白细胞根据形态可分为中性粒细胞（N）、嗜酸性粒细胞（E）、嗜碱性粒细胞（B）、淋巴细胞（L）和单核细胞（M）。成人 $(4\sim10)\times10^9/L$，新生儿 $(15\sim20)\times10^9/L$，6 个月至 2 岁婴幼儿 $(11\sim12)\times10^9/L$。白细胞计数值的高低可提示累及白细胞系统的疾病。白细胞总数高于参考区间计数值称白细胞增多，见于急性感染、尿毒症、严重烧伤、急性出血、白血病等。白细胞总数低于参考区间称白细胞减少，见于伤寒、副伤寒、疟疾、脾功能亢进等。

3. 血小板（PLT）计数　是计数单位容积外周血液中血小板的数量，参考区间 $(100\sim300)\times10^9/L$。血小板增多见于骨髓增殖性肿瘤、急性感染、急性溶血、某些癌症等。血小板减少可见于：①血小板的生成障碍，如急性白血病、再生障碍性贫血等；②血小板破坏或消耗增多，如原发性免疫性血小板减少症、脾功能亢进、弥散性血管内凝血（DIC）等；③血小板分布异常，如脾大、血液被稀释等。

二、血生化

1. 肝功能　主要包括血清酶学检查、胆红素和血清蛋白检查。

（1）血清酶学检查：包括血清谷丙转氨酶、血清天冬氨酸氨基转移酶、γ- 谷氨酰转移酶和碱性磷酸酶。

1）血清谷丙转氨酶（ALT）：参考值男性 <50U/L，女性 <40U/L。ALT 增高的程度与肝细胞被破坏的程度成正比，是诊断肝实质损害的主要项目。ALT 升高常见于肝胆疾病。

2）血清天冬氨酸氨基转移酶（AST）：参考值男性 <40U/L，女性 <35U/L。AST 反映肝细胞的坏死程度。AST 升高常见于心肌梗死及各种肝病。

3）γ- 谷氨酰转移酶（GGT）：参考值男性 <60U/L，女性 <45U/L。GGT 增高见于肝胆疾病（如酒精

性肝硬化）、胰腺疾病（如急、慢性胰腺炎）、其他疾病（如心肌梗死）和服用药物。

4）碱性磷酸酶（ALP）：参考值与性别和年龄有关。≤10岁参考值为140～420U/L；11～16岁为105～560U/L，17～19岁为45～125U/L；男性≥20岁为51～160U/L；女性20～49岁为35～100U/L，≥50岁为50～135U/L。碱性磷酸酶增高可见于肝胆疾病（如肝外胆道阻塞、肝癌、肝硬化、毛细胆管性肝炎）、骨骼疾病（如变形性骨炎症）和服用药物（如他汀类药物）。

（2）胆红素：总胆红素参考值为3.4～17.1μmol/L，结合胆红素为0～6.8μmol/L，非结合胆红素为1.7～10.2μmol/L。胆红素用于判断有无黄疸、黄疸程度、演变过程及推断黄疸病因。根据总胆红素、结合胆红素及非结合胆红素增高程度判断黄疸类型，若总胆红素增高伴非结合胆红素明显增高提示为溶血性黄疸，总胆红素增高伴结合胆红素明显升高为梗阻性黄疸，三者均增高为肝细胞性黄疸。根据结合胆红素与总胆红素比值，可协助鉴别黄疸类型。

（3）血清蛋白：正常成人血清总蛋白（STP）为65～85g/L，白蛋白（A）为40～55g/L，球蛋白（G）为20～40g/L，白蛋白/球蛋白比值（A/G）为（1.2～2.4）：1。血清总蛋白降低一般与清蛋白减少相平行，总蛋白升高同时有球蛋白升高。由于肝脏具有很强的代偿能力，且清蛋白半衰期较长，急性或局灶性肝损伤时STP、A/G多正常，因此它们常用于检测慢性肝损伤，并可反映肝实质细胞储备功能。

2. 肾功能 常用指标包括肌酐、尿素氮、内生肌酐清除率、血尿酸。

（1）肌酐（Cr）：其参考值与年龄和性别有关。0～15岁为21～77μmol/L；16～17岁男性为57～97μmol/L，女性为41～73μmol/L；18～60岁男性为68～108μmol/L，女性为48～79μmol/L；>60岁男性为68～108μmol/L，女性为49～88μmol/L。血肌酐增高见于：①肾脏疾病：当肾小球滤过功能降到正常人的30%～50%时，血肌酐浓度明显上升。②其他：休克、心力衰竭、肢端肥大症、脱水、剧烈活动等。

（2）尿素氮（BUN）：参考值成人与儿童不同，正常成人为3.2～7.1mmol/L，婴儿、儿童为1.8～6.5mmol/L。血中尿素氮增高见于慢性肾衰竭、严重脱水、大量腹腔积液、心力衰竭、急性传染病、高热、上消化道出血、高蛋白饮食、大面积烧伤、大手术后、甲状腺功能亢进等。

（3）内生肌酐清除率（Ccr）：参考值为80～120ml/min。临床上用于判断肾小球损害程度、评估肾功能和指导治疗。

（4）血尿酸（UA）：参考区间男性为240～490μmol/L，女性为160～380μmol/L。血尿酸浓度升高见于肾小球疾病、痛风、慢性铅中毒、使用利尿剂等。血尿酸浓度降低见于Fanconi综合征、暴发性肝衰竭、肝豆状核变性等。

3. 电解质 常用的有血清钠、钾、氯、钙。

（1）血清钠（Na）：参考区间为137～147mmol/L。血清钠超过147mmol/L并伴有血液渗透压过高者，称为高钠血症，低于137mmol/L称为低钠血症。

（2）血清钾（K）：参考区间为3.5～5.3mmol/L。血清钾超过5.3mmol/L时称为高钾血症，低于3.5mmol/L时称为低钾血症。

（3）血清氯（Cl）：参考区间为99～110mmol/L。血清氯含量超过110mmol/L称为高氯血症，低于99mmol/L称为低氯血症。

（4）血清钙（Ca）：参考区间为2.11～2.52mmol/L。血清总钙超过2.52mmol/L称为高钙血症，低于2.11mmol/L称为低钙血症。

4. 血脂检查 常用指标包括总胆固醇、甘油三酯、低密度脂蛋白胆固醇和高密度脂蛋白胆固醇。

（1）总胆固醇（total cholesterol，TC）：指血清中各种脂蛋白所含的胆固醇，即结合胆固醇和游离胆固醇的总和。参考区间为2.80～5.70mmol/L。TC增高见于动脉粥样硬化、高脂蛋白血症、长期吸烟、饮酒、用药（如糖皮质激素）等。TC减低见于甲状腺功能亢进、严重肝病、贫血、用药（如雌激素）等。

（2）甘油三酯（triglyceride，TG）：又称中性脂肪，是甘油分子与脂肪酸反应所形成的脂类，为血脂的一种组成部分。参考区间为 0.29～1.83mmol/L。TG 增高见于冠心病、原发性高脂血症、动脉粥样硬化、肥胖症、糖尿病、痛风等。TG 减低见于严重肝病、甲状腺功能亢进、吸收不良等。

（3）低密度脂蛋白胆固醇（low density lipoprotein cholesterol，LDL-c）：是富含胆固醇的脂蛋白，是一种运载胆固醇进入外周组织细胞的脂蛋白颗粒。参考区间为 1.03～3.37mmol/L，建议根据病人的动脉粥样硬化性心血管疾病风险程度来确定个体化的参考范围。LDL-c 增高见于动脉粥样硬化相关疾病、遗传性高脂蛋白血症、甲状腺功能减退症、肾病综合征等。LDL-c 减低常见于无 β 低脂蛋白血症、甲状腺功能亢进、吸收不良、肝硬化及低脂饮食等。

（4）高密度脂蛋白胆固醇（high density lipoprotein cholesterol，HDL-c）：主要在肝脏合成，是一种抗动脉粥样硬化的脂蛋白，可将胆固醇从肝外组织转运到肝脏进行代谢，由胆汁排出体外。成年男性参考区间为 1.16～1.42mmol/L，成年女性为 1.29～1.55mmol/L。HDL-c 增高对防止动脉粥样硬化、预防冠心病的发生有重要作用。HDL-c 减低常见于动脉粥样硬化、急性感染、糖尿病、肾病综合征等。

5. 血糖及代谢产物　常用的有空腹血糖、口服葡萄糖耐量试验、糖化血红蛋白和 C 肽。

（1）空腹血糖（fasting blood glucose，FBG）：是指在隔夜空腹（至少 8～10 小时未进任何食物，饮水除外）后，早餐前采的血浆检测出的血糖值。参考区间为 3.9～5.9mmol/L。血糖增高见于糖尿病、应激性因素和药物影响等。血糖降低见于胰岛素 β 细胞瘤、肾上腺素皮质功能减退、甲状腺功能减退、长期营养不良、肝癌和重症肝炎等。

（2）口服葡萄糖耐量试验（oral glucose tolerance test，OGTT）：是一种葡萄糖负荷试验，用以了解胰岛 β 细胞功能和机体对血糖的调节能力，是诊断糖尿病的确诊试验。口服葡萄糖后 0.5～1.0 小时，血糖达高峰（一般为 7.8～9.0mmol/L，峰值 <11.1mmol/L）；2 小时血糖 <7.8mmol/L；3 小时血糖恢复至空腹水平。OGTT 临床上主要用于诊断糖尿病、判断糖耐量异常、鉴别尿糖和低糖血症，还可用于胰岛素释放试验和 C 肽释放试验。

（3）糖化血红蛋白（glycosylated hemoglobin，GHb）：是红细胞中的血红蛋白与血清中的糖类（主要指葡萄糖）通过非酶反应相结合的产物，可有效地反映过去 8～12 周平均血糖水平。参考区间为 4.5%～6.1%。临床用于评价糖尿病控制程度、筛检和预测糖尿病、预测血管并发症。

（4）C 肽：空腹状态为 0.48～0.78nmol/L；餐后半小时为 2.01～3.23nmol/L；餐后 1 小时为 3.52～4.76nmol/L；餐后 2 小时为 1.34～2.50nmol/L；餐后 3 小时为 0.6～1.02nmol/L。C 肽水平增高见于胰岛 β 细胞瘤、肝硬化等；C 肽水平减低见于糖尿病。

三、特殊酶学及标志物检查

1. 心肌酶及心肌标志物　主要包括肌酸激酶同工酶、心肌肌钙蛋白和 B 型钠尿肽。

（1）肌酸激酶同工酶（CK-MB）：存在于各种肌肉组织中。在骨骼肌中，CK-MB 仅为 1%～2%，在心肌中 CK-MB 可达 15%～25%。CK-MB 可作为心肌损伤的常规检查项目，是早期诊断急性心肌梗死（AMI）的指标之一，但由于 CK-MB 峰值出现较早，下降较快，因此不适用于诊断发病时间较长的 AMI。参考区间为 0～25U/L。

（2）心肌肌钙蛋白（cTn）：分为心肌肌钙蛋白 T（cTnT）和心肌肌钙蛋白 I（cTnI）两种。cTnT 是诊断 AMI 的确定性标志物，AMI 发病后 3～6 小时 cTnT 即升高。cTnI 是一种十分敏感和特异的 AMI 标志物，也可用于溶栓后再灌注的判断，目前多采用化学发光法进行定量检测。参考区间为 0～0.04μg/L。

（3）B 型钠尿肽（BNP）：是预测心力衰竭发生危险性及判断心力衰竭的单个较佳的标志物。常用测定方法有酶联免疫法、放射免疫法等。参考区间为 0～100pg/ml。

2. 淀粉酶　血清淀粉酶活性测定主要用于急性胰腺炎的诊断。急性胰腺炎发病后 2～12 小时，血清淀粉酶开始增高，12～72 小时达到高峰，3～4 天恢复正常。血清淀粉酶降低常见于肝硬化、肝炎、肝癌及胆囊炎等。参考区间为 35～135U/L。

四、血气分析

常用指标及意义如下。

1. 动脉血氧分压（PaO_2） 用于判断有无缺氧及缺氧程度，参考区间为 95～100mmHg。

2. 肺泡-动脉血氧分压（$P_{A-a}O_2$） 反映肺换气功能的指标，参考区间为 15～20mmHg。

3. 混合静脉血氧分压（PvO_2） 判断组织缺氧的指标，参考区间为 30～45mmHg。

4. 动脉血二氧化碳分压（$PaCO_2$） 判断呼吸衰竭类型和程度的指标，参考区间为 35～45mmHg。

5. 动脉血氧饱和度（SaO_2） 判断是否缺氧的一个指标，参考区间为 95%～98%。

6. 动脉血氧含量（CaO_2） 反映动脉血携氧量的综合指标，参考区间为 8.55～9.45mmol/L。

7. pH 值 参考区间为 7.35～7.45。pH<7.35 表示失代偿性酸中毒，pH>7.45 表示失代偿性碱中毒。

8. 标准碳酸氢盐（SB）与实际碳酸氢盐（AB） 参考区间为 22～27mmol/L，AB>SB 表示呼吸性酸中毒，AB<SB 表示呼吸性碱中毒，AB=SB 且小于正常值表示代谢性酸中毒，AB=SB 且大于正常值表示代谢性碱中毒。

9. 缓冲碱（BB） 参考区间为 45～55mmol/L，减少表示代谢性酸中毒，增加表示代谢性碱中毒。

10. 剩余碱（BE） 反映代谢性因素的指标。参考区间为 0±2.3mmol/L。

11. 阴离子间隙（AG） 指血浆中的未测定阴离子与未测定阳离子的差值。参考区间为 8～16mmol/L。常见的高 AG 代谢性酸中毒有乳酸酸中毒、尿毒症、酮症酸中毒；常见的正常 AG 代谢性酸中毒有碳酸氢根减少、酸排泄衰竭等。

五、乙型肝炎病毒检查

1. 乙肝六项检查及意义 乙肝六项指的是乙肝表面抗原（HBsAg）、乙肝表面抗体（HBsAb）、乙肝 e 抗原（HBeAg）、乙肝 e 抗体（HBeAb）、乙肝核心抗体（HBcAb）IgM 和乙肝核心抗体 IgG。其意义主要是检测乙肝病毒的感染情况、病程的变化及对乙肝病毒自身的免疫情况。HBsAg、HBeAg、HBcAb 三项阳性提示乙肝"大三阳"，HBsAg、HBeAb、HBcAb 三项阳性提示乙肝"小三阳"，无论是乙肝"大三阳"还是乙肝"小三阳"，都需要定期进行肝病的体检。

2. 乙型肝炎病毒 DNA 检测 乙肝病毒 DNA 定量检测的目的是了解病毒复制的情况，值越高说明病毒复制越活跃，其对判断病情的控制程度或者治疗的效果有重要意义。正常情况下，乙肝病毒 DNA 定量小于 100U/ml 为阴性，大于 100U/ml 为阳性。

六、肿瘤标志物

常见的肿瘤标志物包括与肝癌发生有关的甲胎蛋白（alpha fetoprotein，AFP），与大肠癌、胰腺癌发生有关的糖类抗原 19-9（CA19-9），与胃癌相关的 CA72-4，与消化系统肿瘤相关的 CA50、CA242，与男性前列腺癌有关的前列腺特异抗原（PSA），与女性乳腺癌有关的 CA15-3、卵巢癌有关的 CA12-5 及与各类癌症都有一定联系的癌胚抗原（CEA）等。

第五节　常见排泄物检查

一、尿液检查

1. 一般性状检查 包括尿量、尿液 pH、尿比重测定。

（1）尿量：正常成人 24 小时尿量为 1 000～2 000ml，尿量增多常见于饮水过多、应用利尿剂、糖尿病、尿崩症等，尿量减少主要分为肾前性、肾性和肾后性少尿。

（2）尿液pH：参考值为4.5～8.0。尿pH升高常见于碱中毒、膀胱炎、应用利尿剂及碱性药物（如碳酸氢钠）等；尿pH降低常见于酸中毒、糖尿病酮症酸中毒、高热、口服维生素C或氯化铵等酸性药物等。

（3）尿比重：参考区间为1.015～1.025。尿比重升高常见于血容量不足、糖尿病、急性肾炎等；尿比重降低常见于大量饮水、慢性肾炎、慢性肾病、尿崩症等。

2. 化学检查　包括尿蛋白、尿糖、酮体、尿胆红素与尿胆原的检测。

（1）尿蛋白检测：蛋白尿分为生理性蛋白尿和病理性蛋白尿两种。生理性蛋白尿常见于剧烈运动、寒冷、妊娠期妇女等。病理性蛋白尿主要分为肾小球性蛋白尿，如肾小球肾炎；肾小管性蛋白尿，如肾盂肾炎；混合型蛋白尿，如糖尿病、系统性红斑狼疮；溢出性蛋白尿，如溶血性贫血、多发性骨髓瘤等；假性蛋白尿，如膀胱炎、尿道炎等。定量<100mg/24h，定性试验为阴性。

（2）尿糖检测：尿糖升高主要分为血糖增高性糖尿，如糖尿病；血糖正常性糖尿，如肾性糖尿；暂时性糖尿，如饮食性糖尿；假性糖尿，如尿中还原性物质导致假阳性；其他糖尿，如进食乳糖、果糖等。定性试验为阴性，定量为0.56～5.0mmol/24h。此外，当血糖浓度超过8.88mmol/L时，尿液中开始出现葡萄糖，这时的血糖浓度称为肾糖阈。

（3）酮体检测：尿酮体阳性见于糖尿病酮症酸中毒、非糖尿病性酮症酸中毒。正常人尿中酮体为阴性。

（4）尿胆红素与尿胆原检测：正常人尿胆红素定性试验为阴性，定量≤2mg/L，尿胆原定性试验为阴性或弱阳性，定量≤10mg/L。

3. 显微镜检查

（1）红细胞和白细胞：正常人尿液红细胞每高倍视野不超过3个（<3个/HPF），白细胞不超过5个（<5个/HPF）。

（2）上皮细胞：正常人尿液无肾小管上皮细胞，移行上皮细胞和鳞状上皮细胞偶见。

（3）管型：主要包括透明管型、红细胞管型、白细胞管型、上皮细胞管型、颗粒管型、蜡样管型等。

（4）结晶：主要分为生理性结晶和病理性结晶。病理性结晶有胆红素结晶、胱氨酸结晶、亮氨酸结晶等。

二、大便检查

1. 一般检查　包括大便量、性状、颜色和气味。

（1）量：成人每日排便一次，约100～300g，为黄褐色软便。

（2）性状：正常大便呈软泥样柱状。异常粪便性状主要有脓样稀汁便，如假膜性肠炎；黏液便，如肠道炎症；米泔水样便，如霍乱或副霍乱；红豆汤样便，如出血性小肠炎等。

（3）颜色：正常大便颜色呈黄色或黄褐色。异常大便颜色主要有黑色，如上消化道出血；果酱色，如阿米巴痢疾；鲜红色，如下消化道出血性疾病；灰白色，如阻塞性黄疸等。

（4）气味：大便气味与进食的种类、疾病有关。主要分为恶臭、腥臭和酸臭。

2. 隐血　当消化道出血量少、肉眼不见血色并且少量红细胞又被消化分解，以至于显微镜下也不能发现是否出血时，可进行隐血试验（OBT）。正常人隐血试验为阴性，隐血试验阳性提示出血量大于5～10ml/d，OBT常用于诊断消化道出血、鉴别溃疡和肿瘤、筛查恶性肿瘤等。

3. 显微镜镜检　正常粪便中显微镜检查红细胞、白细胞均为阴性；上皮细胞、脂肪小滴、淀粉颗粒偶见；没有寄生虫、吞噬细胞及肿瘤细胞等。

（黄远帅）

第二篇　内 科 学

内科学是研究疾病的病因、病理生理机制、临床表现、实验室检查、影像学检查、诊断、治疗及预防的一门学科,以药物治疗为主。内科学的方法是通过病史询问、体格检查、实验诊断、影像检查,在诊断中排除可能性较低者,获得最有可能的诊断。获得诊断后,对疾病进行治疗。内科的治疗方法包括追踪观察、改善生活方式、药物治疗、介入性治疗等。根据病人的状况调整药物的使用,防止并处理副作用及并发症。内科系统疾病包括呼吸系统疾病、循环系统疾病、消化系统疾病、泌尿系统疾病、血液系统疾病、内分泌系统及代谢疾病、风湿免疫疾病、神经系统及精神疾病等。

第一章　呼吸系统疾病

呼吸系统是人体与外界空气进行气体交换的一系列器官的总称,包括鼻、咽、喉、气管及由大量的肺泡、血管、淋巴管、神经构成的肺,以及胸膜等组织。临床上常将鼻、咽、喉称为上呼吸道,气管以下的气体通道(包括肺内各级支气管)部分称为下呼吸道。呼吸系统最重要的功能是进行气体交换,来维持机体正常的代谢和生命活动,涉及的主要过程是肺通气和肺换气。其他的功能还包括防御功能和维持机体内环境的稳定。与此同时呼吸系统也与循环系统紧密联系,共同承担着机体组织细胞的氧气摄取与二氧化碳排出。呼吸系统常见症状有咳嗽、咳痰、咯血、呼吸困难、胸痛等,常见的疾病主要分为气流受限性肺疾病,如哮喘、慢性阻塞性肺疾病等;限制性通气功能障碍性肺疾病,如间质性肺疾病等;肺血管疾病,如肺栓塞、肺动脉高压等;肺部的感染与肿瘤等疾病。常用的辅助检查有 X 线胸片、CT、磁共振、肺动脉造影、支气管镜和胸腔镜、肺功能检测、动脉血气分析、组织活检,以及常规的血液检查、痰液的病原学与细胞学检查等。呼吸系统疾病的治疗分为药物治疗、呼吸支持治疗、介入治疗、外科治疗及呼吸系统疾病的一、二、三级预防,其中药物治疗是基础,也是最重要和首选方法。呼吸系统疾病是我国的第一大系统性疾病,慢性呼吸系统疾病被 WHO 定义为四大慢病之一,同时新发、突发呼吸道传染病等公共卫生事件构成重大社会影响,因此呼吸系统疾病的预防与治疗至关重要。

第一节　急性上呼吸道感染

急性上呼吸道感染(acute upper respiratory tract infection)简称上感,俗称感冒,是指上呼吸道(鼻、咽、喉)急性炎症的总称,是一组疾病,主要临床类型包括普通感冒、急性咽扁桃体炎、急性病毒性咽炎和喉炎、急性疱疹性咽峡炎、急性咽结膜炎等。

【病因】

上感最重要的病因是病原体感染,其中 70%～80% 的急性上感由病毒引起,常见病毒包括鼻病毒、单纯疱疹病毒、冠状病毒、腺病毒、流感病毒、呼吸道合胞病毒等。20%～30% 的上感由细菌感染引起,常见细菌包括溶血性链球菌、流感嗜血杆菌、肺炎链球菌、葡萄球菌。通常情况下接触非传染性病原体不会引起发病,但当机体的防御功能减弱、免疫功能低下时会加大感染的概率。

【临床表现】

1. 普通感冒　为病毒感染引起,临床起病较急,潜伏期短。鼻部症状为主要表现,包括鼻塞、喷嚏、流清水样鼻涕。也可表现为咳嗽及咽部不适感。2～3 天后鼻涕变稠,可伴有咽痛、头痛、呼吸不畅、声嘶等表现。一般无发热和全身症状,病情严重者可伴发热等症状。预后好,若无其他并发症,5～7 天痊愈。

2. 急性扁桃体炎　主要是由溶血性链球菌感染引起,起病急,咽痛、发热为主要临床表现,体温可高达 39℃。查体可发现咽部明显充血,扁桃体肿大、充血,表面有黄色脓性分泌物覆盖。

【辅助检查】

1. 血常规

（1）病毒性感染：白细胞计数正常或偏低，同时伴有淋巴细胞比例升高。

（2）细菌性感染：白细胞计数与中性粒细胞增多，伴有核左移现象。

2. 病原学检查　常采用鼻拭子、咽拭子法来检测。鼻、咽拭子分泌物中检测到致病菌则表示存在呼吸道感染，若培养出类酵母菌应考虑是否存在抗生素使用不当或过量，必要时加用抗真菌药物；呼吸道感染的常见病毒为腺病毒、流感病毒（甲、乙型）、冠状病毒、鼻病毒、单纯疱疹病毒、呼吸道合胞病毒和副流感病毒；常见细菌为流感嗜血杆菌、肺炎链球菌、卡他莫拉菌等。近年来衣原体和支原体感染明显增加。

【诊断及鉴别诊断】

1. 诊断　根据病史、症状、体征及辅助检查做出诊断。

2. 鉴别诊断　需要和初期表现为感冒样症状的其他疾病鉴别，如过敏性鼻炎、流行性感冒、急性气管-支气管炎、急性传染病。

（1）过敏性鼻炎：主要表现为突发的大量喷嚏、鼻痒、鼻塞等鼻部症状，而咽部及喉部的症状较少，无发热，脱离过敏原后也可迅速缓解。鼻部分泌物涂片可见大量的嗜酸性粒细胞，可与上感鉴别。

（2）流行性感冒：主要表现为全身症状严重伴高热、全身酸痛，鼻咽部的症状较轻。病原学检查可检测出流感病毒以供鉴别。

（3）急性气管-支气管炎：主要表现为咳嗽、咳痰，血常规白细胞计数升高。X线胸片常显示肺纹理增强，可与上感（胸部X线检查多无异常）鉴别。

（4）急性传染病：很多急性传染病（麻疹、脊髓灰质炎、伤寒等）在早期阶段常表现为与上感相似的症状，因此在疾病的早期要进行实验室检查来加以鉴别，防止漏诊、误诊。

【治疗】

以对症治疗为主，必要时结合抗病毒药物和抗生素治疗，同时要注意防治继发性细菌感染的发生。

1. 对症治疗

（1）解热镇痛：对有发热、肌肉酸痛等症状的病人，可选用解热镇痛类药物，如对乙酰氨基酚、布洛芬等药物治疗。

（2）减轻鼻部充血：对有鼻后滴漏和咽干等鼻部充血的病人，可选用盐酸伪麻黄碱等药物治疗。

（3）镇咳治疗：对于咳嗽症状明显的病人可选用右美沙芬、喷托维林等药物治疗。

2. 抗病毒药物治疗　目前尚没有特效的抗病毒药物，对于症状较轻的病人一般无须使用抗病毒药物；若病情严重，病人的免疫功能低下，则应尽早使用广谱的抗病毒药物，如奥司他韦、利巴韦林。

3. 抗生素治疗　需明确抗生素的使用原则。普通感冒无须使用抗生素，有细菌感染的证据，如白细胞升高、咳脓痰等，可口服青霉素类、第一代头孢菌素、大环内酯类药物或者喹诺酮类药物。

4. 中药治疗　服用中药有助于改善症状，常选用清热解毒、有抗病毒作用的中药，如板蓝根等。

第二节　肺部感染性疾病

一、肺炎

肺炎（pneumonia）指终末气道、肺泡和肺间质的炎症。多由病原体感染所致，其中细菌性肺炎是最常见的肺炎，也是最常见的感染性疾病之一。

【病因】

肺炎的发病主要取决于两个因素，即病原体和宿主因素。当侵入人体呼吸道的病原体数量多，毒性强,同时机体对病原体的抵抗力下降时,可发生肺炎。

【分类】

1. 病因分类

(1)细菌性肺炎:主要的病原体包括肺炎链球菌、金黄色葡萄球菌、甲型溶血性链球菌、肺炎克雷伯菌、流感嗜血杆菌、铜绿假单胞菌和鲍曼不动杆菌等。

(2)病毒性肺炎:常见的病原体包括冠状病毒、腺病毒、流感病毒、麻疹病毒、单纯疱疹病毒等。

(3)非典型病原体肺炎:常见病原体包括军团菌、支原体、衣原体等。

(4)肺真菌病:主要是真菌感染所致,常见病原体包括曲霉、念珠菌、肺孢子菌、隐球菌等。

(5)其他病原体所致肺炎:主要包括立克次体、弓形虫等。

(6)理化因素所致的肺炎:如放射性损伤引起的肺炎、吸入胃酸导致的肺炎等。

2. 解剖分类

(1)大叶性(肺泡性)肺炎:病原体引起肺泡的炎症通过肺泡间孔扩散至其他肺泡,最终导致肺段、肺叶发生炎症。通常不累及支气管,致病菌多为肺炎链球菌。X线检查常表现为肺叶或肺段的实变阴影。

(2)小叶性(支气管性)肺炎:肺炎病原体主要引起细支气管、终末细支气管及肺泡的炎症。常继发于支气管炎、支气管扩张等疾病。常见的病原体包括肺炎链球菌、病毒、军团菌、支原体等。X线检查表现为沿着肺纹理分布的不规则斑片状阴影。

(3)间质性肺炎:病变主要累及肺间质,如支气管壁和支气管周围组织、肺泡壁。常见的病原体包括支原体、衣原体、病毒等。X线检查多表现为磨玻璃状阴影。

3. 患病环境分类

(1)社区获得性肺炎(community-acquired pneumonia, CAP):指病人在医院外罹患的感染性肺实质炎症,常见的病原体为肺炎链球菌、支原体、衣原体、流感嗜血杆菌和呼吸道病毒(甲型流感病毒、乙型流感病毒、腺病毒、呼吸道合胞病毒和副流感病毒)等。

(2)医院获得性肺炎(hospital-acquired pneumonia, HAP):指病人在住院期间没有接受有创机械通气,未处于病原体感染的潜伏期,且入院48小时后在医院内新发生的肺炎。常见的病原体包括鲍曼不动杆菌、铜绿假单胞菌、肺炎克雷伯菌、大肠埃希菌、金黄色葡萄球菌等。

【临床表现】

常见临床表现为发热、咳嗽、咳痰、脓痰或血痰,累及胸膜可出现胸痛,病变范围大时可出现呼吸困难。早期的肺部体征无明显异常,重症病人可出现呼吸频率加快、鼻翼扇动、发绀等体征,并发胸腔积液的病人可出现呼吸音减弱、语音震颤减弱、胸部叩诊呈浊音等体征。并发肺实变可出现语音震颤增强、支气管呼吸音等体征。

【辅助检查】

1. 血常规　白细胞计数正常或升高,C反应蛋白(CRP)增高,血沉(ESR)加快。

2. 影像学检查　常见肺炎的X线检查表现见表2-1-1。

表2-1-1　常见肺炎的X线检查表现

病原体	X线检查表现
肺炎链球菌	肺叶或肺段实变,无空洞,可伴有胸腔积液
金黄色葡萄球菌	肺叶或小叶浸润,早期空洞,脓胸,可见液气囊腔
肺炎克雷伯菌	蜂窝状脓肿,叶间隙下坠
铜绿假单胞菌	弥漫性支气管炎,早期肺脓肿
军团菌	下叶斑片状浸润
支原体	肺下叶节段性浸润影

3. 细菌培养　可用来协助明确肺炎的致病菌,定量培养分离的致病菌或机会致病菌浓度≥10^7cfu/ml,可以认为是肺部感染的致病菌;≤10^4cfu/ml 则为污染菌;介于两者之间建议重复进行痰培养;如连续分离到相同细菌,浓度为10^5~10^6cfu/ml 连续两次以上,也可认为是致病菌。

【诊断】

依据病史及临床表现和体征,结合血常规检查及胸部 X 线检查有助于诊断,痰细菌培养连续 2 次分离出相同病原菌可确诊。

【治疗】

治疗的关键是抗感染,无药敏结果时可以采用经验性抗感染治疗,随后根据细菌培养结果及药物敏感试验结果来选择敏感的抗菌药物治疗。常用药物有青霉素类,第二、三代头孢菌素,大环内酯类药物和喹诺酮类药物。

【SARS-CoV-2 感染】

SARS-CoV-2 是一种具有明显传染性的新型冠状病毒,感染之后可累及多个系统。其主要的临床特征为起病急,多以发热为首发症状,伴有咳嗽、少痰症状。主要的诊断方法为病原学检测结果,结合病人的接触史和相应的临床表现。主要的治疗方式为对症治疗、积极的抗病毒治疗。加强对该疾病的预防仍是目前最好的保护措施。

二、肺脓肿

肺脓肿(lung abscess)是由多种病原体感染肺部然后引起的肺组织的化脓性病变,早期为化脓性的肺炎,继而出现坏死、液化脓肿形成。

【病因】

肺脓肿的形成与病原体的感染密切相关,不同的感染途径及不同的病原体所导致的肺脓肿类型也不一样,根据感染途径的不同大致可以分为以下三型。

1. 吸入性肺脓肿　病原体经口、鼻、咽部吸入致病。通常为混合性感染,包括厌氧菌和需氧菌及兼性厌氧菌的感染。属于机会性感染,当机体的免疫力下降或者出现其他诱因时导致感染。

2. 继发性肺脓肿　多继发于某些细菌性肺炎、支气管扩张的感染、结核和肺癌空洞的感染、腹腔脓肿的蔓延及阿米巴肝脓肿等疾病。

3. 血源性肺脓肿　肺部以外的致病菌(主要是金黄色葡萄球菌),通过血行播散到肺,引起肺部的炎症、坏死从而形成肺脓肿。

【临床表现】

早期症状主要表现为肺炎的症状:发热、咳嗽、咳黏液痰或黏性脓痰。晚期主要表现为咳脓臭痰(厌氧菌感染所致),并出现痰中带血的症状,严重者可出现咯血。体征常表现为叩诊浊音、呼吸音的减低,空洞较大时叩诊可出现鼓音。

【辅助检查】

1. 血常规　急性肺脓肿病人血白细胞总数显著升高,中性粒细胞占比显著升高,并伴有明显的核左移现象。

2. 影像学检查　早期炎症阶段胸部 X 线征象为大片浓密模糊的炎症浸润影,与细菌性肺炎类似。脓肿形成后胸部的 X 线及 CT 典型表现为脓腔内气液平面的出现。

3. 细菌培养　常规行痰细菌培养,可用来协助明确肺炎的致病菌,定量培养分离的致病菌或机会致病菌浓度≥10^7cfu/ml,可以认为是肺部感染的致病菌;≤10^4cfu/ml 则为污染菌;介于两者之间建议重复进行痰培养;若连续分离到相同细菌,浓度为10^5~10^6cfu/ml 连续两次以上,也可认为是致病菌。血源性肺脓肿病人也可进行血培养发现致病菌。

【诊断】

依据病人的病史及相应的临床表现,结合辅助检查,血常规的白细胞总数和中性粒细胞的显著增高,典型胸片或 CT 显示大片状阴影,其中有伴有气液平面的空洞,可做出诊断。血培养和痰培养有助于做出病原诊断。

【治疗】

1. 抗生素治疗　抗生素疗程为 6～8 周,或者 X 线胸片显示脓腔和炎症消失,仅有少量的残留纤维化。针对不同的病原体采用不同的抗生素治疗。常规使用抗生素(如青霉素),青霉素耐药可选用三代头孢等治疗,合并厌氧菌感染可加用甲硝唑或者林可霉素,军团菌引起的肺脓肿可服用大环内酯类抗生素,耐甲氧西林金黄色葡萄球菌感染可选用万古霉素。

2. 脓液引流　脓液引流是提高疗效的有效治疗措施。常用的引流方法包括穿刺插管引流、体位引流和纤维支气管镜引流。其中体位引流需要注意引流的体位要使脓肿处于最高位,每日 2～3 次,每次10～15 分钟。

3. 手术治疗　需要严格遵循适应证:①肺脓肿转为慢性肺脓肿,经内科治疗脓腔大小未见明显改变,或脓腔过大不易闭合;②大咯血内科治疗效果不佳;③支气管阻塞限制了气道引流;④伴有支气管胸膜瘘或脓胸经引流和冲洗治疗效果不佳。

第三节　支气管哮喘

支气管哮喘(bronchial asthma)简称哮喘,哮喘是世界上最常见的慢性疾病之一,其主要特征是气道的慢性炎症(基本特征)及气道的高反应性,继而引起的气道重构。哮喘发病机制见图 2-1-1。

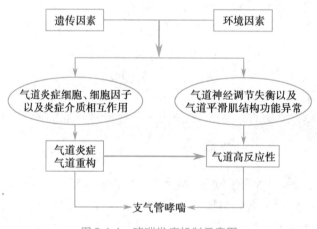

图 2-1-1　哮喘发病机制示意图

【病因】

1. 遗传因素　哮喘是一种复杂的、具有多基因遗传倾向的疾病,并且呈现出一定的家族聚集现象。

2. 环境因素　包括变应原性因素(尘螨、花粉、蛋类和牛奶等食物、抗生素等药物)和非变应原性因素(大气污染、吸烟、肥胖等)。

【临床表现及分期】

1. 哮喘的典型症状　发作性的伴有哮鸣音的呼气性呼吸困难,可伴有气促、胸闷、咳嗽等症状,症状可在数分钟内发生,也可持续数小时或数天,可自行缓解或服用平喘药物后缓解。夜间发作及加重也是哮喘另一重要临床特征。还有一些哮喘发作不具有典型的哮喘发作症状,如咳嗽变异性哮喘

（CVA）发作时仅以咳嗽为唯一症状；胸闷变异性哮喘（CTVA）以胸闷为唯一症状；青少年的运动性哮喘症状仅在运动时出现。哮喘发作的典型体征为双肺弥漫的哮鸣音，呼气音延长，严重的哮喘表现为沉默肺（哮鸣音减弱甚至完全消失）。

2. 哮喘分期　可分为急性发作期、慢性持续期、临床缓解期。

（1）急性发作期：指喘息、气急、胸闷等症状突然发生或加重。常因接触变应原或治疗不当所致。急性发作时严重程度的分级见表 2-1-2。

（2）慢性持续期：病人长时间内有哮喘的症状，伴有通气功能的下降。

（3）临床缓解期：病人无喘息、气急、胸闷、咳嗽等症状，并且维持 1 年以上。

表 2-1-2　哮喘急性发作时严重程度的分级

临床特点	轻度	中度	重度	危重
气短	步行、上楼时	日常活动	休息时	
体位	可平卧	喜坐位	端坐呼吸	
讲话方式	连续成句	单词	单字	不能说话
精神状态	可有焦虑，尚安静	时有焦虑或烦躁	常有焦虑、烦躁	嗜睡或意识模糊
出汗	无	有	大汗淋漓	
呼吸频率	轻度增加	增加	>30 次/分	
辅助呼吸肌活动及三凹征	常无	可有	常有	胸腹矛盾运动
哮鸣音	散在，呼气相末期	响亮、弥漫	响亮、弥漫	减弱甚至消失
脉率（次/分）	<100	100～120	>120	脉率变慢或不规则
奇脉	无，<10mmHg	可有，10～25mmHg	常有，>25mmHg	无，提示呼吸肌疲劳
使用 β_2 肾上腺素受体激动剂后 PEF 预计值或个人最佳值	>80%	60%～80%	<60% 或 <100L/min 或作用时间 <2 小时	
PaO_2（吸空气）（mmHg）	正常	>60	<60	<60
$PaCO_2$（mmHg）	<45	≤45	>45	>45
SaO_2（吸空气，%）	>95	91～95	≤90	≤90
pH				降低

【辅助检查】

1. 痰液检查　诱导痰嗜酸性粒细胞计数可作为评价哮喘气道炎症指标之一，诱导痰嗜酸性粒细胞计数增高（大于 2.5%）可作为标准。

2. 肺功能检查

（1）通气功能检测：哮喘发作时主要表现为阻塞性通气功能障碍。因此反映通气功能的指标如用力肺活量（FVC）正常或下降，第一秒用力呼气容积（FEV_1）、1 秒率（FEV_1/FEV%）均下降；残气量（RV）及残气量与肺总量的比值（RV/TLC）均增大。判断气流受限的标准为 1 秒率小于 70% 或者 FEV_1 低于正常预计值的 80%。

（2）支气管激发试验（BPT）：用于测定气道的高反应性，适用于非哮喘发作期及 FEV_1 在正常预计值 70% 以上的病人。吸入支气管激发剂（组胺、乙酰甲胆碱），观察 FEV_1 的变化，其中 FEV_1 下降大于 20% 作为阳性标准，提示存在气道的高反应性。

（3）支气管舒张试验（BDT）：用于测定气流受限的可逆性。吸入支气管舒张剂（沙丁胺醇、特布他林),20分钟后反复测定肺功能。阳性标准为 FEV_1 较用药前增加大于12%,且绝对值增加大于200ml,提示存在可逆性的气道阻塞。

(4) 呼吸流量峰值(PEF):哮喘发作时 PEF 下降。

3. 胸片或胸部 CT　哮喘发作时由于阻塞性通气功能障碍,胸片可见两肺的透亮度增加,胸部 CT 可见支气管壁的增厚、黏液阻塞。

4. 血气分析　早期由于过度通气二氧化碳分压下降,pH 上升,表现为呼吸性碱中毒;病情严重时,出现缺氧和二氧化碳潴留,pH 下降,表现为呼吸性酸中毒。

【诊断及鉴别诊断】

1. 诊断标准　①具有典型的哮喘症状和体征;②支气管舒张试验阳性、支气管激发试验阳性、平均每日 PEF 昼夜变异率大于10%或 PEF 周变异率大于20%。

2. 鉴别诊断

(1) 心源性哮喘:急性左心衰竭引起的呼吸困难也表现为突发的咳嗽、气急,两肺可闻及广泛的湿啰音和哮鸣音。但心源性哮喘的特征性症状包括端坐呼吸、咳粉红色泡沫痰。特征性的体征包括左心界的扩大,心尖部可闻及奔马律。胸片也可看到增大的心脏,肺淤血征。可以通过上述特殊症状、体征与支气管哮喘鉴别。

(2) 慢性阻塞性肺疾病:急性加重期主要表现为气短、呼吸困难,老年人的哮喘与慢性阻塞性肺疾病有时从症状、体征很难严格区分开来,可采用支气管舒张试验加以鉴别。哮喘的气流受限为可逆的,支气管舒张试验为阳性。慢性阻塞性肺疾病由于长期的慢性炎症,大量的肺实质遭到破坏,因此慢性阻塞性肺疾病的气流受限为不可逆的,支气管舒张试验为阴性。

(3) 上气道阻塞:也会出现呼吸困难,肺部可闻及哮鸣音。常见的上气道阻塞病因包括支气管肺癌、结核、气道异物的吸入。因此常可采用影像学检查及支气管镜加以鉴别。

【治疗】

1. 脱离变应原　部分病人能找到引起哮喘发作的变应原,让病人脱离变应原是防治哮喘最有效的方法。

2. 药物治疗　常用哮喘治疗药物见表2-1-3,哮喘缓解期的分级治疗方案见表2-1-4。

表2-1-3　哮喘治疗药物

缓解类药物	控制类药物
短效 β_2 肾上腺素受体激动剂(SABA)	吸入型糖皮质激素(ICS)
短效抗胆碱药物(SAMA)	白三烯受体阻断剂
短效茶碱	色甘酸钠
全身用糖皮质激素	长效抗胆碱药物(LABA)、长效 β_2 肾上腺素受体激动剂(LAMA)

表2-1-4　哮喘缓解期的分级治疗方案

治疗方案	第一级	第二级	第三级	第四级	第五级
控制药物	无须使用药物	低剂量 ICS	低剂量 ICS 加 LABA	中高剂量 ICS 加 LABA	口服糖皮质激素
缓解药物	按需使用 SABA	按需使用 SABA	按需使用 SABA	按需使用 SABA	按需使用 SABA

3. 免疫疗法　分为特异性免疫疗法和非特异性免疫疗法两种。特异性免疫疗法又称脱敏疗法或减敏疗法,适用于变应原明确的哮喘病人。非特异性免疫治疗(如注射卡介苗及其衍生物)有一定的辅助疗效。

第四节　慢性阻塞性肺疾病

慢性阻塞性肺疾病(chronic obstructive pulmonary disease,COPD)是呼吸系统一种常见的慢性疾病,患病率和死亡率很高,主要特征是持续存在的呼吸系统症状(咳嗽、咳痰、气短)和不可逆的气流受限。

【病因】

COPD 常与呼吸系统疾病(如慢性支气管炎、肺气肿)密切相关,是多种环境因素与机体自身因素长期相互作用的结果。常见的病因如下。

1. 吸烟　是最重要的环境致病因素。

2. 职业粉尘和化学因素　长时间接触这些物质,可促进 COPD 的发生与发展。

3. 空气污染　有害气体及微粒可损伤气道上皮,降低呼吸系统的防御能力。

4. 感染因素　病原体的感染是疾病发生、发展的重要原因之一。

5. 其他因素　免疫功能的紊乱、气道的高反应性、气候等环境因素都与 COPD 的发生、发展相关。

【临床表现及分期】

COPD 的常见体征包括桶状胸、双侧语音震颤减弱、肺部叩诊过清音、两肺的呼吸音减弱等。临床分期主要包括病情稳定期和急性发作期。

1. 病情稳定期　主要症状包括咳嗽、咳痰、气短。其中气短是 COPD 的标志性症状。稳定期 COPD 病人的病情严重程度的综合性评估见表 2-1-5。

2. 急性发作期　咳嗽、咳痰、气短症状加重,出现喘息、胸闷症状。

表 2-1-5　稳定期 COPD 病人严重程度的综合性评估

病人综合评估分组	特征	中重度急性加重发作史/年	mMRC 分级	CAT 评分
A 组	低风险,症状少	<2 次急性加重次数	0～1 级	<10
B 组	低风险,症状多	<2 次急性加重次数	≥2 级	≥10
C 组	高风险,症状少	≥2 次急性加重次数或 1 次住院	0～1 级	<10
D 组	高风险,症状多	≥2 次急性加重次数或 1 次住院	≥2 级	≥10

【辅助检查】

1. 肺功能检查　肺功能检查主要用来判断是否存在持续性的气流受限。吸入支气管扩张剂后,FEV_1/FVC 小于 70%,可确定为持续性气流受限,是诊断 COPD 的必备条件。

2. 胸片或肺部 CT　COPD 的胸片可出现肺纹理增粗及肺气肿的征象。肺部 CT 清楚可见 COPD 小气道病变、肺气肿及并发症的表现。

3. 血气分析　对于急性发作期的病人有一定的意义,急性期的病人常出现低氧血症、高碳酸血症、酸碱失衡及呼吸衰竭。

【诊断及鉴别诊断】

1. 诊断　根据病人的高危因素及临床症状和体征,结合肺功能检查来确诊 COPD,其中肺功能检查判断持续性气流受限是诊断的必备条件。

2. 鉴别诊断

(1)哮喘:哮喘和 COPD 鉴别的一个重要点是判断气流受限的可逆性,哮喘为可逆性气流受限,COPD 为持续性气流受限,再结合病史加以鉴别。

(2)其他引起慢性咳嗽、咳痰症状的疾病:支气管扩张、肺结核、肺癌、特发性肺纤维化等,可通过胸片或 CT 来鉴别。

（3）其他引起劳力性气促的疾病：高血压、冠心病等。

（4）其他原因导致的肺气肿：老年性肺气肿、代偿性肺气肿。

【治疗】

1. 急性加重期治疗

（1）明确急性加重的原因及病情的严重程度：常见的原因有细菌、病毒感染。

（2）支气管扩张剂：常选用雾化的沙丁胺醇吸入。

（3）低流量吸氧：当病人出现低氧血症时，可用鼻导管吸氧，吸入氧的浓度为 28%～30%。需防止高浓度吸氧引起呼吸衰竭和二氧化碳潴留。

（4）抗生素：急性加重期的病人多由细菌感染所致，因此当病人出现呼吸困难、咳嗽、咳脓痰时，要积极根据药敏试验结果或经验性选用适宜抗生素治疗。

（5）糖皮质激素：对于急性加重期的危重病人可选用口服泼尼松 30～40mg/d 或者静脉给予甲泼尼龙 40～80mg，每日一次，连续用药 5～7 天。

（6）机械通气：对于出现严重呼吸衰竭的病人可使用机械通气治疗。

2. 稳定期治疗

（1）稳定期治疗目标：减轻症状，降低未来风险。

（2）药物治疗：常用的药物包括支气管扩张剂、糖皮质激素等。A 组病人首选短效的 β_2 肾上腺素受体激动剂或短效的抗胆碱药；B 组病人首选长效的 β_2 肾上腺素受体激动剂和长效的抗胆碱药；C 组病人首选长效的 β_2 肾上腺素受体激动剂，也可联用吸入型糖皮质激素；D 组病人首选长效的 β_2 肾上腺素受体激动剂和长效的抗胆碱药，也可加用吸入型糖皮质激素。

（3）教育与管理：劝导吸烟病人戒烟是减慢肺功能损害的最主要措施。

（4）长期家庭氧疗（LTOT）：并发呼吸衰竭的病人可行 LTOT 来提高生活质量和生存率。

（5）康复治疗：是稳定期病人的重要治疗手段，具体治疗手段包括呼吸训练、肌肉训练、营养支持等。

第五节　慢性肺源性心脏病

肺源性心脏病（cor pulmonale）简称肺心病，指肺部的病变导致肺血管阻力增加、肺动脉高压形成，继而导致右心室的结构和功能受损。

【病因】

肺心病按原发病的部位不同病因可以分为以下几种。

1. 支气管、肺疾病　最常见的疾病为 COPD，其次为支气管哮喘、支气管扩张、肺结核、间质性肺疾病等。

2. 胸廓运动障碍性疾病　严重的胸廓或脊椎畸形可以导致胸廓的活动受限，进而导致肺功能的受损。

3. 肺血管疾病　常见疾病，如特发性肺动脉高压、慢性栓塞性肺动脉高压、肺小动脉炎等，均可以引起肺动脉高压，继而导致右心负荷加重，发展成慢性肺心病。

4. 其他病因　包括原发性肺泡通气不足、睡眠呼吸暂停低通气综合征、先天性的口咽畸形等疾病均可导致低氧血症，继而产生肺动脉高压，最终发展成慢性肺心病。

【临床表现】

1. 肺、心功能代偿期

（1）症状：主要表现为活动后的呼吸困难、心悸，以及咳嗽、咳痰等症状。

（2）体征：主要表现为缺氧引起的发绀、肺部原发疾病的体征、肺动脉瓣第二心音亢进，由于右心室扩大、三尖瓣关闭不全可出现三尖瓣区的收缩期杂音和剑突下心脏搏动增强。

2. 肺、心功能失代偿期

（1）症状：主要表现为呼吸衰竭和右心衰竭，其中呼吸衰竭主要表现为呼吸困难加重，以及肺性脑病的症状，如嗜睡、表情淡漠、神志恍惚等，右心衰竭的症状表现为心悸、食欲缺乏、腹胀、恶心等。

（2）体征：主要表现为发绀明显加重、颈静脉怒张、肝 - 颈静脉回流征阳性，下肢出现明显的水肿及腹腔积液的形成，听诊可闻及舒张期奔马律杂音。

【辅助检查】

1. 胸片或胸部 CT　慢性肺心病胸片或胸部 CT 诊断标准为：①右下肺动脉干扩张，横径大于 15mm；②肺动脉段明显突出或其高度大于 3mm；③中心肺动脉扩张和外周分支纤细，形成残根；④右心室增大。

2. 心电图　慢性肺心病心电图诊断标准为：①电轴右偏；②顺钟向转位；③ $R_{v1}+S_{v5} \geqslant 1.05mV$；④可有肺型 P 波；⑤可有右束支传导阻滞；⑥可出现 $V_1 \sim V_3$ 呈 QS、Qr、qr；⑦肢体低电压。

3. 心脏超声　通过测定右心室流出道内径 >30mm，右心室内径 >20mm，右心室前壁的厚度 >5mm，左右心室内径比减小，肺动脉干及右心室增大等指标，可诊断慢性肺心病。

4. 血气分析　当呼吸衰竭并发肺性脑病时，可出现低氧血症或合并高碳酸血症。

5. 血常规　红细胞及血红蛋白增多，血液黏稠度增加。

【诊断及鉴别诊断】

1. 诊断　根据病人长期肺部的慢性病史，如慢性支气管炎、慢性阻塞性肺疾病，同时出现肺动脉高压及右心室肥大和功能不全的征象即可做出诊断。

2. 鉴别诊断　需与冠心病、风湿性心脏病、心肌病相鉴别。

（1）冠心病：冠心病与慢性肺心病在老年吸烟人群中较为常见，冠心病可有典型的心绞痛、心肌梗死病史，且多表现为左心室的结构功能的改变，肺心病表现为右心室结构和功能的改变，冠脉造影可以更好地鉴别。

（2）风湿性心脏病：风湿性心脏病与肺心病均可有三尖瓣关闭不全的表现，但风湿性心脏病往往有风湿疾病史，且有其他瓣膜的病变。

（3）心肌病：往往没有肺部疾病史，累及整个心脏，表现为心脏的收缩、舒张功能的障碍，肺心病仅表现为右心室的结构功能的改变。

【治疗】

1. 肺、心功能代偿期　代偿期的治疗目的主要是延缓疾病的发展，改善病人的生活质量，同时避免病情的急性加重。

2. 肺、心功能失代偿期　主要是控制感染，预防呼吸衰竭、心力衰竭和并发症的发生。

（1）控制感染：是急性加重期最重要的治疗措施。

（2）控制呼吸衰竭：通畅呼吸道，改善通气功能，纠正缺氧和二氧化碳的潴留。

（3）控制心力衰竭：通过积极抗感染、改善呼吸功能后效果不明显的病人可适当选用利尿药（氢氯噻嗪联合螺内酯）、正性肌力药（毒毛花苷静脉缓慢注射）、扩血管药来控制心力衰竭。

（4）防治并发症

1）肺性脑病：慢性呼吸衰竭伴有缺氧和二氧化碳潴留的病人常容易引起肺性脑病等一系列神经精神障碍症状，因此要积极改善呼吸功能、控制呼吸衰竭来预防肺性脑病的发生。

2）酸碱失衡及电解质紊乱：常表现为呼吸性酸中毒、呼吸性酸中毒合并代谢性酸中毒、呼吸性酸中毒合并代谢性碱中毒，要积极改善呼吸功能防止缺氧和二氧化碳的潴留，合并代谢性酸中毒时酌情进行补碱治疗，注意使用利尿药时要防止代谢性碱中毒和低钾血症、低氯血症的发生。

3）心律失常：常表现为窦性心动过速、房性心动过速、心房颤动和房性期前收缩，一般可以通过积极抗感染、控制呼吸衰竭后缓解，对于不能缓解的心律失常可行相应的抗心律失常治疗。

第六节　急性肺栓塞

肺栓塞（pulmonary embolism）是各种栓子阻塞肺动脉及其分支的一组疾病，常见的栓子包括血栓、脂肪、羊水、空气等。肺血栓栓塞为最常见的类型。按发病时间分为急性肺栓塞和慢性肺栓塞，急性肺栓塞为发病时间较短，一般在14日以内，新鲜血栓堵塞肺动脉所致。慢性肺栓塞指发病时间超过3个月，肺动脉血栓已被机化。本节重点讲述急性肺栓塞。

【病因】

引起肺血栓栓塞的栓子来源于下腔静脉、上腔静脉、右心，其中下肢深静脉是最主要的来源。下肢深静脉的血栓脱落，经血液循环最终阻塞在肺动脉及其分支。

【临床表现】

1. 症状　不明原因的胸痛及呼吸困难，晕厥可为急性肺栓塞的唯一或首发症状，常伴少量咯血，大咯血少见，部分病人可出现胸痛、咯血、呼吸困难三联征。

2. 体征　呼吸系统体征以呼吸急促最为常见，同时伴有发绀，肺部哮鸣音，也可出现胸腔积液的相应体征。循环系统主要表现为肺动脉瓣第二心音亢进，三尖瓣区收缩期杂音，栓塞严重的病人可出现低血压性休克。

【辅助检查】

确诊常选用CT肺动脉造影，表现为肺动脉内的低密度充盈缺损。

【诊断】

肺血栓栓塞症（PTE）的诊断按照疑诊、确诊、求因三个步骤进行，PTE的诊断流程见图2-1-2。在明确诊断时也要除外其他引起胸痛的疾病，如冠心病、肺炎、主动脉夹层、胸腔积液。

1. 疑诊　若病人出现不明原因的呼吸困难、咯血、胸痛、休克、晕厥等症状时要高度警惕肺栓塞发生的可能性。

2. 确诊　CTPA、肺动脉造影、肺通气/血流灌注扫描、磁共振成像和磁共振肺动脉造影，这四项检查有1项检查阳性即可明确诊断。

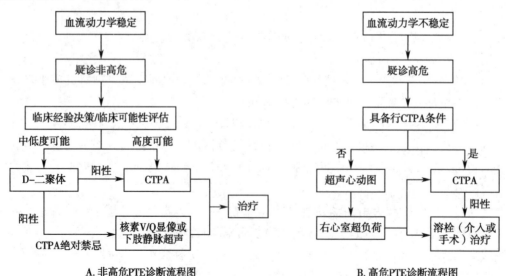

图2-1-2　PTE诊断流程图

3. 求因 明确有无深静脉血栓形成(DVT),以及其他的诱发因素,如创伤、避孕药、肿瘤等。

【治疗】

1. 抗凝治疗 常用抗凝药物包括低分子量肝素、华法林及利伐沙班、艾多沙班等新型口服抗凝药。

2. 溶栓治疗 对于高危 PTE 病人可采用溶栓治疗,低危病人不宜溶栓。常用的溶栓药物包括尿激酶、链激酶、重组组织型纤溶酶原激活剂。

第七节 胸膜疾病

胸膜是覆盖在胸腔内表面的一层薄膜,分为脏层胸膜和壁层胸膜,两层胸膜相互连接,形成密闭的胸膜腔。

一、胸腔积液

胸膜腔是一个潜在的腔隙,正常情况下胸膜表面有少量的液体,但始终处于一种动态平衡状态中,一旦液体的吸收减少或生成过快,就会形成胸腔积液,按积液理化性质的不同分为渗出液和漏出液。

【病因】

1. 胸膜毛细血管静水压增高 常见的疾病包括充血性心力衰竭、缩窄性心包炎、上腔静脉阻塞。

2. 胸膜毛细血管内胶体渗透压降低 常见的疾病包括低蛋白血症、肝硬化、肾病综合征、黏液性水肿。

3. 胸膜通透性增加 常见疾病包括风湿性疾病(SLE、RA)、肺结核、肺炎、胸膜的肿瘤、肺梗死、膈下炎症。

4. 损伤 常见的疾病包括动脉瘤的破裂、食管的破裂。

5. 医源性 服用药物(氨甲蝶呤、胺碘酮、苯妥英)、放射治疗、消化内镜的检查和治疗、腹膜透析等都可以产生胸腔积液。

6. 其他 壁层胸膜淋巴引流障碍等。

【临床表现】

1. 症状 与胸腔积液的量明显相关,积液量少时无明显症状,大量胸腔积液时会产生明显的呼吸困难,多伴有胸痛和咳嗽,严重者甚至出现呼吸衰竭,同时还有原发病的相应症状。

2. 体征 与积液量相关,积液量少时可无明显体征,也可出现胸膜摩擦音,大量胸腔积液时视诊可见患侧胸廓饱满,触诊语音震颤减弱,局部叩诊浊音,听诊呼吸音减弱或消失,纵隔向健侧移位,同时可伴有原发病的体征。

【辅助检查】

1. 诊断性胸腔穿刺及胸腔积液检查

(1)外观和气味:漏出液透明清亮,静置不凝固,比重<1.016~1.018。渗出液多呈草黄色,稍浑浊,易有凝块,比重>1.018。

(2)蛋白质:渗出液的蛋白含量较高(>30g/L),胸腔积液/血清比值大于 0.5。漏出液蛋白含量较低(<30g/L),以白蛋白为主。

(3)pH 和葡萄糖:正常胸腔积液 pH 接近 7.6。pH 降低见于脓胸、食管破裂、类风湿关节炎积液;如 pH<7.0 仅见于脓胸及食管破裂所致胸腔积液。正常胸腔积液中葡萄糖含量与血中含量相近。漏出液和大多数渗出液葡萄糖含量正常;脓胸、类风湿关节炎明显降低,系统性红斑狼疮、结核和恶性胸腔积液中含量可<3.3mmol/L。

(4)酶:渗出液乳酸脱氢酶(LDH)含量较高,大于 200U/L,且胸腔积液/血清 LDH 比值大于 0.6。

LDH>500U/L 常提示为恶性肿瘤或并发细菌感染。由于腺苷脱氨酶（ADA）在淋巴细胞内含量较高，所以结核性胸膜炎时胸腔积液中 ADA 多高于 45U/L。

（5）细胞学：漏出液细胞数常少于 100×10^6/L，渗出液的白细胞常超过 500×10^6/L，脓胸时白细胞多达 100×10^9/L 以上。

（6）肿瘤标志物：癌胚抗原（CEA）在恶性胸腔积液中早期即可升高，且比血清更显著。若胸腔积液 CEA 升高或胸腔积液／血清 CEA>1，常提示为恶性胸腔积液。

（7）抗酸染色：结核性胸膜炎病人胸腔积液涂片找抗酸杆菌可为阳性发现。

（8）微生物培养：对于感染性胸膜炎所致胸腔积液，取胸腔积液行微生物培养有助于明确病原菌。

（9）类脂：多见于陈旧性结核性胸膜炎，也见于恶性肿瘤、肝硬化和类风湿关节炎所致的胸腔积液。

2. 胸片或胸部 CT　有利于发现胸腔积液，同时可明确胸腔积液的病因。

3. 超声检查　具有灵敏度高、定位准确的优点，常用来协助胸腔穿刺。

【诊断】

1. 确定胸腔积液　根据病人的体征，结合 B 超、CT 等检查确定有无胸腔积液。

2. 判断积液性质　区别漏出液和渗出液，可通过胸腔积液的辅助检查加以区分。

3. 寻找积液病因　根据病人的病史及胸腔积液的性质，结合相应的辅助检查及常见原发病的特有体征来明确病因。

【治疗】

胸腔积液的治疗以治疗原发疾病为主，漏出液常在纠正病因后吸收，部分渗出液的治疗如下。

1. 结核性胸膜炎

（1）一般治疗：营养支持及对症治疗。

（2）抽液治疗：原则上要尽快抽尽胸腔内的积液，但同时也要防止抽液过快发生复张后的肺水肿和循环衰竭。若抽液时发生胸膜反应，应立即停止抽液。

（3）抗结核治疗：积极行抗结核治疗也是治疗中的关键一步。

2. 类肺炎性胸腔积液和脓胸

（1）脓胸的治疗原则：控制感染，引流胸腔积液。

（2）类肺炎性胸腔积液：根据积液量的多少来选择治疗方式。积液量少时可通过抗生素治疗后吸收，积液量多时应进行胸腔穿刺抽液治疗。

3. 恶性胸腔积液　包括原发病和胸腔积液的治疗，由于原发病本身的特性，治疗过程复杂、治疗效果欠佳、病程反复，因此恶性胸腔积液的预后效果不好。

二、气胸

胸膜腔是一个不含气体的密闭腔隙，当气体进入胸膜腔后，形成的一种积气状态称为气胸。

【病因】

肺泡与胸腔之间产生破口；胸壁的创伤导致胸腔与外界相通；胸腔内有产气的微生物。

【临床分型】

1. 闭合性（单纯性）气胸　主要特点为胸膜破裂口较小，可随着肺的萎缩而闭合。

2. 交通性（开放性）气胸　主要特点为破裂口持续开放，空气可自由进入胸膜腔。

3. 张力性（高压性）气胸　主要特点为破裂口呈单向活瓣作用，气体只进不出，导致胸膜腔的压力不断升高。

【临床表现】

1. 症状　大多数起病急，病人突感一侧胸部针刺样疼痛，继而出现呼吸困难，双侧气胸以呼吸困难为突出表现。

2. 体征 少量气胸时体征不明显,听诊时可见呼吸音减弱,大量气胸时可出现气管向健侧移位,患侧的胸廓隆起,语音震颤减弱,叩诊清音或鼓音,听诊呼吸音减弱,心脏和肝脏的浊音界缩小或消失。

【辅助检查】

胸片或 CT 是诊断气胸的重要方法,气胸的典型胸片表现为气胸线(外凸弧形的细线条阴影),大量气胸或张力性气胸时可观察到纵隔向健侧移动。

【治疗】

治疗目的是促进患侧的肺复张、消除病因、减少复发。

1. 保守治疗 对于症状轻的闭合性气胸可采用保守治疗,严格卧床休息,并给予吸氧治疗。

2. 排气疗法 常采用胸腔穿刺抽气和胸腔闭式引流两种方法。

3. 化学性胸膜固定术 在胸腔内注射硬化剂,使脏层胸膜和壁层胸膜粘连,以此来消灭胸膜腔间隙。

4. 支气管内封堵术 采用栓子堵塞支气管,使远端肺大疱裂口处闭合。

5. 手术治疗 经内科治疗无效的气胸为手术适应证,常采用胸腔镜和开胸手术两种方法。

(张剑青)

第二章　循环系统疾病

循环系统也称心血管系统，是由心脏、血管、血液组成的一个封闭的运输系统。心脏是一个中空的器官，由左、右心房和左、右心室组成（图 2-2-1）。右心房静脉血经三尖瓣流入右心室，再经肺动脉瓣流入肺动脉，在肺内进行气体交换形成动脉血，经肺静脉回流到左心房，左心房血液经二尖瓣流入左心室，再经主动脉瓣流入主动脉。主动脉依次流到全身小动脉、毛细血管、小静脉，最后经上、下腔静脉回流到右心房。心脏传导系统由窦房结发放冲动，通过结间束传导至房室结，然后传导至房室束及左、右束和浦肯野纤维，从而激动心脏。心脏由冠状动脉供血，冠状动脉由左、右两支组成，左冠状动脉又分为前降支及回旋支。心血管系统常见症状有胸痛、心悸、晕厥、胸闷、呼吸困难、水肿等，辅助检查有静态心电图、动态心电图、X 线胸片、心脏超声、冠状动脉 CTA、心脏磁共振、冠状动脉造影、电生理检查及左、右心导管检查等。心血管系统疾病的治疗有药物治疗、介入治疗和外科治疗。药物治疗是基础，也是最重要和首选的方法。近年来，介入治疗取得长足进步，主要有经皮冠状动脉介入术、射频消融术、冷冻消融术、心脏起搏器植入术、先天性心脏病介入封堵术及心脏瓣膜的介入治疗。外科治疗包括冠状动脉旁路移植术、心脏瓣膜修补和置换术、先天性心脏病矫治术、心包剥离术、心脏移植等。

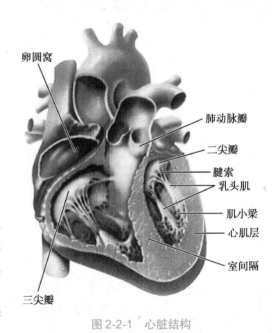

卵圆窝

肺动脉瓣
二尖瓣
腱索
乳头肌
肌小梁
心肌层
室间隔

三尖瓣

图 2-2-1　心脏结构

第一节　心力衰竭

心力衰竭（heart failure）简称心衰，是指心脏疾病发展至一定阶段，心功能失代偿，心输出量减少，导致体循环灌注不足而出现肺循环淤血的一系列临床综合征。心衰基本病因有心肌损害、心脏负荷过重及心室前负荷不足。心肌梗死、心肌炎、扩张型心肌病、肥厚型心肌病等造成原发性心肌损害，糖尿病、甲状腺疾病、结缔组织疾病、心脏毒性药物等造成继发性心肌损害。高血压、主动脉瓣狭窄、肺动脉高压导致压力负荷增加，心脏瓣膜关闭不全、房间隔缺损、室间隔缺损等导致容量负荷增加。二尖瓣狭窄、心脏压塞、限制性心肌病、缩窄性心包炎等造成心室前负荷不足，导致心室充盈受限。心衰最先出现心输出量降低，导致交感神经系统、肾素-血管紧张素-醛固酮系统（RAAS）、抗利尿激素等激活，通过水钠潴留、外周血管收缩、增强心肌收缩力维持正常心输出量。另一方面，这些神经体液机制作用于细胞，导致心肌结构、组织及电重塑，从而导致泵衰竭，心肌重塑是心衰的基本机制。心衰病人常在感染、心律失常、过度劳累及血容量增加等诱发因素作用下出现症状。心衰按部位分为左心衰竭、右心衰竭和全心衰竭。按发生时间、速度分为急性心力衰竭和慢性心力衰竭。按左室射血分数（LVEF）分为射血分数保留心力衰竭（LVEF>50%）、射血分数轻度降低心力衰竭（LVEF为40%～50%）、射血分数降低心力衰竭（LVEF<40%）。出现心衰后需对病人严重程度进行评估，评估心功能程度最常用的是NYHA分级（表2-2-1）和6分钟步行试验。6分钟步行距离<150米为重度心力衰竭，150～450米为中度心力衰竭，>450米为轻度心力衰竭。

表 2-2-1　NYHA 心功能分级标准

分级	标准
Ⅰ级	日常活动不受限制，一般体力活动不引起乏力、心悸、呼吸困难
Ⅱ级	活动量轻度受限，休息时无自觉症状，一般体力活动可引起乏力、心悸、呼吸困难
Ⅲ级	体力活动明显受限。低于一般体力活动即可出现乏力、心悸、呼吸困难
Ⅳ级	不能从事任何体力活动，休息状态下也有心力衰竭症状，稍有体力活动症状即加重

一、慢性心力衰竭

【病因】

冠心病、高血压是慢性心力衰竭最主要的原因，冠心病居于病因首位，其次为高血压和扩张型心肌病，风湿性心脏病比例则趋下降，但是老年性瓣膜性心脏病仍不可忽视，同时慢性肺源性心脏病及高原性心脏病在我国也具有一定的地域发生性。

【临床表现】

1. 左心衰竭　左心衰竭导致左室舒张末压增加，左心房压力增高，从而逆向引起肺淤血并出现肺循环淤血表现。同时，左心衰竭导致心输出量降低，可引起组织灌注不足的表现。病人出现不同程度呼吸困难：①劳力性呼吸困难。运动使回心血量增加，从而出现劳力性呼吸困难，这是左心衰竭最早出现的症状。②端坐呼吸。当肺淤血到一定程度，平卧时使回心血量增加，膈肌上抬，平卧时呼吸困难加重，病人被迫采取半卧位或端坐位缓解呼吸困难，称为端坐呼吸。③夜间阵发性呼吸困难。病人入睡后憋醒，被迫采取坐位缓解呼吸困难。④急性肺水肿。为左心衰竭最严重的形式，重者出现哮鸣音，称心源性哮喘。肺泡和支气管黏膜淤血可出现咳嗽、咳痰和咯血。肺淤血时由于肺毛细血管压增高，液体渗出到肺泡而出现肺部湿啰音。器官、组织灌注不足表现为乏力、疲倦、运动耐量降低，肾脏灌注不足导致少尿。

2. 右心衰竭　以体循环淤血为主要表现。胃肠道及肝淤血引起消化道症状，如食欲减退、腹胀、恶心、呕吐等。其主要体征有体位性水肿、肝大和触痛、颈静脉怒张、肝-颈静脉回流征阳性、晚期可出现腹腔积液。

3. 全心衰竭　同时具有左心衰竭和右心衰竭的表现，但出现右心衰竭时，往往与左心衰竭有关的呼吸困难等肺淤血症状会有所减轻。

【辅助检查】

1. 实验室检查

（1）利钠肽：包括B型利钠肽（BNP）和N末端B型利钠肽原（NT-proBNP），在临床上通过检测利钠肽水平用于心衰的筛查、诊断和鉴别诊断，还可以通过利钠肽检查评估病人心力衰竭病情的严重程度及预后，在病人经过治疗心力衰竭好转出院前检测利钠肽水平有助于评估心力衰竭病人出院后发生心血管事件的风险。BNP<35g/L，NT-proBNP<125ng/L时不支持慢性心力衰竭诊断。

（2）常规检查：血常规、尿常规、肝肾功能、电解质、血脂、甲状腺功能等。

2. 心电图检查　对心力衰竭无特异性，但可判断心律失常、心肌梗死、心肌缺血等。心电图 V_1 导联 P 波终末电势是反映左心功能减退的指标,若 V₁ 导联 P 波终末电势 <-0.03mm/s,提示左心房负荷过重,或有早期左心衰竭。

3. 影像学检查　包括 X 线检查、心脏超声、心脏磁共振、冠状动脉造影和放射性核素检查。

(1) X 线检查:可提供心脏增大、肺淤血、肺水肿的信息,是确诊左心衰竭肺水肿的主要依据。肺淤血时上肺血管纹理增多与下肺血管纹理密度相仿甚至多于下肺,急性肺水肿时肺门呈蝴蝶状。

(2) 心脏超声:可提供心脏结构信息,有无心房、心室增大,瓣膜结构有无异常等,对判断心力衰竭的病因有重要价值。还可测量 LVEF 值用于心力衰竭的分类及预后判断。

(3) 心脏磁共振:能评价左右心室容积、心功能、心肌厚度、心包等情况,是心室容积、室壁运动评价的金标准。

(4) 冠状动脉造影:对怀疑冠心病病人,可行冠状动脉造影明确。

(5) 放射性核素检查:可准确测定左室容量、左心室射血分数及室壁运动情况,判断存活心肌,鉴别扩张型心肌病与缺血性心肌病。

【诊断及鉴别诊断】

1. 诊断　根据病史、症状、体征及辅助检查做出诊断。主要诊断依据是原来有基础心脏病,有肺循环和/或体循环淤血的表现。BNP 和 NT-proBNP 可作为诊断依据和鉴别呼吸困难的指标。

2. 鉴别诊断　主要与支气管哮喘、心包积液、缩窄性心包炎、肝硬化腹腔积液伴下肢水肿鉴别。

(1) 支气管哮喘:心源性哮喘病人出现喘息症状,出现哮鸣音,需与支气管哮喘鉴别,鉴别要点见表 2-2-2。

表 2-2-2　支气管哮喘与心源性哮喘鉴别

鉴别点	支气管哮喘	心源性哮喘
病史	过敏史、哮喘发作病史	高血压、冠心病、风湿性心脏病等病史
年龄	青少年及儿童多见	老年多见
发作时间及体位	夜间及凌晨,与体位无关	夜间,卧位加重,坐位缓解
主要症状	呼气性呼吸困难	混合性呼吸困难、粉红色泡沫痰
体征	哮鸣音	哮鸣音、湿啰音、心脏增大、奔马律
影像学表现	肺野清晰	肺淤血、心脏增大
治疗	支气管解痉药	强心、利尿、扩血管药物

(2) 心包积液、缩窄性心包炎:腔静脉回流受阻可引起颈静脉怒张、肝大、下肢水肿,根据病史、心脏体征及周围血管征可鉴别,心脏超声、磁共振可确诊。

(3) 肝硬化腹腔积液伴下肢水肿:慢性右心衰竭可出现心源性肝硬化,基础疾病有助于鉴别,心源性肝硬化会出现颈静脉怒张,非心源性肝硬化不会出现颈静脉怒张。

【治疗】

治疗目的是缓解临床症状,提高生活质量,降低死亡率与住院率。

1. 一般治疗　针对病因如冠心病、高血压、糖尿病等,在尚未造成心脏器质性改变前进行有效干预,对已造成损害的应严格控制血脂、血糖、血压等危险因素。消除心力衰竭诱因,控制感染,治疗心律失常,纠正贫血、电解质紊乱。对心力衰竭病人进行健康宣教,养成健康的生活方式。心力衰竭病人应学会自我管理,如观察体重变化等。

2. 药物治疗

(1) 利尿剂:改善心力衰竭症状的药物,也是唯一能控制液体潴留的药物。对有液体潴留病人均应使用,以体重每天减轻 0.5～1 千克为宜,药物包括袢利尿剂(呋塞米、托拉塞米)、噻嗪类利尿剂(氢氯噻嗪)、保钾利尿剂(螺内酯)三类。利尿剂的不良反应主要是电解质紊乱,需注意电解质平衡。

（2）肾素-血管紧张素-醛固酮系统（RASS）抑制剂：包括血管紧张素转换酶抑制药（ACEI）、血管紧张素受体拮抗剂（ARB）和醛固酮受体拮抗剂三类。

1) ACEI/ARB：所有射血分数降低的心力衰竭病人都必须使用 ACEI/ARB，除非有禁忌证。二者使用方法为从小剂量开始，逐渐增加剂量，直到达到目标靶剂量。二者不良反应有低血压、肾功能恶化、高钾血症、血管神经水肿。使用 ACEI 有 10% 病人出现咳嗽，对 ACEI 不能耐受病人可使用 ARB 替代。低血压、血肌酐增高（>265μmol/L）、高钾血症（>5.5mmol/L）、左室流出道梗阻（主动脉瓣狭窄及肥厚型梗阻性心肌病）病人应避免使用。对妊娠妇女、双侧肾动脉狭窄、血钾 >6.0mmol/L 病人禁用。ACEI 常用药物有依那普利、福辛普利、培哚普利、贝那普利等。ARB 常用药物有氯沙坦、厄贝沙坦、坎地沙坦等。

2) 醛固酮受体拮抗剂：对左室射血分数≤35% 病人，已用 ACEI/ARB 和 β 受体阻断剂，仍有症状时病人需使用醛固酮受体拮抗剂，常用药物有螺内酯和依普利酮。

（3）β 受体阻断剂：对所有 NYHA Ⅱ～Ⅳ 级、无液体潴留、病情稳定的病人，均必须终身使用，除非有禁忌证。从小剂量开始，逐渐递增剂量，直到达到靶剂量或心率在 55～60 次/分。常用药物有美托洛尔、比索洛尔、卡维地洛。

（4）正性肌力药：包括洋地黄类药物和非洋地黄类药物。伴有快速心房颤动的收缩性心力衰竭是使用洋地黄的最佳适应证。在 ACEI/ARB 和 β 受体阻断剂治疗过程中有心力衰竭症状可考虑加用地高辛。非洋地黄类正性肌力药物有 β 受体激动剂（多巴胺、多巴酚丁胺）和磷酸二酯酶抑制剂（氨力农、米力农），这类药物长期应用会增加病人死亡率，应短期使用。

（5）扩血管药物：慢性心力衰竭病人不推荐，仅在伴心绞痛或高血压时考虑联合治疗，对心脏流出道梗阻或主动脉瓣狭窄的病人禁用。

（6）血管紧张素受体脑啡肽酶抑制剂（ARNI）：沙库巴曲缬沙坦是由血管紧张素受体抑制剂、脑啡肽酶抑制剂制成的复合制剂，能够抑制内源性脑啡肽酶及肾素-血管紧张素-醛固酮系统，缓解心室重塑进而延缓病情进展。对射血分数降低和射血分数保留的心力衰竭均有较好效果，有取代 ACEI/ARB 类药物的趋势。

（7）钠-葡萄糖协同转运蛋白 2 抑制剂：此类药物降低心力衰竭恶化的风险与病人是否合并糖尿病无关。代表药物有达格列净、恩格列净、卡格列净等。

（8）新型可溶性鸟苷酸环化酶刺激剂：适用于治疗慢性心力衰竭病人（NYHA 心功能分级Ⅱ～Ⅳ级，LVEF <45%），在发生心力衰竭住院或静脉注射利尿剂治疗后，以降低心血管死亡和心力衰竭住院风险。代表药物有维立西呱。

（9）其他：伊伐布雷定用于控制病人心室率，托伐普坦用于伴低钠血症的心力衰竭病人。中药如芪苈强心胶囊、芪参益气滴丸等对心力衰竭治疗亦有一定作用。

3. 非药物治疗 包括心脏再同步化治疗（CRT）、左室辅助装置和心脏移植。

二、急性心力衰竭

急性心力衰竭（acute heart failure）是指心力衰竭急性发作和/或加重的一种临床综合征，可表现为急性新发和慢性心力衰竭急性加重。分为急性左心衰竭、急性右心衰竭、非心源性急性心力衰竭，最常见的是急性左心衰竭。Killip 分级（表 2-2-3）适用于评估急性心肌梗死时心力衰竭的严重程度。

临床发病比较急，主要表现为严重呼吸困难、咳嗽、咳粉红色泡沫痰，强迫坐位、大汗、两肺底可听到湿啰音等。如果处理不及时，病情会急剧加重，可迅速发生心源性休克、昏迷、恶性心律失常而导致死亡。X 线胸片表现为肺门呈蝴蝶状，严重肺水肿时为弥漫性的大片阴影。诊断根据典型症状与体征，需行 X 线胸片、BNP/NT-proBNP 等检查，与支气管哮喘鉴别。

表 2-2-3 Killip 分级

分级	标准
Ⅰ级	无心力衰竭症状和体征
Ⅱ级	有心力衰竭症状和体征，肺部 50% 以下肺野湿啰音，胸片见肺淤血
Ⅲ级	严重心力衰竭症状和体征，肺部 50% 以上肺野湿啰音，胸片见肺水肿
Ⅳ级	心源性休克

治疗：①病人取端坐位，双下肢下垂；②高流量吸氧，通常为 6～8L/ 分；③心电、血压、血氧饱和度监护，迅速建立静脉输液通道；④给予镇静剂，吗啡皮下或静脉注射；⑤给予呋塞米静脉注射，以利尿及减轻肺淤血；⑥给予血管扩张剂，如硝普钠、硝酸甘油、乌拉地尔、重组人脑利钠肽等，降低心脏前后负荷；⑦给予正性肌力药，如西地兰、左西孟旦等，以增加心肌收缩力；⑧给予支气管解痉药，氨茶碱静脉注射；⑨特殊处理：呼吸机、主动脉球囊返搏、体外膜肺氧合、血液超滤等。

第二节 心 律 失 常

心脏传导系统由负责正常心电冲动形成的特殊心肌组成，包括窦房结、结间束、房室结、希氏束、左束支、右束支和浦肯野纤维网组成（图 2-2-2）。正常情况下，心脏以一定频率发生有规律的搏动，这种搏动的冲动起源于窦房结，以一定顺序传导至心房和心室，协调心脏各部位同步收缩、形成一次心搏，周而复始，为正常节律。窦房结是心脏自律性最高的组织，正常心脏的节律由窦房结控制，为窦性心律。窦性心律频率 60～100 次 / 分，节律规则；P 波在 Ⅰ、Ⅱ、aVF 导联直立，aVR 导联倒置；PR 间期 0.12～0.20 秒（图 2-2-3）。心律失常指心脏冲动的频率、节律、起源部位、传导速度及传导顺序异常。心律失常根据发生机制分为冲动的形成异常和传导异常两类；根据发生心律失常时心率的快慢分为快速性心律失常和缓慢性心律失常；根据心律失常的发生部位分为窦性、房性、交界性和室性心律失常。心律失常根据病史、体格检查、静态心电图、动态心电图、食管心电图、心腔内电生理检查等进行诊断。治疗上有药物治疗和非药物治疗。常用治疗药物包括钠通道阻断剂、β 受体阻断剂、钾通道阻断剂和钙通道阻断剂四类。钠通道阻断剂的代表药物有美西律、普罗帕酮、利多卡因，β 受体阻断剂代表药物有

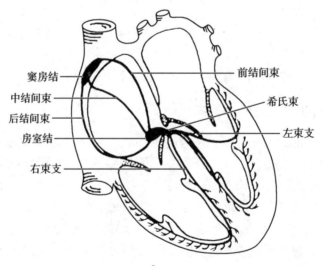

图 2-2-2 心脏传导系统示意图

美托洛尔和比索洛尔，钾通道阻断剂的代表药物有胺碘酮和索他洛尔，钙通道阻断剂的代表药物有维拉帕米和地尔硫䓬。非药物治疗方法有心脏电复律术、心脏起搏器植入术、导管射频消融和冷冻消融术、外科治疗等。

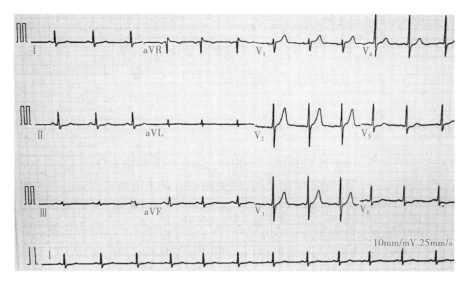

Ⅱ导联P波直立，aVR导联P波倒置，PR间期0.16秒，心率78次/分

图2-2-3　窦性心律

一、窦性心律失常

窦性心律失常是指窦房结冲动发放的频率、节律或传导异常。包括窦性心动过速、窦性心动过缓、窦性停搏、窦房传导阻滞及病态窦房结综合征。P波在Ⅰ、Ⅱ、aVF导联直立，aVR导联倒置，心率>100次/分为窦性心动过速（图2-2-4A），心率<60次/分为窦性心动过缓（图2-2-4B）。窦性心动过速可在运动、饮用浓茶、饮用咖啡、吸烟时出现，称为生理性窦性心动过速，这种心动过速不需要治疗。在发热、甲状腺功能亢进、贫血、心力衰竭等病理状态下也可出现窦性心动过速，治疗病理性窦性心动过速以治疗原发病为主，必要时单独或联合使用β受体阻断剂（如美托洛尔）、非二氢吡啶类钙通道阻断剂（如地尔硫䓬）。若上述药物无效，可选用伊伐布雷定治疗。窦性心动过缓可见于青年人、运动员及睡眠状态下的正常人，亦见于甲状腺功能减退、阻塞性黄疸、颅内疾病等。无症状的窦性心动过缓通常不需要治疗，必要时可用阿托品、异丙肾上腺素等药物，若出现黑矇、晕厥等需安装心脏起搏器。窦性停搏、窦房传导阻滞多见于病态窦房结综合征，窦性停搏的心电图特征是较正常PP间期显著长的间期内无P波出现，长的PP间期与基本的窦性PP间期无倍数关系。由于体表心电图不能显示窦房结电活动，心电图难以确定一度、三度窦房传导阻滞。对二度窦房传导阻滞的心电图表现与窦性停搏相似，但长的PP间期与基本PP间期呈整倍数关系。窦性停搏、窦房传导阻滞的无症状病人无需特殊处理，出现黑矇、晕厥等症状需安装心脏起搏器。病态窦房结综合征是窦房结病变导致功能减退，产生多种心律失常的综合表现。病态窦房结综合征心电图表现为非药物引起窦性心动过缓（心率<50次/分）、窦性停搏、窦房传导阻滞、慢快综合征（心动过缓与房性心动过速交替发作）。临床上需对无症状病人进行定期观察，对有心动过缓相关症状（如黑矇、晕厥）的病人给予安装起搏器。

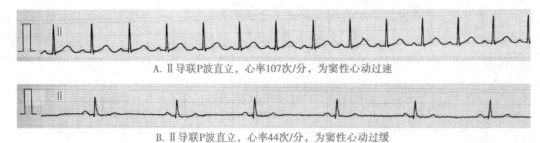

A. Ⅱ导联P波直立，心率107次/分，为窦性心动过速

B. Ⅱ导联P波直立，心率44次/分，为窦性心动过缓

图2-2-4　窦性心动过速与窦性心动过缓

二、期前收缩

期前收缩是心脏的过早搏动，简称早搏，是临床上最常见的心律失常，分为房性、交界性和室性期前收缩。正常人在吸烟、过量饮酒、精神紧张、睡眠障碍时可出现期前收缩。期前收缩更多见于各种器质性心脏病，可能是快速性心律失常的先兆。药物中毒、电解质紊乱、麻醉及手术可诱发期前收缩。期前收缩可无明显症状，有些病人可能出现心悸、心脏漏搏感，一般对心功能没有明显影响。房性期前收缩的心电图特征是：①提前出现 P′ 波；② P′R 间期≥0.12s，P′R 延长或 P′ 波未下传；③ QRS 形态正常或表现为室内差异性传导；④多为不完全性代偿间歇（图2-2-5A）。对无症状的房性期前收缩，无需特殊治疗。对症状明显的病人，可用 β 受体阻断剂、非二氢吡啶类钙通道阻断剂、普罗帕酮治疗。交界性期前收缩的心电图特征是：①提前出现 QRS 波群，形态正常或呈室内差异性传导；②其前方（P′R<0.12s）、之中或后方（R-P′<0.20s）可出现逆行 P′ 波（在Ⅱ导联倒置、aVR 导联直立）（图2-2-5B）；③常为完全性代偿间歇。交界性期前收缩通常无需治疗。室性期前收缩的心电图特征是：①提前出现宽大畸形 QRS 波群，时限 >0.12s，ST-T 与 QRS 主波方向相反，QRS 前无相关 P 波；②大多为完全性代偿间歇，间位性（插入性）室性期前收缩无代偿间歇；③可呈二联律、三联律等，或呈成对（联发）室早（图2-2-5C）。对有器质性心脏病室性期前收缩病人，治疗原发病；对无症状及无器质性心脏病病人，无需治疗；对有症状的病人使用 β 受体阻滞剂、美心律、普罗帕酮。动态心电图提示期前收缩 >10 000 次 /24 小时，或 24 小时期前收缩次数在心搏总数的 15% 以上可进行射频消融治疗以预防室性期前收缩引起心肌病。

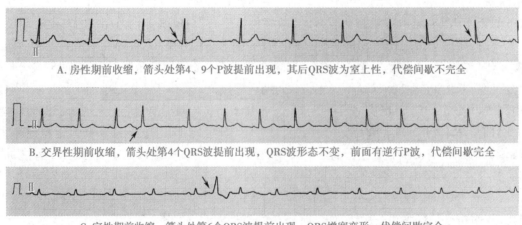

A. 房性期前收缩，箭头处第4、9个P波提前出现，其后QRS波为室上性，代偿间歇不完全

B. 交界性期前收缩，箭头处第4个QRS波提前出现，QRS波形态不变，前面有逆行P波，代偿间歇完全

C. 室性期前收缩，箭头处第6个QRS波提前出现，QRS增宽变形，代偿间歇完全

图2-2-5　期前收缩

三、心房颤动

心房颤动（atrial fibrillation）简称房颤，是心房电活动无序运动的结果，常发生于患器质性心脏病（如冠心病、各种类型心肌病、高血压心脏病、甲状腺功能亢进性心脏病、肺源性心脏病）的病人。部分房颤原因不明，可见于正常人。一般将房颤分为首发房颤、阵发性房颤、持续性房颤、长期持续性房颤和永久性房颤。房颤的症状取决于心室率的快慢，心室率快的病人症状较重，可诱发心力衰竭和心绞痛。房颤是发生心源性脑卒中最重要的危险因素之一，病人常常发生脑栓塞，出现脑栓塞时表现出神经系统相关症状与体征。房颤的心电图表现为：① P 波消失，代之以形态、振幅及间距均极不规则的 f 波，频率 350～600 次 / 分；②心室节律极不规则，频率 100～160 次 / 分；③ QRS 时限多数正常，少数呈室内差异性传导（图 2-2-6）。房颤病人治疗为：①抗凝：对房颤病人需进行脑卒中危险 CHA_2DS_2VASc 评分，男性≥2 分或女性≥3 分的非瓣膜性房颤病人需采用维生素 K 拮抗剂（华法林）或非维生素 K 拮抗剂（达比加群、利伐沙班等）抗凝治疗。使用华法林需监测凝血酶原时间国际标准化比值（INR），将 INR 维持在 2～3 之间。瓣膜性房颤或行瓣膜置换术的病人目前证据仅支持华法林治疗。非维生素 K 拮抗剂不需要监测 INR。对房颤病人还需进行出血风险评估，采用 HAS-BLED 评分，评分≥3 分为高出血风险，对于高出血风险病人应积极纠正可逆的出血因素，而不应将 HAS-BLED 评分增高视为抗凝治疗的禁忌证。对不愿口服、不能口服或出血风险高的病人可行左心耳封堵术。②转复并维持窦性心律：将房颤转复为窦性心律的方法包括药物复律、电复律及导管消融。常用于转复的药物有普罗帕酮、胺碘酮、伊布利特等。对病人房颤发作开始时出现急性心力衰竭或血压下降病人，适宜紧急电复律，电复律主要用于紧急转复或持续性房颤行射频消融未能终止房颤的病人。导管消融近年来取得了长足的进步，对药物治疗无效、症状明显的阵发性房颤病人，病程短、药物治疗无效的持续性房颤病人或存在心力衰竭的症状性房颤病人，可行射频消融或冷冻消融治疗。对房颤发作 <24 小时的病人，接受复律前无需抗凝治疗。对发作 >24 小时的病人，除食管超声证实左房内无血栓形成的病人可接受复律，未经证实病人需复律前有效抗凝 3 周，所有病人复律后至少抗凝 4 周。胺碘酮是最常用的维持窦性心律的药物，中成药稳心颗粒和参松养心胶囊对维持窦性心律有一定疗效，外科迷宫手术亦可维持窦性心律。③控制心室率：常用药物有洋地黄制剂（地高辛）、β 受体阻断剂（美托洛尔、比索洛尔）和非二氢吡啶类钙通道阻断剂（地尔硫䓬）三类，静息状态下心室率控制在 <110 次 / 分。对药物控制无效，症状较重的病人，可进行房室结消融同时安装永久起搏器治疗。

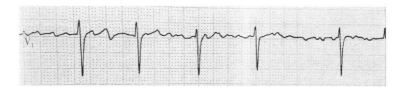

V_1 导联 P 波消失，代之大小不等的 f 波，RR 间期不等，平均心室率 64 次 / 分

图 2-2-6　心房颤动

四、阵发性室上性心动过速

阵发性室上性心动过速（paroxysmal supraventricular tachycardia），简称室上速，多发生于无器质性心脏病病人。由房室结或房室折返引起，分别称为房室结折返性心动过速和房室折返性心动过速。临床上表现为阵发性心悸、胸闷，呈突发突止，时间长短不一。有器质性心脏病病人，可能会诱发心绞痛、心力衰竭及休克。心电图表现为：①心率 150～250 次 / 分，节律规则；②可有逆行 P 波，常位于 QRS 波

中或终末部；③QRS波形态与时限均正常，但发生室内差异性传导或原有束支传导阻滞时，QRS波形态异常（图2-2-7）。治疗：①终止急性发作：对血流动力学稳定病人，尝试刺激迷走神经（颈动脉按摩、Valsava动作、诱发恶心等）。药物常用腺苷、普罗帕酮、胺碘酮、维拉帕米、β受体阻断剂及洋地黄制剂。若药物治疗不能终止发作，可进行食管心房调搏术。对血流动力学不稳定的病人需进行同步电复律。②预防复发及根治：射频消融术。

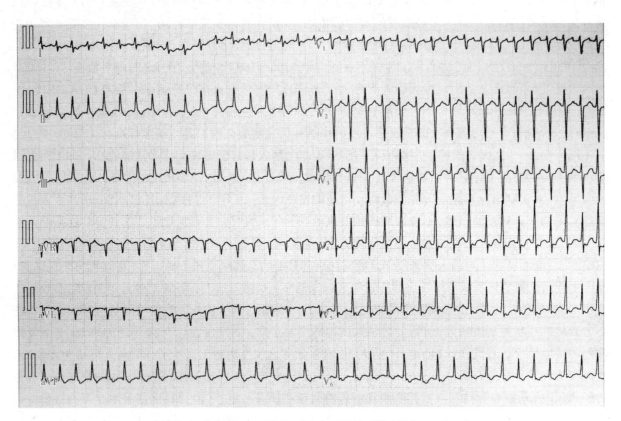

连续快速、规则的QRS波形，形态和时限均正常，频率207次/分

图2-2-7　阵发性室上性心动过速

五、室性心动过速

室性心动过速（ventricular tachycardia）简称室速，多见于各种心脏病，偶可见于正常人。临床症状与发作时心率、持续时间、基础心脏病及心功能有关。发作时间<30秒，能自行终止的室速，称为非持续性室速，通常无症状。发作时间>30秒，需药物或电复律终止的室速，称为持续性室速，常伴血流动力学障碍，如低血压、晕厥等表现。室速的心电图特征：①心率100～250次/分；②QRS宽大畸形，QRS波时限>0.12秒，RR间期不完全相等；③室性融合波、心室夺获或房室分离是诊断室速的证据（图2-2-8）。治疗：①终止室速发作：对无血流动力学障碍的病人，可选用利多卡因、β受体阻断剂或胺碘酮静脉注射。对已发生低血压、心绞痛、心力衰竭或脑血流灌注不足的病人，应立即施行电复律，但洋地黄中毒病人不宜用电复律，应给予药物治疗。复律成功后给予胺碘酮、利多卡因维持，以防止室速短时间复发。②预防复发：寻找并治疗病因及诱因，对急性心肌缺血合并室速的病人，首选冠脉血运重建。心肌梗死病人选用β受体阻断剂，胺碘酮可用于心力衰竭病人。对药物治疗后室速反复发作或电风暴的病人，可植入心律转复除颤器（ICD）。对植入ICD后频繁放电病人，考虑行射频消融术。

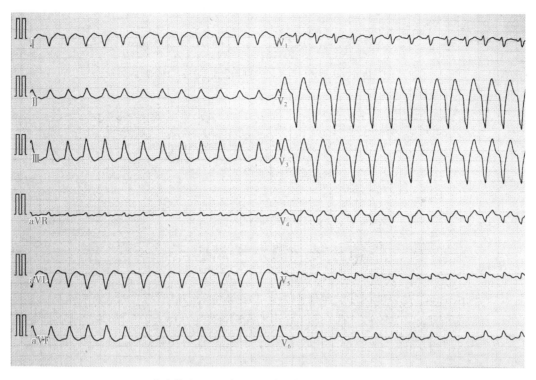

连续快速 QRS 波，QRS 波增宽，频率 158 次 / 分

图 2-2-8 室性心动过速

六、房室传导阻滞

房室传导阻滞（atrioventricular block）简称房室阻滞，指心房冲动传导延迟或不能传导至心室。心肌炎症、迷走神经兴奋性增加、特发性传导系统纤维化、药物（地高辛、胺碘酮、普罗帕酮等）中毒、手术损伤是房室阻滞的重要原因。房室阻滞轻者可无症状，部分病人可有心悸、漏搏感，严重病人出现黑矇、晕厥发作。按照传导阻滞的严重程度，可将其分为一、二、三度房室传导阻滞。一度房室传导阻滞表现为 PR 间期 >0.20 秒，P 波后均有 QRS 波（图 2-2-9A）。二度房室传导阻滞又分为两型，即莫式 I 型和 II 型。莫式 I 型又称文式现象，PR 间期逐渐延长，直至 QRS 的脱漏，周而复始（图 2-2-9B）。莫式 II 型的 PR 间期固定，QRS 的脱漏定期或不定期出现（图 2-2-9C）。三度房室传导阻滞表现为 P 波与 QRS 波完全无关，PR 间期不固定，PP 间期 <RR 间期（图 2-2-9D）。针对不同的病因进行治疗，一度与二度 I 型房室阻滞心率不太慢者，无需特殊治疗。二度 II 型和三度房室阻滞，伴有心动过缓相关症状如黑矇、晕厥等病人，应给予起搏器治疗。无起搏条件的医疗单位，可应急使用阿托品、异丙肾上腺素等提升心率的药物。

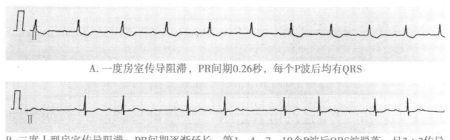

A. 一度房室传导阻滞，PR间期0.26秒，每个P波后均有QRS

B. 二度 I 型房室传导阻滞，PR间期逐渐延长，第1、4、7、10个P波后QRS波脱落，呈3：2传导

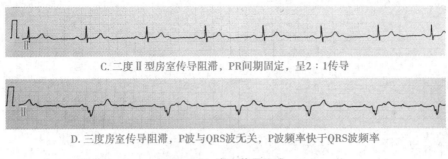

C. 二度Ⅱ型房室传导阻滞，PR间期固定，呈2:1传导

D. 三度房室传导阻滞，P波与QRS波无关，P波频率快于QRS波频率

图2-2-9   房室传导阻滞

第三节   原发性高血压

高血压（hypertension）是以体循环动脉压增高为主要表现的心血管综合征，分为原发性高血压和继发性高血压。高血压是最常见的慢性病，是心血管疾病最重要的危险因素，常与其他心血管病的危险因素共存，造成心、脑、肾等重要脏器的结构改变和功能损伤，最终导致这些器官的功能障碍。

【病因】

1. 遗传   高血压有明显家族聚集性，约60%的高血压病人有高血压家族史。父母均有高血压，子女发病概率高达46%。

2. 生活习惯   长期高盐饮食、吸烟、过量饮酒可使血压增高。

3. 精神应激   长期的精神紧张、激动、焦虑及睡眠障碍也会引起高血压的发生。

4. 药物   避孕药、激素、消炎止痛药等均可影响血压。

【临床表现及并发症】

高血压的常见症状是头晕、头痛、耳鸣等，这些症状因人而异。高血压也可无明显症状，在体检时发现。当血压突然升高到一定程度时甚至会出现剧烈头痛、呕吐、心悸、眩晕等症状，严重时会出现神志不清、抽搐。高血压症状与血压升高的水平并无一致的关系。高血压常见的并发症有：①脑血管病（脑出血、脑血栓形成、腔隙性脑梗死、短暂性脑缺血发作）；②心力衰竭和冠心病；③慢性肾功能衰竭；④主动脉夹层。

【辅助检查】

1. 常规项目   血常规、尿常规、血钾、血钠、血氯、血肌酐、尿酸、血脂、血糖、心电图、胸片等。

2. 推荐项目   心脏超声了解心脏结构有无变化，颈动脉及下肢动脉彩超了解有无斑块、狭窄等，动态血压监测可排除白大衣高血压，眼底视网膜检查了解小动脉痉挛性收缩、曲张、出血等。

3. 选择项目   怀疑继发性高血压病人可选择以下检查项目：①血浆肾素活性、醛固酮及皮质醇测定；②肾脏及肾上腺CT或磁共振、肾动脉CTA或肾动脉造影；③呼吸睡眠监测。

【诊断及鉴别诊断】

1. 诊断   三次非同日测量血压，收缩压≥140mmHg和/或舒张压≥90mmHg，必要时行动态血压监测。

2. 危险分层   根据血压分级、危险因素、靶器官损害、伴随临床情况将高血压分为低危、中危、高危和很高危。

（1）分级：我国目前采用正常血压、正常高值血压、高血压和单纯收缩期高血压进行血压水平的分级。根据血压升高水平，高血压又进一步分为1级高血压、2级高血压和3级高血压。高血压的分级见表2-2-4。

表 2-2-4 高血压的分级

分类	收缩压 /mmHg		舒张压 /mmHg
正常血压	<120	和	<80
正常高值血压	120～139	和 / 或	80～89
高血压	≥140	和 / 或	≥90
1 级高血压	140～159	和 / 或	90～99
2 级高血压	160～179	和 / 或	100～109
3 级高血压	≥180	和 / 或	≥110
单纯收缩期高血压	≥140	和	<90

注：当收缩压和舒张压分属于不同级别时，以较高的分级为准。

（2）影响高血压预后的重要因素：除血压分级外，危险因素、靶器官损害及伴随临床情况等是影响高血压预后的重要因素（表 2-2-5）。

表 2-2-5 影响高血压预后的重要危险因素

危险因素	靶器官损害	伴随临床情况
①年龄：男性 >55 岁，女性 >65 岁；②吸烟；③糖耐量异常或空腹血糖受损；④血脂异常：总胆固醇 >5.72mmol/L；⑤腹型肥胖（腰围：男性≥90cm，女性≥86cm）；⑥血同型半胱氨酸≥10mmol/L；⑦早发心血管病家族史	①左室肥厚；②颈动脉彩超 IMT>0.9mm 或有斑块；③颈动脉 PWV≥12m/s；④ ABI < 0.9；⑤血肌酐轻度升高（男性 115～133μmol/L，女性 107～124μmol/L）；⑥尿微量蛋白 30～300mg/24h	①脑血管病：脑出血、缺血性脑卒中、短暂性脑缺血发作（TIA）；②心脏疾病：心肌梗死、心绞痛、冠脉血运重建、慢性心力衰竭；③肾脏疾病：肌酐男性≥133μmol/L，女性≥124μmol/L；④周围血管病变；⑤视网膜病变；⑥糖尿病

注：IMT：颈动脉内膜中层厚度；PWV：脉搏波传导速度；ABI：踝臂指数。

（3）危险分层：高血压危险分层见表 2-2-6。

表 2-2-6 高血压危险分层

危险因素和病史	高血压		
	1 级	2 级	3 级
无	低危	中危	高危
1～2 个危险因素	中危	中危	很高危
≥3 个危险因素或靶器官损害	高危	高危	很高危
临床合并症或合并糖尿病	很高危	很高危	很高危

3. 鉴别诊断 主要与下列疾病相鉴别。

（1）肾实质性高血压：是最常见的继发性高血压，有明显的蛋白尿、血尿、贫血等临床表现，包括慢性肾小球肾炎、慢性肾盂肾炎、糖尿病肾病等。

（2）肾血管疾病：肾动脉狭窄是继发性高血压的常见病因之一，表现为舒张压中、重度增高，腹部或肋脊角连续性或收缩期杂音，肾动脉 CTA 或造影可确诊。

（3）嗜铬细胞瘤：呈阵发性血压增高伴心悸、头痛、出汗、面色苍白等，尿中儿茶酚胺、香草基杏仁酸、3- 甲氧基肾上腺素和甲氧基去甲肾上腺素均升高，通过 CT、磁共振或放射性核素可定位。

（4）原发性醛固酮增多症：高血压伴原因不明的低钾血症，血压多轻、中度升高。实验室检查提示低钾血症、高钠血症、血浆肾素活性降低、醛固酮水平升高。通过 CT、磁共振或放射性核素可定位。

（5）皮质醇增多症：主要表现为糖皮质激素分泌过多、水钠潴留而致高血压、继发性糖尿病、向心性肥胖、肌肉萎缩、多毛、月经失调、性功能障碍、紫纹、满月脸、骨质疏松、水肿、头痛、伤口不愈等。

（6）主动脉缩窄：上肢血压增高，下肢血压正常或降低，胸部听诊有血管杂音，主动脉造影可确诊。

【治疗】

高血压的治疗原则是改善生活方式，控制心血管危险因素，尽早使血压达标并且长期达标，降低病人致残率和死亡率。改善生活方式包括低盐低脂饮食、戒烟、限酒、运动及保持心态平衡等。降压对象包括：①高血压 2 级或以上的病人；②高血压合并糖尿病，或已有靶器官损害或并发症的病人；③血压持续增高，改善生活方式仍未能有效控制的病人。高血压控制目标值一般是 <140/90mmHg，合并糖尿病或慢性肾病病人血压控制目标值 <130/80mmHg，老年收缩期高血压病人收缩压控制目标值 <150mmHg（如能耐受应 <140mmHg）。高血压降压药物治疗从小剂量开始，优先选用长效制剂，血压控制不佳病人应联合用药或制定个体化的用药方案。常用的降压药物有利尿剂、β 受体阻断剂、血管紧张素转换酶抑制药（ACEI）、血管紧张素 II 受体拮抗剂（ARB）、钙通道阻滞剂（CCB）五大类。其他降压药物如利血平、可乐定、特拉唑嗪等也有一定疗效，但不良反应较多，一般不单独使用，多联合用药。目前认为，2 级以上的高血压病人应联合用药，临床实际降压时，常根据危险因素、靶器官损害、合并症及降压疗效制定联合用药方案。我国优先推荐的联合药物方案有 ACEI/ARB + 非二氢吡啶类 CCB、ACEI/ARB + 噻嗪类利尿剂、非二氢吡啶类 CCB + β 受体阻断剂等。临床常用降压药物见表 2-2-7。

表 2-2-7   常用降压药物

类别	代表药物
利尿剂	氢氯噻嗪、吲达帕胺
β 受体阻断剂	美托洛尔、比索洛尔、卡维地洛
ACEI	卡托普利、依那普利、贝那普利、培哚普利、雷米普利
ARB	氯沙坦、缬沙坦、厄贝沙坦
CCB	氨氯地平、非洛地平缓释片、硝苯地平控释片（或缓释片）、苯磺酸左旋氨氯地平
其他	利血平、可乐定、特拉唑嗪

（陈章荣）

第四节   冠状动脉粥样硬化性心脏病

冠状动脉粥样硬化性心脏病指冠状动脉（冠脉）发生粥样硬化引起管腔狭窄或闭塞，导致心肌缺血、缺氧或坏死而引起的心脏病，简称冠心病。冠心病具有家族聚集倾向，常染色体显性遗传所致的家族性血脂异常是具有早发冠心病家族史的病人易患本病的原因。临床多见于 40 岁以上中老年，男性多于女性，女性绝经后发病率增加。主要危险因素有血脂异常、高血压、糖尿病、同型半胱氨酸水平升高、吸烟和体力活动减少等。按发病特点及治疗分为慢性心肌缺血综合征（CIS）和急性冠脉综合征（ACS）两大类。慢性心肌缺血综合征也称慢性冠脉疾病，包括稳定型心绞痛、缺血性心肌病和隐匿性冠心病。急性冠脉综合征包括不稳定型心绞痛（UA）、急性非 ST 段抬高型心肌梗死（NSTEMI）和急性 ST 段抬高型心肌梗死（STEMI）。

一、稳定型心绞痛

稳定型心绞痛（stable angina pectoris）也称劳力性心绞痛，指在严重冠脉狭窄的基础上，由于心肌耗氧量增加，冠脉储备不足而引起心肌急剧、暂时的缺血缺氧的临床综合征。

【临床表现】

心绞痛以发作性胸痛为主要表现,其发作特点如下:①部位:主要在胸骨体之后,可波及心前区,范围有手掌大小,甚至横贯前胸,界限不清楚。常放射至左肩、左臂内侧达无名指和小指,或至颈、咽、下颌部。②性质:疼痛常为压迫、发闷、紧缩性,也可有烧灼感,但不会有尖锐痛,偶伴濒死感。有些病人仅觉胸闷不适而无胸痛。发作时,病人往往被迫停止正在进行的活动,直至症状缓解。③诱因:本病常由体力劳动或情绪激动(如愤怒、焦急、过度兴奋等)所诱发,饱食、寒冷、吸烟、心动过速、休克等也可诱发。疼痛多发于劳动时,而不是在劳动之后。稳定型心绞痛常在相似的条件下重复发生,但有时同样的劳力只在晨间而不在午后引起稳定型心绞痛,这与晨间交感神经兴奋性增高有关。④持续时间:一般持续数分钟至十多分钟,多为 3～5 分钟,一般不超过半小时。⑤缓解方式:一般停止诱发动作即可缓解。舌下含服硝酸甘油等硝酸酯类药物也能在几分钟内缓解。

【辅助检查】

静息状态下心电图多无特殊改变,部分可有陈旧性心肌梗死表现。发作时 ST 段压低(≥0.1mV),发作缓解后 ST 段恢复正常。动态心电图可进行连续记录,将出现异常心电图表现的时间与病人的症状进行对照。运动试验对诊断有一定帮助,但会出现一定比例的假阳性和假阴性,单纯运动试验不能作为诊断或排除冠心病的依据。冠脉 CTA 用于判断管腔的狭窄程度和管壁的钙化情况,冠脉 CTA 未见狭窄病人一般不需进行有创检查,冠脉有钙化时会显著影响狭窄程度的判断。心脏超声可发现室壁节段性运动不良,可与主动脉瓣狭窄、肥厚型心肌病鉴别。冠脉造影是目前诊断冠心病的"金标准",一般认为管腔狭窄 70% 以上会影响血供。血脂、血糖检查可了解冠心病危险因素。胸痛明显时查肌钙蛋白、肌酸激酶同工酶,用于与 ACS 鉴别。

【诊断及鉴别诊断】

有典型胸痛表现,发作时心电图改变或运动试验阳性的病人诊断不难,冠脉造影可确诊。需与急性冠脉综合征、肥厚型心肌病、主动脉瓣狭窄、X 综合征、肋间神经痛、肋软骨炎、反流性食管炎、消化性溃疡等鉴别。

【治疗】

稳定型心绞痛的治疗原则是改善冠脉血供和降低心肌耗氧量,改善症状,提高生活质量,预防心肌梗死,延长生存期。发作时立刻停止活动,一般病人停止活动后心绞痛缓解。发作较重时可用起效快的硝酸甘油或单硝酸异山梨酯等。缓解期的治疗包括改善生活方式、药物治疗及血运重建治疗。

1. 改善生活方式 尽量避免各种诱发因素。应清淡饮食,戒烟限酒,保持适度的体力活动。

2. 药物治疗 包括改善缺血、减轻症状药物和预防心肌梗死、改善预后药物。

(1)改善缺血、减轻症状药物:主要包括硝酸酯类、β 受体阻断剂及钙通道阻滞剂三类药物。硝酸酯类药物代表药有硝酸甘油、单硝酸异山梨酯,主要不良反应有头痛、反射性心率增快、低血压等。当硝酸酯类药物不良反应较明显时,可换用尼可地尔治疗。β 受体阻断剂降低心率,减轻心肌耗氧量。使用 β 受体阻断剂控制静息心率目标值在 55～60 次 / 分之间,严重心绞痛病人如无心动过缓相关症状可降至 50 次 / 分。当使用 β 受体阻断剂后心率不能控制,仍有心绞痛发作且为窦性心律病人可使用伊伐布雷定。临床常用的 β 受体阻断剂有美托洛尔和比索洛尔。二氢吡啶类钙通道阻滞剂(氨氯地平、硝苯地平)适用于伴高血压病人,常用药物有氨氯地平、硝苯地平。地尔硫草属于非二氢吡啶类钙通道阻滞剂,具有抑制心肌收缩、降低心率的作用,不建议用于心力衰竭病人,与 β 受体阻断剂合用也应谨慎。

(2)预防心肌梗死、改善预后药物:主要是调脂、稳定斑块、抗血小板治疗。①调脂:由于低密度脂蛋白(LDL-c)在动脉粥样硬化过程中发挥重要作用,调脂治疗以降低 LDL-c 为主,他汀类药物如阿托伐他汀、瑞舒伐他汀是首选药物。对单用他汀类药物胆固醇不能达标或不能耐受较大剂量他汀治疗的病人,可考虑联合使用胆固醇吸收抑制剂依折麦布。对于 LDL-c 难以控制的病人(如家族性高胆固醇血症)或 LDL-c 目标值降低病人,可考虑使用前蛋白转化酶溶菌酶 9(PSK9)抑制剂。②抗血小板:主要有环氧化酶抑制剂和 P_2Y_{12} 受体拮抗剂。环氧化酶不可逆抑制剂阿司匹林是抗血小板的基石，所有病人无禁忌证都应该使用。当病人有消化道出血或消化性溃疡等对阿司匹林不能耐受的情况，可考虑换用环氧化酶可逆抑制剂吲哚布芬。 P_2Y_{12} 受体拮抗剂通过阻断 P_2Y_{12} 受体抑制 ADP 诱导的血小板活化，临床主要应用氯吡格雷和替格瑞洛，在阿司匹林不能耐受或行冠脉介入术后与阿司匹林一起进行双重抗血小板治疗。③ ACEI/ARB：可以使冠心病病人的心血管死亡、非致死性心肌梗死等主要终点事件的相对危险降低。对稳定型冠心病合并高血压、糖尿病或心力衰竭的高危病人，建议使用 ACEI/ARB。④β 受体阻断剂：有抗心律失常作用，可能降低稳定型心绞痛病人的死亡率。

3. 血运重建　包括内科经皮冠状动脉介入治疗（PCI）和外科冠状动脉旁路移植手术（CABG）。PCI 包括经皮球囊冠脉成形术、冠脉支架植入术和斑块旋磨术等。与内科保守治疗相比，PCI 能使病人生活质量提高，但心肌梗死的发生率和死亡率无显著差异。CABG 也称冠脉搭桥术，是取病人本身的血管如胸廓内动脉、下肢的大隐静脉等或者使用血管替代品，将狭窄冠状动脉的远端和主动脉连接起来，让血液绕过狭窄的部分，到达缺血的部位，改善心肌血液供应，进而达到缓解心绞痛症状、改善心脏功能、提高病人生活质量及延长寿命的目的。

二、急性冠脉综合征

急性冠脉综合征（acute coronary syndrome，ACS）是冠脉粥样斑块破裂或糜烂，继发冠脉内血栓形成，导致冠脉部分或完全阻塞，引起急性心肌缺血的一组临床综合征。根据发病早期心电图 ST 段变化，ACS 又可分为非 ST 段抬高型急性冠脉综合征（NSTE-ACS）和 ST 段抬高型急性冠脉综合征（STE-ACS），前者包括不稳定型心绞痛（unstable angina pectoris，UA）和非 ST 段抬高型心肌梗死（non-ST segment elevation myocardial infarction，NSTEMI），后者主要为 ST 段抬高型心肌梗死（ST segment elevation myocardial infarction，STEMI）。若 UA 和 NSTEMI 未能及时治疗，可进展为 STEMI。

【临床表现】

1. UA 和 NSTEMI　胸部不适的部位及性质与典型的稳定型心绞痛相似，但程度更重，持续时间更长，且休息时可发生。UA 没有 NSTEMI 的特征性心电图的动态演变，根据临床表现 UA 分为：①静息心绞痛：发作于休息时，持续 >20 分钟；②初发型心绞痛：新近发生的心绞痛（病程在 2 个月内）且程度严重；③恶化型心绞痛：在相对稳定的劳力性心绞痛的基础上胸痛加重（性质更剧烈、持续时间更长、发作更频繁）。

2. STEMI　临床表现与梗死的面积大小、部位、冠状动脉侧支血管情况密切相关。

（1）先兆：半数以上的病人在发病前数日有乏力、胸部不适、活动时心悸、气急、烦躁、心绞痛等症状，其中初发型心绞痛和恶化型心绞痛最突出。若发现先兆，应及时住院处理，以避免发生心肌梗死。

（2）症状：主要是胸痛，坏死物质吸收可出现全身症状，迷走神经受坏死心肌刺激可出现胃肠道症状，心肌细胞坏死出现心律失常、心力衰竭、低血压和休克等表现。

1）疼痛：为最先出现的症状，疼痛强度不一。对于原有心绞痛的病人，疼痛发生的部位和性质类似于心绞痛，但无明显诱因，且程度较重，持续时间较长，可达数小时或数天，休息或含服硝酸甘油多不能缓解。病人常烦躁不安、出汗、恐惧或有濒死感。少数病人无明显疼痛，一开始即表现为休克或急性心力衰竭，尤以老年和糖尿病病人多见。部分病人疼痛位于上腹部，易被误认为胃穿孔或急性阑尾炎等急腹症；部分病人疼痛放射至下颌、背部上方，易被误认为骨关节痛。

2）全身症状：有发热、心动过速、白细胞增多和血沉加快等症状，为坏死物质吸收所致。一般在疼痛发生后 24~48 小时出现，程度与梗死面积呈正相关。体温一般在 38℃ 左右，很少超过 39℃，持续约一周。

3）胃肠道症状：可伴有频繁的恶心、呕吐和上腹胀痛，与迷走神经受坏死心肌刺激和心排血量降低引起迷走神经兴奋等有关。多见于下壁心肌梗死。

4）心律失常：见于 75%～95% 的病人，多发生于起病后的 1～2 周，尤以 24 小时内最多见，可伴乏力、头晕、晕厥等症状。心律失常以室性心律失常最常见，尤其是室性期前收缩。房室传导阻滞和束支传导阻滞也较多见。完全性房室传导阻滞多见于下壁心肌梗死。前壁心肌梗死若发生房室和／或室内传导阻滞，提示梗死范围广泛。室上性心律失常较少见，多发生在心力衰竭病人中。

5）心力衰竭：主要是急性左心衰竭，可在起病后的最初几天内发生，或在疼痛、休克好转阶段出现，为梗死后心肌舒缩能力显著减弱或不协调所致。发生率为 32%～48%。病人出现呼吸困难、咳嗽、发绀、烦躁等症状，严重者可发生肺水肿，随后出现颈静脉怒张、肝大、下肢甚至全身水肿等右心衰竭的表现。右心室心肌梗死者，可一开始即出现右心衰竭的表现，伴血压下降。

6）低血压和休克：疼痛期间，常见血压下降，未必是休克。若疼痛缓解而收缩压仍低于 80mmHg，伴烦躁不安、面色苍白、皮肤湿冷、脉细而快、尿量少于 20ml/h、神志淡漠等为休克表现。休克多发生于起病后的数小时至一周内，见于 20% 的病人，主要是心源性休克，为心肌广泛坏死（40% 以上）、心排血量急剧减少所致。

（3）体征：大多数病人无特异体征。心脏可有轻至中度增大，心率加快或减慢；心尖区第一心音减弱，可出现奔马律，提示左心衰竭。发生二尖瓣乳头肌功能失调者，心尖区可出现粗糙的收缩期杂音；心室间隔穿孔者，胸骨下缘可出现响亮的收缩期杂音，常伴震颤。右心室梗死病人在病程中出现低血压。

【辅助检查】

1. 心电图 心电图是最重要的检查，胸痛病人要求十分钟内完成十八导联心电图检查。

（1）STEMI：特征性改变为 ST 段呈弓背向上抬高、病理性 Q 波和 T 波倒置（图 2-2-10）。心电图在心肌梗死过程中有一个演变，根据心电图演变分为四个时期：①超急性期：起病数小时内，出现异常高大不对称的 T 波。②急性期：起病数小时后，出现 ST 段弓背向上抬高，与直立 T 波形成单向曲线。数小时至 2 天，出现病理性 Q 波。③亚急性期：若早期未进行干预，抬高的 ST 段在 2 周内回落至基线水平，出现 T 波倒置或平坦。④慢性期：数周至数月，T 波呈"V"形倒置，两肢对称，波谷尖锐。T 波倒置

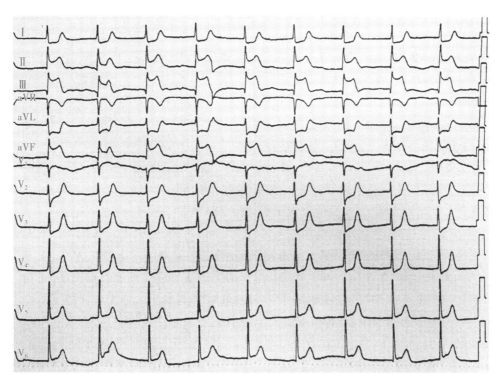

Ⅱ、Ⅲ、aVF 导联 ST 段弓背抬高，提示急性下壁心肌梗死

图 2-2-10 急性下壁心肌梗死

可永久存在，也可数月至数年逐渐恢复。STEMI 的定位可根据特征性改变的导联数来判断，即 $V_1 \sim V_3$ 导联对应前间壁，$V_3 \sim V_5$ 导联对应前壁，$V_1 \sim V_5$ 导联对应广泛前壁，Ⅱ、Ⅲ、aVF 导联对应下壁，Ⅰ、aVL 导联对应高侧壁。

（2）UA/NSTEMI：ST-T 的动态变化是 UA/NSTEMI 最有诊断价值的心电图异常表现。症状发作时可记录到一过性 ST-T 改变，表现为 ST 段压低和 / 或 T 波倒置，ST-T 缺血性改变随着症状缓解而完全或部分消失。初始心电图正常或呈临界改变，不能排除 NSTE-ACS 的可能性。病人出现症状时，应再次记录心电图，且与无症状时或既往心电图对比，注意 ST-T 的动态变化。

2. 心肌坏死标志物　主要是肌红蛋白、肌钙蛋白 I（cTnI）和肌钙蛋白 T（cTnT）、肌酸激酶同工酶。UA 一般不出现心肌坏死标志物变化，NSTEMI/STEMI 出现心肌坏死标志物动态变化。心肌坏死标志物的变化及特点见表 2-2-8。

表 2-2-8　心肌坏死标志物的变化及特点

心肌坏死标志物	升高时间	达峰时间	持续时间	特点
肌红蛋白	2 小时	12 小时	24～48 小时	出现早，敏感性、特异性差
cTnI	3～4 小时	11～24 小时	7～10 天	出现稍迟，特异性高，持续时间长
cTnT	3～4 小时	24～48 小时	10～14 天	同 cTnI
CK-MB	4 小时内	16～24 小时	3～4 天	较敏感，对早期（<4 小时）诊断有重要价值

3. 超声心动图检查　超声心动图有助于了解室壁的运动、心脏结构、左心室功能，诊断室壁瘤、乳头肌功能失调及室间隔穿孔等心肌梗死的并发症。

【诊断及鉴别诊断】

1. 诊断　根据典型的临床表现，心电图及心肌坏死标志物的动态演变诊断 ACS。对老年病人，突然出现严重心律失常、休克、心力衰竭、晕厥而原因不明时，都应考虑本病，需快速行心电图及心肌坏死标志物检查。对 UA/NSTEMI 病人根据年龄、收缩压、心率、肌酐、危险因素、Killip 分级等进行 GRACE 评分，进行 UA/NSTEMI 的危险分层。有典型症状及心电图有典型 ST 段抬高的病人，无需等待心肌标志物结果，需及时做出诊断，尽早开通梗死相关血管。

2. 鉴别诊断

（1）心绞痛：与 ACS 心绞痛胸痛部位、性质相近，但 ACS 病人发作程度更剧烈、发作更频繁、硝酸甘油疗效差、有特征性心电图改变。心肌梗死病人有血清心肌标志物升高。

（2）主动脉夹层：胸痛一开始即达高峰，常放射到背、肋、腹、腰和下肢，两上肢的血压和脉搏可有明显差别，可有主动脉瓣关闭不全的表现，偶有意识模糊和偏瘫等神经系统受损症状，但无血清心肌损伤标志物升高。二维超声心动图、X 线检查或胸主动脉 CTA 有助于诊断。

（3）急性肺动脉栓塞：急性肺动脉栓塞病人可发生胸痛、咯血、呼吸困难和休克。病人有右心负荷急剧增加的表现，如发绀、肺动脉瓣区第二心音亢进、颈静脉充盈、肝大、下肢水肿等。心电图示Ⅰ导联 S 波加深、Ⅲ导联 Q 波显著、T 波倒置，胸导联过渡区左移，右胸导联 T 波倒置等改变，可与之鉴别。血气分析提示低氧低碳酸血症，D- 二聚体升高明显，肺动脉 CTA 可检出大分支血管栓塞。

（4）急腹症：急性胰腺炎、消化性溃疡穿孔、急性胆囊炎、胆石症等，均有上腹部疼痛，可能伴休克。应仔细询问病史，行体格检查、心电图检查及血清心肌酶和肌钙蛋白测定可协助鉴别。

（5）急性心包炎：疼痛与发热同时出现，呼吸和咳嗽时加重，早期即有心包摩擦音，心包摩擦音和疼痛在心包腔出现渗液时均消失；全身症状一般不如急性心肌梗死严重；心电图除 aVR 导联外，其余导联均有 ST 段弓背向下的抬高，T 波倒置，无异常 Q 波出现。

【并发症】

包括乳头肌功能失调或断裂、心室游离壁破裂、室间隔穿孔、心室壁瘤、栓塞、心肌梗死后综合征等。

【治疗】

ACS 是严重疾病，所有病人均应卧床休息，进行心电、血压、呼吸等监测，给予吸氧处理，并给予抗心肌缺血、抗血小板、抗凝、调脂及 ACEI/ARB 等药物。

1. 抗心肌缺血治疗，解除疼痛　给予硝酸酯类药物（如硝酸甘油、单硝酸异山梨酯）或 β 受体阻断剂（如美托洛尔、艾司洛尔）。疼痛较重时给予吗啡、哌替啶止痛。

2. 抗血小板　联合应用阿司匹林和 P_2Y_{12} 受体拮抗剂如氯吡格雷、替格瑞洛负荷量，然后再给予维持剂量。

3. 抗凝治疗　肝素、低分子量肝素、磺达肝癸钠、比伐卢定。

4. 调脂　他汀类药物，如阿托伐他汀、瑞舒伐他汀。

5. ACEI/ARB　无禁忌证病人，应 24 小时内给予。

6. 心肌再灌注治疗　心肌再灌注治疗的方法有溶栓、急诊 PCI 和 CABG。

（1）溶栓：UA/NSTEMI 病人不能进行溶栓治疗。STEMI 病人溶栓常用药物有尿激酶、链激酶、重组链激酶、奈替普酶、阿替普酶等，溶栓应在到达医院 30 分钟内完成。

（2）PCI：对 UA/NSTEMI 病人应用 GRACE 评分工具进行危险分层。将其危险程度分为极高危、高危、中危、低危。极高危 >140 分，且合并有以下情况：顽固性心绞痛，心力衰竭的症状或体征，新发或恶化的二尖瓣反流，血流动力学不稳定，经强化药物治疗后静息或轻微活动时仍出现复发性心绞痛或缺血，持续性室速或室颤；高危 >140 分；中危 109～140 分；低危≤108 分。根据病人危险程度确定不同的介入诊疗时机，对于极高危病人建议 2 小时内行紧急 PCI，高危病人入院的 24 小时内行早期 PCI，中危病人在 24～72 小时进行延迟 PCI，低危病人可根据具体情况择期进行有创性介入诊疗或药物保守治疗。对 STEMI 病人，有条件行急诊 PCI 的医院，争取 60 分钟内行急诊 PCI 完成再灌注治疗。对无条件行急诊 PCI 的医院，若预计 120 分钟内能转运至有条件行急诊 PCI 的医院，可在 90 分钟内完成再灌注。

（3）CABG：主要针对介入失败或溶栓治疗无效有手术指征病人。

7. 抗心律失常和传导障碍治疗　有血流动力学障碍的快速心律失常如室速、室颤、房颤等病人，进行电复律。高度房室传导阻滞病人应用临时起搏器。

8. 抗心力衰竭治疗　24 小时内避免使用洋地黄，其余治疗参见相关内容。

9. 抗休克治疗　补充血容量、应用升压药、应用血管扩张剂及其他抗休克治疗措施。

10. 右室梗死治疗　右室梗死导致右心衰竭伴低血压，无左心衰竭病人，宜扩张血容量。

三、其他表现形式

慢性心肌缺血综合征表现为无症状心肌缺血和缺血性心肌病。无症状心肌缺血常在心电监护时发现，病人无相关临床症状。缺血性心肌病以心力衰竭、心律失常为主要表现。除了慢性心肌缺血综合征和急性冠脉综合征外，冠心病的其他表现形式包括冠脉痉挛、X 综合征、心肌桥等。①冠脉痉挛：发作时出现胸痛，ST 段短暂抬高，治疗给予钙通道阻滞剂和硝酸酯类药物，禁用 β 受体阻断剂。②X 综合征：指病人有心绞痛发作，运动平板试验出现 ST 段压低而冠脉造影正常，可能与内皮功能异常或微循环障碍有关。治疗上给予硝酸酯类、β 受体阻断剂、钙通道阻断剂抗心肌缺血和曲美他嗪改善心肌能量代谢治疗，疗效欠佳时加用尼可地尔治疗。③心肌桥：冠脉通常行走在心外膜下的结缔组织中，如果一段行走在心肌内称为心肌桥，可有类似心绞痛症状，治疗上宜用 β 受体阻断剂和钙通道阻断剂，避免使用硝酸酯类药物。

第五节　心 肌 疾 病

心肌病是一组异质性心肌疾病,由不同病因(遗传病因多见)引起心脏机械和/或电活动的异常,表现为心室不适当的肥厚或扩张。分为原发性和继发性心肌病两大类。原发性心肌病包括扩张型心肌病、肥厚型心肌病、限制型心肌病、致心律失常性右室心肌病和未定型心肌病。继发性心肌病由已知原因引起或者是发生在其他疾病之后的心肌改变,常见的继发性心肌病有酒精性心肌病、缺血性心肌病、糖尿病心肌病、围产期心肌病、心动过速性心肌病等。本节主要介绍扩张型心肌病、肥厚型心肌病、限制型心肌病。

一、扩张型心肌病

扩张型心肌病(dilated cardiomyopathy, DCM)是一类以左或右心室或双侧心室扩大伴收缩功能减退为特征的心肌病。临床表现为心脏扩大、心力衰竭、心律失常、血栓栓塞及猝死。多数病因不明,部分病人有家族遗传史。可能的病因包括感染、非感染性炎症、中毒(包括酒精)、内分泌和代谢紊乱、遗传及精神创伤。

【临床表现】

中年多见,起病隐匿,早期可无症状。临床症状以心力衰竭为主,开始出现劳力性呼吸困难和活动耐量下降,随病情加重出现夜间阵发性呼吸困难和端坐呼吸等左心衰竭表现,逐渐出现食欲减退、腹胀及下肢水肿等右心衰竭表现。合并心律失常可出现心悸、黑矇、晕厥甚至猝死。体格检查有心脏增大,出现相对性二尖瓣关闭不全时可闻及收缩期杂音,左心衰竭时肺部听诊可闻及湿啰音。

【辅助检查】

1. 胸部 X 线检查　可见心影增大,可出现肺淤血、肺水肿及胸腔积液的 X 线表现。

2. 心电图　无特异性。可出现完全性左束支传导阻滞图形,对于严重心肌纤维化病人出现病理性 Q 波(需除外心肌梗死),还可见各类型期前收缩、房颤、传导阻滞等多种心律失常。

3. 超声心动图　可见心腔扩大,室壁变薄,室壁运动幅度普遍减弱及心脏收缩功能降低(图 2-2-11)。

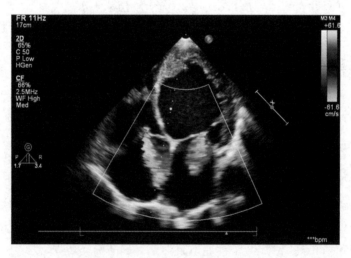

图 2-2-11　扩张型心肌病超声心动图

4. 磁共振　有助于鉴别心肌致密化不全、致心律失常性右室心肌病、心肌炎、结节病等。

5. 冠脉 CTA 或冠脉造影　可排除冠心病。

【诊断】

有心力衰竭表现,超声检查心脏扩大及收缩功能降低应考虑本病。需除外心脏瓣膜病、高血压心脏病、冠心病、先天性心脏病及继发性心肌病。

【治疗】

积极寻找病因，给予相应治疗，如严格限酒或戒酒、治疗相应内分泌或免疫疾病等。针对慢性心力衰竭给予β受体阻断剂、ACEI/ARB、醛固酮受体拮抗剂（MRA）等药物改善心肌重塑。经过β受体阻断剂、ACEI/ARB、MRA等药物治疗后仍有症状的病人可考虑用血管紧张素受体脑啡肽酶抑制剂（ARNI）替代ACEI/ARB，进一步降低死亡率。对ACEI/ARB/ARNI不能耐受病人可使用肼屈嗪或二硝酸异山梨酯替代。上述治疗后仍有症状，左室射血分数≤35%且窦性心律≥70次/分，可加用伊伐布雷定治疗。伴房颤病人可用洋地黄制剂且同时进行抗凝治疗，有体液潴留时应用利尿剂。存在心室不同步病人，可进行心脏再同步化治疗。有持续性室速、心搏骤停史、心功能Ⅱ～Ⅳ级且左室射血分数≤35%的病人可植入心律转复除颤器（ICD）预防猝死。

二、肥厚型心肌病

肥厚型心肌病（hypertrophic cardiomyopathy，HCM）是一种遗传性心肌疾病，以心室非对称性肥厚为解剖特点。根据左心室流出道有无梗阻分为梗阻性肥厚型心肌病及非梗阻性肥厚型心肌病。肥厚型心肌病有猝死风险，是运动性猝死的原因之一。临床表现以劳力性呼吸困难为主，1/3病人出现胸痛，部分病人运动时出现晕厥。超声心动图是最主要诊断手段，心室非对称性肥厚而无心室腔增大为其特征，舒张期室间隔厚度≥15mm或与后壁厚度之比≥1.3。伴有左心室流出道梗阻的病人可见室间隔流出道部分向左室突出，二尖瓣前叶在收缩期前移，称为SAM征。治疗上针对左室流出道梗阻应用β受体阻断剂、非二氢吡啶类钙通道阻断剂改善心肌松弛。丙吡胺也能减轻流出道梗阻，但不良反应多。对药物治疗无效病人、存在严重梗阻病人，可考虑行室间隔切除术、射频或酒精室间隔消融术、起搏治疗。对有猝死家族史、心搏骤停幸存、动态心电图提示反复非持续性室速、运动时出现低血压或晕厥的病人，植入ICD预防猝死。

三、限制型心肌病

限制型心肌病（restrictive cardiomyopathy，RCM）是以心室壁僵硬度增加、舒张功能降低、充盈受限制而产生临床右心衰竭为特征的一类心肌病。RCM为混合性心肌病，约一半为特发性，另一半为病因清楚（淀粉样变多见）的特殊类型。临床表现为活动耐量下降、乏力、呼吸困难，逐渐出现肝大、腹腔积液、全身水肿。体格检查可有颈静脉怒张、肝大、下肢水肿等体征。心脏超声可见双房增大和/或心室肥厚，心肌淀粉样变时心室壁可呈磨玻璃样改变，心电图QRS波低电压，尿中可有本周蛋白。本病无特异性的治疗方法，需避免劳累、呼吸道感染等诱因。

第六节　心脏瓣膜病

心脏瓣膜病（valvular heart disease）是由多种原因引起的心脏瓣膜狭窄和/或关闭不全所致的心脏疾病。常见病因包括炎症、黏液样变性、先天畸形、缺血坏死及创伤等。风湿炎症导致的心脏瓣膜损害称为风湿性心脏病，简称风心病。风心病中二尖瓣受累约占70%，二尖瓣合并主动脉瓣病变占20%～30%，单纯主动脉瓣受累占2%～5%。随着人口老龄化进程加速，老年退行性瓣膜病逐渐增多，老年退行性瓣膜病以主动脉瓣病变常见，其次是二尖瓣病变。

一、二尖瓣狭窄

正常二尖瓣口面积4～6cm²，当各种病因致瓣膜病变使瓣口面积减小，出现二尖瓣不同程度狭窄，1.5～2cm²为轻度狭窄，1.0～1.5cm²为中度狭窄，<1.0cm²为重度狭窄。

【病因】

病因包括风湿热（主要病因）、老年性二尖瓣环或环下钙化、先天畸形等。

【临床表现】

一般 <1.5cm² 才有症状。临床症状包括：①呼吸困难：是最常见及最早期症状，开始为劳力性呼吸困难，随病情加重出现静息时呼吸困难、夜间阵发性呼吸困难甚至端坐呼吸。②咳嗽：常见，多在夜间睡眠或劳动后出现，干咳无痰或泡沫痰。③咯血：大咯血发生于早期，可为首发症状。合并支气管炎、肺部感染或肺毛细血管破裂可出现痰中带血。肺梗死时咳暗红色胶冻状痰，为二尖瓣狭窄合并心力衰竭的晚期表现。肺水肿时咳粉红色泡沫痰。④血栓栓塞：多由房颤引起，可导致脑栓塞、肢体动脉栓塞、肠系膜动脉栓塞等。⑤其他：声音嘶哑、吞咽困难、腹胀等。心尖区舒张中晚期隆隆样杂音是二尖瓣狭窄的典型体征，严重二尖瓣狭窄出现双颧发红称为"二尖瓣面容"。

【辅助检查】

"梨形心"为二尖瓣狭窄的特征性 X 线表现，即当左心房与肺动脉段均扩大时，胸骨左缘第 2、3 肋间心浊音界向外扩大，心腰部饱满或膨出，使心浊音界呈梨形。心电图可见 P 波时限 >0.12 秒，伴切迹，称为"二尖瓣型 P 波"，并发心律失常时以房颤最多见。超声心动图是诊断本病最敏感的方法，可确定病因。

【诊断】

心尖区舒张期隆隆样杂音伴 X 线或心电图检查提示左房增大，提示二尖瓣狭窄，超声心动图可确诊。需与主动脉瓣关闭不全、左房黏液瘤鉴别。

【并发症】

包括房颤、急性肺水肿、血栓栓塞、右心衰竭、感染性心内膜炎、肺部感染等。

【治疗】

1. 一般治疗　包括抗风湿热治疗，预防感染性心内膜炎及对症治疗。肺淤血导致呼吸困难时需限盐限水，间断使用利尿剂。

2. 并发症　针对大咯血、急性肺水肿、心房颤动进行治疗和预防栓塞发生。①大咯血：取坐位，酌情给予镇静剂和利尿剂。②急性肺水肿：处理原则与急性左心衰竭相似。③心房颤动：快速房颤时要控制心室率，慢性房颤病人在介入或外科手术解决瓣膜狭窄的基础上酌情电复律或药物复律。④预防栓塞：长期口服华法林抗凝，INR 维持在 2.0～3.0。

3. 手术　中重度狭窄、呼吸困难进行性加重或肺动脉高压病人，需通过手术干预解除狭窄，常用方法有经皮二尖瓣成形术、二尖瓣分离术、人工瓣膜置换术。

二、二尖瓣关闭不全

二尖瓣关闭不全分为轻、中、重度。轻度：反流局限于瓣环附近，反流面积 <4cm²。中度：反流达左房中部，反流面积为 4～8cm²。重度：反流达左房顶部，反流面积为 >8cm²。

【病因】

病因包括风湿热、二尖瓣脱垂、二尖瓣环退行性变和钙化、二尖瓣腱索断裂、急性心肌梗死导致乳头肌断裂等。

【临床表现】

急性轻度二尖瓣关闭不全病人可仅有劳力性呼吸困难，重度二尖瓣关闭不全病人出现急性左心衰竭表现，甚至发生心源性休克。慢性二尖瓣关闭不全病人症状取决于二尖瓣反流程度、关闭不全进展速度、左心房和肺静脉压的高低及是否合并其他瓣膜损害。二尖瓣关闭不全的典型体征为心尖区收缩期吹风样≥3/6 级杂音，腱索断裂可闻及"鸥鸣音"。

【辅助检查】

轻者 X 线及心电图检查无明显异常。重者 X 线检查出现左心房及左心室增大、肺淤血、肺水肿及晚期右心室增大，心电图可出现左心室肥厚和劳损。超声心动图可明确诊断。

【诊断及鉴别诊断】

病人突然发生呼吸困难、心尖区出现典型收缩期杂音，X线检查提示心影不大而肺淤血明显，有明确病因（如二尖瓣脱垂、急性心肌梗死、感染性心内膜炎）应考虑急性二尖瓣关闭不全。慢性二尖瓣关闭不全可出现心尖区典型收缩期杂音伴左心增大，超声心动图可确诊，需与三尖瓣关闭不全、室间隔缺损、主动脉瓣狭窄等鉴别。

【并发症】

包括心力衰竭、房颤、感染性心内膜炎、栓塞等。

【治疗】

治疗方法有内科治疗和外科治疗。①内科治疗：急性重度二尖瓣关闭不全血压正常可用血管扩张剂，血压降低宜用主动脉内球囊反搏（IABP）。慢性病人无症状可定期观察，预防感染性心内膜炎。②外科治疗：急性病人在药物基础上紧急或择期手术。对重度二尖瓣关闭不全、心功能Ⅲ～Ⅳ级、左室增大且射血分数降低的病人进行二尖瓣修补或瓣膜置换术。

三、主动脉瓣狭窄

正常主动脉瓣面积3～4cm^2，当各种病因致瓣膜病变使主动脉瓣口面积减小时，会出现主动脉瓣不同程度的狭窄。瓣口面积>1.5cm^{2}为轻度狭窄，1.0～1.5cm^{2}为中度狭窄，<1.0cm^{2}为重度狭窄。

【病因】

病因包括先天畸形（单叶瓣、二叶瓣）、老年性主动脉瓣钙化、风心病。

【临床表现】

一般<1.0cm^{2}才有症状。临床症状包括：①呼吸困难：晚期病人常见劳力性呼吸困难，随病情进展，出现夜间阵发性呼吸困难、端坐呼吸。②心绞痛：是重度主动脉瓣狭窄病人最早出现的症状。③晕厥：可为首发症状，多与劳力有关。典型体征是主动脉瓣区粗糙、响亮的收缩期喷射样杂音。

【辅助检查】

X线检查示心影一般不大，左心缘向外膨出，左心房轻度增大，可见主动脉扩张。心电图在轻度狭窄病人正常，中度狭窄者可出现QRS波群高电压伴ST-T改变，严重者出现左室肥大并劳损和左心房增大。超声心动图可见主动脉瓣瓣叶增厚，回声增强，开放幅度减小，开放速度减慢，还可计算瓣口狭窄程度。

【诊断及鉴别诊断】

典型主动脉瓣区喷射样收缩期杂音，确诊有赖于超声心动图。需与梗阻性肥厚型心肌病杂音鉴别。

【并发症】

包括心律失常、心力衰竭、感染性心内膜炎、栓塞、胃肠道出血。

【治疗】

内科治疗主要是预防感染性心内膜炎，无症状病人定期随访，中重度病人应限制体力活动。一旦出现症状，需要考虑行人工瓣膜置换术、主动脉瓣分离术、经皮主动脉瓣球囊成形术及经皮主动脉瓣置换术等手术。

四、主动脉瓣关闭不全

主动脉瓣关闭不全根据超声心动图舒张期反流宽度占左室流出道的比例分为轻、中、重度，<25%为轻度，25%～65%为中度，>65%为重度。

【病因】

主动脉瓣关闭不全主要由主动脉瓣本身病变、主动脉根部疾病所致。根据发病情况分为急性和慢性两种。①急性主动脉瓣关闭不全病因包括感染性心内膜炎、胸部创伤导致主动脉根部和瓣叶损伤、主动脉夹层血肿使瓣叶或瓣环撕裂、人工瓣膜撕裂等。②慢性主动脉瓣关闭不全病因包括风心病、主动脉瓣畸形、老年性退行性病变、感染性心内膜炎等主动脉瓣本身病变，以及 Marfan 综合征、梅毒性主动脉炎等引起主动脉根部扩张导致的主动脉瓣相对关闭不全。

【临床表现】

急性轻度主动脉瓣关闭不全者可无症状，重者突发左心衰竭症状。慢性主动脉瓣关闭不全病人可长期无症状，轻症可维持 20 年以上。主动脉瓣大量反流时出现心输出量增加相关的症状（心悸、心前区不适、头颈部强烈动脉搏动感）、呼吸困难、胸痛等。主动脉瓣关闭不全的典型体征有主动脉瓣区叹气样舒张期杂音和周围血管征。

【辅助检查】

X 线检查发现以左室增大为主，可有左房增大，出现心力衰竭时有肺淤血、肺水肿表现。心电图出现左室肥厚并劳损。超声心动图可显示主动脉瓣关闭时不能合拢，还可以判断反流的严重程度。

【诊断】

有典型主动脉瓣区舒张期杂音，心尖部低调舒张期杂音又称 Austin-Flint 杂音，在主动脉关闭不全明显者可闻及，还可出现周围血管征，超声心动图可确诊。

【并发症】

包括感染性心内膜炎、心力衰竭、室性心律失常等。

【治疗】

急性主动脉瓣关闭不全病人应尽早手术。慢性无症状且左室功能正常病人无需治疗，但应对其进行随访。有左室功能减退病人应限制体力活动，左室扩大且收缩功能正常病人可应用血管扩张剂以推迟主动脉瓣手术时间。出现临床症状、无症状但左室舒张末期内径 >75mm 且射血分数 <50%、左室舒张末期内径为 70～75mm 而运动试验显示左室功能降低的病人应行手术治疗。

第七节　先天性心脏病

先天性心脏病（congenital heart disease）简称先心病，指心脏及大血管在胎儿期发育异常或胎儿期存在的通道在出生后未能正常闭合，即出生时已存在的以心脏解剖结构异常为表现的疾病。房间隔缺损、室间隔缺损、动脉导管未闭、卵圆孔未闭是常见的先心病。

一、房间隔缺损

房间隔缺损（atrial septal defect）是最常见的先心病，有家族遗传倾向，分为原发孔型和继发孔型。早期为左向右分流，临床上一般无症状，随病情发展可出现劳力性呼吸困难、心律失常、右心衰竭等。晚期约 15% 病人因中度肺动脉高压出现右向左分流而有青紫，形成艾森门格综合征。体格检查肺动脉瓣区可闻及Ⅱ～Ⅲ级收缩期杂音。超声心动图有确诊价值，右心导管检查可测定分流量及肺循环阻力。右室容量负荷增加的病人均应尽早关闭缺损，可行介入治疗，即经导管房间隔缺损封堵术，不能行封堵或封堵失败的病人行外科手术。

二、室间隔缺损

室间隔缺损（ventricular septal defect）也是常见的先天性心脏病，约占先心病的 10%～20%，可单独存在，也可与其他畸形并存。分为膜部、漏斗部和肌部缺损。临床表现与分流量大小有关。小型缺损 <1cm，病人通常无症状，在胸骨左缘第 3～4 肋间可闻及Ⅳ～Ⅵ级全收缩期杂音。中型缺损 1～2cm，

部分病人有劳力性呼吸困难,听诊在胸骨左缘有全收缩期杂音和心尖区舒张中期反流性杂音。大型缺损>2cm,对血流动力学影响严重,出现艾森门格综合征,胸骨左缘全收缩期杂音减弱至Ⅲ级,继发性肺动脉瓣关闭不全出现舒张期杂音。超声心动图有确诊价值,右心导管检查可测定分流量及肺循环阻力。存在右室容量负荷增加的病人均应尽早关闭缺损,可行介入治疗,即经导管室间隔缺损封堵术,不能行封堵或封堵失败病人行外科手术。

三、动脉导管未闭

动脉导管是指胎儿时期与母体进行血液交换的重要通道,出生后应自动闭合,出生后一年仍没有闭合称为动脉导管未闭(patent ductus arteriosus)。由于左向右分流,肺循环血量增加,回流至左心系统的血流量也相应增加,左心负荷加重,随之出现左室增大。分流量小时,病人可无症状,在胸骨左缘第2肋间及锁骨下可闻及连续性机械样杂音。分流量大时,常伴有严重肺动脉高压导致右向左分流,病人多有青紫,且临床症状严重。超声心动图可显示未闭的动脉导管,右心导管检查可了解肺血管阻力、分流情况,还可除外其他复杂畸形。一旦确诊就必须治疗,可采用介入治疗,即经导管动脉导管未闭封堵术,或行外科手术。

四、卵圆孔未闭

卵圆孔是心脏在胚胎时期的一个生理通道,正常情况下在出生后5～7个月闭合,若未能闭合称为卵圆孔未闭(patent foramen ovale)。卵圆孔未闭在无分流或分流量小时无症状,难以听到杂音。当发生明显分流时可能出现脑卒中或偏头痛。超声心动图可显示或不显示未闭的卵圆孔。发泡试验是一种用来诊断有没有卵圆孔未闭的常用检查,发泡试验阳性说明存在卵圆孔未闭现象。当卵圆孔未闭合并不明原因的脑卒中、一过性脑缺血发作或偏头痛,应给予治疗,包括药物(抗凝剂或抗血小板制剂)、内科介入封堵术及外科修补术。

(李　伟)

第三章 消化系统疾病

消化基本功能是完成食物的消化吸收，提供机体新陈代谢所需要的物质和能量，并把食物残渣排出体外。消化系统由消化道和消化腺两大部分组成，消化道起始于口腔、终止于肛门，包括口腔、咽、食管、胃、小肠（十二指肠、空肠、回肠）和大肠（盲肠、阑尾、结肠、直肠、肛管）等。临床上将消化道分为上消化道和下消化道，从口腔到十二指肠 Treitz 韧带以上部分称为上消化道，Treitz 韧带以下到肛门部分称为下消化道。消化道是食物消化和吸收的主要场所，也是食物残渣排出体外的主要通道。消化腺有小消化腺和大消化腺两种，分泌并借助管道将消化液排入消化道，帮助食物的消化。小消化腺散在于消化道各部的管壁内（如胃腺、肠腺），大消化腺有三对唾液腺（腮腺、下颌下腺、舌下腺）、肝脏和胰腺。消化系统存在食管 - 胃抗反流屏障、食管黏膜屏障、胃黏膜屏障、肠黏膜屏障等生理屏障，这些生理屏障在维持消化系统器官结构和功能的完整性方面起重要作用。消化系统疾病的临床表现包括吞咽困难、恶心、呕吐、反酸、嗳气、食欲减退、腹痛、腹胀、腹泻、呕血、黑便等。临床中消化系统疾病的临床表现除消化系统本身症状及体征外，也常伴有其他系统或全身性症状，有的消化系统症状还不如其他系统的症状突出。因此，认真收集临床资料，包括病史、体征、常规化验及其他有关的辅助检查结果，进行全面的分析与综合，才能得到正确的诊断。消化系统疾病常见的有胃食管反流、胃炎、消化性溃疡、胰腺炎、消化道出血、肝硬化及肝性脑病等。消化系统疾病最常用的检查方法是内镜，包括胃镜、肠镜、胶囊内镜、小肠镜、超声内镜及经内镜逆行胰胆管造影术等。胃镜是食管、胃、十二指肠疾病最常用和最准确的检查方法，结肠镜主要用于从肛门到回盲部的所有结直肠疾病的观察。胶囊内镜无痛苦、安全，是疑诊小肠疾病的一线诊断方法。消化道疾病的实验室检查主要包括乙型肝炎病毒感染的检测、幽门螺杆菌检测和肝功能的评估。影像学诊断主要有超声、CT 和磁共振。药物治疗是消化系统疾病治疗的重要手段之一，常用药物有抑酸药（质子泵抑制剂、组胺 H_2 受体拮抗剂、抗胆碱药和促胃泌素受体阻断药）、胃黏膜保护剂、促胃动力药物、止吐药、止泻药、利胆药、保肝药及胃肠道解痉药等。

第一节 胃食管反流病

胃食管反流病（gastroesophageal reflux disease，GERD）是一种由胃十二指肠内容物反流入食管引起不适症状和 / 或并发症的疾病。反流和烧心是最常见的症状，胃食管反流病也可引起咽喉、胸部、气管等部位的食管外症状。其中胃镜检查见到食管有黏膜破损、充血、溃疡称为反流性食管炎（reflux esophagitis，RE）；胃镜下食管黏膜无破损、充血、糜烂，称为内镜阴性的胃食管反流病（nonerosive reflux disease，NERD）。

[病因]

胃食管反流病主要是由食管下括约肌（lower esophageal sphincter，LES）功能低下及一过性食管括约肌松弛，引起抗反流屏障功能减弱，使胃反流物清除能力减弱。

1. 食管抗反流机制减弱 食管下括约肌的压力降低,食管对反流物清除能力下降。

2. 抗反流屏障结构与功能异常 肥胖、胃内膨胀和胃排空延迟导致胃内压力增高,以及相关药物等均可引起 LES 功能障碍或一过性松弛延长。

3. 反流物 H^+ 对食管黏膜的损伤最重。

4. 食管黏膜屏障作用的减弱 长期饮酒、吸烟、刺激性食物或药物可使食管黏膜抵御反流物的屏障功能降低。

【临床表现】

反流和烧心是胃食管反流病典型的临床症状,其中典型病人可有上腹部或胸骨后烧灼感,可上达咽部,经常在餐后发生,弯腰时易出现,还可伴随嗳气等。部分病人可能会出现胸痛,位于胸骨后,严重时表现为剧烈刺痛,可放射至心前区、后背、肩部、颈部、耳后,有时酷似心绞痛。吞咽困难或胸骨后异物感可能是由于食管痉挛或功能紊乱所致,呈间歇性,进食固体或液体食物均可出现上述症状。据报道,有 40% 病人以呼吸道症状常见,可发生声音嘶哑、咳嗽、喘息等,更有可能出现临床上难以解释的发热、反复肺炎等。

【并发症】

1. 上消化道出血 食管黏膜糜烂及溃疡、出血,可出现呕血、黑便。

2. 食管狭窄 反复发作引起纤维组织增生,最终导致瘢痕狭窄。

3. Barrett 食管 亚太地区患病率为 0.06%～0.62%,有恶变为腺癌的倾向。

【辅助检查】

1. 胃镜 目前认为内镜检查是诊断反流性食管炎最为特异和敏感的方法(图 2-3-1)。胃镜下反流性食管炎分级(洛杉矶分级法,LA):正常:食管下段黏膜无破损;A 级:一个及以上食管黏膜破损,长径 <5mm;B 级:一个及以上食管黏膜破损长径 >5mm,但没有融合性病变;C 级:食管黏膜破损有融合,但小于 75% 的食管周径;D 级:食管黏膜破损融合,至少累及 75% 的食管周径。Barrett 食管:食管黏膜鳞状上皮细胞被柱状细胞代替,属于癌前病变,需内镜重点随访。

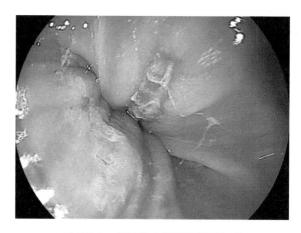

图 2-3-1 反流性食管炎胃镜下表现

2. 24 小时食管 pH 监测 将带有 pH 电极的导管经鼻插入食管内,置于食管下括约肌上方 5cm,通过体外记录仪检测 24 小时内食管 pH 来判断是否存在酸反流、碱反流等。

3. 食管测压 采用充满水的连续灌注导管系统测定食管腔内压力,通过此检查对不典型胸痛及反流性食管炎经内科治疗失败者进行抗反流手术的评估。

4. 核素成像检查 病人空腹口服核素标记液来评估食管清除能力,对于胃食管反流病判断的敏感度和特异度在 90% 左右。

5. 其他 X 线检查对于食管裂孔疝等疾病有临床指导意义,对诊断胃食管反流病的价值不高。

【诊断】

对于典型症状的病人,可拟诊胃食管反流病,使用 GERD-Q 评分量表评估后使用质子泵抑制剂 (proton pump inhibitor, PPI) 诊断性治疗 2 周,若症状明显缓解,初步可诊断胃食管反流病。由于 RE 和 NERD 均有上述症状,所以需内镜检查明确是否存在食管黏膜破损,同时除外食管其他病变。必要时使用 24 小时食管 pH 检测、食管测压等排除碱性反流性胃炎、空气反流、混合性反流等。

【治疗】

1. 一般治疗　对于此类病人,不管反流轻重,均需要调整生活方式(减肥,避免饱餐、咖啡、浓茶等),一般治疗后症状无改善者需药物治疗。

2. 药物治疗　主要包括抑酸药、促胃肠动力药、胃黏膜保护药物。

(1) 抑酸药:PPI 抑酸作用强,疗效确切,是治疗胃食管反流病的首选药物,常用药物有奥美拉唑、泮托拉唑、雷贝拉唑等;组胺 H_2 受体拮抗剂抑酸能力较 PPI 弱,适用于轻至中症病人,常用药物有雷尼替丁、法莫替丁、西咪替丁等;钾离子竞争型酸阻滞剂是目前治疗反流性食管炎的重要药物,对于重度食管炎(LA-C 和 LA-D 级)及合并食管裂孔疝的胃食管反流病病人疗效确切,常用药物有伏诺拉生、替戈拉生、凯普拉生。

(2) 促胃肠动力药:作用机制是通过增强食管下括约肌紧张性和促进胃排空而减轻反流。这类药物适用于轻症病人,或作为与抑酸药联用的辅助用药。

(3) 胃黏膜保护药物:目前常用硫糖铝,单独使用效果不满意,仅用于症状轻、间歇发作的病人临时缓解症状。

3. 手术治疗　腹腔镜胃底折叠术是目前最常用的抗反流手术,随着内镜技术的发展,目前临床上已开展了较多内镜相关手术治疗,如内镜下抗反流黏膜切除术。对于 PPI 治疗有效但需长期维持治疗的病人,可根据病人的意愿来决定是否进行抗反流手术。对于持续存在与反流相关的慢性咳嗽、咽喉炎及哮喘,且 PPI 疗效欠佳的病人,可考虑行抗反流手术。

第二节　急　性　胃　炎

急性胃炎(acute gastritis)是由多种病因引起的急性胃黏膜炎症,包括急性糜烂出血性胃炎、急性幽门螺杆菌感染性胃炎等。其中临床意义最大和发病率较高的为胃黏膜糜烂、出血为主的急性糜烂出血性胃炎。

【病因】

1. 外源性因素

(1) 药物:各种非甾体抗炎药物,特别是临床常用的阿司匹林,以及常见的糖皮质激素、某些口服抗生素、铁剂、氯化钾等药物均可导致胃黏膜损伤。

(2) 乙醇:主要为大量饮酒导致胃黏膜糜烂、出血。

(3) 感染:幽门螺杆菌、沙门菌等细菌或毒素导致胃黏膜充血、糜烂。

(4) 其他:如胃内异物、胃结石等直接损伤胃黏膜;大剂量放射线照射等均可导致胃黏膜糜烂甚至溃疡。

2. 内源性因素

(1) 应激因素:如严重创伤、手术、多器官功能衰竭、败血症、精神紧张等可导致胃黏膜缺血、缺氧而出现黏膜糜烂等。

(2) 局部缺血:腹腔动脉栓塞治疗后少数因动脉硬化致胃动脉血栓形成或栓塞导致胃黏膜缺血。

【临床表现】

1. 症状　病人会出现上腹部疼痛、饱胀、恶心、呕吐、嗳气等。若伴有糜烂出血性胃炎,则可伴有呕血、黑便等临床症状,但临床出血量一般较少,可自行停止。对于感染等因素引起的胃炎,病人同时会伴有腹泻等症状,严重者会伴有脱水、低血压等临床症状。

2. 体征　上腹部压痛较常见,尤其见于严重疾病引起的急性胃炎。

【辅助检查】

急性胃炎确诊需胃镜检查，出血病人建议在生命体征平稳情况下尽快完善胃镜检查，急性胃炎在胃镜下主要表现为胃黏膜充血、水肿、出血、糜烂、浅表溃疡等（图2-3-2）。X线检查对于该病并无临床诊断价值。

【诊断及鉴别诊断】

具有相关病史和上述临床症状者应疑诊，而确诊则依靠胃镜发现糜烂及出血病灶，必要时行病理组织学检查，对于腐蚀性胃炎应注意内镜检查禁忌。同时应注意与腹痛为主的其他疾病鉴别，如早期急性阑尾炎、急性胆囊炎、急性心肌梗死及急性胰腺炎等。

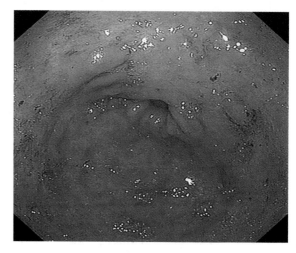

图 2-3-2 急性胃炎胃镜下表现

【治疗】

1. 病因治疗 针对导致急性胃炎发生的不同病因给予对应治疗，积极治疗原发疾病，纠正其引起的病理生理紊乱。

2. 一般治疗 给予质子泵抑制剂等药物抑制胃酸分泌，胃黏膜保护剂促进胃黏膜修复，纠正低血容量与水电解质紊乱，根据情况采取口服补液或静脉输液。

第三节 慢 性 胃 炎

慢性胃炎（chronic gastritis）是由各种病因导致的胃黏膜慢性炎症。根据新悉尼胃炎分类，分为非萎缩性胃炎、萎缩性胃炎和特殊类型胃炎。

【病因】

1. 幽门螺杆菌（helicobacter pylori，Hp） Hp感染是慢性胃炎最主要的病因。研究表明，80%～90%的慢性胃炎活动期胃黏膜中均有Hp感染，Hp产生的尿素酶可分解尿素，产生的氨可中和反渗入黏液内的胃酸，形成有利于Hp定居和繁殖的局部微环境，Hp产生的氨及空泡毒素导致细胞损伤，同时促进上皮细胞释放炎症介质，从而使感染慢性化。

2. 自身免疫因素 当体内出现针对壁细胞或内因子的自身抗体时，自身免疫性炎症反应导致壁细胞总数减少、胃酸分泌降低，内因子减少可致维生素 B_{12} 吸收障碍，导致恶性贫血，称为自身免疫性胃炎。

3. 其他因素 各种原因引起的胃肠道动力异常、肝胆疾病及远端消化道梗阻导致的十二指肠胃反流，引起胃黏膜慢性炎症；长期摄入粗糙食物、刺激性食物、酗酒、高盐饮食及长期口服非甾体抗炎药等，导致胃黏膜反复受损，造成慢性炎症持续不愈。

【临床表现】

流行病学研究表明70%～80%慢性胃炎病人无任何症状，少数有上腹部疼痛、饱胀、早饱、嗳气、恶心、消化不良等症状。恶性贫血者常有全身衰弱、疲软，可出现明显的厌食、体重减轻、贫血。内镜检查和病理活体组织检查结果与慢性胃炎病人症状的相关分析表明，症状缺乏特异性，且症状有无及严重程度与病理分级无相关性。体征多不明显，有时可有上腹部轻压痛，胃体胃炎严重时可有舌炎和贫血。

【辅助检查】

1. 胃镜检查及活体组织检查 为最可靠的诊断方法。胃镜下黏膜可见红斑、出血点、糜烂灶，黏膜苍白、血管纹理显示清晰,伴有肠上皮化生时可见白色片状微隆起(图2-3-3);放大内镜下可见亮蓝脊(LBC)等。

2. 幽门螺杆菌检测　有助于明确慢性胃炎病因诊断和治疗方案的选择。检测方法有侵入性和非侵入性两类。侵入性包括活检标本快速尿素酶试验、活检标本微氧环境下培养、活检标本涂片或常规病理切片中寻找Hp;非侵入性方法中 ^{13}C 或 ^{14}C 尿素呼气试验检测在临床中使用较多。

3. 自身免疫性胃炎的相关检查　自身免疫性胃炎血清壁细胞抗体(PCA)常呈阳性、空腹血清胃泌素呈中度升高,伴有恶性贫血时内因子抗体(IFA)多呈阳性。

4. X线钡剂检查　胃黏膜萎缩时可见胃皱襞相对平坦和减少,但目前临床上X线钡剂检查对慢性胃炎的诊断价值不高。

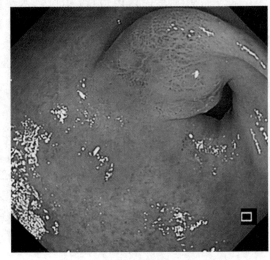

图2-3-3　慢性胃炎胃镜下表现

【诊断及鉴别诊断】

确诊依赖于胃镜和胃黏膜病理组织学检查,Hp检测有利于病因诊断。应注意与消化性溃疡、慢性胆囊炎、胃癌及功能性消化不良鉴别。

【治疗】

1. 一般治疗　避免食用刺激性食物,如烟酒、浓茶、咖啡等,多进食新鲜水果、蔬菜,规律作息。

2. 针对病因及发病机制治疗　若慢性胃炎伴有Hp感染,应采用根除Hp治疗。治疗方案为含有铋剂的四联方案,即1种PPI+2种抗生素+1种铋剂,疗程14天。常用杀灭和抑制Hp作用的药物见表2-3-1。

表2-3-1　杀灭和抑制Hp作用的药物

类型	药物
抗生素	克拉霉素、阿莫西林、甲硝唑、替硝唑、喹诺酮类抗生素、呋喃唑酮、四环素等
PPI	埃索美拉唑、奥美拉唑、兰索拉唑、泮托拉唑、雷贝拉唑、艾普拉唑等
铋剂	枸橼酸铋钾、果胶铋

3. 治疗十二指肠胃反流　可使用胃黏膜保护剂、促胃肠动力药等进行干预,对胃黏膜营养因子缺乏者需补充复合维生素,恶性贫血者需终身注射维生素 B_{12}。

4. 对症治疗　由于临床症状与慢性胃炎之间并不存在明确关系,因此消化不良症状的治疗属于经验性治疗,通常会使用黏膜保护剂、促胃肠动力药物、抗焦虑或抑郁药物、辅助消化的消化酶类药物等来改善病人症状,提高生活质量。

5. 中药治疗　需辨证论治,常用药物有胃舒胶囊、气滞胃痛颗粒、胃逆康胶囊、香砂养胃丸、木香顺气丸,这一类药物对于改善胃炎有一定的作用。

第四节　消化性溃疡

消化性溃疡(peptic ulcer, PU)是一种常见病,可发生在食管、胃、十二指肠,也可发生在胃空肠吻合口附近,以及含胃黏膜的梅克尔憩室等部位。由于胃和十二指肠溃疡最为多见,因此通常所说的消化性溃疡即指胃溃疡（gastric ulcer，GU）和十二指肠溃疡（duodenal ulcer，DU）。

【病因】

在正常的生理情况下，胃十二指肠黏膜经常接触有强侵蚀力的胃酸和在酸性环境下激活水解蛋白质的胃蛋白酶，还经常受到摄入的各种有害物质侵袭，但却能抵御这些侵袭因素的损害，维持黏膜的完整性，这是因为胃、十二指肠黏膜具有一系列防御和修复机制。消化性溃疡病因和发病机制主要有以下几点。

1. 胃酸与胃蛋白酶 消化性溃疡的最终形成是由于胃酸与胃蛋白酶对黏膜自身消化所致。因胃蛋白酶活性是 pH 依赖性的，在 pH>4 时便失去活性，因此治疗措施主要为抑制胃酸。消化性溃疡发生的机制是致病因素引起胃酸、胃蛋白酶对胃黏膜的侵袭作用与黏膜屏障的防御能力间失去平衡。侵袭作用增强或/和防御能力减弱均可导致消化性溃疡。

2. 幽门螺杆菌 Hp 作为消化性溃疡的重要病因基于两个方面。一是消化性溃疡病人的幽门螺杆菌检出率显著高于普通人群，消化性溃疡病人的 Hp 感染率可高达 90% 以上。二是大量临床研究证明，根除 Hp 后溃疡的复发率下降，只用常规抑制胃酸药物溃疡的复发率为 50%～70%。

3. 非甾体抗炎药 是引起消化性溃疡的另一个常见病因，机制见图 2-3-4。大量研究资料显示，长期服用非甾体抗炎药，消化性溃疡及其并发症高于普通人群。此类药物通过削弱黏膜防御机制和修复功能导致消化性溃疡发生，损害作用包括局部和系统作用，系统作用是主要机制。常见药物包括布洛芬、吲哚美辛、阿司匹林等，有 5%～30% 的病人可发生内镜下溃疡。

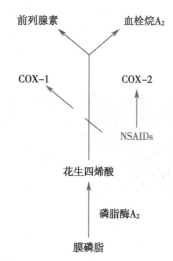

图 2-3-4 非甾体抗炎药作用机制

4. 遗传易感性 遗传因素是消化性溃疡的重要因素。

5. 其他 大量饮酒、长期吸烟、应激等是消化性溃疡的常见诱因。

【临床表现】

1. 症状 上腹部疼痛为主要症状，可表现为钝痛、胀痛、剧痛，一般胃溃疡疼痛部位为剑突下正中或偏左，十二指肠溃疡为中上腹部或偏右侧。典型消化性溃疡的疼痛特点：①慢性过程，病程可达数十年余或更长。②周期性发作，发作与缓解交替出现，发作期和缓解期时间长短不一，发作有季节性，如秋冬和冬春之交发病，可由于情绪、压力、过劳等诱发。③上腹疼痛呈节律性，表现为饥饿痛或餐后痛，进餐后或服用抑制胃酸药物后缓解。但部分病人无症状或症状较轻。幽门管溃疡病人的腹痛常缺乏典型周期性、节律性，餐后很快出现腹痛，对抗酸药反应差，易出现呕吐和幽门梗阻、穿孔、出血等。老年病人临床症状不典型，无任何症状病人多，无症状性溃疡占 15%～35%。若胃和十二指肠均出现溃疡，称为复合型溃疡，这类病人幽门梗阻发生率高。大于 2cm 的巨大溃疡的病人对药物治疗反应差，愈合时间慢，易发生穿孔。儿童溃疡腹痛多在脐周，时常出现呕吐。十二指肠球后溃疡疼痛向右上腹和背部放射，对药物反应差，易出血，可发生胆道梗阻导致黄疸。

2. 体征 溃疡性疾病活动时上腹部可有局限性压痛，缓解后可无明显体征。

【并发症】

1. 出血 溃疡侵蚀到周围血管可引起出血，出血是消化性溃疡最常见的并发症，消化性溃疡也是上消化道大出血最常见的病因（约占所有病因的 50%）。

2. 穿孔 溃疡病灶向深部发展穿透浆膜层则并发穿孔。溃疡穿孔临床上分为急性、亚急性和慢性三种类型，急性常见。导致急性穿孔的溃疡常位于胃窦前壁或十二指肠球部前壁，发生穿孔后胃内容物漏入腹腔引起急性腹膜炎。

3. 幽门梗阻   主要由十二指肠溃疡或幽门管溃疡引起，溃疡急性期因炎症水肿和幽门部痉挛引起暂时性梗阻，可随炎症好转而缓解；慢性梗阻由于瘢痕收缩呈持久性。临床症状有上腹胀痛，餐后加重，呕吐后腹痛可稍缓解，呕吐物可为隔夜宿食。

4. 癌变   少数胃溃疡可发生癌变，十二指肠溃疡则不会。胃溃疡癌变发生于溃疡边缘，据报道癌变率在 1% 左右。对于有胃溃疡病史，年龄 45 岁以上的病人，建议完善内镜检查，同时内镜下活检完善病理检查除外癌变。

【辅助检查】

1. 胃镜检查   是确诊消化性溃疡的首选检查手段。胃镜不仅能对胃黏膜（图 2-3-5）和十二指肠黏膜（图 2-3-6）直接观察、摄像，而且可在直视下做组织病理学检查或 Hp 快速尿素酶检测，因此胃镜检查对溃疡的诊断、良恶性鉴别均优于 X 线钡餐检查。同时内镜下溃疡可分为活动期（A）、愈合期（H）、瘢痕期（S）三个病期，其中每个病期可分为两个阶段。

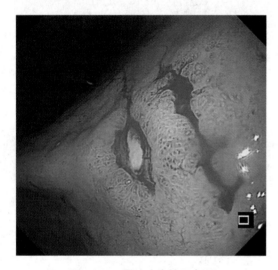

图 2-3-5   胃溃疡内镜下表现

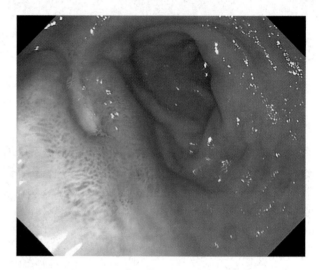

图 2-3-6   十二指肠溃疡内镜下表现

2. X 线钡剂造影   适用于对胃镜检查有禁忌证或不愿接受胃镜检查者和没有胃镜检查条件的病人，但总体效果差于内镜检查。检查后若提示有病灶，无法活检行病理诊断。

3. 幽门螺杆菌检测   有助于明确慢性胃炎病因诊断和治疗方案的选择。检测方法有侵入性和非侵入性两类。前者包括活检标本快速尿素酶试验、活检标本做微氧环境下培养、活检标本涂片或常规病理切片中寻找 Hp；非侵入性方法中 ^{13}C 或 ^{14}C 尿素呼气试验检测在临床中使用较多。

4. 腹部 CT 检查   对于穿透性溃疡或穿孔，可通过腹部 CT 检查发现穿孔周围组织炎症包块、积液，对于游离气体的显示甚至优于腹部立位平片。

5. 实验室检查   胃液分析和血清促胃液素测定一般仅在疑诊胃泌素瘤时做鉴别诊断之用。

【治疗】

消化性溃疡针对病因治疗（如根除 Hp）是治疗的一大进展，消除病因对于缓解症状、促进溃疡愈合及防止复发和并发症有重要作用。

1. 一般治疗   生活规律、避免情绪紧张和过度劳累。注意饮食规律、戒烟酒。避免应用致溃疡药物。

2. 消化性溃疡的药物治疗   治疗消化性溃疡的药物分为抑制胃酸药物和保护胃黏膜药物两大类，主要起缓解症状和促进溃疡愈合的作用，通常与根除 Hp 的方案联合使用。

（1）抑制胃酸分泌：溃疡的愈合与抑制胃酸治疗的强度、时间有关。

1）H_2 受体拮抗剂：能特异性阻断组胺与壁细胞上的 H_2 受体的结合，疗效好。代表药物有西咪替丁、雷尼替丁、法莫替丁、尼扎替丁。此类药物价格便宜，但抑制胃酸时间不强。

2）质子泵抑制剂：作用于壁细胞胃酸分泌终末步骤中的关键酶 H^+-K^+-ATP 酶，使其不可逆失活，因此抑制胃酸更强且作用时间更久。代表药物有奥美拉唑、兰索拉唑、泮托拉唑、埃索美拉唑等。

（2）保护胃黏膜：硫糖铝和胶体果胶铋目前已少用作治疗消化性溃疡的一线药物。胶体果胶铋兼顾有抑制幽门螺杆菌的作用，可作为根除幽门螺杆菌联合治疗方案的组成，但此类药物不可长期服用，过量蓄积会产生神经毒性。前列腺素 E 制剂可增加胃和十二指肠黏膜的血流，疏通血液循环，刺激黏液/碳酸氢盐分泌，促进黏膜上皮再生，减少基础胃酸和胃蛋白酶的分泌。

3. 根除幽门螺杆菌治疗 Hp 感染是消化性溃疡发生与复发的重要病因，Hp 感染的溃疡无论是初发还是复发，除用抑制胃酸分泌药物外，均需抗 Hp 治疗。①根除幽门螺杆菌的治疗方案。目前已证明具有杀灭 Hp 作用的抗生素有克拉霉素、阿莫西林、甲硝唑、替硝唑、四环素、呋喃唑酮、左氧氟沙星等。PPI 和铋剂均能抑制 Hp，与上述抗生素有协同杀菌作用。目前临床中以 PPI 为基础，含有铋剂及两种抗生素的治疗方案为临床常用方案。②根除幽门螺杆菌治疗结束后抗溃疡治疗方案。为了达到溃疡愈合，抑酸药物的疗程通常为 4~6 周，一般推荐十二指肠溃疡的 PPI 疗程为 4 周，胃溃疡疗程为 6~8 周。根除 Hp 所需的 1~2 周疗程可重叠在 4~8 周的抑酸药物疗程内，也可在抑酸疗程结束后进行。③根除幽门螺杆菌后复查一般在疗程结束停药至少 4 周后进行，且检查前停用 PPI 或铋剂 2 周后复查，否则会出现假阴性。

4. 内镜治疗及外科手术 内镜检查中根据溃疡特点及出血风险评估后选择局部药物喷洒、止血夹夹闭等联合治疗方案。由于内科治疗的规范及进展，目前外科手术治疗限于有并发症的病人，如突发消化道大出血经药物、胃镜及血管介入治疗无效，急慢性穿孔，幽门梗阻治疗无效，怀疑癌变，内镜治疗无效的顽固溃疡等。

第五节 肝 硬 化

肝硬化（liver cirrhosis）是指各种慢性肝病进展至以肝脏慢性炎症、弥漫性纤维化、假小叶、再生结节和肝内外血管增殖为特征的病理阶段。目前肝硬化概念已经上升到临床病理学，建立在肝硬化组织病理学特点的基础上，以肝功能受损和门静脉高压为主要临床表现，晚期可合并消化道出血、肝性脑病、肝癌等多种并发症。肝硬化是我国常见疾病和主要死亡病因之一，由于肝硬化早期经过积极防治，可以逆转或不再进展，但晚期肝硬化将严重影响病人生活质量，甚至危及生命，因此肝硬化的早期防治非常重要。

【病因】

目前我国肝硬化常见病因仍以乙型肝炎病毒为主，少部分为酒精；在欧美国家，酒精及丙型肝炎病毒为多见病因。主要病因包括以下几点。

1. 病毒性肝炎 占我国肝硬化病因的 40%~65%，主要由乙、丙、丁型肝炎病毒引起，其中最常见的是乙型肝炎。其发病机制与肝炎病毒引起的免疫异常有关。其致病方式主要是经过慢性肝炎，尤其是慢性活动性肝炎阶段，而逐渐演变为肝硬化。

2. 酒精 长期慢性酗酒（每日摄入乙醇 80g，持续 10 年以上）导致的肝硬化约占我国肝硬化的 7% 左右。长期大量酗酒可引起肝细胞坏死，最终引起纤维化，相邻肝小叶的纤维化条索相互连接，导致肝小叶的正常结构被分割破坏，发展成假小叶及肝细胞结节状再生，形成酒精性肝硬化。

3. 胆汁淤积 任何原因引起的肝内、外胆道梗阻形成的持续性胆汁淤积，皆可逐渐发展为胆汁性肝硬化。根据胆汁淤积的原因，可分为原发性和继发性胆汁性肝硬化。

4. 循环障碍　肝静脉和/或下腔静脉阻塞疾病，如慢性心功能不全及缩窄性心包炎（心源性）可致肝脏长期淤血、肝细胞变性及纤维化，最终导致肝硬化。

5. 寄生虫感染　成熟虫卵被肝内巨噬细胞吞噬后演变为成纤维细胞，形成纤维性结节。由于虫卵在肝内主要沉积在门静脉分支附近，纤维化常使门静脉灌注障碍，因此所导致的肝硬化常以门静脉高压为突出特征。目前最常见的病因是感染血吸虫或华支睾吸虫等寄生虫。

6. 遗传和代谢性疾病　由于遗传或先天性酶缺陷，某些代谢产物沉积于肝脏，引起肝细胞坏死和结缔组织增生，主要有铜代谢障碍和血色病。铜代谢障碍也称肝豆状核变性、Wilson 病，是一种常染色体隐性遗传的铜代谢障碍疾病，是由于转运铜离子的 P 型 -ATP 酶的功能障碍使铜不能合成铜蓝蛋白而广泛沉积在肝、脑、肾、角膜等器官组织中，引起肝硬化、豆状核变性、肾功能不全、角膜褐色素环。血色病是因第 6 对染色体上基因异常，导致小肠黏膜对食物内铁吸收增加，过多的铁沉积在肝脏，引起细胞、组织、器官的退行性变化和纤维化。

7. 隐源性肝硬化　部分病人难以用目前相关资料解释肝硬化发生的病因。

【临床表现】

肝硬化通常起病隐匿，病程缓慢，临床上一般将肝硬化分为肝功能代偿期和失代偿期。

1. 代偿期　大部分病人无特异性症状，可有腹部不适、乏力、食欲减退、消化不良和腹泻等症状，常于劳累、精神紧张时或伴随其他疾病而出现，休息及服用助消化的药物可缓解，常被忽视。肝脏是否肿大取决于不同类型的肝硬化，脾脏因门静脉高压常有轻、中度肿大。

2. 失代偿期　该期症状较明显，主要包括肝功能受损、门静脉高压。肝功能受损后期可出现消化吸收不良症状，如食欲减退、恶心、厌食、腹胀，多与门静脉高压导致胃肠道淤血水肿、消化吸收障碍和肠道菌群失调等有关。终末期可出现皮肤、巩膜黄染，皮肤黏膜瘀点、瘀斑，消化道出血，性激素代谢紊乱等症状。门静脉高压常导致食管 - 胃底静脉曲张（EGV）甚至破裂出血、腹腔积液、脾功能亢进、肝肾综合征、肝肺综合征等，是继病因之后导致肝功能减退的重要病理生理环节，是肝硬化的主要死因之一。门静脉高压形成侧支循环如图 2-3-7 所示。

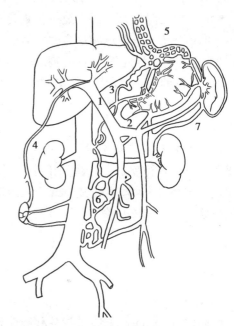

1. 门静脉；2. 脾静脉；3. 胃冠状静脉；4. 脐静脉；
5. EGV；6. Retzius 静脉；7. 脾肾分流
图 2-3-7　门静脉高压侧支循环开放

【并发症】

1. 消化道出血

（1）食管 - 胃底静脉曲张出血（esophageal-gastrova-ricesbleeding，EGVB）：门静脉高压是导致 EGVB 的主要原因，临床表现为突发大量呕血或柏油样便，严重者可致出血性休克。但约有 1/3 肝硬化病人出现消化道出血可能是其他原因，如门静脉高压性胃病、消化性溃疡和应激性溃疡合并出血。内镜下肝硬化食管静脉曲张如图 2-3-8 所示。

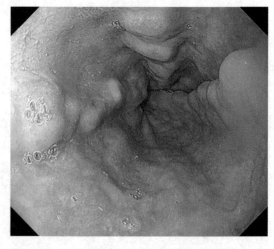

图 2-3-8　内镜下肝硬化食管静脉曲张表现

（2）门静脉高压性胃肠病：门静脉分支毛细血管扩张，管壁缺陷，广泛渗血。门静脉高压性胃病多表现为反复或持续少量呕血及黑便；门静脉高压性肠病常表现为反复黑便或便血。

2. 肝性脑病

（1）定义：肝性脑病（hepatic encephalopathy，HE）指在肝硬化基础上因肝功能不全和/或门体分流引起的以代谢紊乱为基础、中枢神经系统功能失调的综合征，又称肝昏迷，常见于终末期肝硬化病人。

（2）分期

0 期：轻微肝性脑病；性格或行为改变轻微或无改变；记忆、注意力、智力和协调功能改变轻微；无扑翼样震颤。

1 期：出现轻度性格改变和行为失常，表现为缺乏琐碎意识，注意力不集中，计算能力受损，兴奋、抑郁或烦躁不安，睡眠颠倒；脑电图多正常；可有扑翼样震颤。

2 期：嗜睡或冷漠；人格改变；行为异常；神志不清；思维混乱；明显扑翼样震颤。

3 期：以昏睡和精神错乱为主；时间、地点定向障碍；肌张力明显增强；有扑翼样震颤。

4 期：昏迷；对疼痛刺激或无反应；病人不能合作而无法引出扑翼样震颤。

3. 肝肾综合征（hepatorenal syndrome）　临床主要表现为少尿、无尿及氮质血症。约 80% 的急进型病人在 2 周内死亡。

4. 肝肺综合征（hepatopulmonary syndrome）　常见于终末期肝硬化病人，出现呼吸困难及缺氧体征，如发绀和杵状指（趾），预后较差。

5. 静脉血栓形成　静脉血流淤滞，门静脉主干、肠系膜上静脉、肠系膜下静脉或脾静脉血栓形成。门静脉血栓严重阻断入肝血流时可导致门静脉内膜炎、硬化等，腹腔穿刺可能抽出血性腹腔积液。若肝硬化病人突然出现剧烈腹痛、腹胀、呕血、黑便、休克等表现，则应考虑该诊断。

6. 电解质和酸碱平衡紊乱　长期钠摄入不足及利尿、大量排放腹腔积液、腹泻和继发性醛固酮增多均是导致电解质紊乱的常见原因。而低钾低氯血症与代谢性碱中毒是诱发肝性脑病的常见原因。

【诊断】

1. 诊断

（1）寻找肝硬化病因：如酗酒史、病毒性肝炎史等，尽可能寻找病因，以便对因治疗。

（2）肝功能减退和门静脉高压临床表现：肝功能减退临床表现包括食欲缺乏、恶心、乏力、体重下降等，还可伴有发热、黄疸、上腹部胀痛。门静脉高压临床表现包括门静脉与腔静脉侧支循环形成、脾大及腹腔积液。

（3）肝活检：发现假小叶形成是诊断肝硬化的重要依据。

（4）肝功能评估：肝功能试验有阳性发现，同时采用 Child-Pugh 评分（表 2-3-2）对肝功能进行分级评估。诊断肝硬化时，应尽早尽可能寻找其病因，以便对因治疗。

表 2-3-2　肝功能 Child-Pugh 评分

观测指标	分数		
	1 分	2 分	3 分
肝性脑病	无	Ⅰ～Ⅱ	Ⅲ～Ⅳ
腹腔积液	无	少	多
胆红素（μmol/L）	<34	34～51	>51
清蛋白（g/L）	>35	28～35	<28
PT（> 对照秒）	<4	4～6	>6

注：5～6 分为 A 级，7～9 分为 B 级，10～15 分为 C 级。

2. 并发症诊断

（1）食管 - 胃底静脉曲张及门静脉高压性胃肠病：消化内镜、腹部增强 CT 为主要检查方法。

（2）自发性细菌性腹膜炎（spontaneous bacterial peritonitis，SBP）：是在肝硬化基础上发生的腹腔感染，是指无明确腹腔内病变来源（如肠穿孔、肠脓肿）的情况下发生的腹膜炎，是肝硬化终末期肝病病人的常见并发症。肝肾功能、腹腔穿刺对早期筛查无症状 SBP 具有一定的应用价值。

（3）肝性脑病：主要诊断依据是：①严重肝病和 / 或广泛门静脉与体静脉侧支循环；②精神紊乱、昏睡或昏迷等临床表现；③肝性脑病的诱因；④明显肝功能损害或血氨增高；⑤扑翼样震颤和典型的脑电图改变。

（4）门静脉血栓：临床疑诊时，可通过腹部增强 CT 及肝门静脉 CT 血管成像证实。

（5）肝肾综合征：诊断需符合下列条件：①肝硬化、腹腔积液。②急进型：血清肌酐浓度在 2 周内升至 2 倍基线值，或大于 226μmol/L；缓进型：血清肌酐浓度大于 113μmol/L。③停用利尿剂并按 1g/kg 体质量补充白蛋白扩充血容量治疗 48 小时无应答。④排除休克。⑤目前或近期没有使用肾毒性药物。⑥无肾脏结构性损伤的迹象：无蛋白尿（尿蛋白 <500mg/d）；无微量血尿（每高倍视野 <50 个红细胞）。

（6）肝肺综合征：①肝脏疾病；②经胸增强超声心动图造影阳性；③动脉血气分析结果异常。

【治疗】

对于代偿期病人，治疗旨在延缓肝功能失代偿、预防肝细胞癌变，争取逆转病变；对于失代偿期病人，则以改善肝功能、治疗并发症、延缓或减少对肝移植的需求为目标。

1. 一般治疗

（1）休息：代偿期病人不宜行强度过大的体力工作和活动；失代偿期病人宜控制体力活动，严重时可卧床休息。

（2）饮食：代偿期或无肝衰竭的病人，可以给予高能量、优质蛋白且易消化的饮食；肝功能衰竭或合并肝性脑病前兆、既往有过肝性脑病的病人，宜适当控制饮食中的蛋白质；合并腹腔积液的病人，宜控制盐的摄入。

2. 保护和改善肝功能

（1）去除或减轻病因：病因治疗是肝硬化治疗的关键，只要存在可控制的病因，均应尽快开始病因治疗。

（2）慎用损伤肝脏的药物：避免服用不必要、疗效不明确的药物，减轻肝脏代谢负担。

（3）保护肝细胞：对某些疾病无法进行病因治疗，或充分病因治疗后肝脏炎症和 / 或肝纤维化仍然存在或进展的病人，可考虑抗炎、抗肝纤维化治疗。通过保肝药物可以调节能量代谢，改善肝细胞膜稳定性、完整性及流动性等，从而达到减轻肝组织损害，改善肝功能的目的。

3. 门静脉高压症状及其并发症治疗

（1）腹腔积液

1）限制钠、水摄入：每日氯化钠摄入量为 1.2～2.0g，水摄入量 <1 000ml，如有低钠血症，则应限制在 500ml 以内。

2）利尿：常联合使用保钾及排钾利尿剂，即螺内酯联合呋塞米，酌情配合静脉输注白蛋白。利尿速度不宜过快，以免诱发肝性脑病、肝肾综合征等。

3）经颈静脉肝内门体分流术（transjugularintrahepatic portosystemic shunt，TIPS）：是在肝内门静脉属支与肝静脉间置入特殊覆膜的金属支架，建立肝内门体分流，降低门静脉压力，减少或消除由于门静脉高压所致的腹腔积液和食管 - 胃底静脉曲张出血。

4）排放腹腔积液加输注白蛋白：可缓解症状，但易诱发肝性脑病等并发症。

5）自发性细菌性腹膜炎：选用肝毒性小、主要针对革兰氏阴性杆菌并兼顾革兰氏阳性球菌的抗生素，如头孢哌酮或喹诺酮类药物等，疗效不满意时，根据治疗反应和药敏结果进行调整。

（2）EGVB

1）一般急救措施：积极补充血容量，输血量不宜过大，以免诱发肝昏迷和门脉压升高加重出血。

2）药物治疗：生长抑素、垂体加压素等可通过减少门静脉血流量，降低门静脉压，从而发挥止血作用。普萘洛尔及硝酸甘油也可以降低门脉压力。

3）内镜治疗：内镜下结扎治疗是一种局部断流术，即经内镜用橡皮圈结扎曲张的食管静脉，导致局部缺血坏死、肉芽组织增生后形成瘢痕，从而封闭曲张的静脉。此外内镜下硬化疗法也可用于急诊止血。

4）胃食管气囊压迫法：一般适用于药物治疗无效且不具备内镜和手术指征的大出血。

5）TIPS：对急性大出血的止血率达到95%，具有创伤小、恢复快、并发症少和疗效确切的特点。

4. 肝性脑病的治疗　目前尚无特效疗法，出现肝性脑病的病人应尽早行肝移植手术，对于无手术条件的病人建议采取综合治疗措施改善病情。

（1）及早识别及去除肝性脑病发作的诱因：常见诱因包括电解质紊乱、酸碱平衡紊乱、感染等。应积极防治感染、消化道出血，避免大量使用利尿剂及大量排放腹腔积液，禁用麻醉剂及镇静剂（如吗啡等），及时纠正水电解质失调，禁用含氨物质。

（2）减少肠道毒物生成和吸收：包括低蛋白饮食，使用抗生素、乳果糖等药物改变肠道细菌谱和结肠环境；天冬氨酸、鸟氨酸可促进体内氨的代谢；补充支链氨基酸有助于改善机体氮平衡。

（3）个性化治疗方案：根据不同的临床类型、诱因及疾病的严重程度制订个性化治疗方案。

5. 其他并发症的治疗

（1）感染：肝硬化并发的感染一旦疑诊，应立即给予经验性抗感染治疗。根据药敏试验结果选择窄谱抗生素。

（2）门静脉血栓：对新近发生的血栓应做早期静脉肝素抗凝治疗，口服抗凝药物治疗至少维持半年。此外介入手术也有一定的疗效，如经导管溶栓、经导管抽栓或机械取栓及 TIPS，TIPS 治疗肝硬化门静脉血栓的成功率为67%~100%，TIPS 成功后门静脉的再通率高达80%。

（3）肝肾综合征：肝移植是肝肾综合征病人首选和唯一可能提高生存率的治疗措施，可采取如下措施保护肾功能：静脉补充清蛋白、使用血管升压素、TIPS 及人工肝支持等。

（4）肝肺综合征：吸氧及高压氧舱适用于轻型、早期病人，可以增加肺泡内氧浓度和压力，有助于氧弥散。肝移植可逆转肺血管扩张，使氧分压、氧饱和度及肺血管阻力得到改善。

6. 手术　肝硬化合并肝性脑病往往是疾病的终末期，肝移植是终末期肝硬化治疗的最佳选择。此外，TIPS 技术也从以往肝移植前的过渡性治疗方式逐渐成为有效延长生存期的治疗方法。

【健康教育】

1. 心理指导　肝硬化需要长期治疗并且疗效不确定，帮助病人克服消极、悲观、绝望的情绪，树立战胜疾病的信心，是心理指导不可忽视的一个重要方面。

2. 饮食指导　进食高热量、高蛋白质（肝性脑病除外）、高维生素、易消化的食物。有腹腔积液或水肿病人，应控制水分、钠盐的摄入；避免进食粗糙、坚硬食物；忌辛辣，忌饮酒，忌刺激性食物；新鲜蔬菜水果含有丰富的维生素，应保证日常食用。

3. 休息及行为指导　代偿期可参加较轻的工作，养成有规律的生活方式，避免过度劳累，保证充足睡眠，保持大便通畅；失代偿期应卧床休息，不能劳累，保持良好的心态。

4. 用药指导　应在专科医生指导下规范用药，合理使用利尿剂及白蛋白等；禁止使用对肝脏有损害的药物；有消化道出血和肝性脑病的病人应及时就医。

第六节 急性胰腺炎

急性胰腺炎（acute pancreatitis，AP）是指胰腺及其周围组织被胰腺分泌的消化酶自身消化而引起的急性化学性炎症。临床表现以急性腹痛、发热、恶心、呕吐为特征，可伴有血尿淀粉酶升高。大多数病程呈自限性，总体病死率为 5%～10%。

【病因】

1. 胆道疾病　在我国胆道疾病是最主要的发病因素，胆石症、胆道感染、胆道蛔虫均可引起急性胰腺炎。

2. 高脂血症　胰腺炎与甘油三酯有关，与胆固醇无关。随着我国居民饮食结构发生改变，高脂血症引起急性胰腺炎病人数量逐渐上升。

3. 大量饮酒　酗酒在西方国家是急慢性胰腺炎的首要病因，一般认为乙醇通过刺激胰腺分泌导致胰液不能及时排出，引发腺泡细胞损伤。

4. 暴饮暴食　短时间内大量食糜进入十二指肠，引起乳头水肿和 Oddi 括约肌痉挛，同时刺激大量胰液分泌，但由于胰液排出不畅诱发急性胰腺炎。

5. 其他病因　包括药物、妊娠、手术、创伤、胰腺肿瘤、感染等。

【临床表现】

1. 轻症胰腺炎　主要表现为腹痛，不同程度的腹痛常在饱餐或饮酒后 1～2 小时突然发生，呈持续性，位于上腹部或偏左，呈束带状，同时伴有恶心、呕吐、腹胀，呕吐后疼痛可缓解。

2. 重症胰腺炎　可出现广泛的腹部压痛、反跳痛和腹肌紧张，肠鸣音减弱或消失，并可出现移动性浊音，常合并低血压或休克。

3. 胰腺局部并发症　急性胰周液体积聚、胰腺坏死、胰源性腹腔积液时，病人腹痛、腹胀明显；病情进展迅速时，可伴有休克及腹腔间隔室综合征。大量胰性胸腔积液可导致病人出现呼吸困难。病程早期出现胸腔积液，提示易发展为重症急性胰腺炎。胰腺坏死出血量大且持续、休克难以纠正，血性腹腔积液可在胰酶的协助下渗至皮下，常可在两侧腹部或脐周出现 Grey-Tuner 征或 Cullen 征。

【辅助检查】

1. 血清酶学检查　强调血清淀粉酶测定的临床意义，尿淀粉酶变化仅作参考。血清淀粉酶活性高低与病情不呈相关性。血清淀粉酶升高始于发病后 1～3 小时，24 小时达到高峰，可持续 1～2 周。血清淀粉酶持续增高需注意病情反复。血清脂肪酶活性测定具有重要的临床意义，尤其当血清淀粉酶下降至正常，考虑其他原因引起的血清淀粉酶增高时，血清脂肪酶活性测定有互补作用，其敏感性和特异性均略优于血清淀粉酶。

2. 血清标志物　发病 72 小时后 CRP＞150mg/L 提示胰腺组织坏死，可能存在感染。

3. 影像学检查　腹部 CT 是诊断急性胰腺炎的重要手段，B 超检查可初步判断胰腺形态变化，同时有助于判断有无胆道疾病，但受肠道气体等干扰不能做出准确判断，故临床推荐 CT 作为诊断急性胰腺炎的标准影像学检查方法（图 2-3-9）。

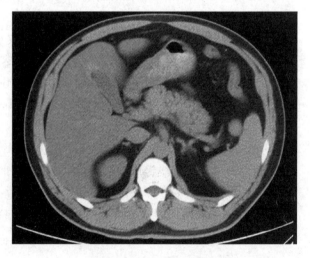

图 2-3-9　胰腺炎 CT 表现

【诊断】

以上腹部为主的急性腹痛均需考虑急性胰腺炎可能,应进行相关检查,常规有血淀粉酶检查、腹部 CT 或 B 超检查,根据病史、临床表现、实验室检查和影像学检查诊断并不困难。确诊急性胰腺炎需满足以下 3 个条件中的 2 个:①急性持续的上腹部疼痛;②血淀粉酶、脂肪酶升高大于正常上限 3 倍;③急性胰腺炎典型的影像学表现。

【治疗】

生长抑素类药物和营养支持对急性胰腺炎的治疗疗效普遍良好。但病人进展至重症胰腺炎,因病情重、临床变化多样,需个体化治疗。急性胰腺炎的基本治疗要点如下。

1. 发病初期的处理和监护　积极纠正水、电解质紊乱,给予支持治疗,防治局部及全身并发症。迅速纠正组织缺氧也是重要措施。起病后易发生循环功能障碍,24 小时内是液体复苏的黄金时期。给予鼻导管或面罩吸氧,力争动脉氧饱和度 >95%。当病人出现难以纠正的急性肾功能不全时,连续性血液净化通过选择性或非选择性吸附剂的作用,清除部分体内有害的代谢产物或外源性毒物,达到净化血液的目的。

2. 抑制胰腺外分泌和应用胰酶抑制剂　禁食水,降低胰液分泌,减少胰酶对胰腺的自身消化。生长抑素及其类似物能有效抑制胰液分泌,是目前治疗急性胰腺炎的重要措施。PPI 等药物可通过抑制胃酸分泌间接抑制胰腺分泌,并可预防应激性溃疡。

3. 防止感染　胆源性胰腺炎应常规使用抗生素,在肠屏障功能受损时细菌移位会发生肠道炎症反应,口服抗生素有助于减轻肠腔内细菌毒素反应。急性胰腺炎感染的致病菌主要是革兰氏阴性杆菌或厌氧菌等,若同时出现胰腺组织的坏死容易导致腹腔感染,故抗感染治疗以抗革兰氏阴性杆菌或厌氧菌为主,同时注意预防真菌感染。

4. 镇痛　急性胰腺炎诊断明确后,在严密观察病情下,对于腹痛剧烈的病人可给予镇痛药物治疗,如予盐酸哌替啶等药物注射。

5. 内镜治疗　若诊断证实胆源性急性胰腺炎,对于胆管结石应尽早实施内镜下十二指肠乳头括约肌切开术、胆管结石取石术、胆管支架置入术等快速降低胰管内压力,可快速控制胰腺炎。

6. 营养支持　急性胰腺炎病人若获得及时治疗,可尽快恢复肠内营养。若病人腹胀症状明显,难以实施肠内营养,可在呕吐缓解、肠道通畅时再恢复经口肠内营养,同时可在内镜下放置空肠营养管,进行肠内营养。

7. 中医中药　单味中药,如生大黄,复方制剂,如清胰汤等,被临床实践证明有效。中药制剂通过降低血管通透性、抑制炎性细胞活化、清除内毒素等达到治疗效果。

8. 并发症的处理　胰腺脓肿是外科手术引流的绝对指征。部分胰腺假性囊肿病例可自行吸收,若假性囊肿直径 >6cm 且出现周围压迫症状,可行超声内镜穿刺引流等。

第七节　消化道出血

消化道出血(gastrointestinal bleeding,GIB)是指从食管到肛门之间消化道的出血。按照出血的部位分为上消化道出血,指十二指肠悬韧带以上的食管、胃、十二指肠和胆胰疾病、胃空肠吻合术后的空肠上段病变所致的出血;中消化道出血,指十二指肠悬韧带至回盲部出血;下消化道出血,指回盲部以下病变所致的消化道出血。

【病因】

引起消化道出血的病因众多,可由消化道本身的炎症、血管病变、机械损伤、肿瘤等因素引起,也可因邻近器官和全身疾病累及消化道所致。

1. 上消化道出血   消化性溃疡、食管-胃底静脉曲张破裂出血、急性出血糜烂性胃炎、胃癌是临床常见的上消化道出血病因，其他还见于食管炎、贲门黏膜撕裂、胃黏膜下恒径动脉破裂、胆道和胰腺出血、十二指肠降部憩室出血及全身性疾病，如凝血机制异常、尿毒症、结缔组织疾病等均可引起出血。

2. 中消化道出血   临床上常见的小肠毛细血管畸形、小肠憩室、炎性肠病、肿瘤性小肠病变、小肠息肉和小肠套叠及一些全身性疾病均可引起出血。

3. 下消化道出血   痔、肛裂是临床最为常见的病因，此外还有结肠恶性肿瘤、良性肿瘤、肠道感染、溃疡性结肠炎、克罗恩病、结肠憩室、结肠毛细血管畸形、缺血性结肠炎、放射性肠炎等。

【临床表现】

1. 呕血、黑便、便血、隐血   急性上消化道出血，出血量大且速度快，可呕鲜红色血液；出血后血液在胃内潴留时间较长，在胃酸作用下生成正铁血红蛋白，呕吐物呈咖啡色。黑便是血红蛋白经肠内硫化物作用形成硫化铁所致，呈柏油样，见于上消化道、小肠、右半结肠少量出血；鲜红色或暗红色血便大部分来自下消化道或者急性上消化道出血。消化道少量出血（<5ml），粪便颜色无变化，但隐血试验呈阳性，需临床除外假阳性。

2. 贫血及体循环失代偿   常表现为乏力、活动后心悸、头晕、耳鸣、皮肤及结膜苍白，贫血严重时可导致多脏器功能障碍，需积极进行临床评估。大量失血初期交感神经兴奋，病人会出现冷汗、心悸、口渴等表现；随着失血量增加，多脏器灌注减少，可出现头晕、晕厥，直至休克。

3. 氮质血症   消化道出血时血红蛋白分解产物在肠道被吸收，血液中尿素氮升高，形成肠源性氮质血症，临床若发现尿素氮持续升高不降，提示活动性出血。

【诊断】

1. 判断是否为消化道出血   根据上述临床表现，诊断大多数病人消化道出血并不困难，但需要关注的是，对于呕血，需注意与口腔、鼻及咽喉等部位出血进行鉴别。对于黑便应注意病人描述是否准确，必要时需病人拍下粪便照片；注意出血是否与进食动物血、服用铁剂等有关；粪便隐血阴性可基本排除消化道出血。

2. 评估失血量及严重程度   失血量<400ml，轻度的血容量减少可很快被组织间液补充，一般无症状。失血量>500ml、失血速度快，病人可能出现直立性低血压，伴有头晕、乏力、心动过速和血压下降等临床表现。临床根据心率、收缩压、休克指数判断失血量（表2-3-3）。

表2-3-3 失血量判断

心率/(次/分)	收缩压/mmHg	休克指数	失血量/%
70	140	0.5	0
100	100	1	30
120	80	1.5	30~50
140	70	2	50~70

3. 判断出血是否停止   消化道内积血需经数日才能排出体外，一般在3天左右，所以黑便不能作为活动性出血指标。若病人反复呕血及黑便、肠鸣音活跃，纠正休克或改善症状后出现病情恶化、血红蛋白持续下降、血尿素氮持续升高不降等，考虑出血未停止，需进一步评估治疗。

【辅助检查】

1. 血常规   血红蛋白、红细胞计数、血细胞比容明显下降，但需要根据出血后时间、出血后液体平衡等因素综合分析。

2. 内镜检查   胃镜和结肠镜是诊断上、下消化道出血病因、部位等情况的首选检查方法。目前内镜检查建议在出血后24~48小时内进行，但需注意的是先纠正休克、改善循环。当胃肠镜未能发现出血部位时,可选择胶囊内镜了解小肠情况,但无法深入观察、取活检或治疗,推进式小肠镜难以完整观察小肠,目前不宜作为一线检查手段。

3. 影像学检查 也可以提供重要信息,尤其是对出血量较小的病灶定位诊断具有良好的临床价值。采用血管造影不仅可以判定出血部位,还可以进行动脉栓塞止血。此外借助 X 线、CT、磁共振检查还可以判断有无肿瘤性疾病、胃肠憩室等。

【治疗】

1. 积极补充血容量 尽快建立有效的静脉输液通道,补充血容量。先用葡萄糖盐水、平衡液、右旋糖酐或其他血浆代用品尽快补充血容量。库存血含氨量高易诱发肝性脑病,肝硬化病人宜输新鲜血液。

2. 止血措施

(1)非曲张静脉上消化道出血的止血措施

1)H_2 受体拮抗剂和质子泵抑制剂:血小板聚集及血浆凝血功能异常所诱导的止血需 pH>6.0 时才能有效发挥作用,而且新形成的血凝块在 pH<5 的胃液中会迅速被消化。因此抑制胃酸分泌能提高胃液 pH,促使出血局部血栓形成,从而达到间接止血作用。奥美拉唑、法莫替丁、雷尼替丁、西咪替丁等药物适用于消化性溃疡或急性胃黏膜损害引起的出血。

2)内镜直视下止血:胃镜是诊断出血病因、部位的首选方法,它不仅能直视病变、取活检,而且对出血病灶可进行及时、准确的止血治疗。

3)介入治疗:若内镜治疗无效,可通过血管介入栓塞胃十二指肠动脉而达到止血效果。

4)手术治疗:已完善各种检查仍不能明确出血灶,且病人持续出血危及生命,应选择手术探查。

(2)食管 - 胃底静脉曲张破裂出血的止血措施

1)血管升压素:可对内脏血管进行收缩,减少门静脉血流量,降低门静脉及侧支循环的压力,控制食管 - 胃底静脉曲张破裂出血。但原发性高血压、冠心病、肺心病、心功能不全的病人及孕妇忌用此类药物。

2)生长抑素及其类似物:为治疗食管 - 胃底静脉曲张破裂出血的最常用药物,能明显减少内脏血流量。

3)三腔或四腔气囊管压迫止血:适用于某些出血迅猛而不宜手术的病例,或作为术前暂时止血的方法,但目前临床上已被内镜逐渐取代。

4)内镜直视下止血:为目前治疗本病的重要止血手段。①硬化剂注射止血术。②食管曲张静脉套扎术:用橡皮圈结扎出血或曲张的静脉,使血管闭合。③组织黏合剂注射法:局部注射组织黏合剂,使出血的曲张静脉闭塞。

(3)中消化道出血的止血措施:非甾体抗炎药物所致的小肠病变应尽量避免使用此类药物。小肠克罗恩病需激素或生物制剂治疗,小肠镜下病变需电凝、电切治疗,憩室伴大出血需外科手术治疗。

(4)下消化道出血的止血措施:对于痔、肛裂等给予局部用药或内镜下痔套扎、硬化或外科手术治疗;炎症性肠病相关出血需激素、生物制剂、免疫抑制剂治疗;血管性病变需内镜下治疗或外科手术治疗。

(高鸿亮)

第四章　泌尿系统疾病

泌尿系统由肾脏、输尿管、膀胱及尿道组成。肾脏是位于腹膜后、脊柱两侧的一对卵圆形、红棕色的器官。肾实质分为表层的肾皮质和深层的肾髓质，肾髓质底部朝向肾皮质，尖端钝圆形指向肾乳头形成肾锥体。肾单位是肾脏最小的基本单位，一个肾脏通常有100万个肾单位，主要由肾小体和肾小管这两部分组成。肾小体由肾小球毛细血管丛和周围包绕的肾小囊组成。肾小球是血液过滤的主要场所，由毛细血管壁构成滤过膜。肾小球毛细血管丛由内皮细胞、脏层上皮细胞、系膜细胞、基底膜和系膜组成。循环血液经过肾小球毛细血管时，血浆中的水和小分子溶质，包括少量分子量较小的血浆蛋白，滤入肾小囊的囊腔而形成原尿。肾小管由近曲小管、髓袢（升支和降支）、远曲小管和集合管组成。经过肾小球滤过形成的原尿进入肾小管后，通过肾小管最终形成终尿，然后经输尿管进入膀胱，最后排出体外。肾脏的主要功能是排泄代谢产物，调节水、电解质和酸碱平衡，维持机体内环境稳定及内分泌功能。肾脏疾病的临床表现包括肾脏疾病本身的临床症状及肾功能受损引起的各系统症状，常见临床表现包括血尿、蛋白尿、少尿、水肿、高血压、乏力等。肾脏疾病的检查包括尿液检查、肾功能检查、影像学检查及肾脏病理学检查等。尿液检查是肾脏疾病最基础的检查，包括尿常规、尿蛋白、尿相差显微镜检查等。肾功能检查包括血清肌酐检查、估算肾小球滤过率和内生肌酐清除率等。影像学检查包括超声显像、CT、MRI、静脉尿路造影、肾血管造影等。肾穿刺活检对肾脏疾病的诊断、病情评估、指导治疗及预后判断有重要价值，肾组织病理一般包括光镜、免疫荧光、电镜等检查。对肾脏疾病诊断应尽可能做出病因诊断、病理诊断、功能诊断及并发症诊断。肾脏疾病治疗包括一般治疗、针对病因和发病机制治疗、并发症治疗和肾脏替代治疗。

第一节　急性肾小球肾炎

急性肾小球肾炎（acute glomerulonephritis, AGN）简称急性肾炎，是以急性肾炎综合征为主要临床表现的一组疾病。以两侧肾脏弥漫性肾小球非化脓性炎症为主要病理特征，临床特点是急性起病，表现为血尿、蛋白尿、水肿和高血压，可伴有一过性肾功能不全，常为链球菌感染后免疫反应引起，其他细菌、病毒及寄生虫感染亦可引起。根据致病的病原菌不同，可分为急性链球菌感染后肾小球肾炎和非链球菌感染后肾小球肾炎，乙型溶血性链球菌感染后引起的急性肾炎在儿童最常见。本节主要讲述急性链球菌感染后肾小球肾炎。

【病因和发病机制】

链球菌感染诱发机体免疫系统功能异常，导致肾小球免疫性损伤。链球菌的胞质或分泌蛋白的某些成分是主要的致病抗原，循环免疫复合物或原位免疫复合物沉积于肾小球，激发T淋巴细胞和单核巨噬细胞等免疫细胞产生各种细胞因子，如白介素1、白介素2、白介素6、白介素8、肿瘤坏死因子及各种肽类生长因子等重要的炎症介质，导致及加重肾小球损伤。目前认为原位抗原抗体反应的致病抗原为甲型溶血性链球菌胞质蛋白中的成分，其可先植入肾小球基底膜，形成上皮下免疫复合物沉积，导致补体激活和中性粒细胞及单核细胞浸润,从而引起肾脏病变。体液免疫和细胞免疫机制共同参与了急性肾小球肾炎的发生、发展。

【病理表现】

1. 光镜检查 基本病变是弥漫性肾小球毛细血管内皮细胞及系膜细胞增生伴细胞浸润(中性粒细胞、单核细胞、嗜酸性粒细胞)。少数病人有新月体形成,通常仅累及少数肾小球,大量新月体形成很少见。间质水肿和间质细胞浸润(以单核细胞浸润为主)普遍存在。病变严重时也可能出现局灶肾小球上皮细胞简化(扁平化)。动脉和小动脉通常无急性改变,尽管在老年人中可能存在已有的硬化性改变。在自限性急性肾小球肾炎的缓解期(通常在起病后数周),浸润的中性粒细胞消失,内皮细胞的增生逐渐消退,仅残留系膜细胞增生。最终急性肾小球肾炎的病理改变可以完全消失。

2. 免疫荧光检查 急性肾小球肾炎中免疫荧光表现为肾小球免疫复合物沉积,沉积的方式和成分随病程而变化,在疾病的急性弥漫增生期可出现弥漫性粗颗粒,毛细血管壁和系膜区染色,通常C3染色很强,IgG从强染色到无染色可出现不同强度的染色。IgM和IgA染色阳性的频率较低,强度通常也较弱。按颗粒状沉积物分布可分为满星天型、三型、花环型和系膜型。

3. 电镜检查 链球菌感染后肾小球肾炎(post-streptococcal glomerulonephritis,PSGN)的特征性超微结构是上皮下驼峰状电子致密物沉积。驼峰常在上皮细胞裂隙孔上,为不规则的团块状沉积,与基底膜外稀疏层之间有一分离层。于起病4~8周后逐渐淡化而成为一透明区。若驼峰样沉积物多而不规则弥漫分布并有中性粒细胞附于其上,称为"不典型驼峰",此时免疫荧光显微镜下常呈花环型病变,临床上常有持续性大量蛋白尿。

【临床表现】

本病临床表现轻重不一,典型表现为突然出现的血尿、蛋白尿、高血压及氮质血症,可伴有水肿。大部分病人有前驱感染病史(咽部或皮肤),轻者可无感染的临床表现。潜伏期为从咽炎到发生肾炎的时间,咽炎后肾炎的潜伏期平均为10天,范围为7~21天。

1. 血尿 超过2/3的病人表现为镜下血尿,部分病例也可能出现肉眼血尿,数天至1~2周即消失。严重血尿病人排尿时尿道有不适感及尿频,但无典型的尿路刺激症状。

2. 蛋白尿 大部分病人尿蛋白阳性,蛋白定量一般在0.5~3.5g/d之间,常为非选择性蛋白尿,大部分病人尿蛋白于数日至数周内转阴。

3. 高血压 超过75%的病人可出现轻度至中度高血压,高血压在肾炎起病时最明显,并在利尿治疗后迅速缓解。

4. 水肿 常为起病早期症状,出现率为70%~90%,典型的水肿出现在颜面部和上肢,轻者为早起眼睑水肿,呈所谓"肾炎面容",严重时可延及全身。

5. 肾功能损伤 常有一过性氮质血症,血肌酐及尿素氮轻度升高,经利尿适当治疗后,氮质血症可恢复正常。

6. 全身表现 可出现疲乏、厌食、恶心、呕吐、嗜睡、头晕、视力模糊及腰部钝痛等。

【实验室检查】

1. 补体水平监测 动态监测补体水平对诊断PSGN十分重要。在急性期,血清总补体活性下降(CH-50和C3),通常在8周内补体的水平会恢复正常。C5水平的轻度下降也是常见的临床现象,而C6、C7的水平多为正常。

2. 凝血机制监测 可出现凝血机制的异常,如血小板下降。还可发生纤维蛋白原、Ⅷ因子水平的升高及纤溶亢进。循环中还可检测到大分子的纤维蛋白原复合物,与疾病的活动度相关,是预后不良的标志。

3. 链球菌感染检查 抗链球菌溶血素O(ASO)升高,提示近期曾有链球菌感染,ASO阴性不能否定有链球菌前驱感染史。应用抗生素前进行咽部或皮肤病灶细菌培养,部分病人可出现阳性。90%以上皮肤感染者血清抗DNA酶B及抗透明质酸酶抗体滴度上升,有较高的诊断意义。

【诊断及鉴别诊断】

1. 诊断　链球菌感染后 1~3 周发生急性肾炎综合征,伴血清 C3 一过性下降,可做出临床诊断。若血肌酐持续升高或 2 个月病情尚未见好转应及时行肾穿刺活检,以明确诊断。

2. 鉴别诊断

(1) 其他病原体感染后的急性肾炎:应寻找其他病原体感染的证据,病毒感染后常不伴血清补体降低,少有水肿和高血压,肾功能一般正常,临床过程呈自限性。

(2) 膜增生性肾小球肾炎:临床上常伴肾病综合征,50%~70% 病人有持续性低补体血症,8 周内不恢复。IgA 肾病部分病人有前驱感染,通常在感染后数小时至数日内出现肉眼血尿,部分病人血清 IgA 升高,血清 C3 一般正常,病情无自愈倾向。

【治疗】

急性 PSGN 是一种自限性疾病,治疗以对症支持为主,主要环节为预防和治疗水钠潴留、控制循环血容量,从而减轻症状。预防致死性并发症(心力衰竭、脑病、急性肾衰),防止各种加重肾脏病变的因素,促进肾脏组织学及功能的修复。

1. 休息　以卧床休息为主,直至肉眼血尿消失。

2. 饮食　给予富含维生素的低盐饮食,蛋白质摄入量可保持约 1g/(kg·d),过高的蛋白质摄入会增加肾脏负担。

3. 对症治疗　经控制水、钠盐摄入后,水肿仍明显者,应加用利尿剂。一般情况下利尿治疗后即可达到控制血压的目的,必要时可加用钙通道阻滞剂,以控制血压至正常水平。同时,注意预防心脑血管并发症。

4. 感染灶治疗　在病灶细菌培养阳性时,应用苄星青霉素可预防急性肾小球肾炎。扁桃体切除术对急性肾炎的病程发展亦无肯定的效果。对于急性肾炎迁延两个月至半年以上,或病情常有反复,且扁桃体病灶明显者,可以考虑行扁桃体切除术。

5. 透析治疗　容量负荷突出且有显著肺水肿表现、少尿性急性肾衰竭、严重高血钾时,对于药物治疗效果欠佳,透析治疗是可行的。

【预后】

本病为自限性疾病,大多数病人预后良好。少数病例遗留尿异常和 / 或高血压而转为"慢性",或于"临床痊愈"多年后又出现肾小球肾炎表现。一般认为老年、持续高血压、大量蛋白尿或肾功能不全者预后较差;散发者较流行者预后差。

第二节　慢性肾小球肾炎

慢性肾小球肾炎(chronic glomerulonephritis,CGN)简称慢性肾炎,是一组不同病理类型,但均有血尿、蛋白尿、水肿、高血压等基本临床表现的原发性肾小球疾病的总称。其基本特点为大多隐匿起病、病情迁延,病变缓慢进展,可有不同程度的肾功能损害,部分病人最终将发展至终末期肾衰竭。本病可发生于任何年龄,但以中青年为主,男性多见。

【病因及机制】

绝大多数慢性肾炎的确切病因不明,由不同病因的原发性肾小球疾病发展而来,起病即属慢性,仅少数由急性链球菌感染后肾小球肾炎迁延发展而来(直接迁延或临床痊愈若干年后再现)。慢性肾炎的病因、发病机制和病理类型不尽相同,免疫介导的炎症是大部分慢性肾炎发生的起始因素,而非免疫因素,如高血压、高血脂、高尿酸血症及肾小球内高压、高灌注和高滤过等高血流动力学效应,在慢性肾炎的持续迁延、缓慢进展过程中发挥了重要作用。

【病理】

慢性肾炎是一组以慢性肾炎综合征为共同表现的不同病理类型的原发性肾小球疾病。疾病初期常见的病理类型有：①系膜增生性肾小球肾炎（包括 IgA 肾病和非 IgA 系膜增生性肾小球肾炎）；②膜性肾病；③系膜毛细血管性肾小球肾炎；④局灶节段性肾小球硬化。病情进展至晚期，上述病理类型均可发生不同程度的肾小球硬化、肾小管萎缩、肾间质纤维化，最终转化为硬化性肾小球肾炎。

【临床表现】

慢性肾炎多数起病缓慢、隐匿。慢性肾炎病人临床表现具有多样性，个体差异大，以血尿、蛋白尿、水肿、高血压为其基本临床表现。早期出现无症状性蛋白尿和 / 或血尿，或疲倦、头昏乏力、腰膝酸软、食欲缺乏等非特异性症状，水肿可有可无，一般不严重。部分病人可因感染、劳累呈急性发作，或应用肾毒性药物后病情急剧恶化，出现明显水肿和高血压、大量蛋白尿，甚至肉眼血尿、管型增多等急性肾炎综合征的表现，经及时去除诱因和适当治疗后病情可有一定程度的缓解，但也可发展为不可逆的慢性肾衰竭。多数慢性肾炎病人肾功能呈慢性渐进性损害，肾脏病理类型是决定肾功能进展快慢的重要因素（如系膜毛细血管性肾小球肾炎进展较快，膜性肾病进展较慢），但也与治疗是否合理等相关。

【实验室检查】

1. 尿常规 是诊断慢性肾炎最重要的依据之一，多表现为轻度尿异常。尿常规镜检可见肾小球源性血尿、管型尿；尿蛋白多在 1～3g/d。尿相差显微镜尿红细胞形态检查和 / 或尿红细胞容积分布曲线可辅助判定血尿性质是否为肾小球源性血尿。

2. 肾功能 可正常或轻度受损，表现为肾小球滤过率下降或轻度氮质血症，可持续数年至数十年。

3. 超声 早期肾脏大小正常，晚期可出现双肾对称性缩小，皮质变薄。

4. 肾脏活组织检查 可表现为原发病的病理改变，对于指导治疗和估计预后具有重要价值。

【诊断及鉴别诊断】

1. 诊断 凡尿常规异常（出现蛋白尿、血尿、管型尿），伴或不伴水肿及高血压病史达 3 个月以上，无论有无肾功能损害，均应考虑此病。在除外继发性肾小球肾炎、遗传性肾小球肾炎后临床上可诊断为慢性肾炎。

2. 鉴别诊断 需与系统性红斑狼疮性肾炎、过敏性紫癜肾炎、糖尿病肾小球硬化症等继发性肾小球肾炎、遗传性肾小球肾炎等鉴别。

【治疗】

治疗目的是改善临床症状，防止或延缓肾功能进行性恶化，防治心脑血管并发症。一般采取综合性防治措施。

1. 控制血压 高血压是加速肾小球硬化、促进肾功能恶化的重要因素，因此，积极控制血压是延缓慢性肾炎持续进展至终末期肾衰竭的关键措施之一。治疗原则：①降压要达标：尿蛋白≥1.0g/24h，血压应控制在 125/75mmHg；尿蛋白 <1.0g/24h，血压应控制在 130/80mmHg。②降压药物的选择：首选血管紧张素转换酶抑制剂（ACEI）或血管紧张素Ⅱ受体拮抗剂（ARB）类降压药。肾功能损害的病人应用 ACEI 或 ARB 要注意防止高血钾，血肌酐 >264μmol/L（3mg/dl）时务必在严密观察下谨慎使用。肾性高血压单用一种降压药物如果效果差，需联合用药。

2. 降低尿蛋白 尿蛋白的治疗目标：争取减少至 <1.0g/d。ACEI 或 ARB 除具有降低血压作用外，还有减少蛋白尿和延缓肾功能恶化的肾脏保护作用，为治疗慢性肾炎高血压和 / 或蛋白尿的首选药物。通常要达到减少蛋白尿的目的，应用剂量需高于常规的降压剂量。

3. 限制蛋白质及磷摄入 应限制饮食中蛋白质和磷的摄入，建议优质低蛋白饮食。一般应根据肾功能受损程度控制饮食中蛋白质摄入量，并适当补充 α-酮酸或必需氨基酸并提供足够的热量。磷的摄入量应 <600mg/d。

4. 使用糖皮质激素和细胞毒性药物 一般不主张积极使用。但如果尿蛋白较多，肾功能正常或损害轻微、肾脏大小正常、病理类型较轻(如轻度系膜增生性肾炎、早期膜性肾病等),且无禁忌证的病人可试用,但无效者应及时逐步撤去。

5. 避免加重肾脏损害的因素　避免感染、劳累、脱水、妊娠及应用肾毒性药物(如庆大霉素、磺胺药、非甾体抗炎药及含马兜铃酸的中药,如关木通、广防己,或超量使用克林霉素或阿昔洛韦等),否则将导致肾功能快速恶化。

【预后与预防】

由于慢性肾炎病情迁延,最终病变均持续进展至慢性肾衰竭。但病变进展速度个体差异大,取决于其病理类型、是否重视保护肾脏及治疗是否恰当。对于慢性肾炎的病人,平时应注意避免受凉、感染和劳累,控制好血压、蛋白尿,避免滥用肾毒性药物等。

第三节　肾病综合征

肾病综合征(nephrotic syndrome,NS)是因多种肾脏病理损害所致的严重蛋白尿及其引起的一组临床综合征。本病最基本的特征是大量蛋白尿(≥3.5g/d),常伴有低蛋白血症(≤30g/L)、水肿、高脂血症。虽然肾病综合征作为一组临床综合征具有共同的临床表现、病理生理和代谢变化,甚至治疗方面亦有共同的规律,但是由于这是由多种疾病和不同病因、病理所引起的一组综合征,所以其临床表现、发病机制和防治措施各方面又各有其特殊点。

【病因及机制】

本病根据病因可分为原发性和继发性。原发性肾病综合征是肾脏本身的病变造成肾小球基底膜通透性增加,电荷屏障、机械屏障出现严重的损害,从而使血液中大量白蛋白通过肾小球漏出,出现低蛋白血症、大量蛋白尿和水肿。继发性肾病综合征是继发于其他疾病,常见病因包括糖尿病肾病、肿瘤相关性肾病、乙肝相关性肾病、狼疮性肾炎、紫癜性肾炎、肾淀粉样变性等。

【病理】

1. 微小病变　见足细胞足突广泛融合消失,光镜下表现不明显,免疫荧光阴性,只有电镜下可见肾小球足细胞足突的广泛融合。

2. 局灶性节段性肾小球硬化　局灶性节段性系膜基质增多并取代相应的毛细血管袢,有时出现局灶性节段性或球性足细胞增生、肥大。

3. 膜性肾病　可表现为上皮下免疫复合物沉积、弥漫性肾小球基底膜增厚。

4. 系膜增生性肾小球肾炎　肾小球系膜细胞(伴或不伴系膜基质)弥漫性增生。

5. 膜增生性肾小球肾炎　可见系膜增生,肾小球系膜细胞和基质弥漫性中度至重度增生,沿内皮细胞下向毛细血管壁广泛插入,导致毛细血管壁弥漫性增厚,管腔狭窄。

【临床表现】

典型表现为"三高一低",即:大量蛋白尿、低蛋白血症、高脂血症、高度水肿。

1. 大量蛋白尿　成人每天尿蛋白排出量大于3.5g,尿中泡沫增多,早期常难以发现,多数病人因水肿就诊检查发现。

2. 低蛋白血症　血浆白蛋白降至30g/L以下,主要原因是自尿中丢失白蛋白。肾病综合征时除血浆白蛋白下降外,还有其他血浆蛋白成分的变化,其变化可增加亦可减少,取决于丢失(主要是尿蛋白丢失)与合成的平衡。这些血浆蛋白质成分的改变可导致机体对感染的抵抗力降低、血栓形成倾向及一系列代谢紊乱。

3. 高脂血症　血脂异常包括胆固醇、甘油三酯水平明显增加,伴低密度脂蛋白(LDL)及极低密度脂蛋白(VLDL)浓度增加。

4. 高度水肿　水肿程度一般与低蛋白血症的程度相一致,严重时引起胸腔积液、腹腔积液、心包积液及呼吸困难。

【并发症】

1. 感染　起病多隐匿,临床表现不典型,主要为肺炎球菌、溶血性链球菌等引起的腹膜炎、胸膜炎、皮下感染、呼吸道感染,也易引起泌尿系感染。感染与营养不良、免疫功能紊乱和应用糖皮质激素有关。

2. 血栓、栓塞性并发症　主要为肾静脉血栓及其脱落后形成的肺梗死,动脉血栓形成主要见于小儿。大部分血栓栓塞性并发症是轻型、无症状的。

3. 营养不良　营养不良可引起肌肉萎缩、儿童生长发育障碍,同时还可能存在甲状腺激素水平低下、维生素 D 缺乏、钙磷代谢障碍、继发性甲状旁腺功能亢进、缺铁性贫血。

4. 急性肾损伤　主要原因是有效循环血容量下降,导致功能性的肾小球灌注压下降,肾脏缺血导致血肌酐急剧升高,肾脏灌注不足导致肾前性损伤。此外,肾间质水肿压迫肾小管、蛋白堵塞肾小管管腔、肾静脉血栓形成也是急性肾损伤的重要原因。

【诊断及鉴别诊断】

1. 诊断　肾病综合征诊断标准:①尿蛋白大于 3.5g/d;②血浆白蛋白低于 30g/L;③水肿;④高脂血症。其中①②两项为诊断所必需。

2. 鉴别诊断　肾病综合征需与其他引起水肿的疾病相鉴别,包括心源性水肿、肝源性水肿,应注意蛋白尿的程度与低白蛋白血症和水肿的程度之间的关系、水肿起始的部位、是否具有心脏及肝脏原发病的表现。原发性肾病综合征应与继发性肾病综合征如过敏性紫癜性肾炎、系统性红斑狼疮肾炎、乙型肝炎病毒相关性肾炎、糖尿病肾病、肾淀粉样变鉴别。

【治疗】

1. 一般治疗　适当休息,应进食易消化、清淡、半流质饮食,避免感染及血栓性疾病。

2. 对症治疗　水肿时应限制钠的摄入,轻、中度水肿可加用噻嗪类(氢氯噻嗪)或保钾利尿剂(螺内酯),重度水肿可选用袢利尿剂(呋塞米)。对于血浆白蛋白降低明显病人单独使用利尿剂风险较大,可考虑静滴白蛋白同时加用呋塞米治疗,应避免输入血浆白蛋白过快过多诱发肺水肿。

3. 降低蛋白尿　是治疗的核心环节,主要有免疫抑制治疗和非免疫抑制治疗。非免疫抑制治疗药物常用的是 RAAS 抑制剂,主要包括 ACEI 类药物和 ARB 类药物。钠 - 葡萄糖共转运蛋白 2(SGLT2)抑制剂和第三代非甾体选择性盐皮质激素受体拮抗剂对降低尿蛋白有一定作用。中药雷公藤具有一定的降蛋白尿效果,但由于治疗窗窄,有效剂量与中毒剂量接近,因此用药过程应密切观察不良反应。

4. 免疫抑制治疗　肾病综合征是由多种不同的临床病理类型的肾小球疾病所组成,各种疾病的治疗用药、病程均不一样,必须根据不同疾病选用不同的治疗方案。肾活检病理检查有助于明确病人的临床病理类型,根据病理类型选择治疗药物及疗程。

(1)糖皮质激素:通过抑制免疫炎症反应,抑制醛固酮和抗利尿激素分泌,影响肾小球基底膜通透性等综合发挥利尿、降尿蛋白作用。使用原则为起始足量、缓慢减药、长期维持。根据对糖皮质激素的反应分为三型:用药 8~12 周内肾病综合征缓解称为"激素敏感型",减药到一定程度即复发称为"激素依赖型",常规激素治疗无效称为"激素抵抗型"。常用药物有泼尼松、甲泼尼龙。长期应用可引起感染、糖尿病、股骨头坏死等,应注意监测。

(2)细胞毒性药物:可用于"激素依赖型"或"激素抵抗型"病人,协同激素治疗,一般不单独使用。常用药物有环磷酰胺、苯丁酸氮芥。

(3)钙调神经蛋白抑制剂:环孢素能选择性抑制 T 辅助细胞及 T 细胞毒效应细胞,作为激素及细胞毒性药物无效肾病综合征病人的二线治疗药物。他克莫司也是钙调神经蛋白抑制剂,副作用较环孢素小。

（4）吗替麦考酚酯：对部分难治性肾病综合征有一定疗效。

5. 治疗高脂血症 应用他汀类药物。

6. 并发症治疗

（1）感染：无需预防用药，仅在发生感染时使用。

（2）血栓及栓塞性并发症：成人肾病综合征血栓栓塞性并发症发生率较高，尤其是膜性肾病。当白蛋白＜20g/L，提示高凝状态，即开始预防性抗凝治疗，住院期间使用肝素和低分子量肝素，出院后使用华法林（INR 维持在 1.5～2.5）。

（3）急性肾损伤：处理不当可能危及生命，及时正确处理大多可恢复。采用措施包括使用袢利尿剂、血液透析、碳酸氢钠碱化尿液等。

（4）蛋白质及脂质代谢紊乱：调节饮食中蛋白质及脂肪的量与结构，将代谢紊乱的影响降低。对血脂增高的病人，根据血脂结果选择相应调脂药物。

第四节 尿 路 感 染

尿路感染（urinary tract infection，UTI）简称尿感，是常见的感染性疾病，由各种病原体在泌尿系统中异常生长、繁殖所致的尿路急性或慢性炎症性疾病。病原体可包括细菌、真菌、支原体、衣原体、病毒等。尿感发病率和性别、年龄密切相关。女性发病率高，男性发病率较低。随着年龄增长，老年人群发病率明显上升。

【病因及机制】

绝大多数尿感由单一细菌引起，最常见的病原体为大肠埃希菌，其次是腐生性葡萄球菌。真菌感染多发生于留置导管、糖尿病、使用广谱抗生素或免疫抑制剂的病人。某些病毒感染也可引起尿路感染，临床多无症状，支原体感染少见。

上行感染是尿感最常见的感染途径，指病原体经尿道进入膀胱、输尿管和肾盂肾盏导致的感染，可累及单侧或双侧。尿路器械使用、性交引起尿道损伤、排尿终末时后尿道尿液的反流等因素有可能导致细菌进入膀胱，当膀胱防卫机制受损，经膀胱上行感染到达肾盂，肾内反流则是将感染自肾盂扩散至肾皮质。

血行感染仅占泌尿道感染的 3% 以下。正常肾脏能抵御血源性大肠杆菌等尿感常见致病菌的侵袭，但是当肾脏结构或功能受损时，如尿路梗阻、瘢痕或肾小管内药物沉积引起肾内梗阻、血管异常（肾血管收缩、高血压等）、多囊肾、糖尿病、肾脏损伤等，则易感性明显增加。

直接感染少见，指泌尿系统周围器官、组织发生感染，病原菌直接侵入到泌尿系统导致的感染。

淋巴道感染罕见，盆腔和下腹部的器官发生感染，病原菌通过淋巴道感染泌尿系统。

【临床表现】

1. 尿路刺激症状 尿路感染的临床表现多种多样，以尿路刺激症状多见，典型的尿路刺激症状包括尿频、尿急、尿痛和排尿困难。尿频指排尿次数增加，尿急是指一有尿意即要排尿，尿痛是由于排尿时病损部位受刺激而产生疼痛或烧灼感。

2. 全身症状 膀胱炎一般无明显的全身感染症状，肾盂肾炎可出现明显的全身感染症状，表现为寒战、发热，可伴恶心、呕吐，体温多在 38～39℃，甚至高达 40℃，伴或不伴腰痛、尿路刺激症状、肉眼血尿。

3. 无症状尿路感染 指病人无任何尿路感染症状，排除尿液污染后，连续 2 次清洁中段尿培养的细菌菌落计数均 $<10^5$ CFU/ml，且为相同菌株。复杂尿路感染可表现为无症状菌尿、膀胱炎、肾盂肾炎，主要见于泌尿系统解剖和 / 或结构异常、基础肾脏病变和全身性病变导致机体抵抗力降低的个体，容易出现耐药菌株的感染。

【辅助检查】

1. 实验室检查

（1）尿沉渣镜检：尿液外观一般浑浊伴腐败味，可出现镜下血尿，尿蛋白定性与定量检查一般正常。脓尿即尿白细胞增多，未离心新鲜尿液白细胞≥10/μl 或离心尿液白细胞≥5/HP。白细胞酯酶活性可反映尿液中白细胞的数量，当白细胞超过 10/mm³ 时呈阳性反应。革兰氏阴性杆菌感染病人可出现亚硝酸盐阳性。

（2）病原体检查：清洁中段尿培养菌落计数≥10⁵CFU/ml 为阳性，无症状病人需两次中段尿培养阳性且为同一菌株，即可诊断。膀胱穿刺尿细菌培养是诊断尿路感染最准确的方法，符合率为 100%。

2. 影像学检查　复杂性尿路感染，尤其临床怀疑存在泌尿道畸形和 / 或梗阻时应行影像学检查，根据不同情况选用 B 超、静脉肾盂造影、逆行造影、CT、磁共振或放射性核素肾显像等。

【诊断及鉴别诊断】

1. 诊断　有典型临床表现的病人，结合尿常规、尿细菌培养检查，诊断并不困难。

2. 鉴别诊断

（1）肾结核：尿路刺激症状明显，一般抗生素无效；尿沉渣镜检可见抗酸杆菌，尿培养结核分枝杆菌阳性；静脉肾盂造影检查可见肾实质虫蚀样缺损。

（2）尿道综合征：常见于女性，有尿路刺激症状，但多次尿液检查均无真性细菌尿。

（3）慢性肾小球肾炎：与慢性肾盂肾炎鉴别，后者常有尿路刺激症状，双肾不对称性缩小。

【治疗】

应根据细菌培养及药敏结果选择抗生素，且应选择肾毒性小、不良反应少、尿液内有较高药物浓度的抗生素。还应根据病变的部位、病情的严重程度及是否存在复杂因素而合理用药和确定疗程。病情严重者应联合用药。药物疗效的判断标准为：①有效：治疗后复查尿沉渣镜检与细菌学检查阴性；②治愈：抗生素疗程结束后，尿沉渣镜检与细菌学检查阴性，在停止抗菌药后 2 周、4 周和 6 周追踪复查尿细菌学检查仍为阴性；③失败：在治疗后仍持续有菌尿。

1. 肾盂肾炎

（1）一般治疗：应鼓励病人多饮水，勤排尿。有发热等全身感染症状应卧床休息。可服用碳酸氢钠碱化尿液，以减轻膀胱刺激症状，有诱发因素者应加以治疗，如肾结石、输尿管畸形等。

（2）抗感染治疗：最好在尿细菌培养及药物敏感试验指导下进行。初发的肾盂肾炎可选用喹诺酮类或头孢三代抗生素，疗程 7～14 天。治疗 72 小时后需根据治疗效果评估是否续用。感染严重有败血症者宜静脉给药，最好根据尿细菌培养结果选用敏感药物。

2. 膀胱炎　一般予单剂量或短期的 1～3 天抗菌药物治疗，常用药物为阿莫西林、头孢菌素类及喹诺酮类药物。当感染严重或病人出现菌血症时，可以考虑抗生素的静脉应用。多黏菌素对于耐庆大霉素及碳青霉烯类的产 ESBL 菌血症仍然有效。对于留置尿管相关的复杂性尿路感染，在留取尿液标本做细菌学检测和开始抗感染治疗前应尽可能更换新的尿管，并应尽量减少其应用。

第五节　急性肾损伤

急性肾损伤（acute kidney injury，AKI）是指不超过 3 个月的肾脏功能或结构异常，包括血、尿、组织学、影像学及肾损伤标志物异常。临床表现为由各种病因引起短时间内肾功能快速减退，肾小球滤过率（GFR）下降，同时伴氮质产物如肌酐、尿素氮等潴留，水、电解质和酸碱平衡紊乱，重者出现多系统并发症。重症 AKI 病人死亡率高达 30%～80%，存活病人约 50% 遗留永久性肾功能减退，部分需要终身透析，防治形势十分严峻。

【病因及分类】

AKI 有广义和狭义之分,广义 AKI 可分为肾前性、肾性和肾后性三类。狭义 AKI 指急性肾小管坏死(acute tubular necrosis,ATN),是 AKI 最常见类型,约占全部 AKI 的 75%～80%,通常由缺血或肾毒性因素所致。

1. 肾前性 AKI　指各种原因引起肾脏血流灌注降低所致的缺血性肾损伤,约占 AKI 的 55%,常见病因包括有效血容量不足、心输出量降低、全身血管扩张、肾血管收缩和肾自主调节反应障碍等。

2. 肾性 AKI　由各种原因导致的肾单位和间质、血管损伤所致。以肾缺血和肾毒性物质导致肾小管上皮细胞损伤最为常见,其他还包括急性间质性肾炎、肾小球疾病、血管疾病和肾移植排斥反应等,约占 AKI 的 40%。

3. 肾后性 AKI　是指急性尿路梗阻,约占 AKI 的 5%。梗阻可发生在从肾盂到尿道的任何部位。常见原因包括结石、肿瘤、前列腺肥大、肾乳头坏死、血凝块及腹膜后疾病(如腹膜后纤维化、结肠癌)等。尿路功能性梗阻主要是指神经源性膀胱。代谢产物如尿酸盐、草酸盐,药物如阿昔洛韦、磺胺类、氨甲蝶呤,骨髓瘤相关轻链蛋白等均可在肾小管内形成结晶,导致肾小管梗阻。

【病理】

由于病因及病变严重程度不同,病理改变可有显著差异。肉眼见肾增大,质软,剖面可见髓质呈暗红色,皮质肿胀,因缺血而呈苍白色。典型缺血性 AKI 光镜检查见肾小管上皮细胞呈片状和灶性坏死,从基膜上脱落,小管腔管型堵塞。肾毒性 AKI 形态学变化最明显部位在近端肾小管曲部和直部,小管细胞坏死不如缺血性明显。ATN 病理特征是间质炎症细胞浸润,包括 T 淋巴细胞和单核细胞,偶尔有浆细胞及嗜酸性粒细胞。嗜酸性粒细胞浸润是药物所致 ATN 的重要病理学特征。

【临床表现】

AKI 的临床表现差异大,与病因和所处病程不同阶段有关,包括原发疾病、AKI 所致代谢紊乱及并发症三个方面。ATN 是肾性 AKI 最常见类型,其临床病程可分为三期。

1. 起始期　病人遭受缺血或毒性物质等打击,但尚未发生明显肾实质损伤。在此阶段,如能及时采取有效措施,常可阻止病情进展,一般持续数小时到数天,常无明显临床症状。

2. 维持期　又称少尿期,此阶段肾实质损伤已经形成,GFR 降至 5～10ml/(min·1.73m^2)以下,一般持续 1～2 周,也可长达数月。多数病人由于 GFR 降低引起进行性尿量减少伴氮质血症。不论尿量是否减少,随肾功能减退,临床上出现一系列尿毒症表现,主要是尿毒症毒素潴留(氮质血症)和水、电解质及酸碱平衡紊乱所致。

(1)消化系统:如食欲缺乏、恶心、呕吐、腹胀、腹泻等,严重者可发生消化道出血。

(2)呼吸系统:除感染外,主要是容量过多导致的急性肺水肿,表现为呼吸困难、咳嗽、憋气等症状。

(3)循环系统:由于尿量减少及水钠潴留,出现高血压及心力衰竭、肺水肿表现,因毒素滞留、电解质紊乱、贫血及酸中毒引起心律失常及心肌病变。

(4)神经系统:可出现意识障碍、躁动、谵妄、抽搐、昏迷等尿毒症脑病症状。

(5)血液系统:可有出血倾向及贫血表现。

(6)水、电解质和酸碱平衡紊乱:主要表现为水过多、代谢性酸中毒、高钾、低钠、低钙和高磷血症等。

3. 恢复期　此阶段小管细胞再生、修复,肾小管完整性恢复,GFR 逐渐恢复正常或接近正常范围。进行性尿量增多是肾功能开始恢复的标志,达 2.5L/d 或以上称多尿。血清肌酐逐渐下降,但血清肌酐下降时间较尿量增多滞后数天。多尿期早期,肾脏仍不能充分排出血中氮质代谢产物、钾和磷,故此时仍可发生高钾血症,持续多尿则可发生低钾血症、失水和低钠血症。根据病因、病情轻重程度、多尿期持续时间、并发症和年龄等因素,AKI 恢复时间可有较大差异。部分病人最终遗留不同程度的肾脏结构和功能损害。

【实验室检查】

1. 尿液检查 不同病因所致 AKI 的尿检异常表现不同。①肾前性 AKI：无蛋白尿和血尿，可见少量透明管型；ATN 时可见少量尿蛋白，以小分子蛋白为主，尿沉渣可见肾小管上皮细胞、上皮细胞管型和颗粒管型及少许红细胞、白细胞等；但在重金属中毒时常有大量蛋白尿和肉眼血尿。尿比重降低且较固定，多在 1.015 以下，尿渗透浓度降低 <350mOsm/(kg·H$_2$O)，尿钠含量增高，滤过钠排泄分数（FENa）常 >1%。②肾性 AKI：常可见明显蛋白尿和／或血尿，以变形红细胞为主，FENa<1%。ATN 时可有少量蛋白尿，以小分子蛋白为主。③肾后性 AKI：尿检异常多不明显，可有轻度蛋白尿、血尿，合并感染时可出现白细胞尿，FENa<1%。

2. 血液检查 可有轻度贫血，肾功能异常出现血清肌酐和尿素氮进行性升高，血清钾浓度常升高，血 pH 和碳酸氢根离子浓度降低，血清钠浓度正常或偏低，血钙降低，血磷升高。

3. 尿路影像学检查 有助于急、慢性肾功能减退鉴别，并了解 AKI 病因，首选超声显像。超声显像或 X 线检查发现固缩肾或皮质变薄提示慢性肾功能减退，肾脏增大则提示 AKI 及急性炎症、浸润性病变和梗阻。双肾体积明显不对称应考虑肾大血管疾病。AKI 时行静脉尿路造影易加重肾损害且显影效果差，应慎用。逆行性造影有助于进一步明确有无尿路梗阻，但并发症较多，应严格掌握适应证。疑有肾动脉栓塞、肾动脉或肾静脉血栓者，可行肾动静脉彩色超声显像、放射性核素检查、CT 或 MRI 肾血管成像，仍不明确者可行肾血管造影。

4. 肾活检 是 AKI 鉴别诊断的重要手段。在排除肾前性及肾后性病因后拟诊肾性 AKI 但不能明确病因时，若无禁忌证，应尽早肾活检，以便及早实施针对性治疗，但需注意 AKI 病人即使无全身出血倾向，肾穿刺后仍可发生出血及动静脉瘘等并发症。

【诊断及鉴别诊断】

1. 诊断 根据原发病因、肾功能急性减退（血清肌酐和尿量），结合相应临床表现、实验室与影像学检查，一般不难做出诊断。AKI 诊断标准为：肾功能在 48 小时内突然减退，血清肌酐绝对值升高≥0.3mg/dl（26.5μmol/L），或 7 天内血清肌酐增至≥1.5 倍基础值，或尿量 <0.5ml/(kg·h)，持续时间 >6 小时。诊断分期参考改善全球肾脏病预后组织（KDIGO）制定的 AKI 临床实践指南（表 2-4-1）。

表 2-4-1 急性肾损伤的 KDIGO 分期标准

分期	血清肌酐标准	尿量标准
1 期	绝对升高≥0.3mg/dl（≥26.5μmol/L）或相对升高≥50%，但 <1 倍	<0.5ml/(kg·h)（持续时间≥6 小时，但 <12 小时）
2 期	相对升高≥1 倍，但 <2 倍	<0.5ml/(kg·h)（持续时间≥12 小时，但 <24 小时）
3 期	升高至≥4.0mg/dl（≥353.6μmol/L） 或相对升高≥2 倍 或开始肾脏替代治疗 或 <18 岁病人 eGFR 下降至 <35ml/(min·1.73m^2)	<0.3ml/(kg·h)（持续时间≥24 小时）或无尿≥12 小时

2. 鉴别诊断 肾功能减退病人应明确是急性或慢性，CKD 各阶段均可出现各种病因导致的急性加重，通过详细询问病史、体格检查和相关实验室及影像学检查可鉴别。

【治疗】

AKI 的治疗原则是尽早识别并纠正可逆病因，及时采取干预措施避免肾脏受到进一步损伤，维持水、电解质和酸碱平衡，积极防治并发症，适时进行血液净化治疗。所有 AKI 病人均应适当卧床休息。肾脏替代疗法（renal replacement therapy，RRT）是 AKI 治疗重要组成部分。

1. 尽早纠正可逆病因 对于各种严重外伤、急性失血、心力衰竭、休克等都应积极治疗，包括扩容、纠正血容量不足、纠正感染性休克及腹腔内高压等。肾前性 AKI 早期需积极恢复有效血容量,包括静脉补液、降低后负荷以改善心输出量、调节外周血管阻力至正常范围。同时及时停用影响肾血流灌注或肾毒性的药物。当存在尿路梗阻时,则需及时解除梗阻。

2. 早期干预治疗　在 AKI 起始期及时干预治疗能最大限度地减轻肾脏损伤,促进肾功能恢复。肾性 AKI,如肾小球肾炎或小血管炎所致 AKI,常需使用糖皮质激素和/或免疫抑制剂治疗。骨髓瘤肾病所致 AKI 病人可予硼替佐米等化疗药物促使骨髓瘤细胞凋亡,并可使用血浆置换清除游离轻链。

3. 饮食及营养支持　维持机体营养状况和正常代谢,有助于损伤细胞的修复和再生,提高存活率。优先通过胃肠道提供营养,重症 AKI 病人常胃肠道症状明显,可先从胃肠道补充部分营养让病人胃肠道适应,然后逐渐增加热量。酌情限制水分、钠盐和钾盐摄入。

4. 并发症治疗

(1)容量过负荷:对 AKI 预后产生不良影响。少尿期病人应严密观察每日出、入量及体重变化。每日补液量应为显性失液量加上非显性失液量减去内生水量。AKI 少尿病人在病程早期且合并容量过负荷时,可谨慎短期试用袢利尿剂。

(2)高钾血症:是临床危急情况,血钾超过 6.5mmol/L,心电图表现明显异常时,应予以紧急处理,以血液透析或腹膜透析最为有效。立即停用一切含钾的药物、食物;用 10% 葡萄糖酸钙 10ml 静脉注射,以拮抗钾离子对心肌毒性作用;5% 碳酸氢钠静脉滴注,可通过 H^+-Na^+ 交换促使钾离子转移至细胞内;葡萄糖溶液联合胰岛素可促使葡萄糖和钾离子转移至细胞内合成糖原;阳离子交换树脂,通过离子交换作用,增加粪便钾离子排泄。

(3)代谢性酸中毒:高分解代谢病人代谢性酸中毒发生早,程度严重,可加重高钾血症,应及时治疗。当血浆实际碳酸氢根低于 15mmol/L,应予 5% 碳酸氢钠滴注,根据心功能控制滴速,并动态监测血气分析。严重酸中毒,如 HCO_3^- < 12mmol/L 或动脉血 pH < 7.20 时,应考虑急诊透析。

(4)急性左心衰竭:药物治疗以扩血管为主,减轻心脏后负荷。通过透析清除水分,治疗容量过负荷所致心力衰竭最为有效。

(5)感染:是 AKI 常见并发症及少尿期主要死因。多为肺部、尿路、胆道等部位感染和败血症,应尽早根据细菌培养和药物敏感试验合理选用对肾脏无毒性抗生素,并注意调整药物剂量。

5. 肾脏替代治疗　AKI 时由于肾功能在短时间内快速减退,机体无法产生足够代偿反应,而肾脏替代治疗清除毒素、炎症介质及过多的水分,对病情控制有一定的帮助。当出现威胁生命的严重并发症时应紧急透析,如严重高钾血症,K^+ > 6.5mmol/L,或已经出现严重心律失常;急性肺水肿且利尿效果不满意;严重代谢性酸中毒,动脉血 pH < 7.2,且由于急性左心衰竭和体液容量过多不能给予足量碱剂时可选用肾脏替代治疗,主要包括血液透析、血液滤过和腹膜透析。

6. 恢复期治疗　治疗重点仍为维持水、电解质和酸碱平衡,控制氮质血症,治疗原发病和防止各种并发症,需长期随访治疗。长期卧床病人注意防治肺部感染和尿路感染。

【预后】

AKI 预后与原发病、合并症、年龄、肾功能损害严重程度、诊断治疗是否及时、有无多脏器功能障碍和并发症等有关。随着肾脏替代治疗广泛开展,直接死于肾衰竭的病例显著减少,而主要死于原发病和并发症,尤其是肾外脏器功能衰竭。

【预防】

AKI 发病率及死亡率居高不下,预防极为重要。积极治疗原发病,及时发现导致 AKI 的危险因素(如糖尿病、高血压、肾病综合征、有效血容量不足等)并加以去除是 AKI 预防的关键。AKI 防治应遵循分期处理原则:高危病人应酌情采取针对性预防措施,并需动态监测肾功能变化;AKI 早期应及时纠正病因并予对症支持治疗;预计 AKI 病情将进行性加重,则权衡利弊适当提早开始肾脏替代治疗。

第六节　慢性肾脏病

慢性肾脏病（chronic kidney disease，CKD）是指各种原因引起的肾脏结构或功能异常＞3 个月。慢性肾衰竭（chronic renal failure，CRF）是指慢性肾脏病引起的 GFR 下降及与此相关的代谢紊乱和临床症状组成的综合征。CKD 囊括了疾病的整个过程，即 CKD1 期至 CKD5 期，部分 CKD 在疾病进展过程中 GFR 可逐渐下降，进展至 CRF。CRF 则代表 CKD 中 GFR 下降至失代偿期的那一部分群体，主要为 CKD3～CKD5 期。

【病因】

慢性肾脏病的病因主要包括：糖尿病肾病、高血压肾小动脉硬化、原发性与继发性肾小球肾炎、肾小管间质疾病（慢性间质性肾炎、慢性肾盂肾炎、尿酸性肾病、梗阻性肾病等）、肾血管疾病、遗传性肾病（多囊肾病、遗传性肾炎）等。在发达国家，糖尿病肾病、高血压肾小动脉硬化是 CKD 的主要病因；在发展中国家，CKD 的最常见病因仍是原发性肾小球肾炎，近年来糖尿病肾病导致的慢性肾衰竭明显增加。

CKD 通常进展缓慢，呈渐进性发展，但在某些诱因下短期内可急剧加重、恶化。慢性肾衰竭渐进性发展的危险因素包括高血糖、高血压、蛋白尿（包括微量白蛋白尿）、低蛋白血症、吸烟等。此外，贫血、高脂血症、高同型半胱氨酸血症、老年、营养不良、尿毒症毒素（如甲基胍、甲状旁腺激素、酚类）蓄积等，在慢性肾衰竭病程进展中也起一定作用。慢性肾衰竭急性加重、恶化的危险因素主要有：①累及肾脏的疾病复发或加重；②有效血容量不足；③肾脏局部血供急剧减少；④严重高血压未能控制；⑤肾毒性药物；⑥泌尿道梗阻；⑦其他：严重感染、高钙血症、肝衰竭、心力衰竭等。

【临床表现与并发症】

CKD 症状和体征常无特异性，严重时可表现为受累器官系统的症状和体征。CKD1～CKD3 期病人可能无任何症状，也可能出现头晕、头痛、夜尿次数增多、泡沫尿、乏力等早期轻度不适的症状。随着肾功能减退，CKD3 期以后病人上述症状加重，出现疲倦、精神无法集中、嗜睡、尿量减少、四肢或颜面水肿等。到 CKD5 期时，可出现急性左心衰竭、严重高钾血症、消化道出血、中枢神经系统障碍等，甚至有生命危险。CKD 的常见并发症包括以下几点。

1. 水、电解质代谢紊乱　可出现代谢性酸中毒、水钠潴留、钾代谢紊乱（易出现高钾血症，有时也可出现低钾血症）、钙磷代谢紊乱（高磷血症、低钙血症）。

2. 蛋白质、糖类、脂肪和维生素代谢紊乱

（1）蛋白质代谢紊乱：一般表现为蛋白质代谢产物蓄积（氮质血症），也可有白蛋白、必需氨基酸水平下降等。

（2）糖代谢异常：主要表现为糖耐量减低和低血糖症，前者多见。糖耐量减低主要与胰高血糖素水平升高、胰岛素受体障碍等因素有关，可表现为空腹血糖水平或餐后血糖水平升高，但一般较少出现自觉症状。

（3）脂代谢紊乱：主要表现为高脂血症，多数表现为轻到中度高甘油三酯血症，少数病人表现为轻度高胆固醇血症，或两者兼有；部分病人血浆极低密度脂蛋白、脂蛋白 a 水平升高，高密度脂蛋白水平降低。

（4）维生素代谢紊乱：在慢性肾衰竭中也很常见，如血清维生素 A 水平增高、维生素 B_6 及叶酸缺乏等，常与饮食摄入不足、某些酶活性下降有关。

3. 心血管系统　CKD 病人的心血管系统主要表现为高血压和左心室肥厚、心力衰竭、尿毒症心肌病、心包积液、血管钙化和动脉粥样硬化等。心血管病变是 CKD 病人常见并发症和死亡原因，尤其是进入终末期阶段的病人。

4. 血液系统　主要表现为贫血、血小板功能异常和凝血缺陷。肾性贫血是指由各类肾脏疾病造成促红细胞生成素的相对或者绝对不足导致的贫血，以及尿毒症病人血浆中的一些毒性物质通过干扰红细胞的生成和代谢而导致的贫血。慢性肾功能不全时既容易出血，也容易凝血甚至出现血栓的形成，这是由于机体血小板和凝血系统异常所导致的。

5. 神经肌肉系统　在 CKD 病人的病程中，常出现神经系统异常如脑血管疾病、认知功能障碍、睡眠障碍及神经病变等。透析病人相关的急性认知功能障碍，如透析失衡综合征、谵妄、透析中或透析后的癫痫发作等。此外，尿毒症多神经病变在终末期肾病病人中常见，多累及远端对称的混合性感觉、运动神经。感觉功能异常亦可表现为不宁腿综合征、灼足综合征及反常热感觉。运动神经受累一般发生在更晚期，运动功能丧失可导致肌肉萎缩、肌阵挛及瘫痪。

6. 呼吸系统　体液过多或酸中毒时均可出现气短、气促，严重酸中毒可致呼吸深长（Kussmaul 呼吸）。体液过多、心功能不全可引起肺水肿或胸腔积液。由尿毒症毒素诱发的肺泡毛细血管渗透性增加、肺充血，可引起"尿毒症肺水肿"，此时肺部 X 线检查可出现"蝴蝶翼"征。

7. 消化系统　消化系统症状通常是 CKD 最早的表现。主要表现有食欲缺乏、恶心、呕吐、口腔有尿味。消化道出血也较常见，发生率比正常人明显增高，多是由于胃黏膜糜烂或消化性溃疡所致。

8. 骨骼病变　CKD 病人可出现矿物质代谢紊乱、肾性骨营养不良、高转化骨病、骨软化症、无动力性骨病和混合性骨病等。

9. 内分泌功能紊乱　主要表现有：①肾脏本身内分泌功能紊乱：$1,25-(OH)_2D_3$ 不足、EPO 缺乏和肾内肾素 - 血管紧张素 II 过多；②糖耐量异常和胰岛素抵抗：与骨骼肌及外周器官摄取糖能力下降、酸中毒、肾脏降解小分子物质能力下降有关；③下丘脑 - 垂体内分泌功能紊乱：催乳素、促黑色素激素、黄体生成素、促卵泡激素、促肾上腺皮质激素等水平增高；④外周内分泌腺功能紊乱：大多数病人均有继发性甲状旁腺功能亢进（血 PTH 升高）；部分病人（约 1/4）有轻度甲状腺素水平降低；CKD 女性病人常存在月经紊乱、生殖和性功能障碍，当进入终末期肾病时通常导致闭经。

【辅助检查】

1. 肾小球功能的评估　根据血肌酐值应用慢性肾脏病流行病学协作（CKD-EPI）公式估算 GFR。对于高龄、营养不良、肌肉含量低及肝功能障碍者，以血肌酐估算 GFR 对于 CKD 的诊断和分期不够准确，建议加测胱抑素 C，并根据血肌酐和胱抑素 C 值应用 CKD-EPI 公式估算。菊粉清除率和放射性核素（锝 -99m- 二乙烯三胺五乙酸，99mTc-DTPA）血浆清除率可作为 GFR 评估的金标准。

2. 蛋白尿的评估　建议使用以下检测方法作为蛋白尿的初始检测（按照优先次序降序排列，晨尿标本为佳）：①尿白蛋白 / 肌酐比值；②尿蛋白 / 肌酐比值；③采用自动读数的试纸条尿液分析方法检测总蛋白；④采用人工读数的试纸条尿液分析方法检测总蛋白。

3. 其他实验室检查　尿有形成分分析、肾小管功能检测、免疫学检查等。CKD 各期检测血磷、钙、碱性磷酸酶、全段甲状旁腺素和 25- 羟维生素 D。合并贫血的 CKD 病人需要常规查血常规。

4. 影像学检查　首选肾脏超声检查，早期可无明显异常或仅表现为肾实质回声轻度增强。在肾衰竭之后，肾体积通常逐渐缩小、皮质变薄，包膜不光滑，与肾周围组织分界不清；肾实质回声明显增强。严重者肾实质与肾窦分界不清，肾内结构紊乱。肾的 X 线检查、静脉肾盂造影、CT 血管造影、MRI、放射性核素检查对判断慢性肾脏病的病因有一定帮助。

5. 肾活检　对诊断肾脏病有非常重要的意义，通过肾活检可明确肾脏病的病理表现和病理类型，了解肾脏病变程度，根据病理特点和临床表现等制订治疗方案，判断疗效和预后等。

【诊断及鉴别诊断】

1. 诊断　肾脏损伤标志如白蛋白尿、尿沉渣异常、肾小管相关病变、组织学异常、影像学所见结构异常或肾移植病史病人，肾小球滤过率 $<60ml/(min \cdot 1.73m^2)$（伴有或不伴有肾脏损伤），持续时间超过 3

个月，即可诊断 CKD。CKD 的预后与病因、分期、白蛋白尿分级及并发症有关。根据 CKD 分期和白蛋白尿分级进行 CKD 危险分层，分为低危、中危、高危和极高危。

CKD 诊断并不困难，主要依据病史、肾功能检查及相关临床表现。既往病史不明，或存在近期急性加重诱因的病人，需与急性肾损伤鉴别，是否存在贫血、低钙血症、高磷血症、血 PTH 升高、肾脏缩小等有助于本病与急性肾损伤鉴别。若有条件，可尽早行肾活检以明确导致慢性肾衰竭的基础肾脏病，积极寻找引起肾功能恶化的可逆因素，延缓慢性肾脏病进展至慢性肾衰竭。

2. 鉴别诊断

（1）肾前性氮质血症：在有效血容量补足 48～72 小时后，肾前性氮质血症病人肾功能即可恢复，而慢性肾衰竭肾功能则难以恢复。

（2）急性肾损伤：在病人病史欠详细时，可借助影像学检查（如 B 超、CT 等）或肾图检查结果进行分析，如双肾明显缩小（糖尿病肾病、肾脏淀粉样变性、多囊肾、双肾多发囊肿等疾病肾脏往往不缩小），或肾图提示慢性病变，则支持慢性肾衰竭的诊断。

但需注意，CKD 有时可发生急性加重或伴发急性肾损伤。若慢性肾衰竭本身已相对较重，或其病程加重过程未能反映急性肾损伤的演变特点，则称之为"慢性肾衰竭急性加重"。若慢性肾衰竭较轻，而急性肾损伤相对突出，且其病程发展符合急性肾损伤演变过程，则可称为"慢性肾衰竭基础上急性肾损伤"，其处理原则基本与急性肾损伤相同。

【治疗】

肾功能进行性下降的防控主要是基于 CKD 发生、发展的过程，针对已知的相关因素进行干预，最终以延缓肾功能下降速度为目的。需要指出的是，在 CKD 病人长期的管理过程中，延缓肾功能下降并非唯一的目的；而应该提倡 CKD 一体化管理的概念。CKD 一体化管理是从发生 CKD 开展针对控制肾脏原发病、避免或纠正导致肾功能恶化的诱因、延缓肾功能进行性下降、防治并发症（包括心脑血管疾病、肾性贫血、矿物质骨代谢紊乱等）、控制合并症、适时进行肾脏替代治疗前准备等环节，对 CKD 病人进行生活方式、心理及药物等多方面的干预。

1. 饮食治疗 对于非糖尿病 CKD G1、G2 期病人，原则上宜减少摄入蛋白质，实施低蛋白饮食治疗，必要时可补充复方 α- 酮酸。成人 CKD 病人氯化钠摄入量少于 5g/d。

2. 必需氨基酸的应用 推荐 CKD3～CKD5 期非糖尿病病人限制蛋白质摄入同时补充酮酸制剂，低蛋白饮食的血液透析病人补充复方 α- 酮酸制剂可以改善病人营养状态。

3. 控制血压 尿白蛋白排泄率≤30mg/g 时，维持血压≤140/90mmHg；尿白蛋白排泄 >30mg/g 时，控制血压≤130/80mmHg。无蛋白尿 CKD 高血压病人可选择 ACEI、ARB、钙通道阻滞剂等；有蛋白尿 CKD 高血压病人首选 ACEI 或 ARB。为提高高血压达标率，推荐使用单片复方制剂或组合制剂，严重高血压者可选择 3 种或 3 种以上的抗高血压药物联合治疗。老年病人应综合考虑年龄、合并症等情况，并密切关注降压治疗相关不良事件，如电解质紊乱、急性肾损伤、体位性低血压。

4. 纠正水、电解质及酸碱失衡

（1）酸中毒：当 CKD 病人血 HCO_3^- 浓度 <22mmol/L 时，应口服碳酸氢钠等碱制剂，使 HCO_3^- 浓度维持在正常水平。

（2）高钾血症：CKD 病人血清钾浓度≥5.5mmol/L，宜低钾饮食，调整 RAAS 用量，以及口服降钾剂（聚苯乙烯磺酸钠、聚苯乙烯磺酸钙、环硅酸锆钠）。根据病人残留肾功能和尿量情况，酌情考虑使用排钾利尿剂。血钾急性升高，使用胰岛素和葡萄糖治疗；合并酸中毒，静脉滴注碳酸氢钠；药物不能控制时，启动紧急透析治疗。

（3）水钠紊乱的防治：出现水钠潴留需适当限制钠摄入量，有明显水肿、高血压者，限制钠摄入量。也可根据需要应用袢利尿剂、噻嗪类利尿剂及潴钾利尿剂。中、重度 CRF 病人避免应用潴钾利尿剂。严重肺水肿、急性左心衰竭者，常需及时给予血液透析或连续性肾脏替代治疗，以免延误治疗时机。

轻、中度低钠血症,一般不必积极处理,而应分析其不同原因,只对真性缺钠者谨慎补充钠盐;严重缺钠的低钠血症者也应有步骤地逐渐纠正低钠状态。"失钠性肾炎"病人因其肾脏失钠较多,故需要积极补钠,但这种情况比较少见。

5. 肾性贫血治疗 多数 CKD 贫血病人需要使用红细胞生成刺激剂治疗,根据 CKD 病人 Hb 水平和临床情况选择红细胞生成刺激剂种类,并决定初始治疗剂量。成人非透析 CKD 贫血病人未给予铁剂治疗者,若转铁蛋白饱和度≤20%、铁蛋白≤100μg/L,建议给予 1～3 个月口服铁剂治疗。近年来,低氧诱导因子脯氨酰羟化酶抑制剂作为新型治疗肾性贫血的口服药物,逐渐应用于临床。

6. 肾脏替代治疗 一般指征有尿毒症临床表现,eGFR 下降至 5～8ml/(min·1.73m²)时应开始透析治疗。紧急透析指征:①药物不能控制的高钾血症(血钾>6.5mmol/L);②水钠潴留、少尿、无尿、高度水肿伴有心力衰竭、肺水肿、高血压;③严重代谢性酸中毒(pH<7.2);④并发尿毒症性心包炎、胸膜炎、中枢神经系统症状(如神志恍惚、嗜睡、昏迷、抽搐、精神症状等)。肾脏替代治疗方式包括透析(血液透析和腹膜透析)和肾移植。

7. 中医中药治疗 祖国医学的辨证论治为 CKD 提供了又一治疗手段,雷公藤多苷、黄葵、黄芪、发酵虫草菌粉、大黄等中药及其复方制剂已广泛用于 CKD 的治疗。但某些中药有肾毒性(如含有马兜铃酸的中药),还有部分中药长期服用可致高钾血症,需引起重视。

(刘 玲)

第五章

血液系统疾病

血液病学（hematology）是以血液和造血组织为主要研究对象的学科。造血组织是指生成血细胞的组织，包括骨髓、胸腺、淋巴结、肝脏、脾脏、胚胎及胎儿的造血组织。造血干细胞具有自我更新与多向分化两大特征，在正常造血微环境及正、负造血调控因子作用下生成各种血液细胞和免疫细胞。血液系统疾病分为红细胞疾病（如各类贫血和红细胞增多症等）、粒细胞疾病、单核细胞和巨噬细胞疾病、淋巴细胞和浆细胞疾病（如各类淋巴瘤，急、慢性淋巴细胞白血病等）、造血干细胞疾病（如再生障碍性贫血、急性髓系白血病等）、出血性疾病（如血小板减少性紫癜、弥散性血管内凝血等）及造血干细胞移植等。血液病的症状与体征多种多样，往往缺乏特异性；实验室检查在血液病诊断中占有突出地位，常用的检查包括血常规、网织红细胞计数、骨髓检查及细胞化学染色、出血性疾病检查、溶血性疾病检查、流式细胞术免疫分型、染色体检查及基因诊断、骨髓和组织病理等。血液系统恶性肿瘤的诊断已从形态学发展到分子生物学、基因学的高水平阶段；治疗也从既往的化疗进展到诱导分化、靶基因治疗、造血干细胞治疗、细胞免疫治疗等。如全反式维 A 酸、三氧化二砷通过诱导分化治疗急性早幼粒细胞白血病。酪氨酸激酶抑制剂治疗慢性髓系白血病。造血干细胞移植根治血液系统恶性肿瘤和遗传性疾病。嵌合抗原受体 T 细胞免疫疗法治疗急性淋巴细胞白血病和非霍奇金淋巴瘤。未来血液病学将不断探索新的治疗靶点、涌现新的治疗手段。

第一节　贫　　血

贫血（anemia）是指各种原因引起的人体外周血红细胞容量减少，低于正常范围下限，不能运输足够的氧至组织而产生的综合征。临床上常用血红蛋白浓度代替红细胞容量作为诊断标准。我国血液病学家认为在我国海平面地区，成年男性 Hb＜120g/L，成年女性（非妊娠）Hb＜110g/L，孕妇 Hb＜100g/L 即为贫血。贫血是疾病所致的结果，而不是一种独立的疾病。

一、概述

【分类】

1. 按病因及机制　可分为红细胞生成减少性贫血、红细胞破坏过多性贫血及失血性贫血。

（1）红细胞生成减少性贫血：由于造血干细胞 / 祖细胞异常、造血调节异常、造血原料不足或利用障碍所导致的贫血。再生障碍性贫血是一种骨髓造血功能衰竭症。骨髓纤维化、髓外肿瘤性疾病的骨髓转移，可因损伤骨髓基质细胞及造血细胞而影响血细胞生成，导致贫血。肾功能不全、垂体或甲状腺功能减退、肝病等可因产生促红细胞生成素不足而导致贫血。由于各种生理或病理因素导致叶酸或维生素 B_{12} 缺乏可引起巨幼细胞贫血。

（2）红细胞破坏过多性贫血：由于红细胞自身异常或免疫因素、生物因素、理化因素等造成红细胞破坏增加所致的贫血，也称溶血性贫血。如遗传性球形红细胞增多症、葡萄糖 -6- 磷酸脱氢酶缺乏症、自身免疫性贫血等。

(3) 失血性贫血：各种原因导致的消化道出血、月经过多、手术出血等均可导致失血性贫血。

2. 按血红蛋白浓度 分为轻度、中度、重度和极重度贫血（表2-5-1）。

表2-5-1 贫血程度

血红蛋白浓度（g/L）	贫血严重程度
<30	极重度
30~59	重度
60~90	中度
91~正常值下限	轻度

3. 按红细胞形态 分为大细胞性贫血、正常细胞性贫血和小细胞低色素性贫血（表2-5-2）。

表2-5-2 贫血的细胞学分类

类型	MCV（fl）	MCHC（%）	常见疾病
大细胞性贫血	>100	32~35	巨幼细胞贫血、骨髓增生异常综合征
正常细胞性贫血	80~100	32~35	再生障碍性贫血、溶血性贫血、急性失血性贫血
小细胞低色素性贫血	<80	<32	缺铁性贫血、慢性病贫血、地中海贫血

注：MCV，红细胞平均体积；MCHC，平均红细胞血红蛋白浓度。

【临床表现】

最常见的全身症状是乏力，症状的轻重与发生贫血的速度和血液、循环、呼吸等系统对贫血的代偿和耐受能力有关。主要临床表现有头痛、头晕、失眠、耳鸣、眼花、记忆力减退、消化不良、腹部胀满、食欲减低等，活动后有心悸、心率加快。重度贫血时，即使平静状态也可能有气短，甚至端坐呼吸，皮肤黏膜可呈现苍白；长期贫血心脏超负荷工作且供血不足，会导致贫血性心脏病，可有心律失常，甚至心功能不全；缺铁性贫血可伴有吞咽异物感；巨幼细胞贫血或恶性贫血可引起舌炎、舌乳头萎缩、牛肉舌、镜面舌等表现。

【实验室检查】

1. 血常规检查 血红蛋白的测定判断贫血严重程度，白细胞或血小板数量的变化及红细胞参数（MCV、MCH 及 MCHC）指标为贫血病因诊断提供依据。

2. 骨髓检查 包括骨髓细胞涂片分类和骨髓活检。涂片分类反映骨髓细胞的增生程度、细胞成分、比例和形态变化；活检反映骨髓造血组织的结构、增生程度、细胞成分和形态变化。

3. 发病机制检查 包括缺铁性贫血的铁代谢及引起缺铁的原发病检查；巨幼细胞贫血的血清叶酸和维生素 B_{12} 水平测定及导致此类造血原料缺乏的原发病检查；失血性贫血的原发病检查；溶血性贫血的红细胞膜、酶、珠蛋白、自身抗体等检查；骨髓造血功能衰竭性贫血的染色体、基因检查，以及造血系统肿瘤性疾病和其他系统继发贫血的原发病检查。

【治疗】

减轻贫血临床症状的对症治疗，包括输红细胞，改善体内缺氧状态；对贫血合并出血者，应根据出血机制的不同采取不同的止血治疗。对因治疗包括缺铁性贫血补铁及治疗导致缺铁的原发病；巨幼细胞贫血补充叶酸或维生素 B_{12}；溶血性贫血采用糖皮质激素或脾切除术治疗；再生障碍性贫血采用抗淋巴/胸腺细胞球蛋白、环孢素及造血正调控因子等治疗。

二、临床常见贫血

临床常见贫血包括缺铁性贫血、再生障碍性贫血、溶血性贫血、巨幼细胞贫血等类型。

（一）缺铁性贫血

缺铁性贫血为临床中最常见的贫血类型，因各种原因导致机体对铁的需求与供给失衡，首先体内贮存铁耗尽（iron depletion，ID），继而红细胞内铁缺乏（iron deficient erythropoiesis，IDE），最终形成缺铁性贫血（iron deficiency anemia，IDA）。

【病因】

1. 生理需铁量增加而铁摄入不足　多见于婴幼儿、青少年、妊娠和哺乳期妇女。青少年生长速度快、偏食易缺铁。女性月经过多、妊娠或哺乳，需铁量增加，若摄入高铁食物不足，易造成缺铁性贫血。

2. 铁吸收障碍　多种原因造成的胃肠道功能紊乱、胃肠大部切除术后等多种消化系统疾病导致铁吸收减少。

3. 铁丢失　慢性胃肠道失血、月经过多、咯血等长期慢性铁丢失而得不到纠正则造成缺铁性贫血。

【临床表现】

1. 缺铁原发病表现　黑便、血便（消化性溃疡、肿瘤或痔疮导致）；月经过多；咯血、消瘦等。

2. 贫血表现　乏力、头痛、头晕、失眠、耳鸣、眼花、记忆力减退、消化不良、腹部胀满、食欲减低等。

3. 组织缺铁表现　烦躁、易怒、注意力不集中、异食癖；儿童生长发育迟缓、智力低下；毛发干枯、脱落；指（趾）甲缺乏光泽、脆薄易裂，重者指（趾）甲变平，甚至凹下呈勺状（匙状甲）。

【实验室检查】

1. 血象　呈小细胞低色素性贫血。平均红细胞体积（MCV）低于80fl，平均红细胞血红蛋白含量（MCH）小于27pg，平均红细胞血红蛋白浓度（MCHC）小于32%。白细胞和血小板计数可正常，也有部分病人血小板计数升高。

2. 骨髓象　增生活跃或明显活跃；红系增生为主，红系中以中、晚幼红细胞为主，其体积小、核染色质致密、胞质少、边缘不整齐，血红蛋白合成不足的表现，即所谓的"核老浆幼"现象。

3. 铁代谢　血清铁降低，总铁结合力升高，转铁蛋白饱和度降低，血清铁蛋白降低。骨髓涂片用亚铁氰化钾染色后，在骨髓小粒中无深蓝色的含铁血黄素颗粒；在幼红细胞内铁小粒减少或消失。

【诊断】

对小细胞低色素贫血病人，有红细胞内缺铁的证据，诊断并不困难。缺铁性贫血仅是一种临床表现，明确病因更重要。如多次检查大便潜血，必要时做胃肠道X线检查或内镜检查明确消化道疾病；月经过多的妇女应检查有无妇科疾病。

【治疗】

1. 病因治疗　尽可能地寻找病因、去除导致缺铁的病因。如营养不足引起的IDA，应改善饮食，避免偏食；月经过多引起的IDA应调理月经；消化道肿瘤病人应治疗原发病等。

2. 补铁治疗　首选口服铁剂。餐后服用胃肠道反应小且易耐受。谷类、乳类和茶等会抑制铁剂的吸收，鱼、肉类、维生素C可加强铁剂的吸收。口服铁剂有效的表现先是外周血网织红细胞增多，高峰在开始服药后5～10天，2周后血红蛋白浓度上升。铁剂治疗应在血红蛋白恢复正常后至少持续4～6个月，待铁蛋白正常后停药。若口服铁剂不能耐受或胃肠道正常解剖部位发生改变而影响铁的吸收，可用铁剂肌内或静脉注射。

（二）再生障碍性贫血

再生障碍性贫血（aplastic anemia，AA）简称再障，是一种由不同病因和机制引起的骨髓造血功能衰竭症。临床上常表现为全血细胞减少，较严重的贫血、出血和感染。

【病因和发病机制】

多数病因不明确，可能的病因包括病毒感染，特别是肝炎病毒、微小病毒B19等；化学因素，特别是氯霉素类抗生素、磺胺类药物、抗肿瘤化疗药物及苯类物质等；物理因素，长期接触X射线、镭及放射性核素等。传统学说认为，在一定遗传背景下，再生障碍性贫血可能通过3种机制发病，即原发、继发性造血干祖细胞（"种子"）缺陷，造血微环境（"土壤"）及免疫（"虫子"）异常。目前认为 T 淋巴细胞异常活化、功能亢进造成骨髓损伤在 AA 发病机制中占主要地位。

【临床表现】

临床表现为贫血、感染、出血。根据疾病特点又分为重型再生障碍性贫血和非重型再生障碍性贫血。

1. 重型再生障碍性贫血（SAA）　其特点为起病急、进展快、病情重。

（1）贫血：多呈进行性加重，头晕、乏力、心悸、气短等症状明显。

（2）感染：多数病人有高热，以呼吸道感染最常见，常合并败血症。

（3）出血：均有不同程度的皮肤、黏膜及内脏出血。

2. 非重型再生障碍性贫血（NSAA）　其特点是起病和进展较缓慢，病情较重型轻。

（1）贫血：呈慢性过程，头晕、活动后气短等症状多不明显。

（2）感染：感染相对易控制，上呼吸道感染常见，败血症等重症感染少见。

（3）出血：出血倾向较轻，以皮肤、黏膜出血为主，内脏出血少见。

【实验室检查】

1. 血象　SAA 呈重度全血细胞减少，网织红细胞百分数多在 0.005 以下，且绝对值 $<15×10^9$/L；白细胞计数多 $<2×10^9$/L，中性粒细胞 $<0.5×10^9$/L；血小板计数 $<20×10^9$/L。NSAA 也呈全血细胞减少，但达不到 SAA 的程度。

2. 骨髓象　NSAA 多部位骨髓增生减低，粒、红系及巨核细胞减少，淋巴细胞及网状细胞、浆细胞比例增高，多数骨髓小粒空虚，可残留部分造血增生灶。SAA 多部位穿刺骨髓增生重度减低，非造血细胞比例明显增高，骨髓小粒空虚。骨髓活检显示全切片增生减低，造血组织减少和 / 或非造血细胞增多，无异常细胞。

【诊断】

1. AA 诊断标准　全血细胞减少，网织红细胞百分数 <0.01，淋巴细胞比例增高；一般无肝、脾大；骨髓多部位增生减低（< 正常 50%）或重度减低（< 正常 25%），造血细胞减少，非造血细胞比例增高，骨髓小粒空虚（有条件者做骨髓活检可见造血组织均匀减少）；除外引起全血细胞减少的其他疾病等。

2. AA 分型诊断标准　SAA-I 又称急性再生障碍性贫血，发病急，贫血进行性加重，常伴严重感染和 / 或出血。血象具备下述三项中两项：网织红细胞绝对值 $<15×10^9$/L，中性粒细胞 $<0.5×10^9$/L 和血小板 $<20×10^9$/L。骨髓增生广泛重度减低。如 SAA-I 的中性粒细胞 $<0.2×10^9$/L，则为极重型再障（VSAA）。NSAA 又称慢性再生障碍性贫血，指达不到 SAA-I 型诊断标准的 AA。若 NSAA 病情恶化，临床、血象及骨髓象达 SAA-I 型诊断标准时，称 SAA-Ⅱ型。

【治疗】

1. 支持治疗

（1）保护措施：预防感染，注意饮食及环境卫生；避免出血；有感染征象者，及时给予有效抗生素，酌情预防性给予抗真菌治疗。

（2）对症治疗：①纠正贫血：病人对贫血耐受较差时，可输血，但不应频繁输血。长期输血的 AA 病人血清铁蛋白水平增高，血清铁蛋白超过 1 000μg/L，即"铁过载"，可祛铁治疗。②控制出血：输浓缩血小板对血小板减少引起的出血有效。女性子宫出血可肌内注射丙酸睾酮。③控制感染：感染性发热，应做细菌培养和药敏试验，并用广谱抗生素治疗；待细菌培养和药敏试验有结果后再换用敏感谱窄的抗生素。

2. 针对发病机制的治疗

（1）免疫抑制治疗：抗淋巴 / 胸腺细胞球蛋白（ALG/ATG）主要用于 SAA，可与环孢素（CsA）组成强化免疫抑制方案。环孢素，适用于全部 AA，疗程一般长于 1 年。

（2）促造血治疗：雄激素适用于全部 AA，常用药物包括司坦唑醇、十一酸睾酮、达那唑、丙酸睾酮。

造血生长因子适用于全部 AA（特别是 SAA），常用粒 - 单系集落刺激因子（CM-CSF）或粒系集落刺激因子（G-CSF）、红细胞生成素（EPO）、重组人血小板生成素（TPO）、血小板受体激动剂艾曲波帕。

3. 造血干细胞移植　对 40 岁以下、无感染及其他并发症、有合适供体的 SAA 病人，可首先考虑异基因造血干细胞移植。

（三）溶血性贫血

溶血是红细胞遭到破坏，寿命缩短的过程。骨髓具有正常造血 6～8 倍的代偿能力，当溶血超过骨髓的代偿能力，引起的贫血即为溶血性贫血（hemolytic anemia，HA）；当溶血发生而骨髓能够代偿时，可无贫血，称为溶血状态（hemolytic state）。红细胞被破坏的部位为血管内或血管外，并产生相应的临床表现。

【发病机制】

1. 红细胞破坏增加

（1）血管内溶血：红细胞在血液循环中被破坏，释放的游离血红蛋白与血浆结合珠蛋白结合。如果血管内溶血超过了结合珠蛋白的结合能力，游离血红蛋白可从肾小球滤过。当大量游离血红蛋白超过近曲小管重吸收能力，则出现血红蛋白尿。血红蛋白被肾近曲小管上皮细胞重吸收并分解出的铁，以铁蛋白或含铁血黄素的形式沉积在肾小管上皮细胞中，随上皮细胞脱落由尿液排出，形成含铁血黄素尿，为慢性血管内溶血的特征。

（2）血管外溶血：红细胞被脾等单核巨噬细胞系统吞噬，释出的血红蛋白分解为珠蛋白和血红素，后者被进一步分解为胆红素。非结合胆红素入血后经肝细胞摄取，与葡糖醛酸结合形成结合胆红素随胆汁排入肠道，经肠道细菌作用还原为粪胆原并随粪便排出。当溶血程度超过肝脏处理胆红素的能力时，会发生溶血性黄疸。

2. 红系代偿性增生　溶血后可引起骨髓红系代偿性增生，此时网织红细胞比例增加。外周血可出现有核红细胞。骨髓涂片检查显示骨髓增生活跃，红系比例增高，以中幼和晚幼红细胞为主。

【临床表现】

急性 HA 多为血管内溶血，起病急骤，临床表现为严重的腰背及四肢酸痛，伴头痛、呕吐、寒战，随后出现高热、面色苍白和血红蛋白尿、黄疸。严重者出现周围循环衰竭和急性肾衰竭。慢性 HA 多为血管外溶血，临床表现有贫血、黄疸、脾大。长期高胆红素血症可并发胆石症和肝功能损害。

【实验室检查】

除血常规等贫血的一般实验室检查外，HA 的实验室检查可根据上述发病机制分为 3 方面，即红细胞破坏增加的检查、红系代偿性增生的检查、针对红细胞自身缺陷和外部异常的检查（表 2-5-3）。

表 2-5-3　溶血性贫血的筛查试验

红细胞破坏增加的检查		红系代偿性增生的检查	
血非结合胆红素	升高	网织红细胞计数	升高
尿胆原	升高	外周血涂片	可见有核红细胞
尿胆红素	阴性	骨髓检查	红系增生旺盛
血浆游离血红蛋白 *	升高		
血清结合珠蛋白 *	降低		
尿血红蛋白 *	阳性		
尿含铁血黄素 *	阳性		
外周血涂片	破碎、畸形红细胞增多		

注：* 为血管内溶血的实验室检查。

【诊断】

根据 HA 的临床表现,实验室检查有贫血、红细胞破坏增多、骨髓红系代偿性增生的证据,可确定 HA 的诊断及溶血部位。通过详细询问病史及 HA 的特殊检查可确定 HA 的病因和类型。

【治疗】

1. 病因治疗 针对 HA 发病机制的治疗。如遗传性球形红细胞增多症,脾切除对本病有显著疗效;糖皮质激素对部分阵发性睡眠性血红蛋白尿症病人有效,抗补体 C5 单克隆抗体可显著减轻血管内溶血,减少血栓形成,延长生存期。

2. 对症治疗 针对贫血及溶血并发症等的治疗。如输注红细胞,纠正急性肾衰竭、休克、电解质紊乱、凝血功能障碍等。

(四)巨幼细胞贫血

巨幼细胞贫血(megaloblastic anemia,MA)指体内缺乏维生素 B_{12} 和 / 或叶酸,导致脱氧核糖核酸(DNA)合成障碍所引起的一种贫血,其特点是大细胞性贫血,骨髓内出现巨幼红细胞、粒细胞及巨核细胞系列,易在骨髓内破坏,出现无效性红细胞生成。

【病因及机制】

1. 叶酸缺乏 食物过度蒸煮和偏食导致叶酸摄入不足,妊娠、哺乳、儿童生长发育导致需要量增加,药物影响四氢叶酸生成等。

2. 维生素 B_{12} 缺乏 完全食素导致摄入不足,全萎缩性胃炎、胃切除导致内因子缺乏,胰腺疾病、小肠疾病影响维生素 B_{12} 的吸收等。

【临床表现】

1. 血液系统 起病缓慢,常有面色苍白、乏力、头晕、心悸等贫血症状。部分可有轻度黄疸,少数病人可伴有脾大。

2. 消化系统 口腔黏膜、舌乳头萎缩,舌面呈"牛肉样舌"。胃肠黏膜萎缩引起食欲缺乏、腹胀、腹泻及便秘。

3. 神经系统和精神症状 主要与维生素 B_{12} 缺乏相关。表现为乏力、对称性远端肢体麻木、深感觉障碍、下肢步态不稳、行走困难。叶酸和维生素 B_{12} 缺乏者可表现出易怒、妄想、幻觉、失眠、抑郁等精神症状。

【实验室检查】

1. 血象 呈大细胞性贫血,MCV、MCH 均增高,MCHC 正常,网织红细胞计数正常或轻度增高。

2. 骨髓象 增生活跃或明显活跃,各系细胞均有巨幼变,以红系细胞最为显著。

3. 血清叶酸和 / 或维生素 B_{12} 水平测定 低于正常。

【诊断和治疗】

根据病史、临床表现,血象、骨髓象及叶酸、维生素 B_{12} 水平测定可确定诊断。治疗基础疾病,补充叶酸或维生素 B_{12} 治疗。多数预后良好,存在原发病的,疗效取决于原发病治疗效果。

第二节 白 血 病

白血病(leukemia)是一类造血祖细胞的恶性克隆性疾病,因白血病细胞自我更新增强、增殖失控、分化障碍、凋亡受阻而停滞在细胞发育的不同阶段。

一、概述

【病因及发病机制】

人类白血病的病因尚不完全清楚。人类 T 淋巴细胞病毒Ⅰ型、EB 病毒等可诱发白血病。某些自身免疫性疾病病人白血病危险度会增加。X 射线、γ 射线等电离辐射有致白血病作用。多年接触苯及含有苯的有机溶剂是白血病发病的相关因素。某些血液病可能进展为白血病，如骨髓增生异常综合征、淋巴瘤、多发性骨髓瘤、阵发性睡眠性血红蛋白尿等。

【分类】

根据白血病细胞的分化成熟程度和自然病程，将白血病分为急性和慢性两大类。急性白血病（acute leukemia，AL）的细胞分化停滞在较早阶段，多为原始细胞及早期幼稚细胞，病情发展迅速，自然病程仅几个月。根据主要受累的细胞系列可将 AL 分为急性淋巴细胞白血病（acute lymphoblastic leukemia，ALL）和急性髓系白血病（acute myelogenous leukemia，AML）。慢性白血病（chronic leukemia，CL）的细胞分化停滞在较晚的阶段，多为较成熟幼稚细胞和成熟细胞，病情发展缓慢，自然病程为数年。根据主要受累的细胞系列 CL 则分为慢性髓系白血病（chronic myelogenous leukemia，CML）、慢性淋巴细胞白血病（chronic lymphocytic leukemia，CLL）及少见类型的白血病（如毛细胞白血病、幼淋巴细胞白血病等）。

AL 目前临床并行使用法美英（FAB）分型和世界卫生组织（WHO）分型。FAB 分型是基于病人骨髓涂片细胞形态学和组织化学染色的观察与计数。WHO 分型整合了白血病细胞形态学（morphology）、免疫学（immunology）、细胞遗传学（cytogenetics）和分子生物学特征（molecular biology）（简称 MICM）的分型系统，为病人治疗方案的选择及预后判断提供帮助。AML 的 FAB 分型分别为 M_0（急性髓细胞白血病微分化型）、M_1（急性粒细胞白血病未分化型）、M_2（急性粒细胞白血病部分分化型）、M_3（急性早幼粒细胞白血病）、M_4（急性粒 - 单核细胞白血病）、M_5（急性单核细胞白血病）、M_6（红白血病）、M_7（急性巨核细胞白血病）。AML 的 WHO 分型分为 AML 伴重现性遗传异常、AML 伴骨髓增生异常相关改变、AML 非特定型等。ALL 也有 FAB 分型和 WHO 分型，结合细胞遗传学异常的 WHO 分型已取代 FAB 分型。

二、临床常见白血病

（一）急性白血病

急性白血病是造血祖细胞的恶性克隆性疾病，发病时骨髓中异常的原始细胞及幼稚细胞（白血病细胞）大量增殖并抑制正常造血，可广泛浸润肝、脾、淋巴结等各种脏器。表现为贫血、出血、感染和浸润等征象。

【临床表现】

1. 正常骨髓造血功能受抑制表现

（1）贫血：部分病人发现早，可无贫血。半数病人就诊时已有重度贫血。

（2）发热：可为低热，亦可高达 39～40℃或以上，高热往往提示有继发感染。感染可发生在各部位，多见于咽峡部、肺部、肛周等，严重者可有血流感染。最常见的致病菌为革兰氏阴性杆菌。长期应用抗生素及粒细胞缺乏者可出现真菌感染。

（3）出血：可发生在全身各部位，多表现为皮肤、鼻腔、牙龈出血和月经过多，眼底出血可致视力障碍，颅内出血时会发生头痛、呕吐、瞳孔大小不对称，甚至昏迷、死亡。

2. 白血病细胞增殖浸润的表现

（1）淋巴结和肝脾大：淋巴结肿大以 ALL 较多见。纵隔淋巴结肿大常见于 T-ALL。除 CML 急性变外，巨脾罕见。

（2）骨骼和关节：常有胸骨下段局部压痛。可出现关节、骨骼疼痛，尤以儿童多见。发生骨髓坏死时，可引起骨骼剧痛。

（3）眼部：部分 AML 可伴粒细胞肉瘤，又称绿色瘤，常累及骨膜，以眼眶部位最常见。

（4）口腔和皮肤：由于白血病细胞浸润可使牙龈增生、肿胀；皮肤可出现蓝灰色斑丘疹，局部皮肤隆起、变硬，呈紫蓝色结节。

（5）中枢神经系统：多数化疗药物难以通过血脑屏障，不能有效杀灭隐藏在中枢神经系统的白血病细胞，因而引起中枢神经系统白血病（central nervous system leukemia，CNSL）。CNSL 可发生在疾病各时期，尤其是治疗后缓解期，以 ALL 最常见，儿童尤甚，表现为头痛、视物模糊、口角歪斜、眼睑下垂等，重者有呕吐、颈强直，甚至抽搐、昏迷。

（6）睾丸：多为一侧睾丸无痛性肿大，另一侧虽无肿大，但在活检时往往也发现有白血病细胞浸润。睾丸是仅次于 CNSL 的白血病髓外复发的部位。

此外，白血病可浸润其他组织器官，肺、心、消化道、泌尿生殖系统等均可受累。

【实验室检查】

1. 血象　大多数病人白细胞增多，$>10×10^9/L$ 者称为白细胞增多性白血病。也有白细胞计数正常或减少，低者可 $<1.0×10^9/L$，称为白细胞不增多性白血病。血涂片分类检查可见数量不等的原始和幼稚细胞，病人常有不同程度的贫血和血小板减少。

2. 骨髓象　是诊断 AL 的主要依据和必做检查。原始细胞≥30%（FAB 标准）或 20%（WHO 标准）定义为 AL 的诊断标准。但当病人被证实有特定克隆性重现性细胞遗传学异常时，即使原始细胞 <20%，也应诊断为 AML。

3. 细胞化学　主要用于协助鉴别各类白血病。常见白血病的细胞化学反应见表 2-5-4。随着流式细胞免疫表型的广泛开展，其重要性逐渐被免疫表型代替。

表 2-5-4　常见 AL 的细胞化学鉴别

	急性淋巴细胞性白血病	急性粒细胞白血病	急性单核细胞性白血病
髓过氧化物酶（MPO）	（-）	分化差的原始细胞（-）～（+） 分化好的原始细胞（+）～（+++）	（-）～（+）
糖原染色（PAS）	（+）成块或粗颗粒状	（-）或（+），弥漫性淡红色或细颗粒状	（-）或（+），弥漫性淡红色或细颗粒状
非特异性酯酶（NSE）	（-）	（-）～（+），氟化钠抑制 <50%	（+），氟化钠抑制≥50%

4. 免疫学检查、细胞遗传学和分子生物学检查　免疫学检查是根据白血病细胞表达的系列相关抗原确定其细胞来源。白血病常伴有特异的细胞遗传学（染色体核型）和分子生物学改变（如融合基因、基因突变），对预后分层和治疗具有重要指导意义。

【诊断及鉴别诊断】

根据临床表现、血象和骨髓象特点可明确诊断，应注意排除下述疾病：各种原因引起的白细胞异常（如传染性单核细胞增多症，淋巴细胞增多，外周血可见异形淋巴细胞，但非原始细胞，可自愈）；细菌感染、服用糖皮质激素后白细胞升高，主要为成熟中性粒细胞计数增多；巨幼细胞贫血、再生障碍性贫血等所致的三系细胞减少。

【治疗】

1. 一般治疗

（1）紧急处理：血液中白细胞数 $>100×10^9/L$ 时称为高白细胞血症，病人可产生白细胞淤滞症，表现为呼吸困难、低氧血症、反应迟钝、言语不清、颅内出血等。可先用短期预处理方案化疗，需预防白血病细胞溶解诱发的高尿酸血症、酸中毒、电解质紊乱、凝血异常等并发症。

（2）防治感染：白血病病人化疗前后伴有粒细胞减少或缺乏，常合并感染性发热。发热应做细菌培养和药敏试验，并迅速进行经验性抗生素治疗。

（3）成分输血：严重贫血可吸氧、输浓缩红细胞，血小板计数过低会引起出血，需输注单采血小板悬液。

（4）防治高尿酸血症：化疗时白血病细胞大量破坏，血清和尿中尿酸浓度增高，易发生高尿酸血症肾病。应鼓励病人多饮水，24小时持续静脉补液，在化疗同时给予别嘌醇抑制尿酸合成。当病人出现少尿、无尿、肾功能不全时，应按急性肾衰竭处理。

2. 抗白血病治疗

（1）联合化疗：抗白血病治疗的第一阶段是诱导缓解治疗，主要方法是联合化疗，目标是使病人迅速获得完全缓解（complete remission，CR）。达到CR后进入抗白血病治疗的第二阶段，即缓解后治疗，包括巩固强化和维持治疗，主要方法为化疗和造血干细胞移植，常用化疗药物见表2-5-5。

表 2-5-5　急性白血病的常用化疗药物

疾病	常用化疗药物
急性淋巴细胞性白血病	长春新碱、泼尼松、柔红霉素、门冬酰胺酶、氨甲蝶呤、阿糖胞苷、6-巯基嘌呤
急性非淋巴细胞性白血病	柔红霉素、去甲氧柔红霉素、高三尖杉酯碱、阿糖胞苷
急性早幼粒细胞性白血病	全反式维A酸、三氧化二砷

（2）庇护所预防：中枢神经系统和睾丸因存在血脑屏障和血睾屏障，很多化疗药物无法进入，是白血病细胞的"庇护所"。中枢神经系统的预防要贯穿于ALL治疗的整个过程。对于睾丸白血病病人，即使仅有单侧睾丸白血病也要进行双侧照射和全身化疗。

（3）诱导分化：急性早幼粒细胞白血病采用全反式维甲酸联合砷剂治疗，已成为基本不用进行造血干细胞移植即可治愈的白血病。

（4）基因靶向治疗：大于60岁的AML病人多由骨髓增生异常综合征转化而来、继发于某些理化因素、伴有重要器官功能不全、携带不良核型及基因突变，更应强调个体化治疗。维奈克拉是一种新型口服靶向*BCL-2*的小分子药物，其主要通过诱导内源性凋亡途径杀伤肿瘤细胞，与去甲基化药物联用治疗具有合并症，不适合强化疗的AML和年龄大于75岁及以上的AML病人。

（5）造血干细胞移植（hematopoietic stem cell transplantation，HSCT）：是指对病人进行全身照射、化疗和免疫抑制预处理后，将正常供体或自体的造血细胞（HC）注入病人体内，使之重建正常的造血和免疫功能。大部分AML、ALL多采用异基因移植，是根治AL（除外急性早幼粒细胞白血病）的唯一手段。移植前需进行人白细胞抗原（HLA）配型，移植后易伴发感染、移植物抗宿主病等并发症。

（二）慢性髓系白血病

慢性髓系白血病（chronic myelogenous leukemia，CML）又称慢性粒细胞白血病，是一种发生在多能造血干细胞的恶性骨髓增殖性肿瘤，主要涉及髓系。病程发展缓慢，脾脏多肿大。CML自然病程分为慢性期、加速期和急变期。

【临床表现和实验室检查】

CML起病缓慢，早期常无自觉症状。病人可因健康检查或因其他疾病就医时才发现血象异常或脾大而被确诊。

1. 慢性期（CP） 一般持续1~4年。病人有乏力、低热、多汗或盗汗、体重减轻等症状，常以脾大为最显著体征。

（1）血象：白细胞数明显增高，常超过$20 \times 10^9/L$，可达$100 \times 10^9/L$以上，中性粒细胞显著增多，以中性中幼、晚幼和杆状核粒细胞居多；原始细胞<10%；嗜酸性粒细胞、嗜碱性粒细胞增多，血小板可在正常水平。

（2）中性粒细胞碱性磷酸酶：活性减低或呈阴性反应。

（3）骨髓象：骨髓增生明显至极度活跃，以粒细胞为主，其中中性中幼、晚幼及杆状核粒细胞明显增多，原始细胞<10%。嗜酸性粒细胞、嗜碱性粒细胞增多。

（4）细胞遗传学及分子生物学检查：95% 以上的 CML 细胞中 9 号染色体长臂上 *C-ABL* 原癌基因易位至 22 号染色体长臂的断裂点簇集区（BCR）出现 Ph 染色体（小的 22 号染色体），形成 *BCR-ABL* 融合基因。其编码的蛋白主要为 P_{210}，P_{210} 具有酪氨酸激酶活性。

2. 加速期（AP） 常有发热、虚弱、进行性体重下降、骨骼疼痛，逐渐出现贫血和出血；脾脏进行性肿大；对原来治疗有效的药物包括酪氨酸激酶抑制剂（TKI）无效；外周血或骨髓原始细胞 ≥10%；外周血嗜碱性粒细胞 >20%；不明原因的血小板进行性减少或增加；Ph 染色体阳性细胞中又出现其他染色体异常。

3. 急变期（BC） 为 CML 的终末期，临床表现与 AL 类似。外周血或骨髓中原始细胞 >20% 或出现髓外原始细胞浸润。急性变预后极差，往往在数个月内死亡。

【鉴别诊断】

1. 其他原因引起的脾大 血吸虫病、慢性疟疾、黑热病、肝硬化、脾功能亢进等均有脾大。但各病均有各自原发病的临床特点，并且血象及骨髓象无 CML 的典型改变。Ph 染色体及 *BCR-ABL* 融合基因均阴性。

2. 类白血病反应 常并发于严重感染、恶性肿瘤等基础疾病，并有相应原发病的临床表现。不具备 CML 特征性骨髓象、Ph 染色体及 *BCR-ABL* 融合基因。NAP 反应强阳性。原发病控制后，白细胞恢复正常。

【治疗】

CML 治疗应着重于慢性期，达到细胞遗传学和分子生物学水平的缓解，预防疾病进展，提高生活质量。

1. 高白细胞血症紧急处理 对于白细胞计数极高的 CP 病人，可以行治疗性白细胞单采或加羟基脲和别嘌醇。明确诊断后，首选酪氨酸激酶抑制剂。

2. 分子靶向治疗 第一代酪氨酸激酶抑制剂（TKI）甲磺酸伊马替尼通过阻断 ATP 结合位点抑制 BCR-ABL 蛋白的酪氨酸激酶活性，抑制细胞增殖。第二代 TKI 如尼洛替尼、达沙替尼，较伊马替尼有更强的细胞增殖、激酶活性的抑制作用，治疗 CML 能够获得更快、更深的分子学反应。CML 靶向治疗需进行严密的疗效监测，在开始 TKI 治疗后的第 3 个月、6 个月、12 个月、18 个月进行血液学、细胞遗传学和分子学监测。

3. 干扰素 是分子靶向药物出现之前的首选药物。目前用于不适合 TKI 和 allo-HSCT 的病人。主要副作用有发热、头痛、肌肉骨骼酸痛等流感样症状，预防性使用解热镇痛药物等能够减轻流感样症状。

4. 异基因造血干细胞移植 是 CML 的唯一有望治愈的方法，但在 CML 慢性期不作为一线选择，仅用于移植风险很低，有合适供者且对 TKI 耐药、不耐受及进展期的 CML 病人。

（三）慢性淋巴细胞白血病

慢性淋巴细胞白血病（chronic lymphocytic leukemia，CLL）是主要发生在中老年人群的一种具有特定免疫表型特征的成熟 B 淋巴细胞克隆增殖性肿瘤，以淋巴细胞在外周血、骨髓、脾脏和淋巴结聚集为特征。

【临床表现及分期】

本病好发于老年人群，起病缓慢，诊断时多无自觉症状，60%～80% 的病人存在淋巴结肿大，颈部、锁骨上部位较常见，一般为无痛性、质韧、无粘连，可逐渐增大或融合。50%～70% 病人有轻至中度的脾大。晚期病人因骨髓造血功能受损，可出现贫血、血小板减少和粒细胞减少，易并发感染。小部分病人可并发自身免疫性溶血性贫血、免疫性血小板减少症等。

【实验室检查】

1. 血象 外周血 B 淋巴细胞绝对值 ≥$5×10^9$/L（至少持续 3 个月）。白血病细胞形态类似成熟小淋巴细胞。中性粒细胞比值降低。随病情进展,可出现血小板减少和贫血。

2. 骨髓象 有核细胞增生明显活跃或极度活跃,淋巴细胞≥40%,以成熟淋巴细胞为主。红系、粒系及巨核系细胞增生受抑。

3. 免疫学检查 CLL细胞呈现B细胞免疫表型特征,CD19、CD5、CD23、CD200阳性,CD10、FMC7阴性,表面免疫球蛋白(sIg)、CD20、CD22及CD79b的表达水平低于正常B细胞。流式细胞术确认B细胞的克隆性,即B细胞表面限制性表达κ或λ轻链或>25%的B细胞表面免疫球蛋白不表达。可应用免疫表型的积分系统与其他B细胞慢性淋巴增殖性疾病进行鉴别。

4. 细胞遗传学检查 CLL细胞有丝分裂象较少,采用荧光原位杂交(FISH)技术,可将检出率提高到80%以上。染色体核型异常对预后有显著的影响。

5. 分子生物学检查 50%～60%的CLL发生免疫球蛋白重链可变区(IgHV)基因体细胞突变,IgHV突变病例生存期长;无IgHV突变的CLL病人生存期短、预后差。小部分初诊CLL病人存在 *p53* 基因突变,生存期短。

【诊断】

结合临床表现,外周血B淋巴细胞绝对值≥5×10⁹/L(至少持续3个月)和典型的细胞形态和免疫表型特征,可以做出诊断。

【治疗】

CLL为惰性白血病,早期病人无需治疗,定期随访即可。出现以下情况,建议开始治疗。比如进行性骨髓衰竭、巨脾或有症状的脾肿大、进行性淋巴细胞增多、自身免疫性溶血性贫血(AIHA)和/或免疫性血小板减少症(ITP)等。

1. 化学治疗

(1)烷化剂:苯丁酸氮芥对初治CLL单药治疗CR率不足10%,目前多用于年龄较大、不能耐受其他药物化疗或有并发症的病人。苯达莫司汀是一种新型烷化剂,不论是初治或复发难治性病人,均显示了较高的治疗反应率和CR率。

(2)嘌呤类似物:氟达拉滨总反应率约70%,联合环磷酰胺能有效延长初治CLL的无进展生存期,也可用于治疗难治性复发CLL。

2. 免疫治疗 利妥昔单抗是人鼠嵌合型抗CD20单克隆抗体,作用于CLL细胞表面CD20抗原。利妥昔单抗联合化疗药物可以产生协同抗肿瘤效应,提高病人治疗的总体反应率和生存率。

3. 分子靶向治疗 CLL细胞内存在BTK、PI3K、Syk等多种分子信号通路异常激活,目前针对BTK通路的特异性抑制剂伊布替尼已经应用于CLL病人的一线治疗,单药伊布替尼一线治疗CLL的反应率达到90%,显著提高高危病人的无疾病进展生存期。

第三节 淋 巴 瘤

淋巴瘤(lymphoma)是起源于淋巴结和淋巴组织的恶性肿瘤,其发生大多与免疫应答过程中淋巴细胞增殖分化产生的某种免疫细胞恶变有关。

【病因及发病机制】

尚未完全阐明,一般认为可能和以下因素有关。感染,如EB病毒可能是移植后淋巴瘤和AIDS相关淋巴瘤的病因。人类T淋巴细胞病毒I型(HTLV-I)被证明是成人T细胞白血病/淋巴瘤的病因。幽门螺杆菌(Hp)抗原的存在与胃黏膜相关淋巴组织结外边缘区淋巴瘤(胃MALT淋巴瘤)发病有相关性。免疫功能低下也与淋巴瘤的发病有关。遗传性或获得性免疫缺陷病人伴淋巴瘤发病者较正常人多。环境和遗传因素等与淋巴瘤发病有一定的关系。

【分类】

按组织病理学改变,淋巴瘤可分为霍奇金淋巴瘤(Hodgkin lymphoma,HL)和非霍奇金淋巴瘤(non-Hodgkin lymphoma,NHL)。

1. 霍奇金淋巴瘤　主要原发于淋巴结,特点是淋巴结进行性肿大,典型的病理特征是 R-S 细胞存在于不同类型反应性炎症细胞的特征背景中,并伴有不同程度纤维化。

2. 非霍奇金淋巴瘤　是一组具有不同组织学特点和起病部位的淋巴瘤,易发生早期远处扩散和结外侵犯倾向,对各器官的侵犯较 HL 多见。

【临床表现】

1. 淋巴结肿大　首发症状常是无痛性颈部或锁骨上淋巴结进行性肿大,肿大的淋巴结可以活动,也可互相粘连,融合成块。

2. 组织器官受累　咽淋巴环病变可有吞咽困难、气短、鼻塞、鼻出血及颌下淋巴结肿大。胸部为肺门及纵隔受累,伴胸腔积液,可致咳嗽、胸闷、气促、肺不张及上腔静脉压迫综合征等。累及胃肠道的部位以回肠为多,其次为胃,临床表现有腹痛、腹泻和腹部包块,常因肠梗阻或大量出血施行手术而确诊。腹腔内肿块可压迫输尿管,引起肾盂积水。中枢神经系统病变累及脑膜、脊髓为主,病人可出现头痛、恶心、意识障碍。骨骼损害以胸椎、腰椎最常见。表现为骨痛、腰椎或胸椎破坏、脊髓压迫症等。约 20% 的 NHL 病人在晚期累及骨髓,发展成淋巴瘤白血病。皮肤受累表现为肿块、皮下结节、浸润性斑块、溃疡等。

3. 全身症状　发热、盗汗、瘙痒及消瘦等全身症状较多见。30%~40% 的 HL 病人以原因不明的持续发热为起病症状。可有局部及全身皮肤瘙痒,瘙痒可为 HL 的唯一全身症状。

【辅助检查】

1. 血液和骨髓检查　NHL 白细胞数多正常,部分病人的骨髓涂片中可找到淋巴瘤细胞。晚期发生淋巴瘤细胞白血病时,可呈现白血病样血象和骨髓象。

2. 影像学检查　影像学检查包括 B 超、CT、MRI 及 PET/CT。PET/CT 是一种根据生化影像来进行肿瘤定性、定位的诊断方法,应用于定位病灶范围、早期疗效评估、残余病灶鉴别等。目前已把 PET/CT 作为评价淋巴瘤疗效的重要手段。

3. 病理学检查　选取较大的淋巴结,完整地取出,避免挤压,固定的淋巴结经切片和 HE 染色后做组织病理学检查。深部淋巴结可依靠 B 超或 CT 引导下穿刺活检,做细胞病理形态学检查。对切片进行免疫组化染色及 FISH 检测进一步确定诊断和分型。

【治疗】

1. 化疗　霍奇金淋巴瘤是一种少见但治愈率高的恶性肿瘤,临床上主要采取以化疗为主的综合治疗,常用的联合化疗方案包括 ABVD、BEACOPP 等。非霍奇金淋巴瘤中惰性淋巴瘤发展较慢,化、放疗有效,无治疗指征主张观察和等待的姑息治疗原则。近年来惰性淋巴瘤治疗领域涌现出众多靶向药物,改善了病人的长期疗效和生活质量。对非霍奇金淋巴瘤中侵袭性淋巴瘤病人,不论分期均应以化疗为主,CHOP(环磷酰胺、多柔比星、长春新碱、泼尼松)方案为侵袭性 NHL 的标准治疗方案。

2. 单克隆抗体　凡 CD20 阳性的 B 细胞淋巴瘤,均可用 CD20 单抗治疗。每一周期化疗前应用可明显提高惰性或侵袭性 B 细胞淋巴瘤的完全缓解率及无病生存时间。CD30 单抗、CD79b 单抗的靶向治疗也取得巨大成功。

3. 新药　包括免疫调节剂来那度胺、组蛋白去乙酰化酶(HDAC)抑制剂西达本胺、BTK 抑制剂伊布替尼、PD-1 单抗、PI3K 抑制剂等显著提高了淋巴瘤的疗效,改善了病人预后。

4. 细胞免疫治疗　即嵌合抗原受体 T 细胞免疫疗法,通过基因转染技术使病人的 T 细胞成为携带识别肿瘤细胞特有抗原的嵌合抗原受体,从而选择性杀死肿瘤细胞。目前在治疗复发难治急性 B 淋巴细胞白血病和 B 细胞淋巴瘤中取得疗效。

5. 造血干细胞移植 适用于重要脏器功能正常、高危易复发，对化疗敏感的侵袭性淋巴瘤病人，可行大剂量联合化疗后进行自体或异体基因造血干细胞移植，以期最大限度地杀灭肿瘤细胞，取得较长期缓解和无病存活。

第四节 原发免疫性血小板减少症

原发免疫性血小板减少症（primary immune thrombocytopenic，ITP）既往也称为特发性血小板减少性紫癜，是一种获得性自身免疫性疾病。由于病人对自身血小板抗原免疫失耐受，产生体液免疫和细胞免疫介导的血小板过度破坏与血小板生成不足，导致血小板减少，伴或不伴皮肤黏膜出血。

【病因及发病机制】

1. 血小板过度破坏 50%～70% 的 ITP 病人血浆和血小板表面可检测到一种或多种抗血小板膜糖蛋白自身抗体。自身抗体致敏的血小板被单核巨噬细胞系统吞噬破坏。

2. 血小板生成不足 自身抗体损伤巨核细胞或抑制巨核细胞释放血小板，导致 ITP 病人血小板生成不足；另外，$CD8^+$ 细胞毒 T 细胞可通过抑制巨核细胞凋亡，使血小板生成障碍。

【临床表现】

起病隐匿，部分病人无出血症状，查体时发现血小板减少。部分表现为反复的皮肤黏膜出血、鼻出血、牙龈出血、月经过多。部分病人有明显的乏力症状。出血过多或长期月经过多可出现失血性贫血。查体可发现皮肤紫癜或瘀斑，黏膜出血以鼻出血、牙龈出血或口腔黏膜血疱多见。

【辅助检查】

1. 血常规检查 血小板计数减少，可有程度不等的正常细胞或小细胞低色素性贫血。

2. 凝血及血小板功能 凝血功能正常，血小板功能一般正常。

3. 骨髓象检查 骨髓巨核细胞数正常或增加，巨核细胞发育成熟障碍，表现为体积变小，胞质内颗粒减少，幼稚巨核细胞增加，产板型巨核细胞显著减少；红系、粒系及单核系正常。

【诊断】

至少 2 次检查血小板计数减少，血细胞形态无异常；查体脾脏一般不增大；骨髓检查巨核细胞数正常或增多，有成熟障碍；排除其他继发性血小板减少症。

【治疗】

ITP 为自身免疫性疾病，目前尚无根治的方法，治疗的目的是使病人血小板计数提高到安全水平，降低病死率。

1. 一般治疗 出血严重者应注意休息，若病人无明显的出血倾向，血小板计数 $> 30 \times 10^9/L$，无手术、创伤，且不从事增加病人出血危险的工作或活动，发生出血的风险较小，一般无需治疗，可观察和随访。

2. 新诊断病人的一线治疗

（1）糖皮质激素：一般为首选治疗，近期有效率约 80%。

1）泼尼松：口服，血小板升至正常或接近正常后 1 个月内尽快减至最小维持量，治疗 4 周仍无反应者应迅速减量至停用。

2）大剂量地塞米松：应用 4 天，不进行减量和维持，无效者可在半个月后重复一次。要注意监测血压、血糖变化，预防感染，保护胃黏膜。

（2）静脉输注丙种球蛋白：主要用于 ITP 的紧急治疗；不能耐受糖皮质激素治疗的病人；脾切除术前准备；妊娠或分娩前。

3. 二线治疗 对于一线治疗无效或需要较大剂量糖皮质激素才能维持的病人，可选择二线治疗。

（1）药物治疗

1）促血小板生成药物：常用药物包括重组人血小板生成素、非肽类 TPO 类似物（艾曲泊帕等）及 TPO 拟肽（罗米司亭）。耐受性良好，副作用轻微，但停药后疗效一般不能维持，需要个体化维持治疗。

2）抗 CD20 单克隆抗体（利妥昔单抗）：可清除体内 B 淋巴细胞，减少抗血小板抗体的产生。

3）其他二线药物：因缺乏足够的循证医学证据，需个体化选择用药，包括长春碱类、硫唑嘌呤、环磷酰胺、吗替麦考酚酯、达那唑等。

（2）脾切除：在脾切除前，必须对 ITP 的诊断进行重新评价。只有确诊为 ITP，但常规糖皮质激素治疗无效或有糖皮质激素使用禁忌证等情况者，可行脾切除治疗。近期有效率为 70% 左右。

4. 急症处理　适用于伴消化系统、泌尿生殖系统、中枢神经系统或其他部位的活动性出血或需要急诊手术的重症 ITP 病人（PLT $< 10 \times 10^9$/L）。包括血小板输注、静脉输注丙种球蛋白、大剂量甲泼尼龙、促血小板生成药物等。

（吴　迪）

第六章　内分泌系统及代谢性疾病

内分泌是人体特殊的分泌方式，内分泌组织和细胞将其分泌的微量且具有特殊生理作用的物质（激素和分泌因子）直接分泌到血液或体液中，对远处或局部激素敏感的器官或组织发挥生理调节效应。内分泌系统主要由垂体、甲状腺、肾上腺、性腺、甲状旁腺、松果体、胸腺、胰腺等内分泌腺体和分布在下丘脑、胎盘、心、肺、胃肠道、肝、肾、皮肤、脂肪等的内分泌组织细胞组成。内分泌及代谢性疾病根据不同腺体和器官受累程度，临床表现各不相同。为了评估下丘脑 - 垂体 - 靶腺轴功能，可以测定血中激素水平，必要时还可以联合激素的动态刺激试验和抑制试验，如激素分泌缺乏常采用兴奋试验，激素分泌过多常采用抑制试验。内分泌疾病诊断思路依次分为功能诊断、定位诊断及病因诊断。需要结合不同影像学方法，包括 CT、MRI 及动脉血管造影、X 线平片和体层摄片，还有放射性核素扫描，常用于甲状腺、甲状旁腺、肾上腺及各种神经内分泌肿瘤诊断；B 型超声检查，用于甲状腺、甲状旁腺、肾上腺、性腺及甲状腺眼病病变性质的确定；静脉导管检查，分段取血测定激素，如岩下窦静脉采血、肾上腺静脉采血、下腔静脉插管分段取血，分别用于库欣病、肾上腺肿瘤、胰岛素瘤的定位诊断；染色体检查及基因诊断用于先天性疾病、性发育不全、躯体畸形等遗传性内分泌疾病诊断；自身抗体检测用于诊断自身免疫性内分泌疾病，如抗甲状腺抗体、胰岛素及胰岛细胞抗体、谷氨酸脱羧酶抗体、肾上腺抗体等；细胞学检查，如甲状腺细针穿刺细胞学检查、阴道细胞（涂片）、精液细胞检查等。内分泌及代谢疾病的治疗原则有以下几点：针对内分泌功能亢进的治疗，选择手术治疗，用于消除或减少激素分泌过多；放射治疗，利用放射线破坏引起功能亢进的内分泌肿瘤和内分泌组织，如利用甲状腺能浓集碘的特点用 ^{131}I 治疗是甲状腺功能亢进症的一种经典治疗方法；药物治疗，人工合成的药物抑制激素的合成和减少激素释放；内分泌功能减退的治疗采取替代治疗；促进激素的合成和释放；增强对激素敏感性；组织移植；免疫抑制剂治疗等。

第一节　甲状腺功能亢进症

甲状腺功能亢进症简称甲亢，是各种原因导致的甲状腺持续性合成和分泌过多甲状腺激素而引起的甲状腺毒症。以 Graves 病最常见，约占 80% 以上，其次是甲状腺高功能腺瘤、毒性多结节性甲状腺肿。本节着重介绍 Graves 病，多数病人伴有甲状腺弥漫性肿大，故又称毒性弥漫性甲状腺肿。

【病因及发病机制】

Graves 病是一种自身免疫性疾病。在遗传、环境等多种因素影响下，病人的 B 淋巴细胞产生 TSH 受体抗体（TRAb）与甲状腺滤泡细胞上的 TSH 受体特异性结合，其中一些抗体能模拟 TSH 的功能，称为 TSH 受体刺激性抗体或甲状腺刺激免疫球蛋白，通过与细胞表面受体结合进一步活化受体，刺激甲状腺滤泡细胞增生并产生过多的甲状腺激素。

【临床表现】

Graves 病患病率女性高于男性，各年龄组均可发病，20～40 岁为高发年龄。其临床表现取决于病程长短、甲状腺激素升高程度、病人年龄等,可影响全身各系统。病人有甲状腺毒症的症状和体征,同时又有其独特的临床表现。部分病人表现为特殊症状(如浸润性突眼、周期性瘫痪等),老年和儿童病人的表现常不典型。

1. 甲状腺激素过多症状

(1) 高代谢综合征:病人表现为怕热、多汗,体温略高,体重下降,发生危象时可出现高热。

(2) 皮肤:皮肤多汗,毛细血管扩张,毛发纤细、脱落增加。小部分病人可出现胫前黏液性水肿,多见于小腿胫前下段,局部皮肤增厚、粗糙、色素沉着。

(3) 心血管系统:可有心悸、气促,常为窦性心动过速,第一心音亢进、脉压增大;重症者常有心律不齐(房性期前收缩最常见,其次为房颤)、心脏扩大、心力衰竭等严重表现。

(4) 消化系统:胃肠蠕动增加,食欲亢进,大便次数增多。肝脏耗氧量增加而血供没有成比例增加导致肝脏缺血,致肝脏增大和转氨酶增高等。

(5) 血液和造血系统:外周血白细胞总数偏低,中性粒细胞比例和绝对值减少,淋巴细胞、单核细胞反而增多;血小板生存期也较短,血小板数量亦偏低,部分病人存在贫血。

(6) 运动系统:主要表现为肌肉无力,亦有少数病人会出现低钾性周期性瘫痪,男性居多。长期甲亢未控制可出现骨密度降低。

(7) 生殖系统:女性可出现月经量少、月经周期延长。男性多有阳痿,偶见乳房发育。

(8) 神经系统:病人易激动、伸舌及双手细颤阳性、腱反射活跃、失眠、焦虑等,也有淡漠型甲状腺功能亢进症病人。

2. 甲状腺肿　常呈对称性弥漫性肿大,多质软,少数病人呈不对称肿大或肿大不明显。上下叶外侧可扪及震颤、闻及血管杂音。

3. 突眼　分为非浸润性突眼和浸润性突眼。

(1) 非浸润性突眼:又称良性突眼,眼球轻度突出,突眼度 <18mm。为交感神经兴奋,眼外肌群和上睑肌张力增高所致。一般表现为上眼睑挛缩、眼裂增宽、巩膜外露等症状。病人症状轻微、病情稳定,一般不需要特殊治疗。

(2) 浸润性突眼:又称恶性突眼,眼球重度突出,早期发生炎性细胞浸润水肿,晚期组织会发生变性和纤维化。中、重度活动期会出现剧烈的眼眶疼痛、眶周炎症、眼球运动受限,甚至出现威胁视力的角膜溃疡或压迫性视神经病变。治疗方式的选择依赖于对疾病活动性、严重程度及对病人生活质量影响的全面评估。

4. 甲状腺危象　过去称为甲亢危象,为甲状腺毒症严重表现,常见于严重甲状腺功能亢进症合并感染、创伤、精神应激和重大手术等情况。危象早期病人原有的症状加剧,伴中等发热、体重锐减、恶心、呕吐;危象期以高热或超高热为特征,体温常为 40℃ 或更高,同时伴显著的心动过速,心率可在 140 次 / 分以上,大汗,病人常焦虑不安、兴奋、恶心、呕吐、腹泻,继而出现精神症状、谵妄甚至昏迷。

【辅助检查】

1. 间接依据

(1) 基础代谢率增高:常在 20%～50%,有时可达 60%。

(2) 生化检查:常伴总胆固醇、甘油三酯水平降低;少数病人出现转氨酶、胆红素升高;亦可见血钾偏低(低钾性周期性瘫痪病人)。

(3) 心电图:窦性心动过速,房性、交界性、室性期前收缩,心房颤动等。

2. 直接依据

(1) 甲状腺激素和促甲状腺激素(TSH):病人血清中总甲状腺素(TT_4)、总三碘甲腺原氨酸(TT_3)、游离甲状腺激素(FT_4)和游离三碘甲腺原氨酸(FT_3)均增高,FT_3、FT_4 增高比 TT_3 和 TT_4 增高更为明显。妊娠时因甲状腺素结合球蛋白(TBG)增高,应检查 FT_3、FT_4 评价甲状腺功能。在伴有严重疾病时,T_4

向 T_3 转化受损,仅表现 T_4 增高,称为 T_4 型甲状腺毒症。T_3 型甲状腺毒症时仅 T_3 水平单独增高,常见于老年病人。原发性甲亢时,血清 TSH 受抑制,用敏感方法测定 TSH 值低于正常,是诊断甲亢的敏感指标。原发性甲状腺功能亢进时,血清 TSH 水平低于正常。

(2)甲状腺自身抗体:Graves 病中 TRAb 阳性率 80%～100%,其血清水平治疗后明显下降或转为正常,对疗效随访、判断停药后复发、选择停药时间有重要意义。与 TRAb 相比,TSAb 反映了这种抗体不仅与 TSH 受体结合,而且产生了对甲状腺细胞的刺激功能,但因测定条件复杂,TSAb 难以在临床常规使用。甲状腺球蛋白抗体(TGAb)和过氧化物酶抗体(TPOAb)均可阳性,是自身免疫性甲状腺疾病的标志。

(3)超声检查:Graves 病病人甲状腺腺体呈弥漫性回声减低,彩色多普勒血流信号(CDFI)明显增加,呈"火海征"。

(4)^{131}I 摄取率:摄碘率 3 小时大于 25%,或 24 小时大于 45%。若峰值前移为 3 小时,测定值不仅高于正常,也高于 24 小时值,更符合本病的诊断。对鉴别甲状腺毒症,如部分甲状腺炎所致一过性甲亢仍有一定意义。

(5)甲状腺放射性核素扫描:对甲状腺自主高功能腺瘤和结节性甲状腺肿的诊断意义较大。

【诊断及鉴别诊断】

1. 诊断 典型病例根据临床表现、体征、辅助检查诊断并不困难。但轻症病人或淡漠型甲状腺功能亢进症,常需通过实验室检查来明确诊断。

2. 鉴别诊断 Graves 病所致甲亢应与甲状腺自主性高功能性腺瘤、多结节性甲状腺肿伴甲亢、垂体性甲亢、异位性 TSH 综合征、桥本甲状腺炎、亚急性甲状腺炎及无痛性甲状腺炎等相鉴别。

【治疗】

甲状腺功能亢进症的治疗目标是缓解高代谢症状,降低 TRAb 水平,恢复甲状腺轴的正常功能。在治疗的初期,应注意休息和营养物质的补充,使用 β 受体阻滞剂快速改善症状。

1. 药物治疗 常用的抗甲状腺药物(antithyroid drugs, ATD)包括咪唑类(甲巯咪唑, methimazole, MMI)和硫脲类(丙硫氧嘧啶, propylthiouracil, PTU),两者均可抑制甲状腺激素的合成,PTU 还可抑制 T_4 向 T_3 转化。由于 PTU 极少情况下可引起严重肝功能衰竭的不良反应,目前不作为一线 ATD 治疗,但仍可作为孕早期、甲状腺危象、对 MMI 不耐受的甲亢病人的治疗。ATD 治疗分为初始、减量和维持三个阶段。一般用药为 12～24 个月,儿童建议治疗 24～36 个月。

2. 放射性碘治疗 对于高龄病人、存在较大合并症(如白细胞减少、肝功能不全、甲状腺功能亢进心脏病等)、ATD 不能耐受或有较重不良反应、ATD 治疗后甲亢反复复发等情况时,适合应用放射性碘治疗。妊娠期、哺乳期及重度活动性浸润性突眼病人为其禁忌证。剂量过大可能会发生永久性甲状腺功能减退,还可能导致 Graves 眼病加重。

3. 甲状腺次全切 对于颈部出现压迫症状或体征、合并甲状腺癌可能、ATD 治疗迁延不愈、结节性甲状腺肿伴甲亢或胸骨后甲状腺肿等情况时,可考虑手术治疗。禁忌证包括严重心肺疾病、消耗性疾病等不能耐受手术的情况。妊娠为手术相对禁忌证,若确需手术治疗需在妊娠 4～6 个月进行。

4. 甲状腺危象处理

(1)预防:去除诱因和防治基础疾病是预防危象发生的关键。应强调预防措施:①避免精神刺激、感染等应激因素;②规律用药;③做好手术或放射性核素碘治疗前的准备工作。

(2)治疗:应用大剂量抗甲状腺药物迅速减少甲状腺激素释放和合成,首选 PTU;无机碘溶液抑制已合成甲状腺激素的释放;β 受体阻滞剂迅速阻滞儿茶酚胺释放,抑制 T_4 转化为 T_3;糖皮质激素防治和纠正肾上腺皮质功能减退;进行物理降温及对症支持治疗;疗效不显著者,可考虑应用血浆置换及腹膜透析等。

5. Graves 眼病的治疗

（1）一般治疗：戒烟；注意保护眼睛，戴深色眼镜；高枕卧位；眼睑不能闭合者夜间使用 1% 甲基纤维素眼膏并戴眼罩，白天使用人工泪液。

（2）内科治疗：糖皮质激素为基础治疗，可以口服泼尼松。针对中重度活动性眼病，也可选择静脉注射糖皮质激素。当全身应用糖皮质激素有禁忌时，也可以考虑醋酸曲安奈德局部注射或生物制剂治疗。麦考酚钠肠溶片、环孢素、硫唑嘌呤、氨甲蝶呤等免疫抑制剂作为与糖皮质激素联合治疗或二线治疗已证明有效。替妥木单抗、利妥昔单抗、托珠单抗等生物制剂药物作为二线治疗方案，临床观察已取得良好疗效。若前述治疗效果欠佳，还可考虑联合眼眶放射治疗。

（3）外科手术：活动期严重突眼且视力受明显威胁者，可行眼睑缝合或眶内减压手术治疗。非活动期常遗留突眼、斜视或眼睑畸形，可进行眼部相关矫正手术。

第二节　甲状腺功能减退症

甲状腺功能减退症（hypothyroidism）简称甲减，是各种原因导致的甲状腺激素合成、分泌或生物效应不足所致的一组全身代谢减低综合征。按照发病部位和病因可分为原发性甲减、中枢性甲减和甲状腺激素抵抗综合征，按照甲状腺功能减退程度主要分为临床甲减和亚临床甲减。甲减的患病率约 0.8%～1.0%，亚临床甲减的患病率高于临床甲减，女性较男性多见，且患病率随年龄增加而上升。

【病因】

甲减中有 95% 为甲状腺本身病变引起，称为原发性甲减，主要见于自身免疫性甲状腺炎，如桥本甲状腺炎、萎缩性甲状腺炎、产后甲状腺炎等；甲状腺破坏，如甲状腺手术、^{131}I 治疗、抗甲状腺药物（如硫脲类、咪唑类、锂盐等）；碘过量可引起潜在性甲状腺疾病者发生甲减，如服用含碘药物胺碘酮等。

由下丘脑或垂体病变引起 TSH 缺乏所致甲减，称为中枢性甲减，如垂体外照射、垂体大腺瘤、颅咽管瘤、产后大出血等。

甲状腺激素抵抗综合征，主要原因为周围组织甲状腺激素受体减少或有缺陷，循环中有甲状腺激素抗体或外周 T_4 向 T_3 转化减少等。

【临床表现】

甲状腺功能减退症起病隐匿，病程较长，其临床表现取决于甲状腺激素缺乏的程度，可影响全身各系统。主要表现为代谢减低、交感神经兴奋性下降的症状。

1. 一般表现　乏力、嗜睡、畏寒、少汗、体温低于正常及反应迟钝、记忆力减退且注意力不集中。查体可见皮肤粗糙、苍白、多鳞屑，严重者可呈蜡黄色，面颊及眼睑水肿，鼻、唇增厚，舌大，毛发稀疏干燥，跟腱反射时间延长，脉率缓慢。少数病人可见突眼、胫前黏液性水肿。

2. 消化系统　食欲缺乏、腹胀、便秘，甚至发生麻痹性肠梗阻及浆液水肿性巨结肠。

3. 心血管系统　心率减慢，心音低弱，严重者全心扩大，常伴心包积液。

4. 血液系统　病人可出现贫血，多为轻、中度正常色素性贫血，少数有恶性贫血。

5. 呼吸系统　部分病人可出现阻塞性睡眠呼吸暂停。

6. 内分泌系统　长期原发性甲减病人可出现催乳素增高、溢乳，还可出现垂体增大，治疗后可恢复。女性月经紊乱、月经过多，男女均可致性欲减退和不孕不育。

7. 肌肉和骨骼系统　肌肉松弛无力，偶有肌肉暂时性强直、痉挛、疼痛；常有关节疼痛；骨质密度可增高，未成年人骨龄延迟。

婴幼儿起病以身材矮小、智力缺陷为主要表现，称为呆小病。出生时常无特异表现，出生后数周内出现症状，生长发育均低于同年龄者。

【辅助检查】

1. 间接依据　基础代谢率降低，常伴高胆固醇血症和低密度脂蛋白增高，甘油三酯也可增高。呆小症病人骨龄延迟。心电图示低电压、窦性心动过缓、T 波低平或倒置等。胸片提示心脏呈弥漫性双侧增大。超声检查常提示心脏扩大、心包积液。

2. 直接依据

（1）血清 TSH、T_4 和 FT_4：测定 TSH 对诊断甲减有极重要的意义。原发性甲减病人 TSH 升高；而中枢性甲减病人 TSH 常偏低，也可在正常范围或轻度升高，可伴有其他腺垂体激素分泌低下。原发性甲减血清 TT_4 和 FT_4 均低下。血清 TT_3 和 FT_3 水平早期可在正常范围，晚期可以降低。亚临床甲减仅有 TSH 增高，TT_4 和 FT_4 正常。

（2）甲状腺抗体测定：是确定原发性甲减病因和诊断自身免疫性甲状腺炎的主要指标。在桥本甲状腺炎中甲状腺过氧化物酶抗体（TPOAb）和甲状腺球蛋白抗体（TGAb）明显升高。

（3）促甲状腺激素释放激素试验（TRH 兴奋试验）：TRH 具有兴奋垂体 TSH 分泌的作用，可评价垂体 TSH 细胞的储备功能。正常人在 TRH 兴奋后 TSH 升高到基础值的 3 倍以上，峰值在 30 分钟出现。原发性甲减病人 TRH 兴奋后 TSH 升高的倍数和正常人接近，但绝对值显著增高。垂体性甲状腺功能减退病人的反应程度为低弱反应或无反应。下丘脑病变引起的甲状腺功能减退多为延迟反应，反应高峰在 60 分钟或 90 分钟出现。

【诊断及鉴别诊断】

甲减的诊断包括功能诊断、定位诊断及病因诊断。呆小病的早期诊断和治疗十分重要，现已对新生儿行甲状腺功能筛查。甲减典型病例诊断不难，但早期轻症及不典型病人应与贫血、肥胖、水肿、肾病综合征、月经紊乱等进行鉴别。一般来说，TSH 增高，FT_4 降低可诊断原发性甲减。应进一步寻找甲减的病因。如果 TPOAb 升高，可考虑病因是自身免疫性甲状腺炎。中枢性甲减需靠 TRH 兴奋试验帮助定位。

【治疗】

1. 甲状腺激素治疗　常用药物是左甲状腺素钠（L-T_4），治疗目标是将甲状腺激素和 TSH 水平恢复正常。治疗剂量应根据病人病情、年龄及体重来确定。初期每 4～6 周复查激素水平，根据激素水平调整剂量。病情稳定，治疗达标后 6～12 个月复查一次激素水平。

2. 特殊情况处理

（1）黏液性水肿昏迷的治疗：静脉补充甲状腺素，待病人清醒后改为口服甲状腺素。若无注射剂，可给予片剂鼻饲。保暖、吸氧、适量补液、抗感染及糖皮质激素治疗。

（2）妊娠病人：多数甲状腺功能减退病人在妊娠期需将 L-T_4 剂量增加，增加剂量为孕前服用剂量的 30%～50%。孕期应密切监测 TSH 水平，并根据 TSH 浓度调整 L-T_4 用量。分娩后用药量即恢复至妊娠前水平，并应对其血清 TSH 浓度进行随访。

（3）亚临床甲状腺功能减退：对于 TSH>10mU/L、高脂血症的病人宜使用小剂量 L-T_4 治疗。

第三节　糖　尿　病

糖尿病（diabetes mellitus，DM）是一组由多病因引起以慢性高血糖为特征的代谢性疾病，目前病因与发病机制尚未完全阐明。由于胰岛素分泌和/或利用缺陷引起长期碳水化合物及脂肪、蛋白质代谢紊乱，从而导致眼、肾、神经、心脏、血管等组织器官多系统损害，出现慢性进行性病变、功能减退及衰竭；病情严重或应激时可发生急性严重代谢紊乱。

【病因及发病机制】

糖尿病的病因和发病机制复杂，由遗传、环境、行为等多因素综合作用导致。胰岛素是由胰岛 β 细胞合成和分泌,通过血液循环输送到体内各组织器官和靶细胞,与特异性受体结合产生细胞内物质代谢效应,在这些过程中,任何一个环节出现异常均可导致糖尿病。不同类型糖尿病病因不同。

1. 1 型糖尿病(T1DM)　由于胰岛 β 细胞自身免疫性破坏,通常导致胰岛素绝对缺乏。绝大多数 T1DM 是自身免疫性疾病,环境因素和遗传因素共同参与其发病。遗传易感性决定环境因素的作用,从而引起免疫反应。T1DM 病因及临床表现存在很大的异质性,但主要机制是由于上述不同原因引起的选择性胰岛 β 细胞破坏和功能衰竭,体内胰岛素分泌不足进行性加重。随着病程延长,胰岛素及 C 肽分泌功能逐渐丧失。

2. 2 型糖尿病(T2DM)　通常是在胰岛素抵抗的背景下,β 细胞分泌胰岛素功能出现进行性受损。T2DM 也是由遗传因素及环境因素共同作用引起的一组多基因遗传性疾病。参与 T2DM 发病的基因很多,但不同于 T1DM,大多数为次效基因,每个基因只赋予个体不同程度的易感性,并不足以致病,而多基因异常总体产生的效应形成遗传易感性。环境因素主要包括营养过剩、年龄增长、体力活动少、应激等。β 细胞功能缺陷和胰岛素抵抗是 T2DM 发病的两个主要环节;二者的重要性占比在不同病人中不同,在同一病人疾病进程中也可能发生变化。胰岛素抵抗是指胰岛素作用的靶器官(肝脏、脂肪组织、肌肉)对胰岛素作用的敏感性降低,导致肝脏对葡萄糖的摄取减低,外周组织对葡萄糖的利用下降。胰岛中除 β 细胞外,α 细胞在维持血糖稳态上也发挥着重要作用。正常生理状态下,进餐后血糖升高,可刺激胰岛素和胰高血糖素样多肽 -1(GLP-1)分泌,抑制 α 细胞分泌胰高血糖素,从而减少肝糖原输出,防止餐后血糖进一步升高。T2DM 病人胰岛 β 细胞衰退,α 与 β 细胞比例失调,导致胰高血糖素分泌升高,肝糖原输出增多。T2DM 病人 GLP-1 水平提高后,葡萄糖依赖性胰岛素分泌增多,α 细胞对葡萄糖的敏感性恢复。

【临床表现】

1. 分型及特点　糖尿病是一组非单一病因的疾病,由遗传、环境、行为等多种因素导致。2022 年《糖尿病分型诊断中国专家共识》中建议,根据病因将糖尿病分为:T1DM、T2DM、单基因糖尿病、继发性糖尿病、妊娠糖尿病(GDM)和未定型糖尿病。不同类型糖尿病临床特征不同。特发性胰岛自身抗体阴性,其病因未明,有报道年轻起病被诊为特发性 T1DM 病人中,后来通过基因检测有约 20% 被诊断为单基因糖尿病。

(1)T1DM:特征为胰岛功能差,因不同病因临床特点变化较大。根据病因可分为自身免疫性 T1DM 和特发性 T1DM 两种亚型,以自身免疫性 T1DM 居多。自身免疫性 T1DM 起病可急可缓,大多数胰岛自身抗体阳性,可表现为暴发性 T1DM、经典性 T1DM 或迟发性 T1DM。

(2)T2DM:可发生于任何年龄,通常在 40 岁以后起病,起病较隐匿、缓慢,症状不明显,可有明确的 T2DM 家族史,常有黑棘皮、高血压、脂代谢异常、多囊卵巢综合征等胰岛素抵抗相关表现。T2DM 为排他性诊断,对确诊糖尿病的病人在排除 T1DM、单基因糖尿病、继发性糖尿病、GDM 及未定型糖尿病后方可诊断。

(3)单基因糖尿病:是指因影响胰岛 β 细胞发育及其功能,或胰岛素作用的单个基因突变而导致的一类糖尿病。在所有糖尿病中约占 1%~5%。分为胰岛 β 细胞功能缺陷性单基因糖尿病和胰岛素作用缺陷性单基因糖尿病。

(4)继发性糖尿病:是一类有明确原因或由特定疾病或药物引起血糖升高的糖尿病类型,包括胰源性糖尿病、内分泌疾病性糖尿病、药物或化学品相关性糖尿病、罕见免疫介导性糖尿病、感染相关性糖尿病及遗传综合征相关性糖尿病。其中,内分泌疾病性糖尿病包括库欣综合征、甲状腺功能亢进症、肢端肥大症、嗜铬细胞瘤、胰高血糖素瘤等。

(5)GDM:是指与妊娠状态相关的糖代谢异常,与妊娠中后期生理性胰岛素抵抗相关。

(6)未定型糖尿病:若根据糖尿病病人的症状、体征及胰岛功能、胰岛自身抗体检测及基因检测后仍不能分型者,按照共识将其归类为未定型糖尿病,需长期追踪随访基因数据库更新情况,并行家系调查等确定。

2. 糖代谢紊乱表现 前述各种原因导致血糖升高后，首先引起渗透性利尿，表现为多尿，后续出现口渴、多饮；因外周组织对葡萄糖利用障碍，致使蛋白质代谢负氮平衡、脂肪分解增加，逐渐出现乏力、消瘦等症状，而在儿童则可能表现为生长发育迟缓；病人也常会出现易饥饿、多食等症状。这些多尿、多饮、多食、消瘦症状常被描述为"三多一少"。也有部分病人出现皮肤瘙痒及外阴瘙痒。在糖尿病初期，血糖升高较快时，可因眼房水及晶状体渗透压改变而导致视物模糊。

3. 糖尿病急性并发症 主要有糖尿病酮症酸中毒和高渗性高血糖状态。

（1）糖尿病酮症酸中毒：是由于胰岛素不足和升糖激素不适当升高共同作用引起的糖、蛋白质和脂肪代谢严重紊乱综合征，临床主要特征为高血糖、高血酮和代谢性酸中毒。其发生常有诱因，包括急性感染、突然中断胰岛素治疗或胰岛素不适当减量、饮食不当、应激、胃肠疾病、心肌梗死、脑卒中、创伤、手术、分娩等。临床表现为多尿、多饮、烦渴、乏力症状明显加重，酸中毒失代偿后出现食欲减退、恶心、呕吐及腹痛，少数病人仅表现为腹痛，易被误诊为急腹症。同时伴呼吸深快，呼气味道呈烂苹果味；若未及时纠正，后期因严重失水会出现尿量减少、眼球下陷、皮肤黏膜干燥、心率增快、血压下降、四肢厥冷；晚期会出现不同程度意识障碍，各种反射迟钝甚至消失，直至昏迷。

（2）高渗性高血糖状态：以严重高血糖、血浆渗透压升高明显、脱水、意识障碍为特征，而无明显酮症酸中毒表现，起病较隐匿，大多数从发病到出现意识障碍需 1~2 周，约 30%~40% 病人无糖尿病病史。早期主要表现为多尿、烦渴、乏力，无明显多食，甚至有病人表现为厌食，随着病情加重逐渐出现脱水和神经系统相关症状和体征。一般在血浆渗透压高于 320mOsm/L 时，可出现淡漠、嗜睡等精神症状，若病情进一步加重，血浆渗透压高于 350mOsm/L 时，可出现幻觉、定向力障碍、震颤、癫痫样发作、视觉障碍、失语、昏迷等。

4. 糖尿病慢性并发症

（1）糖尿病视网膜病变：分为非增殖期视网膜病变（NPDR）和增殖期视网膜病变（PDR）两大类。2002 年国际眼病学会制定的视网膜病变分级标准将糖尿病黄斑水肿纳入视网膜病变中管理，糖尿病黄斑水肿分为轻、中、重度。轻度指后极部有明显视网膜增厚或硬性渗出，但远离黄斑中心；中度指视网膜增厚或硬性渗出接近黄斑，但未涉及黄斑中心；重度指视网膜增厚或硬性渗出达到黄斑中心。

（2）糖尿病肾病：指由糖尿病导致的慢性肾脏病（CKD），病变可累及肾小球、肾小管、肾间质等。危险因素有年龄、糖尿病病程、不良生活习惯、高血压、持续高血糖、肥胖、高尿酸、高血脂等。通过持续增高的尿白蛋白/肌酐比值（UACR）和估算的肾小球滤过率（eGFR）下降，并排除其他 CKD 做出临床诊断。病理诊断是糖尿病肾病的金标准，病因鉴别困难时可行肾穿刺活检，不推荐作为常规检查对糖尿病病人进行评估。

（3）糖尿病神经病变：是最常见的慢性并发症，病程在 10 年以上容易出现明显的临床症状。糖尿病神经病变分为弥漫性神经病变、单神经病变和神经根神经丛病变。弥漫性神经病变又可分为远端对称性多发性神经病变和自主神经病变。远端对称性多发性神经病变表现为双侧肢体远端对称性麻木、疼痛、感觉异常；自主神经病变可出现心血管系统、消化系统和泌尿生殖系统病变的症状，如静息性心动过速、直立性低血压、晕厥、吞咽困难、呃逆、胃轻瘫、便秘及腹泻、排尿障碍、尿失禁、尿潴留、尿路感染等。单神经病变主要累及单侧脑神经、周围神经，临床表现为上睑下垂、面瘫、眼球固定、面部三叉神经疼痛、听力损害等。神经根神经丛病变表现为以肢体近端为主的剧烈疼痛，可伴有肌萎缩和单侧近端肌无力。

（4）糖尿病下肢动脉病变：主要表现为下肢动脉狭窄或闭塞，最易累及股深动脉及胫前动脉。动脉粥样硬化是其主要病因，糖尿病下肢动脉病变病人发生心血管事件的风险明显增加，死亡率高于无下肢动脉病变的糖尿病病人。此类病人仅有 10%~20% 有间歇性跛行临床表现，而致残率、死亡率高，因此，建议 50 岁以上的糖尿病病人常规进行下肢动脉病变筛查。

【辅助检查】

1. 血糖 可反映瞬间血糖水平,临床上常用葡萄糖氧化酶法测定。若诊断糖尿病,必须采用静脉血浆测定血糖,确诊糖尿病后治疗随访过程中,可使用便携式血糖仪测定末梢血糖或持续葡萄糖监测。

依据静脉血糖诊断,1999 年 WHO 糖尿病专家委员会提出糖尿病的诊断标准:空腹血糖(FBG)≥7.0mmol/L,口服葡萄糖耐量试验 2 小时血糖(2hPG)≥11.1mmol/L。糖代谢状态分类标准:①正常血糖:FBG<6.1mmol/L,2hPG<7.8mmol/L;②空腹血糖受损:FBG≥6.1mmol/L 且<7.0mmol/L,同时 2hPG<7.8mmol/L;③糖耐量受损:2hPG≥7.8mmol/L 且<11.1mmol/L,同时 FBG<7.0mmol/L。

推荐成人 T2DM 控制目标为:空腹血糖 4.4~7.0mmol/L,非空腹血糖<10.0mmol/L。控制目标应个体化,对于年龄 70 岁以上、低血糖风险较高者、预期寿命短、有严重并发症或合并症的病人可适当放宽。

2. 口服葡萄糖耐量试验(OGTT) 主要用于糖代谢情况评估及糖尿病的诊断,对于静脉血糖高于正常范围但未达到糖尿病诊断标准时需进行 OGTT。

3. 糖化血红蛋白 HbA1c 是血红蛋白与葡萄糖发生非酶催化反应的产物之一,与血糖浓度呈正相关,因红细胞在血循环中的寿命约 120 天,故在临床上可用 HbA1c 来反映病人近 8~12 周的平均血糖水平。《中国 2 型糖尿病防治指南(2020 年版)》推荐在采用标准化检测方法且有严格质量控制(美国国家糖化血红蛋白标准化计划、中国糖化血红蛋白一致性研究计划)的医疗机构可将 HbA1c≥6.5%,作为糖尿病的补充诊断标准。HbA1c 也是目前血糖控制情况评估的金标准,推荐大多数非妊娠成年 T2DM 病人 HbA1c 控制目标<7%,对于高龄、长病程或大血管并发症、CKD 病人可适当放宽。

4. 胰岛功能 胰岛 β 细胞功能检查用于评估胰岛 β 细胞分泌能力,主要为胰岛素和 C 肽水平测定,需给予标准的糖负荷,在采血测定胰岛素和 / 或 C 肽时同步测定血糖。

【治疗】

糖尿病的治疗策略是综合的,不仅仅是药物治疗,还包括糖尿病教育、生活方式管理、血糖监测等。基础管理措施是糖尿病管理成功与否的关键,每位糖尿病病人均应接受糖尿病防治专业人员的全面糖尿病教育,掌握自我管理能力。生活方式管理包括医学营养治疗和运动治疗。营养治疗方面的总原则为总能量摄入合理、各种营养物质分配均衡、维持或恢复理想体重。运动治疗方面,建议每周进行 150 分钟左右中等强度运动,但运动前后注意监测血糖,避免发生低血糖。在运动和饮食控制后血糖仍不能达标时,应积极采用药物治疗。糖尿病的药物治疗包括口服药物和注射制剂(胰岛素、胰高血糖素样肽 -1 受体激动剂)。

1. 口服降糖药物 主要有二甲双胍、胰岛素促泌剂、噻唑烷二酮类、α- 糖苷酶抑制剂、DPP-4 抑制剂和钠 - 葡萄糖共转运蛋白 2 抑制剂(SGLT2 抑制剂)六类。

(1)二甲双胍:国内外指南仍将二甲双胍作为 T2DM 一线用药。其主要药理作用为减少肝脏葡萄糖的输出,改善外周组织胰岛素抵抗。单独使用不会增加低血糖风险,主要不良反应为恶心、腹泻等胃肠道反应,从小剂量起始,逐渐加量可减少胃肠道不良反应。禁用于肾功能不全[eGFR<45ml/(min·1.73m^2)]、肝功能不全、缺氧和严重感染的病人。

(2)胰岛素促泌剂:包括磺脲类药物和格列奈类药物。此类药物都是通过刺激胰岛 β 细胞分泌胰岛素而降低血糖,不同的是格列奈类主要刺激胰岛素早时相的分泌,从而以降低餐后血糖为主。此类药物最常见的不良反应是低血糖及体重增加。在老年病人及肝肾功能不全的病人中使用磺脲类药物时,更应警惕低血糖发生。格列奈类在肾功能不全病人中可安全使用。

(3)噻唑烷二酮类(TZD):可增加靶细胞对胰岛素作用的敏感性,从而达到降低血糖的目的。与二甲双胍相同,单独使用不会增加低血糖风险。其不良反应主要为水肿和体重增加,与心力衰竭风险增加相关。此类药物禁用于心衰、转氨酶超正常值上限 2.5 倍、活动性肝病、严重骨质疏松、有骨折史的病人。常用药物有吡格列酮、罗格列酮、恩格列酮等。

(4)α- 糖苷酶抑制剂:因其主要通过抑制碳水化合物在小肠的吸收而降低餐后血糖,故适用于以碳水化合物摄入为主、餐后血糖升高的病人。其不良反应主要为腹胀、排气增多等，小剂量起始，逐渐加量可减少上述不良反应。有消化道出血、食管 - 胃底静脉曲张的病人慎用。常用药物有阿卡波糖。

（5）DPP-4 抑制剂：主要药理机制为通过抑制二肽基肽酶 4（DPP-4），减少体内 GLP-1 的失活，从而升高内源性 GLP-1 水平，GLP-1 可增加胰岛素分泌、抑制胰高血糖素的分泌，从而降低血糖。目前国内上市的种类有沙格列汀、西格列汀、维格列汀、阿格列汀、利格列汀。有报道沙格列汀与增加心力衰竭的风险有关，肝肾功能不全的病人可使用利格列汀，且不需调整剂量，而其余四种需按说明书减少药物剂量。

（6）钠 - 葡萄糖共转运蛋白 2 抑制剂（SGLT2 抑制剂）：主要通过抑制葡萄糖在肾脏的重吸收、降低肾糖阈而刺激尿糖排出，从而降糖血糖。同时 SGLT2 抑制剂有降低体重的作用，在心血管及肾脏获益方面也显示出较强的优势。且使用时不增加低血糖风险。对于轻、中度肝功能受损的病人无需调整剂量，而重度肝功能受损时则不推荐使用。当肾功能不全病人 eGFR $< 30ml/(min \cdot 1.73m^2)$ 时禁止使用。其常见不良反应为泌尿系感染及低血压等血容量不足相关反应，糖尿病酮症酸中毒为罕见不良反应，若有尿酮体产生或怀疑 DKA 时则应及时停用。常用药物有达格列净、恩格列净。

2. 胰岛素 是降低高血糖的重要武器，对于 T1DM 病人，它不仅用于控制高血糖，更需依赖其维持生命；对于 T2DM 病人，若使用降糖药物血糖控制不佳，或口服药物存在禁忌，手术、分娩、妊娠等情况下，新诊断的 T2DM 伴有明显高血糖者、β 细胞功能明显减退者、新发糖尿病且与 T1DM 鉴别困难的病人，均需使用胰岛素。胰岛素治疗的最主要的不良反应为低血糖，其次可能出现轻度水肿、视物模糊、过敏反应、脂肪萎缩或增生等。

根据胰岛素的化学结构和来源不同，可分为人胰岛素、动物胰岛素和胰岛素类似物；根据作用特点及时长，又可分为长效胰岛素、长效胰岛素类似物、中效胰岛素、短效胰岛素、超短效胰岛素类似物、双胰岛素类似物、预混胰岛素及预混胰岛素类似物。短效及超短效胰岛素皮下注射主要用于控制餐后血糖，若需静脉注射抢救 DKA，只可使用短效胰岛素。在长效胰岛素类似物的研发中，作用时长增加。低血糖风险减少的有甘精胰岛素 U300、德谷胰岛素。

在使用胰岛素治疗过程中，有时清晨空腹血糖仍较高，主要见于夜间胰岛素剂量不足、黎明现象、低血糖后高血糖现象（Somogyi 效应）。黎明现象是指夜间血糖控制良好而且无夜间低血糖的情况下，黎明时分出现高血糖，被认为与清晨体内升血糖激素（儿茶酚胺、生长激素和糖皮质激素）分泌增加有关。Somogyi 效应是在黎明前曾有低血糖，但症状轻微和短暂而未被发现，继而发生低血糖后的反跳性高血糖。

3. GLP-1 受体激动剂 通过结合胰腺 β 细胞的 GLP-1 受体，葡萄糖依赖性地刺激胰岛素合成与分泌，减少胰高血糖素释放，从而降低血糖水平；还可作用于中枢减少食物摄入，延缓胃排空，同时可增加白色脂肪分解，促进棕色脂肪生热而增加能量消耗，这些作用使体重明显降低。更重要的是，GLP-1 受体激动剂可降低心血管死亡风险，降低非致死性心肌梗死、非致死性卒中复合事件。因此更适用于肥胖、合并心血管疾病风险的 T2DM 病人。其主要不良反应为恶心、呕吐、腹泻、腹胀等，多见于治疗早期，后期可逐渐耐受。对于有胰腺炎病史的病人禁用。常用药物有利拉鲁肽。

第四节 血脂异常

血脂异常（dyslipidemia）通常指血浆中总胆固醇（TC）、甘油三酯（TG）、低密度脂蛋白胆固醇（LDL-C）水平升高，和 / 或高密度脂蛋白胆固醇（HDL-C）降低。血脂异常是一类较常见的疾病，早期通常无明显症状及体征，但可以和其他心血管风险因素互相作用导致动脉粥样硬化，增加心脑血管疾病的发病率和死亡率。因此，需要及早干预。

【病因】

脂质来源、脂蛋白合成、代谢过程关键酶异常或降解过程受体通路障碍等,均可导致血脂异常。

1. 原发性血脂异常 病因不确切,是遗传与环境因素共同作用的结果,部分原发性血脂异常由单一基因或多个基因突变引起,多表现为家族聚集性和明显的遗传倾向性。

2. 继发性血脂异常 指由其他疾病或某些药物所引起的血脂异常的疾病,常见的有肥胖症、甲状腺功能减退症、库欣综合征、肝肾疾病、系统性红斑狼疮、骨髓瘤、脂肪萎缩症、多囊卵巢综合征等。长期使用糖皮质激素、噻嗪类利尿剂、非心脏选择性 β 受体阻滞剂、含女性激素的口服避孕药等也可引起血脂异常。

【分类】

血脂异常分类比较复杂,目前常用的分类方法有病因分类、表型分类和临床分类,其中以临床分类更为实用。临床中根据血脂谱结果将血脂异常分为高 TC 血症、高 TG 血症、混合型高脂血症和低 HDL-C 血症。

【临床表现】

血脂异常可见于不同年龄、不同性别的人群,部分年轻早发的血脂异常病人有家族史。通常女性在中青年时期的血脂浓度低于男性,但在绝经期后血脂水平显著升高,甚至高于同龄男性。血脂异常的临床表现主要体现在两个方面:因脂质沉积在真皮内所引起的黄色瘤,以及沉积于血管内皮所引起的动脉粥样硬化。由于黄色瘤的发生率不高,且动脉粥样硬化早期没有典型症状或体征,所以大多数血脂异常病人无明显的表现。

1. 脂质沉积引起的表现

（1）黄色瘤:是脂质在真皮内局部沉积所引起一种异常的局限性皮肤隆凸,其颜色可以是黄色、橘黄色或棕红色,呈结节、丘疹或斑块等不同形状,质地通常较柔软。

（2）角膜弓:又称为老年环,位于角膜外缘,是由角膜脂质沉积所致,40 岁以下病人常见,以家族性高胆固醇血症多见。

（3）眼底改变:眼底小动脉可沉积有富含 TG 的颗粒脂蛋白,从而导致光散射异常,是严重的高 TG 血症伴有乳糜微粒血症的特征性表现。

2. 动脉粥样硬化 血脂长期处于高浓度状态,脂质可沉积在血管内皮,引起动脉粥样硬化,最终导致冠心病和 / 或周围血管病变等,但其发生和进展需要相当长的时间。某些家族性血脂异常病人会在青春期前罹患冠心病,严重者可出现心肌梗死。

3. 其他表现 严重的高 TG 血症(> 10mmol/L)可引起急性胰腺炎。严重的高 TC 血症,尤其是纯合子家族性高胆固醇血症(HoFH)可表现为游走性多关节炎,但此种情况多为自限性,较为罕见。

【诊断】

仔细采集病人的病史信息,包括家族史、饮食和生活习惯、是否患有引起继发性血脂异常的相关病史及是否服用可致血脂异常的用药史,并进行详细的体格检查。血脂异常,特别是 LDL-C 的水平升高,是促进动脉粥样硬化形成的关键因素。《中国成人血脂异常防治指南(2016 年修订版)》制定了适合我国人群血脂的适合范围及异常分层标准(表 2-6-1)。此外还需要评估血脂异常危险分层,再设定治疗目标值(表 2-6-2)。

表 2-6-1 血脂异常诊断及分层标准(mmol/L)

分层	TC	LDL-C	HDL-C	非 -HDL-C	TG
理想水平		<2.6		<3.4	
合适水平	<5.2	<3.4		<4.1	<1.7

续表

分层	TC	LDL-C	HDL-C	非-HDL-C	TG
边缘升高	5.2～6.19	3.4～4.09		4.1～4.89	1.7～2.29
升高	≥6.2	≥4.1		≥4.9	≥2.3
降低			<1.0		

注：TC：总胆固醇；TG：甘油三酯；HDL-C：高密度脂蛋白胆固醇；LDL-C：低密度脂蛋白胆固醇。

表 2-6-2　血脂异常危险分层及目标值

危险分层	疾病或危险因素	LDL-C 目标值
极高危	• ASCVD 病人	<1.8mmol/L
高危	• LDL-C≥4.9mmol/L 或 TC≥7.2mmol/L • 糖尿病病人 1.8mmol/L≤LDL-C<4.9mmol/L 或 3.1mmol/L≤TC<7.2mmol/L 　且年龄≥40 岁 • 高血压＋2 项及以上危险因素	<2.6mmol/L
中危	• 无高血压，2 项及以上危险因素 • 高血压＋1 项危险因素	<3.4mmol/L
低危	• 无高血压，0～1 项危险因素 • 高血压，无危险因素	<3.4mmol/L

注：ASCVD 指动脉粥样硬化性心脏病，包括稳定型冠心病、急性冠脉综合征、血运重建术后；ASCVD 危险因素包括吸烟、年龄（男性＞45 岁、女性＞55 岁）、HDL-C＜1.0mmol/L 等。

【治疗】

治疗血脂异常，不仅为了降低血脂水平，降低 ASCVD 的发生率和死亡率，还有调脂外的潜在获益，如改善内皮功能、抑制血小板聚集、稳定斑块、抑制炎症反应及血管内皮细胞的增生、迁移等。

1. 生活方式干预　控制饮食和调整生活方式是血脂异常治疗的基础措施，无论是否需要联合药物治疗，都要做到坚持生活方式干预。

（1）控制饮食：合理的膳食应以维持身体健康和保持体重稳定为原则，依据病人血脂异常的程度、类型、性别、年龄和劳动强度等多种因素综合考虑制订食谱，酌情减少总能量的摄入（每日减少 300～500kcal）。

（2）增加活动：建议每周进行 5～7 天、每次 30 分钟中等强度运动。对于 ASCVD 病人应当先行运动负荷试验，充分评估其安全性和耐受性后，再指导其进行运动活动。

（3）其他：注意戒烟、限酒，避免久坐不动等不良生活习惯。

2. 药物治疗

（1）他汀类：主要适用于高 TC 血症、混合型高脂血症和 ASCVD。常用的药物有普伐他汀、氟伐他汀、洛伐他汀、辛伐他汀、匹伐他汀、阿托伐他汀和瑞舒伐他汀。绝大部分病人对他汀类药物耐受性良好。少数接受大剂量治疗的病人可能出现转氨酶升高、肌炎、肌痛、血清肌酸激酶升高等表现，极少数可因横纹肌溶解而导致急性肾衰竭。此外，长期使用他汀类药物可能会增加糖尿病的患病风险。备孕妇女、孕妇、哺乳期妇女和儿童不宜使用。

（2）苯氧芳酸类或贝特类：贝特类药物主要通过增强脂蛋白脂酶的活性以降低血清 TG，适用于高 TG 血症或以 TG 升高为主的混合型高脂血症。临床中常用的主要药物为非诺贝特和苯扎贝特。

（3）胆固醇吸收抑制剂：该类药物可以有效抑制肠道对胆固醇的吸收，如依折麦布，适用于高 CH 血症和以 TC 升高为主的混合型高脂血症。

（4）烟酸类：属 B 族维生素，当大剂量使用时有降低 TC、TG、LDL-C 及升高 HDL-C 的作用。临床中常用的主要药物有烟酸、阿昔莫司和烟酸肌醇。若与他汀类药物联用，可减少他汀类药物的用量，也能使不良反应的发生率下降。常见的不良反应有颜面潮红、消化道不适、肝脏损害、尿酸水平升高和糖代谢异常等。故禁用于消化性溃疡、慢性活动性肝病和痛风病人。

（5）胆酸螯合剂：属碱性阴离子交换树脂，通过与肠道内的胆酸不可逆结合，以阻碍胆酸的肠肝循环，使胆固醇的重吸收减少，而肝细胞胆固醇不停地转化为胆汁酸，大量消耗肝内胆固醇。适用于高 CH 血症和以 TC 升高为主的混合型高脂血症。临床中常用的主要药物为考来烯胺和考来替泊。

（6）抗氧化剂：普罗布考通过减少 CH 的合成、增快 CH 的分解速度，降低血浆 CH 和 LDL-C，并加速 HDL-C 的逆转运，还能在一定程度上通过抑制致炎因子、抑制动脉粥样硬化因子基因的表达，来改善内皮舒张功能，进而使泡沫细胞和动脉粥样硬化斑块的形成受到抑制。适用于高 CH 血症，尤其是 HoFH 和黄色素瘤病人。

（7）前蛋白转化酶枯草溶菌素 9（PCSK9）抑制剂：适用于成人或 12 岁以上青少年的 HoFH，以及对他汀类药物不耐受或存在禁忌证的病人。此外，对于发生有心脑血管疾病的高危病人，在已使用最大耐受剂量的他汀类药物并联合依折麦布后，血脂仍然不达标者，可联合本品使用。本类药物包括依洛尤单抗和阿利西尤单抗，均为单克隆抗体，且需要皮下注射。

3. 其他治疗措施 脂蛋白血浆置换适用于家族性高胆固醇血症病人；对极严重的高胆固醇血症或 HoFH 的病人在缺乏更有效的治疗手段时，可考虑采用手术治疗，如部分回肠末端切除术、门腔静脉分流术及肝移植术等。

4. 治疗过程的监测 初始治疗建议减少饱和脂肪酸和胆固醇的摄入，进行轻、中度体力活动，于 6~8 周后复查血脂水平，对已达标或改善明显者可继续采用生活方式干预治疗。若未达标者则考虑加用药物治疗，在药物治疗 6 周内进行有效性和安全性评估，如复查血脂、转氨酶、胆红素、肌酸激酶等。用药期间若转氨酶升高超出正常上限 3 倍以上者，应停止用药，停药后需继续监测肝功能变化，直至恢复正常。注意询问病人有无肌痛、乏力及发热等表现，当肌酸激酶超出正常上限 5 倍以上应停止用药。每 3 个月进行 1 次血脂检测，若已平稳达标且没有安全问题，复查周期可逐渐延长至 6~12 个月。

5. 特殊人群血脂异常的管理

（1）糖尿病：病人常伴有血脂异常，主要表现为 LDL-C 升高或正常、TG 升高、HDL-C 降低。治疗前应根据 ASCVD 危险评估流程进行危险分层干预管理，并按照心血管疾病危险程度确定 LDL-C 达标范围。对于 40 岁以上的糖尿病病人如 1.8mmol/L≤LDL-C<4.9mmol/L 或 3.1mmol/L≤TC<7.2mmol/L，即为 ASCVD 的高危病人，治疗首选他汀类药物，血脂控制目标是血清 LDL-C<2.6mmol/L，HDL-C≥1.0mmol/L。

（2）高血压：应根据合并危险因素的个数和血清 CH 水平分层确定 ASCVD 的风险程度并设定调脂目标。危险分层在中等以上者需要启动他汀类药物治疗。中危组病人血清 LDL-C 应在 3.4mmol/L 以下，高危组病人血清 LDL-C 应在 2.6mmol/L 以下，极高危组病人血清 LDL-C 应在 1.8mmol/L 以下。

（3）慢性肾脏病（CKD）：常伴有血脂异常，并促进 ASCVD 的发生和进展。对于 CKD 病人血脂控制目标是：轻、中度 CKD 者 LDL-C<2.6mmol/L，非-HDL-C<3.4mmol/L；重度 CKD、CKD 合并高血压或糖尿病者 LDL-C<1.8mmol/L，非-HDL-C<2.6mmol/L。优先选用中等强度的他汀类药物治疗。CKD 病人接受他汀类治疗后可使肌病的患病率显著升高，尤其当肾功能进行性下降或肾小球滤过率（GFR）<30ml/（min·1.73m^2）时，其发病风险与药物剂量呈正相关。因此，需要根据个体化的控制目标选择相应的治疗药物，避免使用大剂量他汀类药物，必要时联合其他类型降脂药物。

（4）卒中：心源性缺血性卒中或短暂性脑缺血发作（transient ischemicattack, TIA）病人，尤其是基线 LDL-C≥2.6mmol/L 者，无论是否伴有其他动脉粥样硬化的证据，均推荐长期使用他汀类药物治疗，以降低心血管疾病和卒中的发生风险。对于颅内大动脉粥样硬化性狭窄（狭窄率≥70%）导致的缺血性卒中或 TIA 病人，推荐 LDL-C 控制在 1.8mmol/L 以下。

（5）高龄人群：80 岁以上的高龄老人通常患有多种慢性病，需接受多种药物治疗，因此要注意药物间的相互作用及不良反应。此外，高龄病人大多有不同程度的肝肾功能减退，调脂药物种类和剂量的选择需要个体化，起始剂量不宜过大，严密监测肝肾功能和肌酸激酶，根据治疗反应性调整降脂药的剂量。由于缺乏临床随机对照研究资料，目前尚未统一高龄老人接受他汀类药物治疗的建议靶目标。

第五节　高尿酸血症与痛风

尿酸（uric acid）是由体内细胞代谢分解和饮食摄入的嘌呤化合物通过酶的作用分解生成的终产物，主要通过肾脏排泄。人体的尿酸饱和浓度是 420µmol/L（7mg/dl），当人体内尿酸水平超过此值，便可形成尿酸盐结晶，在肾脏、关节及其附属组织等部位沉积，使相应组织损伤。

在正常嘌呤饮食的前提下，如非同日两次空腹血尿酸水平持续高于饱和浓度，即超过 420µmol/L（7mg/dl），则称为高尿酸血症（hyperuricemia，HUA）。当高尿酸血症病人随着尿酸盐结晶不断沉积，出现急性关节炎、痛风石及尿酸性肾病等症状与阳性体征时，称为痛风。高尿酸血症和痛风常与高血压、糖尿病、心脑血管疾病及慢性肾脏病等多种疾病伴发。

【病因及发病机制】

临床中将高尿酸血症分为原发性和继发性两大类。原发性仅少数由先天性嘌呤酶缺陷所引起，而绝大多数的病因不明，常伴发高脂血症、超重或肥胖、糖尿病或胰岛素抵抗、高血压、动脉硬化等其他疾病。而继发性高尿酸血症通常是由其他疾病、药物、毒素等造成机体尿酸盐生成过多或肾脏排泄减少所致。

1. 高尿酸形成

（1）尿酸生成增多：人体内 20% 的尿酸为外源性摄入，故摄入富含嘌呤的食物，如动物内脏、海产品等，可使机体尿酸生成增多，而其升高程度与食物中嘌呤的含量成比例。其余 80% 的尿酸是由体内的氨基酸、磷酸核糖和其他小分子化合物合成和核酸分解而产生，即机体内源性嘌呤生成。外源性嘌呤摄入增加或内源性嘌呤生成增多可导致高尿酸血症。

（2）尿酸排泄减少：体内尿酸约有 2/3 经肾脏排出，其余 1/3 左右通过肠道、胆道等肾脏外途径排泄。慢性肾功能不全、水杨酸类药物、果糖和葡萄糖的饮料、过量饮酒等可以通过影响尿酸排泄导致尿酸增高。

2. 痛风发生　痛风是机体血尿酸高于饱和浓度时，因尿酸盐晶体不断析出，于关节及周围软组织、肾小管和血管等部位沉积，引起无菌性炎症。其发病机制和自我缓解机制极其复杂，而血尿酸浓度饱和后析出的单钠尿酸盐（monosodium urate，MSU）是诱发痛风的关键成分。MSU 晶体与趋化中性粒细胞、巨噬细胞相互作用后释放致炎症细胞因子（IL-1β、IL-6、TNF-α 等）及氧自由基、溶酶体酶、水解酶等，最终导致关节软骨、肾脏、骨质及血管内膜等发生急慢性炎症损伤。

【临床表现】

1. 无症状期　病人的检验结果提示血尿酸水平升高，但无临床症状。从尿酸水平升高到出现临床症状需数年至数十年不等，而不少高尿酸血症病人终身不出现临床症状，只有发生关节炎时才称为痛风。一般来说高尿酸状态持续时间越久、尿酸水平越高且伴随年龄的增加，后期发生痛风、痛风石和尿路结石的概率越大。

2. 急性关节炎期　急性关节炎是痛风最常见的首发症状。典型的发作起病急，在 24 小时内症状即发展至高峰。常见于中青年男性，好发于下肢，如跖趾关节（尤其是第一跖趾关节），或踝关节、膝关节等部位，表现为关节及周围软组织出现明显的炎症反应，出现红、肿、热、痛，疼痛的性质为刀割样或撕裂样,剧痛难耐,持续数天至数周可完全自然缓解。四季均可发病,但以春季发作多见。初次发病往往累及单个关节,当病变侵犯大关节时可有关节积液。寒冷、受潮、劳累、暴饮暴食、饮酒、局部感染或创伤等因素都容易诱发急性关节炎发作。痛风可于发作数天至数周后自然缓解,治疗及时者亦可在数小时内缓解,轻者关节活动可恢复如常,也有部分病人在炎症区域出现皮肤颜色的改变。随后进入的无症状阶段,称为痛风发作间隙期。有些人在一年内可出现复发,以后数月或数年发作一次,呈现越发越频的趋势,也有少数病人终身仅发作一次。随着发作频率增加,受累关节数目逐渐增多,发作时的症状越来越重且持续时间慢慢延长,关节炎发作间歇期逐渐缩短,最终引起慢性关节炎和关节畸形。极少数病人在首次发作后无间隙期,直接进入到慢性关节炎期。

3. 痛风石 尿酸盐结晶可在关节及附近的软骨、肌腱、腱鞘和皮肤结缔组织中不断析出并沉积,逐渐形成黄白色、大小不等的痛风石。见于出现首发症状未经治疗的病人,常见于第一跖趾关节、耳廓、肘部、前臂伸面、指关节等部位,但未累及肺、肝、脾及中枢神经系统。痛风石小可如芝麻,大可超过鸡蛋,当挤压后可破溃形成瘘管,排出白色粉笔屑样物。

4. 肾脏病变 慢性痛风病史较久且未经规范治疗时可出现肾脏损害,主要表现为痛风性肾病和尿酸性肾石病。

(1)痛风性肾病:尿酸盐结晶在肾脏沉积可致间质性肾炎,起病隐匿,早期表现为间歇性蛋白尿和镜下血尿。随着病情进展,蛋白尿呈持续性。若损伤肾脏浓缩功能,可出现夜尿增多、尿比重减低。晚期可出现肾功能不全,出现水肿、高血压、血肌酐和尿素氮水平升高等表现。随着病情进一步发展,可从慢性氮质血症最终进展到尿毒症。

(2)尿酸性肾石病:有 10%~25% 的痛风病人伴有尿酸性肾结石,表现为细小的泥沙样结石,可随尿液排出,病人常无临床症状,结石较大者可发生肾绞痛、血尿。若并发尿路感染,则会出现尿频、尿急、尿痛等尿路刺激症状。若结石引起梗阻会出现肾积水、肾盂肾炎、肾积脓或肾周围炎,严重者可致急性肾衰竭。X 线可透过单纯的尿酸性肾结石而不显影,但当结石中混合较多钙盐时,可在尿路 X 线平片中被发现。

【辅助检查】

1. 血尿酸测定 空腹状态下正常男性血尿酸浓度不高于 420μmol/L(7mg/dl),绝经前女性一般不高于 360μmol/L(6mg/dl)。影响血尿酸水平的因素较多,可致测定结果出现波动,必要时应重复检测。

2. 尿酸测定 对急性关节炎的诊断意义不大,但可通过测定尿酸排泄状态,来区分是尿酸生成增多还是尿酸排泄减少,诊断是否由尿酸升高引起的尿路结石,且对后期制定治疗方案有一定价值。

3. 关节液或痛风石内容物检查 行痛风石活检或关节腔穿刺抽液,若在偏振光镜下见到尿酸盐结晶,则具有确诊意义。

4. X 线检查 早期关节显影正常,周围软组织可见肿胀,反复发作后可致骨质出现改变,如软骨缘破坏、关节面不规则、关节间隙变窄。随着病变进一步加重,可出现特征性改变,如穿凿样、虫蚀样骨质缺损。

5. CT 及 MRI 检查 沉积在关节内的结石,CT 扫描表现为不均匀高密度影像;双能 CT 因能够特异性识别尿酸盐结晶,故常作为影像学的筛查方法辅助诊断痛风性关节炎。MRI 检查的 T_1 和 T_2 图像呈低到中等信号。

6. 关节超声 高分辨率超声可评价软骨和软组织有无尿酸盐结晶沉积、滑膜炎症、痛风石及骨侵蚀等。关节超声下呈"双轨征"。

【诊断】

正常嘌呤饮食下,非同日两次空腹血尿酸水平 >420μmol/L 即可诊断为高尿酸血症。症状发作时,受累关节红肿、触痛或压痛、受累关节行走困难或活动障碍,有痛风石的临床证据,如皮下灰白色结节,皮肤破溃后可向外排出白色粉笔屑样尿酸盐结晶。影像学检查有症状的关节或滑囊处有尿酸盐沉积的影像学证据,结合尿酸增高诊断不难。急性关节炎期诊断有困难者,可给予秋水仙碱试验性治疗,若有效则有临床诊断意义。

【治疗】

原发性高尿酸血症与痛风的治疗原则:①降低血尿酸水平,防止尿酸盐沉积;②尽快终止急性关节炎发作;③防止尿酸结石形成和肾功能损害;④避免或减少使用可能引发或/和加重高尿酸血症的药物;⑤防止关节炎复发。

1. 一般治疗 避免过度劳累、紧张、受凉、外伤及关节损伤等诱发因素;限制饮食中的嘌呤含量,避免进食动物内脏、骨髓、海产品、富含果糖的饮料等,限制鱼虾类、肉汤、甜点等的摄入,限制饮酒;超重或肥胖病人需要控制饮食总热量,降低体重;对于心、肾功能无异常者,建议多饮水,保持每天2 000ml以上的尿量,以助于尿酸的排出;对抑制尿酸排泄的药物如噻嗪类利尿药等要慎用。对于接受放疗或化疗的病人要严密监测血尿酸水平。

2. 高尿酸血症的治疗 目前常用的降尿酸药物是抑制尿酸生成、促进尿酸排泄两类药物,目的是使血尿酸维持正常水平。若单药疗效不佳或大量形成痛风石时,可联合使用两类降尿酸药物,并辅以碱化尿液。

(1)促进尿酸排泄药物:适用于肾功能良好者,主要通过抑制近端肾小管对尿酸的重吸收,增加尿酸的排泄,以降低血尿酸水平。常用药物有苯溴马隆,eGFR<20ml/(min·1.73m²)或肾结石的病人禁用。用药期间应多饮水,并辅以碳酸氢钠以碱化尿液。

(2)抑制尿酸生成药物:别嘌醇通过抑制黄嘌呤氧化酶,使次黄嘌呤和黄嘌呤不能转化为尿酸,以减少尿酸的生成。肾功能不全病人需适当减量。别嘌醇可引起皮肤过敏反应、药物热、肝功能损害及骨髓抑制等,严重者可发生致死性剥脱性皮炎。肾功能不全、使用噻嗪类利尿剂和HLA-B*5801基因阳性是别嘌醇发生不良反应的危险因素。

非布司他不完全依赖肾脏排泄,主要通过肝脏清除,故在肾功能不全和肾移植病人中的安全性较高。适用于痛风病人高尿酸血症的长期治疗,轻至中度肾功能不全病人无需调整剂量,重度肾功能不全病人谨慎使用。

(3)碱性药物:碳酸氢钠使尿酸不易在尿中形成结晶。长期大量服用可引起代谢性碱中毒,且可因钠负荷过重引起水肿,若长期服药需定期复查电解质及尿pH值。

(4)新型降尿酸药物:尿酸氧化酶将尿酸分解为可溶性产物排出,包括拉布立酶和普瑞凯希,适用于难治性痛风,放化疗所致的高尿酸血症。

3. 急性痛风性关节炎期的治疗 急性期治疗的目的是迅速控制急性关节炎症状,病人应卧床休息,抬高患肢,局部冰敷。药物治疗越早治疗效果越佳。目前秋水仙碱、非甾体抗炎药和糖皮质激素是急性痛风性关节炎治疗的一线药物,应尽早使用。

(1)秋水仙碱:对本病有特效,在发病48小时内使用效果更好。起始剂量为1.0mg,1小时后追加0.5mg,12小时后可改为0.5mg,1次/d或2次/d,至症状缓解或出现恶心、呕吐、腹泻等胃肠道副作用时停止。在治疗过程中,注意白细胞降低、肝功能异常等不良反应。

(2)非甾体抗炎药:抑制炎症介质,改善关节和滑膜的充血、渗出,可快速、有效缓解急性痛风性关节炎症状。最常见的不良反应是胃肠道反应,禁用于有活动性消化性溃疡病人,对于胃肠道不耐受者可考虑选用COX-2抑制剂。肾功能不全者慎用。

(3)糖皮质激素:用于非甾体抗炎药、秋水仙碱治疗有禁忌或疗效不佳、肾功能不全者,短期口服中等剂量糖皮质激素或关节腔注射对急性痛风性关节炎有明显疗效。全身应用时应注意预防和治疗高血压、糖尿病、骨质疏松、感染等;关节腔内注射一般1年内不超过4次。

需要注意的是,在痛风急性发作期不行降尿酸治疗,于发作缓解2~4周后再开始降尿酸治疗。启动降尿酸治疗初期可预防性使用小剂量秋水仙碱(0.5~1mg/d)4~6周,以减少降尿酸过程中出现的痛风急性发作。对于已服用降尿酸药物者治疗过程中出现痛风发作,不需要停药,以免引起血尿酸波动,导致发作时间延长或诱发再次发作。

4. 痛风发作间歇期和慢性期的处理 为了预防痛风的再次急性发作和相关并发症的出现,此阶段仍应接受降尿酸治疗,治疗的目标是使血尿酸水平终身维持在 360μmol/L(6mg/dl)以内。对于有痛风石、慢性关节痛风发作频繁者,治疗目标是血尿酸<300μmol/L(5mg/dl),但不应低于 180μmol/L(3mg/dl)。

5. 手术治疗 当痛风石出现局部感染、破溃或压迫神经等,或严重影响生活质量时,可选择剔除痛风石,对残毁关节进行矫形等手术治疗。

(傅松波)

第七章 风湿性疾病

风湿性疾病(rheumatic diseases)是指累及骨、关节和其周围组织(包括肌肉、肌腱、滑膜、滑囊、韧带和软骨),以及其他相关组织和器官的一组慢性疾病。其病因及发病机制较为复杂,常涉及感染、免疫、代谢、内分泌、退行性变、遗传及肠道菌群等。风湿性疾病的病理改变有炎症和非炎症病变,不同疾病累及的靶器官、靶组织倾向性不同,会出现相应的临床表现。类风湿关节炎的基本病理改变为滑膜炎,炎性肌病主要为肌炎,而血管病变则是大多数风湿性疾病的常见病变,可以是血管壁的炎症,造成管壁增厚、管腔狭窄,也可以是血管舒缩功能障碍,继发血栓形成。风湿性疾病常涉及多器官、系统,虽然目前相关的自身抗体检测和影像学检查在很大程度上提高了这类疾病的诊断水平,但查体和详细询问病史是诊断和鉴别诊断的重要依据。采集病史时,除了骨、关节和肌肉症状外,还要采集肌肉骨骼系统以外的症状,如口眼干、脱发、光过敏、雷诺现象、外阴溃疡及消化、呼吸、循环、泌尿、血液及神经系统的相关症状。体格检查除了一般内科系统检查外,还应进行关节、肌肉和脊柱检查。风湿性疾病的特异性检查包括自身抗体、关节液检查和病理组织学检查。自身抗体主要包括抗核抗体、抗可溶性抗原抗体、抗中性粒细胞胞质抗体、抗磷脂抗体等。影像学检查有助于各种关节、脊柱受累疾病的诊断、鉴别诊断、疾病分期、疗效判定及评估脏器受累情况,常用的影像学检查包括 X 线、超声、CT、MRI等。风湿性疾病大多为慢性系统性疾病,明确诊断后应尽早治疗,尽快缓解症状,以维持正常关节、肌肉和脏器功能,改善预后,提高病人生活质量。

第一节 类风湿关节炎

类风湿关节炎(rheumatoid arthritis,RA)是一种常见的以关节慢性炎症性病变为主要表现的全身性自身免疫病。流行病学调查显示,我国 RA 的患病率为 0.42%,病人总数约 500 万,男女比约为 1∶4。

【病因及发病机制】

在遗传、感染、环境等多因素共同作用下,自身免疫反应导致的免疫损伤和修复是 RA 发生和发展的基础,其基本病理改变为滑膜炎。

【临床表现】

RA 的临床表现个体差异较大,多为慢性起病,以对称性双手、腕、足等多关节肿痛为首发表现,常伴有晨僵,还可伴有乏力、低热、肌肉酸痛、体重下降等全身症状。

1. 关节表现

(1)晨僵:关节部位的僵硬和胶着感。晨起明显,活动后有所减轻。持续时间常 >1 小时者意义较大。

(2)关节痛:最早的症状,最常出现的部位为腕、掌指、近端指间关节,其次是足趾、膝、踝、肘、肩等关节。多呈对称性、持续性,时轻时重,疼痛的关节常伴有压痛。

(3)关节肿胀:多因关节腔积液、滑膜增生和软组织水肿所致。

（4）关节畸形：见于较晚期病人，常见的关节畸形是掌指关节的半脱位、手指向尺侧偏斜、呈"天鹅颈"样及"纽扣花"样表现、腕和肘关节强直（图2-7-1）。

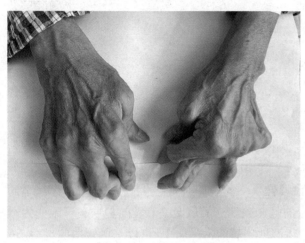 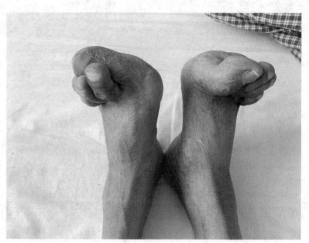

A. 关节呈"天鹅颈"样畸形　　　　　　　　　　　　B. 关节呈"纽扣花"样畸形

图 2-7-1　关节畸形

2. 关节外表现

（1）类风湿结节：是 RA 较常见的关节外表现，可见于 30%～40% 的病人，可发生于任何部位，但多位于关节隆突部及受压部位的皮下。

（2）血管炎：包括瘀点、紫癜、指（趾）坏疽、梗死、网状青斑，病情严重者可出现下肢深大溃疡。

（3）心脏表现：心包炎较常见。

（4）肺部表现：可出现肺间质病变、胸膜炎、肺内结节样改变等。

（5）眼部表现：最常见表现为继发性干燥综合征所致的眼干燥症。

（6）血液系统：正常细胞性贫血是最常见的血液系统表现，贫血程度与关节的炎症程度相关。

（7）肾脏表现：本病的血管炎很少累及肾，偶有轻微膜性肾病、肾小球肾炎、肾内小血管炎及肾脏的淀粉样变等。

【辅助检查】

1. 血液学改变　轻至中度贫血，以正常细胞性贫血常见，多与病情活动度相关。活动期病人血小板计数可增高。

2. 炎症标志物　ESR 和 CRP 常升高，是反映病情活动度的主要指标。

3. 自身抗体　类风湿因子（RF）可分为 IgM、IgG 和 IgA 型，目前主要检测 IgM 型 RF，RA 病人中阳性率为 75%～80%。抗瓜氨酸化蛋白抗体（ACPA）是一类针对含有瓜氨酸化表位自身抗原的抗体统称，包括抗环状瓜氨酸（CCP）抗体、抗核周因子（APF）抗体等。其中抗 CCP 抗体的特异性很高，为 93%～98%。

4. 关节影像学检查

（1）X 线检查：双手、腕关节及其他受累关节的 X 线片对 RA 诊断、关节病变分期、病变演变的监测均很重要。

（2）关节 MRI 检查：对早期诊断极有意义。可以显示关节软组织病变、滑膜水肿、增生和血管翳形成及骨髓水肿等，较 X 线检查更敏感。

（3）关节超声检查：高频超声能够清晰显示关节滑膜、滑囊、关节腔积液、关节软骨厚度及形态等，能够反映滑膜增生情况。

【诊断及鉴别诊断】

1. 诊断　RA 的临床诊断主要基于慢性关节炎的症状和体征、实验室及影像学检查。2010 年美国风湿病学会（ACR）和欧洲抗风湿病联盟（EULAR）联合提出了 RA 分类标准和评分系统（表 2-7-1），该标准包括关节受累情况、血清学指标、滑膜炎持续时间和急性期反应物 4 部分，总得分 6 分以上可确诊 RA。

表 2-7-1　2010 年 ACR/EULAR 的 RA 分类标准

指标		得分（分）
关节受累	1 个大关节	0
	2～10 个大关节	1
	1～3 个小关节（伴或不伴有大关节受累）	2
	4～10 个小关节（伴或不伴有大关节受累）	3
	>10 个关节（至少有一个小关节）	5
自身抗体	RF 及抗 CCP 抗体均阴性	0
	RF 或抗 CCP 抗体至少一项低滴度阳性（> 正常上限）	2
	RF 或抗 CCP 抗体至少一项高滴度阳性（> 正常上限 3 倍）	3
急性期反应物	CRP 和 ESR 正常	0
	CRP 或 ESR 升高	1
滑膜炎持续时间	<6 周	0
	≥6 周	1

注：1. 至少一个关节表现为临床滑膜炎；2. 滑膜炎不能用其他疾病解释；3. X 线片没有见到典型的骨侵蚀改变。如果病人满足以上 3 个条件，则进一步从以上 4 个方面进行评分，最高分为 10 分，当病人的总得分≥6 分时可诊断 RA。

2. 鉴别诊断

（1）骨关节炎：中老年人多发，主要累及膝、脊柱等负重关节。手骨关节炎常多影响远端指间关节，RF、ACPA 均阴性。X 线检查示关节边缘呈唇样增生或骨疣形成。

（2）强直性脊柱炎：青年男性多见，主要侵犯骶髂及脊柱关节。外周关节受累以非对称性的下肢大关节炎为主，极少累及手关节，X 线检查可见骶髂关节骨质破坏、关节融合等。可有家族史，90% 以上病人 HLA-B27 阳性，RF 阴性。

（3）银屑病关节炎：多于银屑病若干年后发生，部分病人表现为对称性多关节炎，与 RA 相似。但本病累及远端指关节处更明显，且表现为该关节的附着端炎和手指炎。同时可有骶髂关节炎和脊柱炎，血清 RF 多阴性，HLA-B27 可为阳性。

（4）系统性红斑狼疮：本病的关节病变一般为非侵蚀性，且关节外的系统性症状如蝶形红斑、脱发、皮疹、蛋白尿等较突出。抗核抗体、抗双链 DNA 抗体等阳性。

【治疗】

治疗措施包括一般治疗、药物治疗、外科治疗等，其中以药物治疗最为重要。

1. 一般治疗　包括健康教育、休息、关节制动（急性期）、关节功能锻炼（恢复期）、物理疗法等。

2. 药物治疗　治疗 RA 的常用药物分为四大类，即非甾体抗炎药、改变病情抗风湿药（DMARDs）、糖皮质激素及植物制剂等。

（1）非甾体抗炎药：具有镇痛抗炎作用，是缓解关节炎症状的常用药，但在控制病情方面的作用有限，应与抗风湿药同服。

（2）改变病情抗风湿药：包括传统抗风湿药、靶向合成抗风湿药、生物原研抗风湿药及生物类似抗风湿药四类，临床常用的是传统抗风湿药和生物原研抗风湿药。传统抗风湿药较非甾体抗炎药发挥作用慢，需 1～6 个月，不具备明显的镇痛和抗炎作用，但可延缓和控制病情进展，在应用时需谨慎。常用药物有来氟米特、氨甲蝶呤、柳氮磺吡啶、硫酸羟氯喹及艾拉莫德。生物原研抗风湿药目前使用最普遍的是 TNF-α 拮抗剂，包括依那西普、英夫利西单抗、阿达木单抗、戈利木单抗和赛妥珠单抗等，还包括 IL-1 拮抗剂、IL-6 拮抗剂、IL-17A 拮抗剂、CD20 单克隆抗体、细胞毒 T 细胞活化抗原 -4 抗体。

（3）糖皮质激素：治疗原则是小剂量、短疗程，必须同时应用抗风湿药，仅作为抗风湿药物的"桥梁治疗"。

（4）植物制剂：已有多种治疗 RA 的植物制剂，如雷公藤多苷、白芍总苷、青藤碱等，对缓解关节症状有较好作用，长期控制病情的作用尚待进一步研究证实。

3. 外科治疗 包括人工关节置换和滑膜切除术。

【预后】

RA 病人预后与病程长短、病情程度及治疗有关。近年来，随着人们对 RA 认识的加深、传统抗风湿药的正确使用及生物抗风湿药的不断涌现，RA 的预后明显改善，80% 以上病人能实现病情缓解，仅少数最终致残。

第二节 系统性红斑狼疮

系统性红斑狼疮（systemic lupus erythematosus，SLE）是一种以机体免疫系统紊乱伴自身抗体形成、免疫复合物沉积及多种细胞因子分泌为特征的自身免疫病。育龄期女性多见，男女患病率之比为 1：9。

【病因及发病机制】

与感染、遗传（易感基因）、环境（如紫外线、药物、化学试剂）和雌激素有关。外来抗原引起 B 细胞活化，B 细胞通过交叉反应与模拟自身组织成分的外来抗原结合，将抗原提呈给 T 细胞，在 T 细胞活化刺激下，B 细胞产生大量自身抗体，造成机体组织损伤。此外，免疫复合物清除障碍，沉积在机体各个组织器官也会造成损伤。固有免疫系统也可被感染激活，释放细胞因子促进自身抗体生成，造成机体组织器官损害。

【临床表现】

SLE 病人临床表现存在很大异质性，可累及多系统器官，早期临床表现不典型。

1. 全身表现 90% 的病人在病程活动期可出现发热，轻度及中度发热较多见。此外，病人还可出现乏力、疲倦、食欲下降、肌痛、体重下降等。

2. 皮肤黏膜表现 80% 的病人可出现皮肤黏膜损害，特异性的皮肤损害为面部蝶形红斑（图 2-7-2），还可出现盘状红斑、光敏性皮损等，非特异性皮肤黏膜损害包括雷诺现象、网状青斑、扁平苔藓、荨麻疹等。此外，还可出现口腔和 / 或鼻的无痛性溃疡、非瘢痕性脱发等。

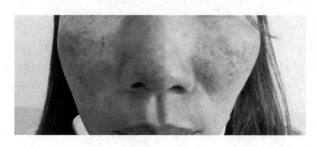

图 2-7-2 SLE 病人的皮肤表现

3. 关节肌肉表现 多为游走性、对称性疼痛，多累及双手指关节、腕关节和膝关节，通常不会引起骨侵蚀，极少导致畸形。部分病人还可出现肌炎，表现为肌痛、近端肌无力及肌酸激酶升高。

4. 肾脏表现 轻者出现无症状性血尿和/或蛋白尿、水肿、高血压，重者出现肾病综合征和肾衰竭。

5. 消化系统表现 常表现为食欲减退、腹痛、呕吐、腹泻等。少数病人可并发急腹症，还可出现蛋白丢失性肠病、肝脏病变、假性肠梗阻及肠系膜动脉血栓或梗死等。

6. 心脏及血管受累表现 心包、心肌、瓣膜、传导系统和冠状动脉都可能受累。心包炎为最常见的心脏受累表现，伴或不伴有心包积液。瓣膜病变常与抗磷脂抗体阳性相关，疣状心内膜炎和瓣膜增厚为常见的瓣膜受累表现。表达抗 Ro/SSA 和抗 La/SSB 抗体的 SLE 女性所生婴儿可能发生新生儿狼疮，可引起新生儿不同程度的心脏传导阻滞。

7. 血管表现 表现为雷诺现象、紫癜、网状青斑、脂膜炎和浅表溃疡等。严重者还可出现循环系统、消化系统、神经系统等重要脏器的血管炎。

8. 肺部表现 可出现胸膜炎，部分病人合并胸腔积液。可引起肺间质病变，表现为活动后气促、干咳、低氧血症，少数病人可合并弥漫性肺泡出血。

9. 血液系统表现 三系均可受累。最常见为慢性病性贫血，其中 10% 属于 Coombs 试验阳性的溶血性贫血。还可出现白细胞和血小板减少，部分伴有无痛性轻或中度淋巴结肿大、脾大。

10. 神经系统表现 中枢和外周神经系统均可受累，称作神经精神狼疮。常见的中枢神经系统受累表现为头痛、认知功能障碍和癫痫发作。还可出现兴奋狂躁、抑郁呆滞、幻觉等精神症状。脊髓受累最严重的表现为横贯性脊髓炎。周围神经系统受累可表现为单发或多发的单神经病变、吉兰-巴雷综合征、重症肌无力、自主神经功能障碍等。

11. 眼部表现 主要表现为继发性干燥综合征引起的干燥性角膜结膜炎，还可出现视网膜血管病变。

【辅助检查】

1. 一般检查 不同组织器官受累会出现相应的血常规、尿常规、生化检测等异常表现。可能会出现补体 C3、C4 下降，ESR、CRP 升高等。

2. 自身抗体 抗核抗体（ANA）几乎见于所有 SLE 病人，其灵敏度为 95%，特异度为 65%。在感染及其他结缔组织病病人的血清中也可出现 ANA 阳性。抗 dsDNA 抗体是诊断 SLE 的特异性和标记性抗体之一；抗 Sm 抗体是诊断 SLE 的标记性抗体之一，有助于早期诊断，对 SLE 诊断具有高度特异性；抗 SSA 和抗 SSB 抗体常见于干燥综合征，也可见于 SLE 病人，通常与亚急性皮肤红斑狼疮、新生儿狼疮及胎儿心脏传导阻滞有关。SLE 病人还常出现狼疮抗凝物（LA）、抗心磷脂抗体（ACA）和抗 β_2 糖蛋白抗体等抗磷脂抗体（aPL）。aPL 阳性者发生不良妊娠（如复发性流产）和血栓的风险增高。

3. 病理检查 急性皮肤型狼疮病理表现为表皮萎缩，基底细胞液化变性；皮肤附属器周围淋巴细胞浸润；表皮与真皮交界处出现免疫复合物沉积（包括 IgG、IgM、IgA 和/或补体 C3、C1q）。盘状红斑的病理表现为表皮角化过度、毛囊口扩张，棘层萎缩，皮肤附属器周围有致密的灶状淋巴细胞浸润；表皮与真皮交界处存在免疫复合物沉积。肾脏受累时，肾活检常表现为免疫复合物相关的肾小球肾炎，免疫荧光表现为多种免疫球蛋白和补体成分沉积，称作"满堂亮"，对狼疮肾炎的诊断、治疗和预后评价都有重要价值。

4. 影像学检查 有助于早期发现神经系统、呼吸系统及心血管系统等相关并发症。

【诊断及鉴别诊断】

1. 诊断 目前普遍采用美国风湿病学会（ACR）1997 年推荐的 SLE 分类标准（表 2-7-2）。该分类标准的 11 项中，符合 4 项或 4 项以上者，在除外感染、肿瘤和其他结缔组织病后，可诊断为 SLE。

2. 鉴别诊断 SLE 临床表现多样，存在多系统受累，需与以下几种疾病相鉴别。主要包括类风湿关节炎、混合性结缔组织病、未分化结缔组织病、系统性硬化症、干燥综合征、血管炎、皮肌炎或多肌炎等。

表 2-7-2 1997 年 ACR 推荐的 SLE 分类标准

标准	定义
1. 颊部红斑	固定红斑,扁平或高起,在两颧突出部位
2. 盘状红斑	为片状高起于皮肤的红斑,黏附有角质脱屑和毛囊栓;陈旧病变可发生萎缩性瘢痕
3. 光过敏	对日光有明显的反应,引起皮疹,从病史中得知或医生观察到
4. 口腔溃疡	经医生观察到的口腔或鼻咽部溃疡,一般为无痛性
5. 关节炎	非侵蚀性关节炎,累及 2 个或更多的外周关节,有压痛、肿胀或积液
6. 浆膜炎	胸膜炎或心包炎
7. 肾脏病变	尿蛋白 > 0.5g/24h 或 +++,或管型(红细胞、血红蛋白、颗粒或混合管型)
8. 神经病变	癫痫发作或精神疾病,除外药物或已知的代谢紊乱
9. 血液学疾病	溶血性贫血,或白细胞减少,或淋巴细胞减少,或血小板减少
10. 免疫学异常	抗 dsDNA 抗体阳性,或抗 Sm 抗体阳性,或抗磷脂抗体阳性(包括抗心磷脂抗体,或狼疮抗凝物,或至少持续 6 个月的梅毒血清试验假阳性三者中具备一项阳性)
11. 抗核抗体	在任何时候和未用药物诱发"药物性狼疮"的情况下,抗核抗体滴度异常

确诊标准:≥4 项标准并排除其他可能诊断才能分类为 SLE。

【治疗】

治疗应个体化,糖皮质激素(简称激素)联合免疫抑制剂是基础治疗方案,经治疗后可达长期缓解。

1. 一般治疗 避免阳光暴晒、紫外线照射,避免使用可能诱发狼疮的药物。

2. 药物治疗

(1)激素:是治疗 SLE 的基础用药,应根据疾病活动度及受累器官的类型和严重程度制订个体化的激素治疗方案。

(2)免疫抑制剂:对激素联合羟氯喹治疗效果不佳的 SLE 病人,或无法将激素的剂量调整至相对安全剂量以下的病人,或伴有脏器受累者,建议初始治疗时即加用免疫抑制剂。常用免疫抑制剂有吗替麦考酚酯(MMF)、环磷酰胺(CTX)、来氟米特(LEF)、环磷酰胺(CTX)、他克莫司、环孢素等。

(3)生物制剂:对难治性(经常规治疗效果不佳)或复发性 SLE 病人,可使用生物制剂治疗,主要包括贝利尤单抗、泰他西普和利妥昔单抗等。

3. 其他 对重度或难治性 SLE 病人,还可使用血浆置换、免疫吸附及造血干细胞移植等治疗。对 SLE 育龄期女性,若病情稳定至少 6 个月,无狼疮活动、尿蛋白正常并停用妊娠禁忌药物(如 MMF、CTX、LEF、MTX 及生物制剂等)6 个月以上,血压正常及 GFR > 60ml/min,口服泼尼松剂量低于 15mg/d,可考虑妊娠。

【预后】

随着 SLE 诊治水平的提高,SLE 病人的生存率大幅提高,预后明显改善。随着医学免疫学研究的不断深入,SLE 已由既往的急性、高致死性疾病转为慢性、可控性疾病。

(达古拉)

第八章　神经与精神疾病

第一节　大动脉粥样硬化型脑梗死

【病因及发病机制】

脑梗死（cerebral infarction，CI）是由脑部血液供应障碍引起的局部脑组织缺血、缺氧性坏死，进而出现相应神经功能缺损的一类临床综合征。因大动脉粥样硬化所致的脑梗死称大动脉粥样硬化型脑梗死。动脉粥样硬化是本病的主要病因，危险因素包括高血压、糖尿病、冠心病及血脂异常等。

【临床表现】

中老年多见，常在安静或睡眠时发病，部分病例在发病前可有短暂性脑缺血发作（TIA），急性、亚急性起病，常在数小时或数天内达到高峰。临床表现取决于梗死灶的大小和部位，主要表现为突然出现的局灶性神经功能缺损的症状和体征，如偏瘫、偏身感觉障碍、失语、共济失调等。部分病人（在发生基底动脉闭塞或大面积脑梗死时）可有头痛、呕吐、意识障碍等全脑症状。下面介绍不同血管闭塞所致脑梗死的临床表现。

1. 颈内动脉系统（前循环）脑梗死

（1）颈内动脉：单眼一过性失明、黑矇是颈内动脉狭窄的一个重要症状。有时会出现低灌注性视网膜病或眼缺血综合征。可有同侧霍纳征、对侧偏瘫、偏身感觉障碍、双眼对侧同向性偏盲，优势半球受累可出现失语，非优势半球受累可有体象障碍。

（2）大脑中动脉：大脑中动脉闭塞可出现对侧偏瘫、偏身感觉障碍和同向性偏盲，可伴有双眼向病灶侧凝视，优势半球受累可出现失语，非优势半球受累可有体象障碍等。

（3）大脑前动脉：可出现对侧偏瘫，下肢重于上肢，有轻度感觉障碍，优势半球病变可有运动性失语，伴有尿失禁（旁中央小叶受损）及对侧强握反射等。

2. 椎-基底动脉系统（后循环）脑梗死

（1）大脑后动脉：主要供应枕叶，故常常出现偏盲；丘脑和颞叶部位受累会出现意识模糊、丘脑性失语和记忆力下降。

（2）椎动脉：以小脑后下动脉闭塞造成的延髓背外侧综合征最常见，典型的临床表现为眩晕、恶心、呕吐、眼震、声音嘶哑、吞咽困难及饮水呛咳，病变同侧小脑性共济失调，交叉性感觉障碍及同侧霍纳征。

（3）基底动脉：基底动脉狭窄或闭塞可引起很多不同的后循环局灶缺血的症状、体征（如意识障碍、头晕、呕吐、共济失调、复视、吞咽困难、饮水呛咳、偏盲等）。

【辅助检查】

1. 实验室常规检查　包括血常规、凝血功能、血糖、血脂、肾功能、血电解质等，这些检查有利于发现脑梗死的危险因素。

2. 影像学检查

（1）头颅CT：头颅CT平扫是最常用的检查，早期头颅CT检查对脑梗死与脑出血的识别很重要（图2-8-1）。

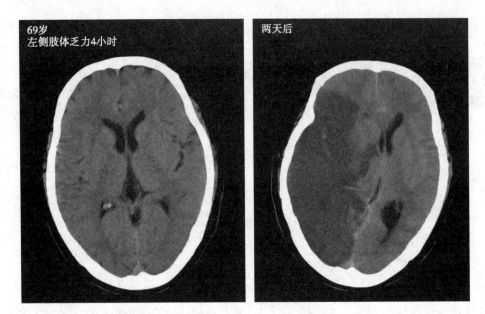

24 小时内可阴性；与闭塞血管供应区一致的扇形低密度影，同时累及白质和灰质；轻度占位效应

图 2-8-1 脑梗死 CT 表现

（2）头颅 MRI：与头颅 CT 相比，头颅 MRI 可以更好地显示脑干、小脑梗死及腔隙性梗死。弥散加权成像（DWI）可以在早期显示缺血性改变（图 2-8-2）。

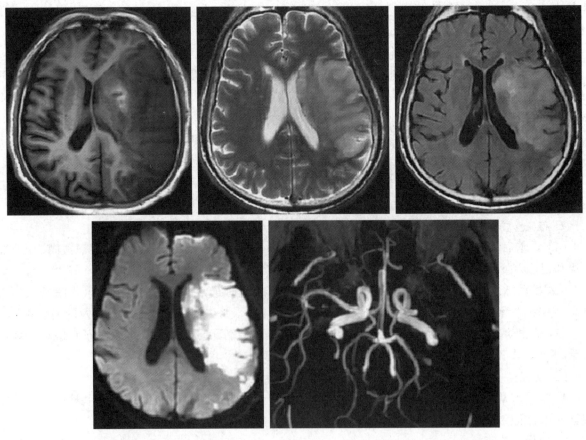

T_1WI 低信号、T_2WI 高信号、FLAIR 高信号；DWI（弥散加权成像）可以发现 6 小时以内早期脑梗死；MRA 可发现脑梗死的责任血管

图 2-8-2 脑梗死 MRI 表现

（3）血管造影：数字减影血管造影（DSA）和 CT 血管造影（CTA）可以显示头颈部动脉的狭窄、闭塞。DSA 是诊断血管狭窄的金标准。

【诊断及鉴别诊断】

1. 诊断　根据病史、症状、体征及辅助检查做出诊断。主要诊断依据是：中、老年，有动脉粥样硬化等脑卒中的危险因素，部分病人发病前有 TIA 病史，安静状态下或睡眠中突然起病，症状在 1～3 天达高峰，出现局灶性神经功能缺损的症状和体征，头颅 CT 排除脑出血。脑梗死主要与脑出血、脑栓塞、颅内占位性病变鉴别。

2. 鉴别诊断

（1）脑出血：多于活动中或情绪激动时起病，病情进展快，常出现头痛、呕吐、意识障碍，头颅 CT 有助于鉴别诊断（表 2-8-1）。

表 2-8-1　大动脉粥样硬化型脑梗死鉴别诊断

鉴别点	大动脉粥样硬化型脑梗死	脑栓塞	脑出血
年龄	多为 60 岁以上	任何年龄	多为 60 岁以下
起病状态	安静或睡眠中	活动中起病	动态起病（活动或情绪激动）
起病速度	相对缓慢，逐渐进展（以时、日计）	最急（以秒、分钟计）	急（以分钟、时计）
全脑症状	无或较轻	部分出现	多见且较重
CT 检查	脑实质内低密度病灶	脑实质内低、高密度病灶并存（出血转化）	脑实质内高密度病灶
脑脊液	无色透明	正常或可有血性	可有血性

（2）脑栓塞：起病急，病情进展快，常见于有栓子来源的基础疾病如心源性（房颤、风湿性心脏病等）疾病、非心源性（空气栓塞、脂肪栓塞等）疾病。

（3）颅内占位性病变：颅内肿瘤（特别是瘤卒中时）也可急性发作，引起局灶性神经功能缺损，类似于脑梗死。头部 CT 及 MRI 检查有助于明确诊断。

【治疗】

治疗目的是挽救生命、减少残疾和预防复发。

1. 一般处理　保持呼吸道通畅及吸氧、调控血压、控制血糖、降颅内压及预防吸入性肺炎等。

2. 特异性治疗

（1）溶栓：超早期溶栓治疗是恢复梗死区血流，挽救半暗带的有效方法。临床上常用药物为尿激酶（UK）和重组组织型纤溶酶原激活物（rt-PA）。头颅 CT 排除颅内出血及禁忌证后，静脉溶栓应在发病 4.5 小时以内（rt-PA）或 6 小时内（UK）尽早完成。

（2）抗血小板聚集：不符合溶栓适应证且无禁忌证的缺血性脑卒中病人应在发病后尽早给予口服阿司匹林。对于发病 24 小时内且无禁忌证的非心源性轻型脑梗死病人（NIHSS 评分≤3 分），可尽早给予阿司匹林联合氯吡格雷的双重抗血小板治疗，双抗治疗持续时间不超过 3 周。对于存在颅内大动脉粥样硬化严重狭窄（70%～99%）的非心源性脑梗死病人，若无出血风险高等禁忌，可考虑给予阿司匹林联合氯吡格雷的双重抗血小板治疗，双抗治疗持续时间不超过 3 个月。

（3）抗凝治疗：有普通肝素、低分子量肝素、华法林，以及新型口服抗凝药物。一般不推荐急性缺血性卒中后急性期应用抗凝药来预防卒中复发、阻止病情恶化或改善预后。对于非瓣膜性心房颤动的病人可以应用华法林或新型口服抗凝药物治疗，如达比加群、利伐沙班、阿哌沙班及依度沙班等。

（4）他汀类药物：治疗非心源性缺血性卒中病人，无论是否伴有其他动脉粥样硬化证据，推荐他汀类药物治疗以减少发生卒中事件的风险。

（5）扩血管治疗：不推荐常规使用。脑水肿、出血性梗死、低血压或脑血流低灌注所致的急性脑梗死如分水岭梗死时禁用。

（6）神经保护治疗：理论上，针对急性缺血或再灌注后细胞损伤的药物（神经保护剂）可保护脑细胞，提高其对缺血缺氧的耐受性。目前临床在用的药物有胞二磷胆碱、依达拉奉、尼莫地平、吡拉西坦等。此外，还有局部亚低温治疗。神经保护剂的疗效与安全性尚需开展更多高质量临床试验进一步证实。

（7）中医中药：临床上应用中医中药改善脑梗死症状，但尚需更多高质量随机对照试验进一步证实。

（8）外科或血管内治疗：对大脑半球的大面积脑梗死伴严重脑水肿、占位效应和脑疝形成者，可施行开颅减压术；小脑梗死影响到脑干功能或引起脑脊液循环阻塞危及病人生命者，可行颅后窝开颅减压；伴有脑积水或具有脑积水危险的病人应进行脑室引流。有证据证实急性缺血性卒中发病 6 小时内行静脉溶栓治疗桥接血管内治疗安全、有效，对于发病大于 6 小时、经严格的影像学评估条件适宜的急性缺血性卒中病人，也推荐血管内治疗。

3. 早期康复治疗　康复治疗应早期进行，并遵循个体化原则。

4. 卒中二级预防　应尽早启动卒中的二级预防，控制高危因素，如高血压、糖尿病、高血脂、吸烟、高同型半胱氨酸血症等，倡议健康生活方式，戒烟戒酒、低脂低盐饮食，适当运动。

第二节　心源性脑栓塞

【病因及发病机制】

心源性脑栓塞（cardiogenic cerebral embolism）是脑栓塞的最常见类型，占脑栓塞的 60%～75%，心源性脑栓塞指心脏来源的栓子（如心脏内的附壁血栓）随血流进入脑动脉阻塞血管，引起脑部血液供应障碍，导致脑组织发生不可逆损伤，出现局灶性神经功能缺损，与受累血管的血供区域相一致。常见的病因有心房颤动、心脏瓣膜病、感染性心内膜炎、风湿性心脏病、心脏手术、急性心肌梗死、心律失常、卵圆孔未闭等。

【临床表现】

任何年龄均可发病，以青壮年多见，多有心房颤动或风湿性心脏病等病史。一般发病无明显诱因，也很少有前驱症状。心源性脑栓塞是起病速度最快的一类脑卒中，症状常在数秒或数分钟之内达到高峰，可合并癫痫，可伴意识障碍。颈内动脉系统的脑栓塞约占 80%，椎 - 基底动脉系统的脑栓塞约占 20%。临床症状取决于栓塞的血管及阻塞的位置，表现为局灶性神经功能缺损的症状、体征。大约 30% 的脑栓塞为出血性梗死，可出现意识障碍突然加重或肢体瘫痪加重，应注意识别。

【辅助检查】

1. 心脏相关检查　包括心电图、胸部 X 线检查、心脏超声和 TCD 发泡实验，怀疑感染性心内膜炎时，应进行血常规、血沉和血细菌培养等检查。

2. 头部 CT 及 MRI　可显示脑栓塞的部位和范围，CT 检查示在病变部位出现低密度的改变，发生出血转化时可见在低密度的梗死区出现 1 个或多个高密度影（图 2-8-3）。CTA、MRA 可了解血管有无病变。

【诊断及鉴别诊断】

本病任何年龄均可发病，有心房颤动或风湿性心脏病等病史。骤然起病，症状常在数秒至数分钟达到高峰，表现为偏瘫、失语等局灶性神经功能缺损症状。头颅 CT 和 MRI 有助于明确诊断。本病应与其他脑血管病，如大动脉粥样硬化型脑梗死、脑出血等鉴别。CTA、MRA 对与其他脑血管病的鉴别诊断有帮助。

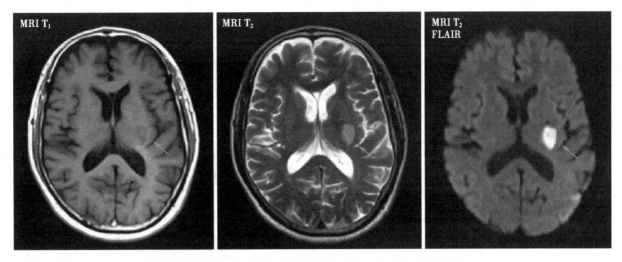

出血转化时可见在低密度的梗死区出现 1 个或多个高密度影

图 2-8-3 心源性脑栓塞

【治疗】

脑栓塞的治疗除治疗脑部病变外,还要同时治疗引起脑栓塞的原发疾病。

1. 静脉溶栓治疗 目前推荐针对多数处于治疗时间窗内的心源性脑栓塞病人,可根据其适应证,排除禁忌证和相对禁忌证,充分权衡治疗的获益和风险后考虑静脉溶栓。

2. 血管内介入治疗 多数情况下推荐采取静脉溶栓(血管内机械取栓桥接治疗模式),若有静脉溶栓禁忌时直接采取血管内机械取栓。

3. 抗血小板和抗凝治疗 目前推荐口服抗血小板药物治疗(如阿司匹林、氯吡格雷),应在溶栓 24 小时后开始选择性使用,使用前应复查头颅 CT。对非瓣膜性房颤病人,使用华法林或新型口服抗凝药(利伐沙班、阿哌沙班、达比加群等)预防复发;对瓣膜性房颤病人应长期使用华法林治疗;使用华法林时需监测 INR 值,将 INR 维持在 2.0～3.0。

4. 原发病治疗 原发病治疗是整体治疗的一部分,应予重视,针对性治疗原发病有利于脑栓塞病情控制和防止复发。若为感染性心内膜炎应尽快给予有效的抗生素治疗;对非细菌性血栓性心内膜炎,推荐长期抗凝治疗。卵圆孔未闭相关心源性脑栓塞可选择抗栓治疗和 / 或卵圆孔未闭封堵术,抗栓治疗一般首选抗血小板(阿司匹林或氯吡格雷)治疗;对伴深静脉血栓形成者则可有条件地给予抗凝(华法林或新型口服抗凝药)治疗。

第三节 高血压脑出血

【病因及发病机制】

脑出血(cerebral hemorrhage)是指原发性非外伤性脑实质内的出血,是急性脑血管病中死亡率最高的疾病。常见的病因是高血压、动脉瘤、动静脉畸形、血液病、肿瘤、血管炎、静脉窦血栓形成等。高血压是脑出血最常见的原因,长期高血压可使脑细小动脉发生玻璃样变、纤维素样坏死等,在此基础上血压骤然升高会导致血管破裂出血。多发于基底节、脑叶、丘脑和脑桥等,可破入脑室系统。

【临床表现】

脑出血常发生于 50 岁以上病人,常伴有高血压病史。多在活动中或情绪激动时突然起病,少数在安静状态下发病。急性起病并出现局灶性神经功能缺损,一般可于数小时内达高峰。重症病人因继续出血和血肿扩大,临床症状进行性加重,有生命体征改变。脑膜刺激征阳性。

1. 一般症状 头痛、呕吐是脑出血最常见的症状,可单独出现或合并出现。脑叶和小脑出血时头痛最重,少量出血时可以无头痛。头痛和呕吐同时出现是颅内压增高的表现之一。除少量脑出血外,大部分病人均有不同程度的意识障碍。意识障碍的程度是判断病情轻重和预后的重要指标。

2. 局灶症状和体征 局灶症状与出血量和部位相关,但定位诊断的准确性不如神经影像学检查。其中,基底节区是高血压脑出血最常见的部位,典型的临床表现是对侧轻偏瘫或偏瘫、感觉障碍和偏盲。

【辅助检查】

1. 头颅CT检查 是确诊脑出血的首选检查。早期CT检查即可显示密度增高(图2-8-4),可确定出血的大小、部位、占位效应、是否破入脑室或蛛网膜下腔及周围脑组织受损的情况。脑出血的CT扫描显示血肿灶为高密度影,边界清楚,血肿吸收后为低密度影,出血周围水肿呈低密度改变。

2. 头颅MRI 脑出血的急性期MRI检查不如CT,但MRI能区别陈旧性脑出血与脑梗死,显示血管畸形流空现象和血肿演变过程。MRI的表现主要取决于血肿所含血红蛋白量的变化。

【诊断及鉴别诊断】

50岁以上的高血压病人,活动或情绪激动时突然发病,病情进展迅速,除伴随头痛、意识障碍外,还有局灶症状和体征。影像学检查提示典型的出血部位,如基底节区、丘脑、脑室、小脑、脑干,有助于明确诊断。应与脑梗死、蛛网膜下腔出血、外伤性颅内血肿等疾病鉴别。

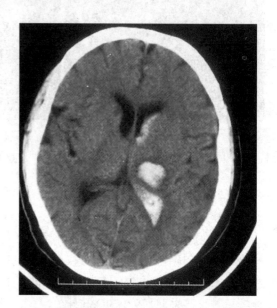

左侧丘脑出血破入左侧脑室,出血区呈高密度灶

图2-8-4 脑出血

【治疗原则及方案】

1. 内科治疗

(1)一般处理:建议对重症高血压脑出血病人,特别是伴躁动者,行镇静镇痛治疗,维持生命体征稳定,维持水、电解质平衡,保持大小便通畅,预防和及时治疗压疮、泌尿道和呼吸道感染等。

(2)降低颅内压:积极控制脑水肿、降低颅内压是高血压脑出血急性期治疗的重要环节。对颅内压持续≥20mmHg或临床及影像学提示颅内高压的病人,应采取降低颅内压措施,常使用甘露醇或高钠盐水行高渗脱水治疗,白蛋白脱水、呋塞米利尿也是常用的降低颅内压方法。应用脱水剂时注意水、电解质、酸碱平衡,保护心肾功能。

(3)管理血压:若颅内压高时,应先降低颅内压,再根据血压情况决定是否进行降血压治疗。过高的血压有可能使破裂的小动脉继续出血或再出血,使血肿扩大;而过低的血压又会使脑灌注压降低,加重脑损害,应权衡利弊审慎处理。在降低颅内压的同时可慎重平稳地给予降血压治疗。急性期将收缩压降至140mmHg是安全的。

(4)止血治疗:一般不用,若有凝血障碍,可针对性给予止血药物治疗。

(5)监测血糖:应使血糖在正常范围内。

2. 外科治疗 目的在于尽快清除血肿、降低颅内压、减少血肿对周围脑组织的压迫,可挽救重症病人生命及促进神经功能恢复。对于小脑幕上高血压脑出血病人,若出现严重颅内高压甚至脑疝,应紧急行去骨瓣减压术联合或不联合血肿清除术;小脑出血量>10ml者,若神经功能继续恶化、脑干受压、脑室梗阻引起脑积水,应尽快手术清除血肿;对于重型脑干出血病人,手术治疗可以降低病死率。

3. 康复治疗 脑出血病人的生命体征平稳、病情不再进展,宜尽早开始康复治疗。

第四节 蛛网膜下腔出血

蛛网膜下腔出血（subarachnoid hemorrhage，SAH）是指颅内血管破裂后，血液流入蛛网膜下腔而致。发病高峰在50岁左右，女性多于男性，约为3∶2。

【病因及发病机制】

原发性蛛网膜下腔出血为脑底或脑表面血管病变（如先天性动脉瘤、脑血管畸形、高血压脑动脉硬化所致的微动脉瘤等）破裂，血液流入蛛网膜下腔，占急性脑卒中的10%左右；继发性蛛网膜下腔出血为脑内血肿穿破脑组织，血液流入蛛网膜下腔。本节重点介绍先天性动脉瘤破裂所致的原发性蛛网膜下腔出血，即动脉瘤性蛛网膜下腔出血。

【临床表现】

部分病人发病前有一定的诱发因素，如体力劳动、咳嗽、排便、奔跑、饮酒、情绪激动、性生活等。突发异常剧烈全头痛，可放射至颈部或项背部，伴恶心、喷射状呕吐。可出现癫痫、精神症状，重者昏迷。意识障碍、短暂意识丧失很常见，严重者突然昏迷并于短时间内死亡。

【辅助检查】

1. 头颅 CT 检查 是诊断 SAH 的首选方法。可以显示蛛网膜下腔、脑池、脑沟内高密度影的蛛网膜下腔出血（图2-8-5），在发病后5天内阳性率较高，在发病后6小时内 CT 诊断 SAH 的敏感度为100%，发病6小时后敏感度为85.7%。动态 CT 检查还有助于了解出血的吸收情况，有无再出血、继发脑梗死、脑积水等。

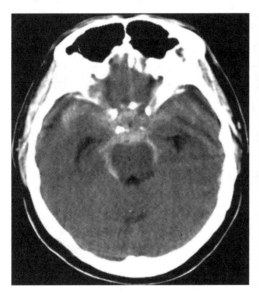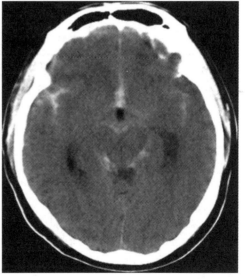

蛛网膜下腔、脑池、脑沟内高密度影

图 2-8-5 蛛网膜下腔出血的头颅 CT 表现

2. MRI 检查 在 SAH 急性期，MRI 的敏感度与 CT 相近，在疾病亚急性期及慢性期，其诊断敏感度优于 CT。MRI 可作为诊断 SAH 和了解动脉瘤破裂部位的一种方法。MRI 可显示脑动静脉畸形（arteriovenous malformations，AVM）病人的畸形血管团、供血动脉和引流静脉的血管流空效应，以及畸形血管团和毗邻结构的关系。

3. 血管检查 CT 血管成像（CTA）和 MR 血管成像（MRA）是无创性的脑血管显影方法，但敏感度和准确性不如 DSA。CTA 诊断动脉瘤的整体敏感度约为98%，特异度为 100%，CTA 能显示动脉瘤形态、载瘤动脉与骨性结构的关系（图 2-8-6）。MRA 能清楚显示异常畸形血管团、供血动脉、引流静脉及提供血管的三维结构。DSA 检查是诊断颅内动脉瘤和脑血管畸形最有价值的方法，若病人病情允许，应尽早检查。约 5% 首次 DSA 检查阴性的病人 1～2 周后再次行 DSA 检查可检出动脉瘤。

4. 腰椎穿刺　CT 检查已经确诊者，腰椎穿刺不作为常规检查。若 CT 检查无阳性发现，而临床可疑 SAH，需行腰椎穿刺检查。无色透明的正常脑脊液可以帮助排除最近 2～3 周内发病的 SAH；均匀血性脑脊液是蛛网膜下腔出血的特征性表现。需要注意腰椎穿刺有诱发脑疝形成的风险。

5. 经颅多普勒　为非侵入性技术，可以监测蛛网膜下腔出血后脑血管痉挛情况。

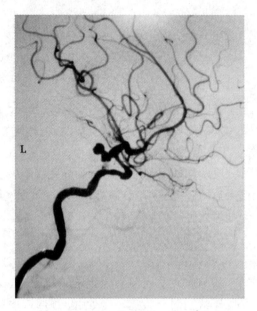

图 2-8-6　蛛网膜下腔出血 DSA 检查

【诊断及鉴别诊断】

1. 诊断　突然发生的剧烈头痛伴恶心、呕吐，伴或不伴意识障碍，癫痫，脑膜刺激征阳性及头颅 CT 检查证实脑室系统、蛛网膜下腔高密度征象可诊断蛛网膜下腔出血。若 CT 未发现异常或没有条件进行 CT 检查时，可根据临床表现结合腰椎穿刺检查，出现均匀一致血性脑脊液、颅内压增高等特点，考虑蛛网膜下腔出血。

2. 鉴别诊断　与脑出血、脑膜炎、偏头痛急性发作、高血压脑病、脑室出血、颅内肿瘤等鉴别。

（1）脑出血：蛛网膜下腔出血与脑出血鉴别要点见表 2-8-2。

表 2-8-2　蛛网膜下腔出血与脑出血鉴别要点

鉴别点	蛛网膜下腔出血	脑出血
发病年龄	动脉瘤多发于 40～60 岁，动静脉畸形青少年多见	50～65 岁常见
常见病因	动脉瘤、动静脉畸形	高血压
起病速度	急骤，数分钟达到高峰	数 10 分钟或数小时达到高峰
血压	正常或增高	通常显著增高
头痛	极常见，剧烈	常见，较剧烈
昏迷	常为一过性昏迷	重症病人持续性昏迷
局灶性体征	脑膜刺激征阳性，常无局灶性体征	偏瘫、失语等局灶性体征
眼底	可见玻璃体膜下片状出血	眼底动脉硬化，可见视网膜出血
头部 CT	脑池、脑室、蛛网膜下腔高密度病灶	脑实质内高密度病灶
脑脊液	均匀一致血性	可为均匀一致血性

（2）脑膜炎：如细菌性、真菌性、结核性和病毒性脑膜炎等均可有头痛、呕吐及脑膜刺激征，应注意与蛛网膜下腔出血鉴别。脑膜炎有颅内感染的表现，脑脊液呈炎性改变，影像学、病原学检查可进一步确诊。

【治疗】

治疗原则为尽早明确病因，治疗原发病，预防复发。此外，还应防止再出血，降低颅内压，防治继发性血管痉挛、脑积水等并发症,降低致残率和死亡率。

1. 一般治疗　绝对卧床休息,避免情绪激动和用力,维持生命体征稳定,维持水、电解质平衡,保持大小便通畅。注意营养支持,防治并发症。

2. 防止再出血　绝对卧床4~6周,避免引起血压及颅内压增高的诱因,如用力排便、咳嗽、打喷嚏和情绪激动等。调控血压,若血压>180/110mmHg,可适当用药降低血压,目前推荐收缩压<160mmHg、平均动脉压>90mmHg。

3. 控制颅内压　常用20%甘露醇、呋塞米和甘油果糖等,也可以酌情使用白蛋白,注意尿量、血钾、血钠,注意心、肾功能和血糖等。

4. 抗纤溶药物　为防止血块溶解引起的再出血,酌情应用抗纤溶药物。常用药物包括6-氨基己酸、氨甲苯酸、氨甲环酸等。

5. 预防和治疗脑血管痉挛　可应用钙通道拮抗剂如尼莫地平缓慢静滴治疗14天,或口服尼莫地平治疗21天,注意低血压的副作用。

6. 对症处理　止痛、控制烦躁不安、改善睡眠和防止便秘等。慎用阿司匹林等可能影响凝血功能的非甾体类解热镇痛药或吗啡、哌替啶等可能影响呼吸功能的药物。痫性发作时可以短期应用抗癫痫发作药物。

7. 外科处理　应尽早对蛛网膜下腔出血病人进行病因学治疗。动脉瘤,应在发病72小时或在2~3周后进行外科手术夹闭动脉瘤或介入栓塞动脉瘤。脑内血肿必要时手术清除。急性非交通性脑积水严重时,可行脑室穿刺引流术,正常颅内压脑积水时可行脑室腹腔分流术。对动静脉畸形破裂所致SAH病人,应尽可能完全消除畸形血管团。

第五节　癫　痫

【病因及发病机制】

癫痫(epilepsy,EP)是一种由多种病因引起的慢性脑部疾病,以脑神经元过度放电导致反复性、发作性和短暂性的中枢神经系统功能失常为特征。癫痫发作(epileptic seizure)是指脑神经元异常过度、同步化放电活动所造成的短暂、一过性临床表现。癫痫综合征(epileptic syndrome)指由一组特定的临床表现和脑电图改变组成的癫痫疾病(即脑电临床综合征)。诊断癫痫综合征在治疗选择、判断预后等方面具有一定指导意义。

引起癫痫的病因非常复杂,根据病因学不同,可以分为三大类:

1. 症状性癫痫　癫痫发作是由一个或多个明确的脑部结构损伤或功能异常所致,如脑外伤、脑血管病、脑肿瘤、中枢神经系统感染、寄生虫、遗传代谢性疾病、皮质发育障碍、神经系统变性疾病、药物和毒物等。

2. 特发性癫痫　除了可能的遗传易感性之外,没有其他潜在的病因。病人除了癫痫发作之外,没有脑部结构性病变和其他神经系统症状或体征。

3. 隐源性癫痫　临床表现提示为症状性癫痫,但现有的检查手段不能发现明确的病因。随着高分辨率MRI的应用及遗传病因学的进展,隐源性癫痫的数量将越来越少。

2017年国际抗癫痫联盟(ILAE)分类工作组建议将癫痫病因分为6大类,即遗传性、结构性、代谢性、免疫性、感染性及病因不明。临床上应尽可能查找具体的病因。

【临床表现】

1. 全面性癫痫发作　发作起源于双侧大脑皮质及皮质下结构所构成的致癫痫网络中的某一点,并快速波及整个网络。全面性发作主要有六种类型,即全面性强直-阵挛发作、失神发作、肌阵挛发作、强直发作、阵挛发作、失张力发作。

（1）全面性强直 - 阵挛发作：以突然丧失意识，肌肉强直、阵挛为主要临床表现。早期即有意识障碍、跌倒，随后发作包括强直期、阵挛期、痉挛后期。

1）强直期：躯干、四肢骨骼肌持续性收缩或角弓反张，喉头肌肉痉挛而发出尖叫声，眼球上窜或凝视，膈肌、肋间肌强直抽搐使呼吸停止、面色青紫、舌咬伤。

2）阵挛期：四肢肌肉强直性收缩和松弛交替发生，随着肌肉松弛期逐渐延长，最后肌肉强直性收缩停止，进入痉挛后期，发作共持续数分钟。发作期伴血压升高、瞳孔散大、心率增快、分泌物增多和尿失禁。

3）痉挛后期：发作后（发作后期）可有意识模糊和昏睡，醒后可诉头痛和肌肉酸痛，其他恢复如初。对发作情景不能回忆。

少数病人于发作前有性质不清的先驱症状，如焦虑、恐惧、易激惹、注意力不集中、头痛和腹部不适感等。

（2）失神发作：典型发作为突发突止，表现为动作突然中止，意识障碍，不伴有或伴有轻微的运动症状（如阵挛 / 肌阵挛 / 强直 / 自动症等），发作通常持续 5～20 秒（<30 秒）。

（3）肌阵挛发作：为突然短暂、快速、闪电样肌肉收缩，可以为肌肉或肌群，单肢或全身。常出现手中东西掉下或甩出去，或突然跌倒。每次发作持续时间很短不到 1 秒，但可以成串发作。发作期脑电图表现为爆发性的全面性多棘慢复合波。

（4）强直发作：以肌肉持续而强力的收缩为特征，表现为躯体中轴包括面部、颈部、呼吸肌及双侧肢体近端或全身肌肉持续性收缩，肌肉僵直，没有阵挛成分。通常持续 5～20 秒，偶尔可达数分钟。

（5）阵挛发作：表现为双侧肢体的节律性阵挛性收缩，远端明显，可伴眼睑、下颌及面肌抽动。阵挛发作持续时间短暂。发作后状态一般也短暂。

（6）失张力发作：表现为全身肌张力的突然丧失或减低，导致头下垂或突然跌倒，发作之前没有明显的肌阵挛或强直成分。发作持续 1～2 秒，意识丧失常不明显。临床表现轻重不一，轻者可仅有点头、下颌松弛、肢体下垂，重者可致站立时突然跌倒。

2. 局灶性癫痫发作　发作起源局限于半球的局部脑区。根据运动症状的复杂程度可以分为简单运动症状和复杂运动症状。简单运动症状是指不自然的、相对简单的动作。复杂运动症状是指发作时出现的运动症状相对协调和复杂，类似于自然动作，有时看似有目的性或半目的性，涉及身体的多个部位多个维度，也称为自动症，主要包括典型自动症、过度运动性自动症和发笑发作三种。

【辅助检查】

1. 脑电图　是能够反映脑电活动最直观、便捷的检查方法，是诊断癫痫发作、确定发作和分类最重要的辅助手段，为癫痫病人的常规检查。癫痫样波（棘波、尖波、棘慢复合波、尖慢复合波等）可以作为癫痫的诊断依据（图 2-8-7）。当然，临床应用中也必须充分了解脑电图（尤其是头皮脑电图）检查的局限性，必要时可延长监测时间或多次检查。

2. 神经影像学检查　临床已确诊为典型的特发性癫痫综合征（如儿童良性局灶性癫痫）时，可以不进行影像学检查。功能核磁共振（fMRI）、磁共振波谱（MRS）、单光子发射计算机断层扫描（SPE/CT）、正电子发射断层扫描（PET）等功能影像学检查能从不同角度反映脑局部的血流、代谢和功能变化，辅助癫痫灶的定位，但均不是癫痫病人的常规检查。应注意，影像学发现的病灶与癫痫发作之间不一定存在必然的因果关系。

3. 其他　应根据病人具体情况选择性地进行检查。血液检查包括血常规、血糖、电解质、肝肾功能、血气、丙酮酸、乳酸等方面的检查，能够帮助查找病因。尿液检查包括尿常规及遗传代谢病的筛查。脑脊液检查主要为排除颅内感染性疾病，对某些遗传代谢病的诊断也有帮助。心电图用于疑诊癫痫或新诊断的癫痫病人，有助于发现易误诊为癫痫发作的某些心源性发作，还能早期发现某些心律失常，从而避免因使用某些抗癫痫药物而可能导致的严重后果。临床疑诊癫痫的病因可能与遗传因素相关时，可进行遗传学检测。

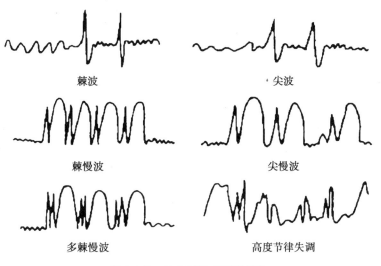

图 2-8-7　脑电图出现癫痫样波

【诊断及鉴别诊断】

1. 诊断的原则及流程　可分为五个步骤：①确定是否为癫痫发作，涉及发作性事件的鉴别；②确定癫痫发作的类型；③确定癫痫及癫痫综合征的类型；④确定病因；⑤确定残障和共患病。

2. 诊断标准　根据 2014 年 ILAE 的癫痫临床实用性定义，符合如下任何一种情况可诊断癫痫：①至少两次间隔 >24 小时的非诱发性（或反射性）发作；②一次非诱发性（或反射性）发作，并且在未来 10 年内，再次发作风险与两次非诱发性发作后的再发风险相当时（至少 60%）；③诊断某种癫痫综合征。

3. 鉴别诊断　临床上的发作性事件可以分为癫痫发作和非癫痫发作，癫痫发作需要与各种各样的非癫痫发作相鉴别，这是癫痫诊断的首要和最重要部分。非癫痫发作是指临床表现类似于癫痫发作的所有其他发作性事件，包括心因性发作、晕厥、发作性感觉 / 运动 / 自主神经症状、睡眠障碍和感染、代谢中毒等引起的发作性症状。

【治疗】

癫痫处理的基本原则包括明确诊断、合理选择处理方案、恰当的长期治疗、保持规律健康的生活方式及明确治疗的目标等。目前癫痫的治疗方法种类较多，常用的方法可以大致分为药物治疗、手术治疗和生酮饮食。

1. 药物治疗　抗癫痫药物治疗是最重要、最基本的治疗，也是大部分癫痫病人的首选治疗方式。根据癫痫发作类型、癫痫和癫痫综合征类型选择用药。尽可能单药治疗，应从小剂量开始，缓慢增量至能最大限度控制发作而无不良反应或不良反应很轻的剂量，即为最低有效剂量。单药治疗后仍不能控制发作，或有多种类型的发作，可考虑联合用药。一般持续无发作 2～4 年即存在减停药的可能性，减药前须复查脑电图，停药前再次复查脑电图。

2. 手术治疗　癫痫外科手术适应证包括：①药物难治性癫痫；②病变相关性癫痫，如脑肿瘤、脑血管病变、先天性脑室畸形、先天性皮质发育不良、脑寄生虫病、颞叶内侧硬化等。迷走神经刺激术适用于不适于外科切除性手术或不接受开颅手术且药物难以控制发作的癫痫病人。其他神经调控方法包括丘脑前核电刺激术和海马电刺激术等，目前临床病例积累还较少。

3. 生酮饮食　是一种高脂肪、低碳水化合物、适量蛋白质的饮食，对于药物难治性癫痫是一种有效的治疗方法。

第六节　帕金森病

帕金森病（Parkinson's diease，PD）是由环境因素、遗传因素、神经系统退化等多因素交互作用所导致的以黑质纹状体多巴胺（DA）能神经元变性缺失和路易小体形成为特征的一种常见的中老年人神经系统变性疾病。多见于50岁以后，偶见于20多岁。

【病因及发病机制】

遗传因素可使患病易感性增加，在环境因素及年龄的共同作用下，通过氧化应激、线粒体功能衰竭、钙超载、兴奋性氨基酸毒性、细胞凋亡、免疫异常等机制导致黑质DA能神经元大量变性丢失，从而引起发病。

【临床表现】

起病隐袭，缓慢发展。临床表现包括运动症状和非运动症状。

1. 运动症状　主要表现为静止性震颤、步行障碍、肌强直和运动迟缓。症状常自一侧上肢开始，逐渐波及同侧下肢、对侧上肢及下肢，常呈"L"或"N"形进展。25%～30%的病例自一侧下肢开始，两侧下肢同时开始者极少见。可以先后或同时表现出运动症状和非运动症状，症状出现先后顺序因人而异。

（1）静止性震颤：常是最早期的表现，通常从某一侧上肢远端开始，以拇指、食指及中指为主，表现为手指搓丸样运动，然后逐渐波及其他部位。在早期震颤往往是手指或肢体处于某一特殊体位的时候出现，以后发展为仅于肢体静止时出现。震颤在病人情绪激动或精神紧张时加剧，睡眠中可完全消失。

（2）肌强直：呈铅管样强直或齿轮样强直。铅管样强直是指四肢肢体活动时就像钢管一样，肌张力一致性增高。齿轮样强直是指伸屈肢体时可感到在均匀的阻力上出现断续的停顿，如齿轮在转动一样。

（3）运动迟缓：包括自发性运动、联合运动和自主运动障碍。①随意动作减少，包括始动困难、运动迟缓、转弯慢、上肢连带摆动减少或消失。②精细动作困难，如书写、系纽扣、系鞋带等困难。③面部表情肌活动减少，常常双眼凝视，瞬目减少，呈现"面具脸"。④口、舌、腭、咽部肌肉运动障碍，表现为讲话缓慢、语音低沉单调、流涎，严重时可有吞咽困难。

（4）姿势步态异常：姿势反射丧失和平衡障碍姿势反射丧失，使病人丧失在运动中调节平衡的能力而摔倒，最终病人不能独自站立，出现慌张步态或冻结步态。

2. 非运动症状　表现为嗅觉减退、便秘、睡眠行为异常和抑郁等。

【诊断及鉴别诊断】

1. 诊断　首先，明确是否存在帕金森征，其特点为静止性震颤、运动迟缓、肌强直。其次，明确帕金森征是否由帕金森病引起，帕金森病特点为单个肢体静止性震颤，多巴胺能药物治疗具有明确且显著的有效应答，出现左旋多巴诱导的异动症。

2. 鉴别诊断　本病须与老年性震颤、特发性震颤、帕金森叠加症及其他病因引起的帕金森综合征进行鉴别。

（1）老年性震颤：特点是震颤幅度小、频率快；震颤出现于随意运动中；肌张力不高；苯海索等药物治疗无效。

（2）特发性震颤：属显性遗传病，表现为头、下颌、肢体不自主震颤，震颤频率可高可低。本病无运动减少、肌张力增高及姿势反射障碍，饮酒后消失，普萘洛尔治疗有效。

（3）脑炎后帕金森综合征：近年报道病毒性脑炎病人可有帕金森样症状，脑炎病情缓解后其帕金森样症状随之缓解。

（4）药物性帕金森综合征：过量服用利血平、氯丙嗪、氟哌啶醇及其他抗抑郁药物均可引起锥体外系症状。病人有明显的服药史，并于停药后症状减轻。

（5）血管性帕金森综合征：多发性脑梗死偶可致帕金森综合征，病人的高血压、动脉硬化及卒中史，以及假性球麻痹、腱反射亢进、病理征阳性等可帮助鉴别。

【辅助检查】

常无诊断价值，主要排除其他疾病和用于鉴别诊断，包括常规、生化、电生理、神经影像等检查。血、唾液、脑脊液：常规检查无异常。分子影像：常规 CT/MRI 无特征所见。早期帕金森病的多巴胺能神经元减少可以由功能神经影像检查（如 PET、SPECT 等）检出。

【治疗】

药物治疗是帕金森病最主要的治疗手段，手术治疗是药物治疗的有效补充，中医治疗、康复治疗、心理治疗及良好的护理也能在一定程度上改善症状。

1. 药物治疗　治疗药物主要有抗胆碱能药、金刚烷胺、左旋多巴及复方左旋多巴制剂、多巴胺受体激动剂、单胺氧化酶 B 抑制剂和儿茶酚 -O- 甲基转移酶抑制剂六大类药物。①抗胆碱能药：国内有苯海索，主要适用于有震颤的病人。②金刚烷胺：对少动、强直、震颤均有改善作用，对改善异动症有效。③左旋多巴及复方左旋多巴制剂：目前使用复方左旋多巴制剂，包括美多芭和息宁。④ DA 受体激动剂：一般主张与复方左旋多巴制剂合用，发病年龄小的早期病人可单独应用。常用的 DA 受体激动剂有普拉克索、吡贝地尔、卡麦角林、罗匹尼罗和阿扑吗啡。⑤单胺氧化酶 B 抑制剂：包括第一代司来吉兰及第二代雷沙吉兰。对于帕金森病病人的运动症状有改善作用及疾病修饰作用，主要推荐用于早发型或者初治的帕金森病病人，也可用于进展期的帕金森病病人的添加治疗。⑥儿茶酚 -O- 甲基转移酶抑制剂（COMTI）：主要有恩他卡朋、托卡朋和奥匹卡朋，以及与复方左旋多巴组合的恩他卡朋双多巴片（为恩他卡朋 / 左旋多巴 / 卡比多巴复合制剂）。在疾病早期首选恩他卡朋双多巴片治疗可以改善症状，在疾病中晚期添加 COMTI 治疗可以进一步改善症状。需注意的是恩他卡朋须与复方左旋多巴同服，单用无效。

2. 手术治疗　手术方法主要有神经核毁损术和脑深部电刺激术（DBS），DBS 因其相对无创、安全和可调控而成为目前的主要手术选择。手术虽然可以明显改善运动症状，但并不能根治疾病；术后仍需应用药物治疗，但可减少剂量，同时需对病人进行优化程控，适时调整刺激参数。

3. 中医、康复和心理治疗　中医（中药、针灸）、康复（运动）作为辅助手段对改善症状起到一定作用，有助于提高病人的生活自理能力，改善运动功能。教育与心理干预也是不容忽视的辅助措施。

第七节　情感性障碍

【病因及发病机制】

本病病因和发病机制尚不清楚，大量研究提示遗传因素、神经生化因素和心理社会因素等对本病的发生有明显影响。

【临床表现】

1. 躁狂发作　典型临床表现是情感高涨、思维奔逸、活动增多"三高"症状，可伴有夸大观念或妄想、冲动行为等。发作应至少持续一周，并有不同程度的社会功能损害，可给自己或他人造成危险或不良后果。躁狂可一生仅发作一次，也可反复发作。

2. 抑郁发作　①核心症状：如心境低落、兴趣低落、快感缺失；②心理症状：如思维迟缓、认知功能损害、负性认知模式、自责自罪、自杀观念和行为、精神运动性迟滞或激惹、焦虑、精神病性症状、自知力缺乏；③躯体症状：如睡眠障碍、与自主神经功能紊乱相关的症状、进食紊乱、精力下降、性功能障碍。发作应至少持续 2 周，并且不同程度地损害社会功能，或给本人造成痛苦或不良后果。

3. 双相情感障碍　临床特点是反复（至少两次）出现心境和活动水平的明显改变，有时表现为心境高涨、精力充沛和活动增加，有时表现为心境低落、精力减退和活动减少。发作间期通常完全缓解。最典型的形式是躁狂和抑郁交替发作。

4. 环性心境障碍　主要特征是持续性心境不稳定。心境高涨与低落反复交替出现，但程度都较轻，心境波动通常与生活事件无明显关系，与病人的人格特征有密切关系。波动幅度相对较小，每次波动均不符合躁狂或抑郁发作的诊断标准。这种心境不稳定一般开始于成年早期，呈慢性病程，可一次持续数年，有时甚至占据个体一生中的大部分时间，不过有时也可有正常心境，且一次稳定数月。

5. 恶劣心境　是一种以持久的心境低落状态为主的轻度抑郁，从不出现躁狂或轻躁狂发作。病人具有求治意愿，生活不受严重影响，通常起病于成年早期，持续数年，与生活事件及个人性格存在密切关系。

【诊断】

经病史询问、精神检查、体格及神经系统检查，符合上述临床表现，并排除分裂情感性精神病，或排除由物质依赖及躯体疾病所致情感性障碍后，可以确定诊断。

【治疗】

1. 抑郁症的治疗

（1）药物治疗：抗抑郁药物治疗倡导全程治疗，应保证足量、足疗程，包括急性期治疗、巩固期治疗和维持期治疗三期。急性期治疗 6～8 周，巩固期治疗 4～6 个月，维持治疗时间因人而异，第一次发作主张维持治疗 6～12 个月，第二次发作 3～5 年，第三次发作应长期维持治疗。

1）5- 羟色胺再摄取抑制剂（SSRIs）：有氟西汀、帕罗西汀、舍曲林、氟伏沙明、西酞普兰等。适用于不同严重程度的抑郁症、非典型抑郁，三环类抗抑郁药（TCAs）无效或不能耐受 TCAs 不良反应的老年人或伴躯体疾病的抑郁症病人。常见的不良反应有恶心、厌食、腹泻、头痛、失眠、皮疹和性功能障碍。

2）去甲肾上腺素（NE）和 5-HT 双重摄取抑制剂（SNRIs）：有明显的抗抑郁及抗焦虑作用。对难治性病例亦有效。目前常用的有文拉法辛和度洛西汀等。常见不良反应有恶心、口干、出汗、乏力、焦虑、震颤、阳痿和射精障碍。

3）去甲肾上腺素及特异性 5- 羟色胺受体拮抗药：如米氮平和米安舍林等，口服吸收快，起效快，抗胆碱能作用小，有镇静作用，对性功能几乎没有影响。晚上顿服。常见不良反应为镇静、嗜睡、头晕、疲乏、食欲和体重增加。

4）三环类抗抑郁药：主要有丙米嗪、阿米替林、氯米帕明、多塞平和四环类马普替林等。临床用药应从小剂量开始，逐渐增加。三环类抗抑郁药疗效确定，但不良反应较多，尤其是过度镇静、抗胆碱能作用和心血管反应。常见的有口干、便秘、视物模糊、排尿困难、心动过速、直立性低血压和心率改变等。禁忌证有闭角型青光眼、急性心肌梗死、前列腺肥大、心律失常。

5）其他抗抑郁药物：主要有选择性单胺氧化酶抑制剂吗氯贝胺、曲唑酮和噻奈普汀等。

（2）电抽搐治疗：对于有严重自杀言行或拒食、紧张性木僵的病人，电抽搐应是首选的治疗。对使用抗抑郁药治疗无效的抑郁症病人也可采用电抽搐治疗。电抽搐见效快，疗效好，6～10 次为一疗程。电抽搐治疗后仍需用药物维持治疗。

（3）心理治疗：对有明显心理社会因素的抑郁症病人，在药物治疗的同时常需合并心理治疗。心理治疗和社会支持系统对预防抑郁症的复发有非常重要的作用。

2. 恶劣心境的治疗

（1）药物治疗：单胺氧化酶抑制剂、去甲肾上腺素再摄取抑制剂类的文拉法辛及特异性 5- 羟色胺受体拮抗药中的米氮平对恶劣心境有效，剂量和用法与抑郁症的治疗相同。三环类及杂环类抗抑郁药对恶劣心境疗效较差。由于病程超过 2 年，故维持治疗时间应更长，通常主张 3～5 年，以避免复发。

（2）心理治疗：恶劣心境病人常有明显的心理社会因素，且疾病的波动亦与心理社会因素有关，在抗抑郁药治疗的同时常合并心理治疗。支持性心理治疗、认知疗法、行为治疗、人际心理治疗、婚姻及家庭治疗，均能缓解抑郁症状，改善病人人际交往能力及社会适应能力，纠正其不良人格，提高解决问题的能力和应对能力，促进康复，预防复发。

3. 双相情感障碍的治疗

（1）药物治疗

1）心境稳定剂：有碳酸锂、丙戊酸盐和卡马西平等。另外，有证据显示第二代抗精神病药物（如奥氮平）等也具有心境稳定作用。碳酸锂为治疗躁狂或轻躁狂发作的首选药物，可用于急性期及维持治疗。对抑郁发作无明显效果，但有预防双相抑郁发作及预防自杀的效果。对混合性及快速循环发作效果不理想。丙戊酸盐制剂有丙戊酸钠和丙戊酸镁，适用于躁狂或轻躁狂发作，特别适用于对锂盐效果不佳的混合性及快速循环发作，并可预防复发。药物不良反应主要为白细胞减少及肝功能损害。卡马西平的适应证同丙戊酸盐。有造血系统疾病，心、肝、肾功能不全者，孕妇及哺乳者禁用。青光眼病人慎用，老年病人减量使用。

2）抗抑郁药：常用药物有新型抗抑郁药、特异性 5-HT 能抗抑郁药、三环类抗抑郁药、四环类抗抑郁药及单胺氧化酶抑制剂（MAOIs）等。不论使用何种抗抑郁药，都必须同时服用足够治疗剂量的心境稳定剂，以防转躁或促使发作变频。一旦抑郁发作缓解，即应酌情逐渐停用。对快速循环发作者原则上不宜用抗抑郁药，以选用拉莫三嗪或第二代抗精神病药物为宜。

3）抗精神病药物：不论第一代或第二代抗精神病药物，均可用于躁狂发作及伴有精神病性症状或有兴奋、行为紊乱者，一般用低、中等治疗剂量即可。用第一代药物时，注意诱发抑郁或锥体外系不良反应。症状控制后即应逐渐停用。若条件许可，可选用第二代药物，它除可控制精神病性症状外，还具有心境稳定增效作用。

4）苯二氮䓬类：为抗焦虑剂，在双相障碍中为辅助用药。口服适用于抑郁发作伴有焦虑和失眠者。常用药物有艾司唑仑、阿普唑仑、劳拉西泮、氯硝西泮等。但不宜长期大量服用，以免致药物依赖。

（2）电抽搐治疗：适用于抑郁发作时出现严重自杀意念和企图者，及拒食、木僵状态者，也用于严重躁狂，或双相障碍经药物治疗效果不好者，或快速循环反复发作不能控制的病人。

（3）心理治疗：有助于提高药物治疗的依从性和疗效，防止复发和改善病人生活质量。对病人均应给予支持性心理治疗，有条件时可给予认知行为治疗及人际关系治疗。

4. 环性心境障碍的治疗

主要应用心境稳定剂治疗，其中碳酸锂疗效良好。当达足剂量、足疗程仍无效时，可换用丙戊酸盐或卡马西平。本病不宜使用或慎用抗抑郁药，若必需使用抗抑郁药，应与心境稳定剂合用，治疗缓解后宜给较长时间心境稳定剂维持治疗，为期 1～3 年，然后缓慢停药观察。若复发，应恢复原有效治疗措施，并给予更长维持治疗期。并发双相障碍者，则治疗方案按双相障碍进行。

（吴 原）

第九章　中毒及急性高原病

在与人类息息相关的生产、生活环境中，存在许多危害身体的因素，尤其以化学因素为主，如农业生产中的有机磷农药中毒，中毒后因处于不同的疾病进展阶段，分别表现为急性胆碱能危象、中间型综合征、迟发性多发神经病，准确判断机体胆碱能状态是急救决策的核心；急性一氧化碳中毒作为常见的生活中毒和职业中毒，难逆性缺氧最终导致中毒性脑病是致伤、致残的主要因素，及时有效逆转组织缺氧是治疗的关键。另外，镇静药物过量导致中毒也是急诊抢救中常见的疾病，病人常存在神经系统抑制表现，通过实验室检查手段判断毒物类型，结合动脉血气分析、血液生化检查等辅助判断，若发生器官功能障碍需及时对症支持治疗。此外，气压、温度的变化也可能造成机体适应不良，导致急性发病，如常见的高原病，包括急性高原反应、高原肺水肿及高原脑水肿，主要是进入高原地区后发病，与个体适应能力及海拔高度有关，需尽快改善氧合情况，同时维持水电解质平衡及防治呼吸道并发症等综合治疗。

第一节　有机磷农药中毒

急性有机磷农药中毒（acute organophosphorus pesticide poisoning，AOPP）是最常见的农药中毒，总体病死率在 10% 左右。

【病因及机制】

病因主要包括有机磷农药的误服、有意吞服，污染水源或食物及在生产、运输、保管和使用过程中不慎污染皮肤、吸入中毒。有机磷农药主要抑制胆碱酯酶，通过羟基磷酸化结合乙酰胆碱酯酶，抑制乙酰胆碱酯酶及阻止乙酰胆碱的分解，使乙酰胆碱酯酶失去水解乙酰胆碱的能力，导致乙酰胆碱持续作用于胆碱能受体，导致中毒者出现毒蕈碱样症状（M 样症状）及烟碱样症状（N 样症状）。

【临床表现】

通常包括急性胆碱能危象、中间型综合征、迟发性多发神经病。往往产生强烈的应激反应，易发生系统性炎症反应综合征，尤其消化道病理生理改变为重点和"启动点"。病人由于其胃肠道屏障功能受累严重，肠道内毒素吸收，激发炎症因子释放及细菌移位，触发和加重全身炎症反应过程，同时导致一系列毒蕈碱样、烟碱样症状及加重中枢神经系统中毒症状，引起多脏器功能衰竭综合征。

1. 急性中毒　毒物的种类、剂量、中毒方式及机体状态（空腹或进餐）与急性中毒的发病时间和症状密切相关。如农药吸入者大概数分钟至半小时内发病；口服中毒者在 10 分钟至 2 小时发病；经皮肤吸收者发病较慢，为 2~6 小时。

（1）M 样症状：是 AOPP 出现最早的一组症状，因副交感神经末梢兴奋引起平滑肌痉挛和腺体分泌增加，临床表现为视力模糊、瞳孔缩小、大汗、流涎、流涕、流泪；咳嗽、胸闷、呼吸困难、发绀、心率减慢；恶心、呕吐、腹痛、腹泻、尿频、大小便失禁，其中消化道症状出现最早。

（2）N 样症状：是有机磷农药作用于交感神经节和肾上腺髓质，引起兴奋，常表现为血压升高、心率增加、心律失常、皮肤苍白等，前两者表现常被中毒后心血管受到抑制而出现的血压下降、心动过缓所掩盖。

（3）中枢神经系统症状：常表现为头痛、头晕、烦躁、谵妄，严重者出现抽搐、惊厥、共济失调。重度中毒病人除上述症状外，还出现昏迷、呼吸麻痹和脑水肿等症状，更有甚者因呼吸循环中枢麻痹进而发生呼吸循环衰竭导致死亡。

2. 迟发性多发神经病 急性中、重度病人在症状消失后的 2～3 周出现迟发性多发神经病，此时全血乙酰胆碱活性正常，神经肌电图检查多提示神经源性损伤。表现为感觉、运动型多发性神经病变，主要累及肢体末端，发生下肢瘫痪、四肢肌肉萎缩等。

3. 中间型综合征 多发生在经过治疗胆碱能危象消失后 1～4 天，少数可发生在中毒后 9 天，主要以肢体近端肌肉、脑神经支配的肌肉及呼吸肌的无力和麻痹为突出表现，因其发生在胆碱能危象之后、迟发性多发神经病之前，故称之为"中间型综合征"。临床表现为意识清醒、抬头无力、肩外展和屈髋困难、睁眼无力、眼球活动受限、复视、声音嘶哑和吞咽困难，部分病人出现呼吸肌无力和麻痹，起初为呼吸困难，表现为呼吸浅快及由于缺氧导致的口唇面部发绀、烦躁，若不及时进行有效人工呼吸，病人很快死亡。

【辅助检查】

1. 胆碱酯酶（ChE）活力测定 为特异性指标，血 ChE 活力的测定对判断中毒程度、疗效和预后均有较高价值。通常以 100% 作为正常人血 ChE 活力值，轻度中毒时 ChE 活力值为 70%～51%，中度中毒时为 50%～31%，活力值 <30% 为重度中毒。

2. 毒物检测 在人体胃肠道、血液、尿液、其他体液或相关组织中检测到相关毒物、特异性的代谢成分，是中毒诊断的确凿证据。有机磷农药的动态血药浓度检测有助于 AOPP 的动态病情评估。对硫磷和甲基对硫磷在体内氧化分解为对硝基酚，敌百虫代谢为三氯乙醇。

【治疗】

1. 清除毒物 洗胃对抢救口服有机磷中毒病人尤为关键，有机磷中毒病人早期积极洗胃能改善预后。凡口服有机磷农药中毒者，4～6 小时内尽早洗胃，口服有机磷剂量大、病情严重者，超过 6 小时后仍考虑洗胃。

2. 解毒药 需要早期、足量、联合和重复应用解毒药，联合抗胆碱能药与胆碱酯酶复活药能够取得更好的疗效。胆碱酯酶复活药能够使被抑制的胆碱酯酶恢复活性，且作用于外周 N_2 受体，有效解除烟碱样毒性作用，常用药物有氯解磷定、碘解磷定、双复磷等。磷酰化胆碱酯酶经 48～72 小时即发生分子构象改变不可逆转，即"老化"，一旦"老化"，复能剂即失去复能效果，现多主张复能剂在中毒 48～72 小时内应用，世界卫生组织主张应用 5～7 天以上。

3. 阿托品的应用 阿托品是对抗重症急性有机磷中毒致 M 样症状的有效药物，能缓解支气管痉挛、抑制腺体分泌、防治肺水肿；在抢救重症病人时，阿托品用量不足则难以有效发挥对乙酰胆碱的阻滞作用；而使用过量则易导致阿托品中毒。阿托品的应用一直是抢救 AOPP 的焦点问题，目前阿托品的应用主张"在观察中用药和用药中观察"及个体化原则。

阿托品化定量观察指标分值表（表 2-9-1）中根据主要指标（如口干、皮肤）和次要指标（如心率、瞳孔、肺部啰音、神志），将病人存在的症状分别计分，总分 <6 分为阿托品不足，6～9 分为已达阿托品化，>9 分应警惕阿托品过量或中毒，临床应用阿托品需根据病人总分动态调整阿托品用量。

4. 血液灌流 治疗 AOPP 的机制是利用强大的非选择性吸附作用，在血液通过时将有机磷农药清除，以达到清除毒物的目的。血液灌流树脂对有机磷农药有很强的吸附作用，其不仅可以吸附血液中游离的有机磷，对于与蛋白结合的有机磷也有吸附作用，能充分将血中的有机磷清除，使阿托品的用量减少，减少发生阿托品中毒的可能，缩短病程。但目前血液灌流在有机磷中毒救治中仍存在争议。血液灌流指征、灌流时间、血液灌流的持续时间和间隔时间、灌流过程中解毒剂的应用、灌流对酶活力的影响仍值得在未来进一步探究。

表 2-9-1　阿托品化定量观察指标分值表

指标	表现	分值
皮肤	大汗淋漓或湿润	−2
	干燥或红润	2
	皮肤发烫或绯红	3
口干	口腔分泌物较多	−2
	口腔分泌物较少	2
	舌苔干燥、口唇干裂	3
神志	嗜睡、模糊或昏迷	0
	清醒	1
	小躁动、谵妄或再次昏迷	2
体温（℃）	<37	0
	37～38	1
	>38	2
瞳孔（mm）	<3.0	0
	3.0～5.0	1
	>5.0	2
心率（次/分）	<70	0
	70～100	1
	>100	2
肺部啰音	有	0
	无	1

第二节　急性一氧化碳中毒

急性一氧化碳中毒（acute carbon monoxide poisoning，ACOP）又称煤气中毒，是由于含碳物质燃烧不完全时的一氧化碳（CO）经呼吸道吸入引起中毒。

【病因及机制】

ACOP 是常见的生活中毒和职业中毒。工业上炼钢、炼焦、烧窑等在生产过程中炉门或窑门关闭不严，冬季用煤炉、火炕取暖时室内门窗紧闭产生大量 CO 是中毒的常见原因。CO 吸入肺内后弥散迅速，迅速与血红蛋白结合，形成碳氧血红蛋白（COHb），COHb 不能携带氧且不易解离，导致动脉血氧分压降低，造成组织缺氧，COHb 的形成和组织缺氧是 CO 中毒的主要机制。

【临床表现】

CO 中毒可累及神经系统、心血管系统、呼吸系统等。神经系统症状主要有头昏、头晕、嗜睡、昏迷等；心血管系统可出现心律失常，心电图有时提示"急性冠脉综合征"表现；呼吸系统症状常表现为呼吸困难、气道分泌物增多、肺水肿征象等；泌尿系统可表现为尿少、酱油色尿及肾脏衰竭等。

1. 急性中毒　按照中毒程度分轻度、中度、重度中毒。轻度中毒时，病人可出现剧烈头痛、头昏、四肢无力、恶心、呕吐或轻度至中度意识障碍，但无昏迷；中度中毒时，病人意识障碍表现为浅至中昏迷，经抢救后恢复且无明显并发症；重度中毒时，病人意识障碍程度可达深昏迷或去皮质状态，或存在脑水肿、休克、严重心肌损害、肺水肿、呼吸衰竭、上消化道出血、锥体系或锥体外系损害体征。ACOP 在 24 小时内死亡者，血呈樱桃红色，各器官表现为充血、水肿及点状出血。

2. 迟发型脑病　急性期经抢救治疗神志恢复,症状改善,经过一段时间(多为2～3周)看似正常的假愈期后发生以痴呆、精神症状和锥体外系异常为主的神经系统疾病。迟发型脑病表现为认知障碍,以痴呆为主,表现为不同程度的记忆力、计算力、理解力、定向力减退或丧失,注意力涣散,反应迟钝,思维障碍,缄默不语,大小便失禁,生活不能自理,严重时可呈木僵状态。

【诊断及鉴别诊断】

ACOP的诊断需以临床症状和体征为主,根据病史、临床表现结合血液检查、心电图和影像学检查结果评估ACOP病情,同时考虑中毒时间和环境中一氧化碳浓度。COHb阳性是ACOP诊断的金标准,但COHb阴性不能排除ACOP诊断。COHb阳性需与假阳性进行鉴别,建议将生化检查、心肌酶谱、血气分析、心电图及肺部、脑部CT作为重度ACOP病人的常规检查项目。此外,血气分析中的乳酸水平作为反映组织细胞缺氧的重要指标,对ACOP严重程度的判定也具有一定意义。

【治疗】

1. 常压氧治疗　适用于现场急救、转运过程、急诊抢救,可采用鼻导管、鼻塞、面罩高流量给氧,最好给予100%氧治疗。采用呼吸机辅助呼吸的病人,可调高呼吸机氧浓度,最大限度尽快排出体内过多的一氧化碳。

2. 高压氧治疗　是目前临床上加速和促进一氧化碳与血红蛋白解离的有效方法,可缩短清除CO时间,迅速纠正组织缺氧,缩短昏迷时间,预防迟发型脑病。

3. 基础生命支持　重症ACOP病人可出现生命体征不稳定,需要特殊的重症监护和高级生命支持治疗,进行严密心电监测,及时给予器官功能支持,防治重要器官衰竭。

4. 脱水治疗　肺水肿和脑水肿均是一氧化碳中毒所致的病理改变,一般肺水肿较脑水肿程度重。脑水肿可在24～48小时发展到高峰,可应用20%甘露醇快速静脉滴注,2～3天后依据颅内压水平调整药物用量。但大剂量甘露醇有肾损害、脱水后肺水肿加重等副作用,故建议予以小剂量甘露醇治疗,同时需根据病情、影像学检查,准确掌握脑水肿、肺水肿的情况,以此调整脱水药物用量,逐渐减少至停止用药。合并心源性肺水肿、肾功能不全或少尿、高龄病人应禁用或慎用脱水药。若出现频繁抽搐首选地西泮静脉注射,抽搐停止后静脉滴注苯妥英钠。

5. 神经保护治疗　ACOP主要损害中枢神经系统,其原因是中枢神经系统对氧的需求量大,神经细胞耐缺氧能力差,在恢复氧供的时候又会发生二次损伤,即缺血缺氧后的再灌注损伤,因此神经保护治疗非常重要。糖皮质激素可预防和阻止免疫性炎症反应,有研究报道,地塞米松和高压氧治疗的联合应用,对一氧化碳中毒神经精神后遗症的疗效优于单一高压氧治疗。

6. 抗血小板聚集剂　过量的一氧化碳可以激活血小板,造成血管内皮损伤、微循环淤滞等。对无出血风险的重度一氧化碳中毒病人,可予以抗血小板聚集剂,尤其适用于合并高血压、糖尿病、心脑血管疾病、高脂血症等基础疾病病人或高龄病人。

7. 防治并发症和后遗症　长期昏迷及卧床的CO中毒病人极易发生坠积性肺炎和压疮,故应积极予以翻身拍背,必要时行气管插管或气管切开。

第三节　急性镇静催眠药物中毒

短时间内使用过量的镇静催眠药出现以中枢神经抑制为主要表现的一类疾病称为急性镇静催眠药物中毒(acute sedative-hypnoticpoisoning)。

【病因及机制】

镇静催眠药大剂量应用会引起急性镇静催眠药中毒。长期滥用镇静催眠药物机体会发生依赖性和耐药性导致慢性中毒,若突然停药会引起戒断综合征。目前常见的镇静催眠药为苯二氮䓬类、巴比妥类、非巴比妥非苯二氮䓬类和吩噻嗪类。苯二氮䓬类如地西泮，可特异性结合γ-氨基丁酸受体，升高抑制性神经递质γ-氨基丁酸与受体的亲和力，从而抑制中枢神经系统。此外，苯二氮䓬类药物也可抑制心血管系统。苯二氮䓬类主要选择性作用于边缘系统，影响情绪和记忆力。巴比妥类药物通过抑制丙酮酸氧化酶系统从而抑制中枢神经系统，主要作用于网状结构上行激活系统而引起意识障碍，大剂量巴比妥类药物可以抑制延髓呼吸中枢，引起呼吸衰竭，也可抑制血管运动中枢，导致周围血管扩张而出现休克。非巴比妥非苯二氮䓬类药物如右美托咪啶、佐匹克隆等，作用与巴比妥类相似。吩噻嗪类镇静催眠药物如氯丙嗪吸收后可分布于全身组织，以脑及肺组织中含量最多，作用机制与阻断多巴胺受体有关。

【临床表现】

1. 苯二氮䓬类中毒 可有嗜睡、眩晕、运动失调、精神异常、尿闭、便秘、乏力、头痛、反应迟钝等症状。严重中毒时，可出现昏迷、血压降低、呼吸抑制、心动缓慢和晕厥。偶可发生过敏性皮疹、白细胞减少症和中毒性肝炎。

2. 巴比妥类急性中毒 轻度中毒表现为头痛、眩晕、头胀、语言迟钝、动作不协调、嗜睡、瞳孔缩小或扩大、血压下降、恶心、呕吐等症状。重度中毒时可有一段兴奋期，病人可发生狂躁、谵妄、幻觉、惊厥、瞳孔扩大（有时缩小）、全身反应迟缓，角膜、咽、腱反射均消失，昏迷逐渐加深。呼吸系统症状在轻度中毒时，一般呼吸正常或稍慢；重度中毒时，呼吸中枢受到抑制，呼吸减慢，变浅、不规则，或呈潮式呼吸，引起呼吸衰竭。循环系统症状为血管扩张及血管通透性增加，使血浆渗出，导致血压下降，甚至引起休克。

3. 非巴比妥非苯二氮䓬类中毒 其症状与巴比妥类中毒相似。

4. 吩噻嗪类中毒 主要表现为锥体外系反应、帕金森病综合征、静坐不能、急性肌张力障碍反应（如斜颈、吞咽困难和牙关紧闭）。还可出现中枢神经系统抑制、体温降低、呼吸抑制、直立性低血压等表现。

【诊断】

一般急性中毒者有大量服用镇静催眠药史，存在神经系统抑制表现，如意识障碍、呼吸抑制、血压下降等。从胃液、血液、尿液中可以检测出镇静催眠药及相应代谢产物。可结合动脉血气分析、血液生化检查等辅助判断。

【治疗】

1. 特效解毒药 氟马西尼是特异性的苯二氮䓬受体拮抗剂，能快速逆转昏迷，氟马西尼可致焦虑、头痛、眩晕、恶心、呕吐、震颤等不良反应，可能引起急性戒断状态；对本品过敏者、对苯二氮䓬类药或乙醇曾经出现戒断症状者、对苯二氮䓬类药有身体依赖者、癫痫病人和颅内压较高者禁用。巴比妥和吩噻嗪类药物中毒无特效解毒药。

2. 毒物清除 积极催吐、洗胃、灌肠及口服活性炭以清除胃肠道残存药物。诱导呕吐、灌肠、碱化尿液、利尿治疗等方法只对长效巴比妥类药物中毒有效，对吩噻嗪类药物中毒无效。血液透析、血液灌流可以加速苯巴妥和吩噻嗪类药物的清除，但对苯二氮䓬类药中毒作用有限。

3. 脏器功能保护及对症治疗 对于呼吸衰竭或抑制的病人，积极予以气管插管保护，保持气道通畅，维持氧供需平衡。对于低血压的病人，考虑是由于血管扩张所致，应积极明确病因，补充血容量，维持组织灌注，若补液无效考虑应用血管活性药物。若病人出现心律失常等并发症，积极予以对症处理。病因未明的急性意识障碍病人，可考虑予以葡萄糖、维生素 B_1 及纳洛酮促进意识恢复。

第四节 急性高原病

【病因及机制】

高原地区空气稀薄，大气压及氧分压低，由平原进入高原的人群可能无法适应高原环境而发生低氧血症，主要以缺氧为临床表现的一组临床证候群称为高原病。可出现全身各系统症状，尤以大脑与肺部症状为重。因不同个体对高原低氧环境的适应能力不同，由低氧分压导致组织缺氧程度存在差异，也与进入高原的海拔梯度和速度相关。急性缺氧时，因大脑皮质兴奋性增强，大脑氧耗量大，缺氧耐受性低，脑血管扩张，血流量增加致颅内压升高，出现头痛、恶心、呕吐及呼吸困难。随着缺氧加重，脑细胞无氧代谢加强，ATP 生成减少，脑细胞膜钠泵功能障碍，细胞水钠潴留，易发生高原脑水肿。到达高海拔地区后，肺动脉压通常会升高，这可以通过吸氧来缓解。部分病人出现严重肺动脉高压，其机制涉及交感神经过度兴奋、内皮功能障碍和低氧血症等。高原肺水肿是缺氧引起肺动脉高压和肺血容量增加，使毛细血管的通透性增加；血管收缩不平衡，结果收缩较弱的区域出现血流过度灌注，液体通过靠近阻力血管的动脉壁漏出，造成区域局部水肿；由于内皮细胞损伤触发内源性凝血机制，出现微小血栓，血栓又加重肺动脉高压和肺水肿的程度。

【临床表现】

急性高原反应主要表现为头痛、胸闷、心悸、胃肠道症状（如食欲缺乏、恶心、呕吐）等。部分病人出现口唇和甲床发绀。高原肺水肿有典型的肺水肿表现，多表现为乏力、气促、咳嗽等，继而发生呼吸困难、心动过速、端坐呼吸、咳粉红色泡沫样痰，肺部可闻及干、湿啰音。高原脑水肿是目前最严重的急性高原病并发症，主要表现为剧烈头痛伴呕吐、精神错乱、共济失调，出现幻听、幻视、定向力障碍，病情进展出现步态不稳、嗜睡、昏迷、抽搐等。

【诊断】

高原病主要是进入高原地区后发病，与个体适应能力和海拔高度相关。结合病人的病史、症状体征及辅助检查，排除其他心肺疾病（肺炎、心肌梗死、心力衰竭等），即可诊断。临床症状可通过吸入氧气、平卧休息、利尿等对症处理后明显缓解，在短期内影像学检查的征象亦可消失。

【治疗】

急性高原病的治疗策略是严格卧床休息，及时转运至低海拔地区。持续、低流量吸氧，缓解呼吸急促和心动过速；可舌下含服硝苯地平降低肺动脉压，改善氧合情况；严重者使用糖皮质激素（氢化可的松或地塞米松）及乙酰唑胺；对症处理，如头痛可口服复方阿司匹林等，出现快速心房颤动时应用洋地黄药物。高原肺水肿处置方法为绝对卧床休息，采用坐位或高枕卧位，持续给予高流量吸氧；开放静脉通道，使用氨茶碱、利尿剂、地塞米松静脉滴注。高原脑水肿急救时基本同高原肺水肿，给予 20% 甘露醇 250ml 静脉滴注降低颅内压，对意识障碍病人必要时建立人工气道。

（侯　明）

第三篇

外 科 学

外科学是研究外科疾病的发生发展规律、临床表现、诊断、预防和治疗的一门学科，治疗以手术切除、修补为主。自19世纪40年代以来，先后通过麻醉技术解决手术疼痛，通过灭菌、消毒方法解决伤口感染，使外科学进入快速发展阶段。外科学基本问题包括外科常用灭菌和消毒方法、麻醉、体液平衡、外科感染、休克、围手术期管理、常见创伤。外科常见疾病包括急性阑尾炎、胃十二指肠溃疡穿孔、急性肠梗阻、腹外疝、胆囊结石、痔及椎间盘突出等。各种纤维光束内窥镜的出现，加之影像医学的迅速发展大大提高了外科疾病的诊治水平，特别是介入放射学的开展，应用显微导管进行超选择性血管插管，不但将诊断，同时也将治疗深入到病变的内部结构。此外，生物工程技术对医学正在起着重要的影响，而医学分子生物学的进展，特别对癌基因的研究，已深入到外科领域中。

第一章 外科基本问题

第一节 外科常用灭菌、消毒方法

作为预防医院内感染的必要措施之一，无菌术的范畴已从单纯的抗菌（消毒）和灭菌，扩展到有关的临床工作程序和医院管理，即要求工作人员树立无菌观念，在一切诊疗工作中贯彻无菌术原则。灭菌（sterilization）是指杀灭一切活的微生物，包括芽孢。消毒（disinfection）则是指杀灭病原微生物和其他有害微生物，但并不要求清除或杀灭所有微生物。从临床角度，无论灭菌或消毒，都必须杀灭所有致病微生物，达到临床无菌术的要求。常用的手术器械、物品的灭菌、消毒方法见表3-1-1。

1. 高压蒸汽灭菌法　是目前医院内应用最多的灭菌法，效果很可靠。高压蒸汽法适用于大多数医用物品，包括手术器械、消毒衣、消毒巾及布类敷料等的灭菌。已灭菌的物品应注明有效日期，通常为2周。

2. 化学气体灭菌法　这类方法适用于不耐高温、湿热的医疗材料的灭菌，如电子仪器、光学仪器、内镜及其专用器械、心导管、导尿管及其他橡胶制品等物品。目前主要采用环氧乙烷气体灭菌法、过氧化氢等离子体低温灭菌法和甲醛蒸汽灭菌法等。环氧乙烷气体法适用于各种导管、仪器和器械的灭菌，灭菌的有效期为半年。过氧化氢等离子体低温灭菌法，适用于内镜、不耐热器材、各种金属器械、玻璃等。

3. 煮沸法　适用于金属器械、玻璃制品及橡胶类物品。

4. 药液浸泡法　适用于锐利手术器械、内镜等，临床常用的有2%中性戊二醛、10%甲醛、70%酒精、1:1 000苯扎溴铵和1:1 000氯己定等。

5. 干热灭菌法　适用于耐热、不耐湿，蒸汽或气体不能穿透的物品，如玻璃、粉剂、油剂等物品的灭菌。

6. 电离辐射法　属于工业化灭菌法，主要应用于无菌医疗耗材（如一次性注射器、丝线）和某些药品，常用 ^{60}Co 释放的 γ 射线或者加速器产生的电子射线等。

表 3-1-1　常用的手术器械、物品的灭菌、消毒方法

灭菌消毒方法	种类	物品类别
高压蒸汽灭菌法	下排汽式蒸汽灭菌法 预真空式蒸汽灭菌法	手术器械、消毒衣、消毒巾及布类敷料等
化学气体灭菌法	环氧乙烷气体法 过氧化氢等离子体低温法	不耐高温、湿热的医疗材料：电子仪器、光学仪器、内镜及其专用器械、心导管、导尿管及其他橡胶制品等物品
煮沸法	煮沸灭菌	金属器械、玻璃制品及橡胶类物品
药液浸泡法	2%中性戊二醛、10%甲醛、70%酒精、1:1 000苯扎溴铵和1:1 000氯己定	锐利手术器械、内镜等
干热灭菌法	干热灭菌	耐热、不耐湿，蒸汽或气体不能穿透的物品：玻璃、粉剂、油剂等
电离辐射法	^{60}Co 释放的 γ 射线、电子射线等	无菌医疗耗材：一次性注射器、丝线和某些药品

第二节 体液失调

体液是由水和溶解于其中的电解质、低分子有机化合物及蛋白质等组成,广泛分布于组织细胞内外。人体新陈代谢在体液环境中进行,疾病和外界环境变化常引起水、电解质代谢紊乱及酸碱平衡失调,从而导致体液容量、分布、电解质浓度变化及酸碱平衡失调,这些紊乱若得不到及时纠正,常会引起严重后果,甚至危及生命。

一、脱水

脱水(dehydration)是指人体由于饮水不足或消耗、丢失大量水而无法及时补充,导致细胞外液减少而引起新陈代谢障碍的一组临床综合征。脱水常伴有血钠和渗透压变化,根据其伴有的血钠和渗透压变化,脱水分为低渗性脱水、等渗性脱水和高渗性脱水。

1. 低渗性脱水 特点是 Na^+ 丢失多于失水,血清 Na^+ 浓度 <135mmol/L,血浆渗透压 <280mOsm/(kg·H_2O),伴有细胞外液量减少。原因是细胞外液丢失(如大量呕吐、大量出汗、大面积烧伤等)后,只补充了水或盐补充不足,使体内相对缺钠;长期应用排钠利尿剂(如呋塞米、托拉塞米等)使钠丢失过多。低渗性脱水临床表现随缺钠程度不同而不同(表3-1-2)。一般无口渴感,常见症状有恶心、呕吐、头晕、视觉模糊、软弱无力、起立时容易晕倒等。当循环血量明显下降时,肾滤过量相应减少,以致体内代谢产物潴留,可出现神志淡漠、肌痉挛性疼痛、腱反射减弱、呼吸困难和昏迷等表现。测定血钠浓度 <135mmol/L,尿比重常在 1.010 以下。治疗上应积极处理致病原因。针对低渗性脱水时,细胞外液缺钠多于缺水的血容量不足情况,应静脉输注含盐溶液或高渗盐水,以纠正细胞外液低渗状态和补充血容量。

表 3-1-2 低渗性脱水严重程度分级

严重分级	血钠浓度测定	临床症状
轻度	血钠浓度 <135mmol/L	感疲乏、头晕、手足麻木
中度	血钠浓度 <130mmol/L	恶心、呕吐、脉搏细速,血压不稳定或下降,脉压变小,浅静脉萎陷,视力模糊,站立性晕倒
重度	血钠浓度 <120mmol/L	神志不清,肌痉挛性疼痛,腱反射减弱或消失;出现木僵、呼吸困难甚至昏迷,常发生低血容量性休克

2. 等渗性脱水 即细胞外液减少而血钠正常,其特点是水钠成比例丢失,血容量减少但血清 Na^+ 浓度和血浆渗透压仍在正常范围内。任何等渗性液体大量丢失所造成的血容量减少,短时间内均属等渗性脱水。常见于大量呕吐、腹泻、肠外瘘等消化液急性丢失,腹腔内或腹膜后感染、肠梗阻等体液丢失在感染区或软组织内,以及大量抽放胸腔积液、腹腔积液,大面积烧伤等。等渗性脱水若不及时处理,病人可以通过不显性蒸发或呼吸等途径不断丢失水分而转变成高渗性脱水;若补充过多低渗液则可转变为低渗性脱水和低钠血症。临床症状有恶心、厌食、乏力、少尿等,但不口渴。体征包括舌干燥,眼窝凹陷,皮肤干燥、松弛等。

血清 Na^+、Cl^- 等一般无明显降低,尿比重增高。治疗原发病十分重要,若能消除病因则脱水将很容易纠正。治疗等渗性脱水可静脉输注平衡盐溶液或等渗盐水,使血容量得到尽快补充。

3. 高渗性脱水 即细胞外液减少合并高血钠,其特点是失水多于失钠,血清 Na^+ >150mmol/L,血浆渗透压 >310mOsm/(kg·H_2O)。摄入水分不足、水丧失过多、大量使用脱水剂是造成高渗性脱水的重要原因。轻度缺水者除口渴外,无其他症状,缺水量为体重 2%~4%。中度缺水者有极度口渴、乏力、尿少、唇舌干燥,缺水量为体重 4%~6%。重度缺水者除上述症状外,出现躁狂、幻觉、错乱、谵妄、抽搐、昏迷甚至死亡。缺水严重者有心动过速、体温上升、血压下降等症状。治疗原则是积极治疗原发病,控制钠摄入,纠正细胞外液容量异常,若有液体持续丢失应予以持续性补充。

二、体内钾异常

钾是机体最重要的矿物质之一。正常人体内约 90% 钾存储于细胞内,是细胞内最主要的电解质。细胞外液钾的含量仅占总量的 2%,但它具有非常重要的生理作用。钾具有维持细胞新陈代谢、保持细胞静息膜电位、调节细胞内外渗透压及酸碱平衡等多种重要生理功能。

1. 低钾血症　血清钾浓度 <3.5mmol/L 称为低钾血症(hypokalemia)。钾摄入不足、丢失过多或钾向组织内转移是常见原因。最早的临床表现是肌无力,先是四肢软弱无力,以后可延及躯干和呼吸肌。还可有弛缓性瘫痪、腱反射减退或消失。心脏受累主要表现为窦性心动过速、传导阻滞和节律异常。根据详细的病史、临床表现及实验室检查即可做出低钾血症的诊断,血钾浓度 <3.5mmol/L 有诊断意义,心电图检查可作为辅助性诊断手段。通过积极处理造成低钾血症的病因,较易纠正低钾血症。补钾主要是根据血清钾浓度、是否存在低钾的症状和体征及是否有钾持续丢失而进行。轻度低钾血症者可鼓励其进食含钾丰富的食物(橘子、香蕉、咖啡)或口服氯化钾,对重症低钾血症病人给予静脉补钾。

2. 高钾血症　血清钾浓度高于 5.5mmol/L 称为高钾血症(hyperkalemia)。进入体内钾太多、肾排钾功能减退(如肾功能衰竭)、细胞内钾的转移(溶血、组织损伤、酸中毒)是高钾血症的常见原因。表现为肌肉轻度震颤,手足感觉异常,肢体软弱无力,腱反射减退或消失,甚至出现延缓性麻痹。高钾血症可以引起窦性心动过缓、房室传导阻滞或快速性心律失常,最危险的是心室颤动或心搏骤停。高钾血症常有心电图异常变化,早期改变为 T 波高而尖,QT 间期缩短,QRS 波增宽伴幅度下降,P 波波幅下降并逐渐消失。血清钾浓度超过 5.5mmol/L 即可确诊,心电图有辅助诊断价值。高钾血症有导致病人心搏骤停的危险,因此一经诊断,应予积极治疗,首先应立即停用一切含钾药物或溶液。为降低血钾浓度,可采取下列几项措施:①促使 K^+ 转入细胞内:可用 10% 葡萄糖酸钙溶液、5% 碳酸氢钠或 10% 葡萄糖加胰岛素静脉滴注。②利尿剂:袢利尿剂,如呋塞米静脉注射。③阳离子交换树脂:可用聚磺苯乙烯 15g 口服,无法口服病人可灌肠,可从消化道排出钾离子。④透析疗法:血钾 >6.0mmol/L,出现高尖 T 波,或血钾超过 6.5mmol/L 时为紧急透析指征。

三、酸碱失衡

体液酸碱度适宜是机体组织、细胞进行正常生命活动的重要保证。酸碱度以 pH 表示,正常范围为 7.35~7.45。临床上,许多因素可以引起酸碱负荷过度或调节机制障碍,导致体液酸碱度稳定性破坏,称为酸碱平衡失调。原发性的酸碱平衡失调可分为代谢性酸中毒、代谢性碱中毒、呼吸性酸中毒和呼吸性碱中毒四种。有时可同时存在两种以上的原发性酸碱失调,即混合型酸碱平衡失调。

1. 代谢性酸中毒　酸性物质的积聚或产生过多,或 HCO_3^- 丢失过多,即可引起代谢性酸中毒。常见病因有腹泻、肠瘘、胰瘘、胆道引流时碱性物质丢失过多,休克时酸性物质产生过多,以及肾功能障碍导致酸性物质不能排出等。轻度代谢性酸中毒可无明显症状。重症病人可有疲乏、眩晕、嗜睡,感觉迟钝或烦躁。最明显的表现是呼吸加快加深,典型者称为 Kussmaul 呼吸。根据病人有严重腹泻、肠瘘或休克等病史,又有深而快的呼吸,即应怀疑有代谢性酸中毒。动脉血气分析及血生化检测可以明确诊断,并可了解代偿情况和酸中毒严重程度。此时血液 pH<7.35 和 HCO_3^- 明显下降。代谢性酸中毒代偿期,血 pH 可在正常范围,但 HCO_3^-、碱剩余(BE)和 $PaCO_2$ 均有一定程度降低。病因治疗应放在代谢性酸中毒治疗的首位。对于血浆 HCO_3^-<10mmol/L 的重症酸中毒病人,应立即输液和用碱性药物进行治疗。常用的碱性药物是碳酸氢钠溶液。

2. 代谢性碱中毒 指细胞外液碱增多和/或 H^+ 丢失引起 pH 升高，以血浆 HCO_3^- 原发性增多为特征。常见原因有呕吐剧烈、长时间胃肠减压使酸性物质丢失过多，消化性溃疡病人服用过多 $NaHCO_3$ 使碱性物质摄入过多，低钾血症引起细胞内 K^+ 向细胞外转移等。轻度代谢性碱中毒一般无明显症状，其临床表现往往被原发病所掩盖。神经肌肉系统的表现为烦躁不安、精神错乱或谵妄等中枢神经兴奋的表现，面部及肢体肌肉抽动、腱反射亢进及手足抽搐。根据病史可做出初步诊断。血气分析可确定诊断及其严重程度，代偿期血液 pH 可基本正常，但 HCO_3^- 和 BE 均有一定程度的增高。失代偿时血液 pH 和 HCO_3^- 明显增高，$PaCO_2$ 正常。首先应积极治疗原发疾病，对丢失胃液所致的代谢性碱中毒，输注等渗盐水或葡萄糖盐水。治疗严重碱中毒时为迅速中和细胞外液中过多 HCO_3^-，可应用稀盐酸溶液。

3. 呼吸性酸中毒 指 CO_2 排出障碍或吸入过多引起的 pH 下降，以血浆 H_2CO_3 浓度原发性升高为特征。呼吸中枢抑制、呼吸肌受损、上气道阻塞、肺部疾病等造成呼吸通气障碍是呼吸性酸中毒的常见原因。急性严重的呼吸性酸中毒常表现为呼吸急促、呼吸困难及明显的神经系统症状，起初病人可有头痛、视野模糊、烦躁不安，进一步发展可出现震颤、神志不清，甚至谵妄、昏迷等。呼吸性酸中毒的血气分析为 $PaCO_2$ 增高，pH 降低。急性呼吸性酸中毒时应迅速去除引起通气障碍的原因，改善通气功能，使蓄积的 CO_2 尽快排出。若为呼吸停止、气道阻塞引起者应尽快插管，行机械通气，可有效地改善机体通气及换气功能；由吗啡导致的呼吸中枢抑制者可用纳洛酮静脉注射。慢性呼吸性酸中毒病人应积极治疗原发病，针对性地采取控制感染、扩张小支气管、促进排痰等措施，以改善换气功能和减轻酸中毒程度。

4. 呼吸性碱中毒 指肺泡通气过度引起的 $PaCO_2$ 降低、pH 升高，以血浆 H_2CO_3 浓度原发性减少为特征。癔症、忧虑、疼痛、发热、创伤、中枢神经系统疾病及呼吸机辅助应用不当等引起通气过度是呼吸性碱中毒的常见原因。多数病人有呼吸急促、心率加快表现。碱中毒可使神经肌肉兴奋性增高，表现为手、足和口周麻木、针刺感，肌震颤，手足抽搦等。结合病史和临床表现常可做出诊断。呼吸性碱中毒的血气分析参数变化规律为 $PaCO_2$ 降低，pH 升高，AB < SB。应寻找引起通气过度的原因，急性呼吸性碱中毒病人可吸入含 $5\%CO_2$ 的混合气体或嘱病人反复屏气，或用纸袋罩住口鼻使其反复吸回呼出的 CO_2 以维持血浆 H_2CO_3 浓度，症状即可迅速得到控制。对精神性通气过度病人可酌情使用镇静剂。对因呼吸机使用不当所造成的通气过度，应调整呼吸频率及潮气量。危重病人或中枢神经系统病变所致的呼吸急促，可用药物阻断其自主呼吸，由呼吸机进行适当的辅助呼吸。有手足抽搐的病人可静脉注射葡萄糖酸钙进行治疗。

第三节 麻 醉

麻醉（anesthesia）一词来源于希腊文，其原意是感觉丧失，即指应用药物或其他方法使病人整体或局部暂时失去感觉，从而消除手术时的疼痛。临床麻醉指的是应用药物或某种方法暂时使病人意识丧失或即使意识存在，但对疼痛无感知，以保证诊断、手术及其他治疗操作能够安全、顺利进行；在完成上述操作后，意识和各种感觉及生理反射能够及时、平稳地恢复正常。给予麻醉药物后，病人从清醒状态进入意识消失或虽意识存在但对疼痛无感知的状态，称为麻醉诱导。麻醉诱导完成后适时地使用麻醉药物，维持病人处于无知晓，或虽意识存在，但对手术、诊断和治疗操作无感知的状态，称为麻醉维持。病人从麻醉状态恢复到意识存在，机体各部位痛觉恢复正常，各种反射恢复正常的状态，称为麻醉苏醒。根据麻醉药物给药途径的不同及作用部位的差异，将临床麻醉分为两大类，即全身麻醉和局部麻醉。

全身麻醉是麻醉药作用于中枢神经系统的某些部位，暂时使病人意识丧失，周身不感到疼痛，包括吸入麻醉和静脉麻醉。吸入麻醉是麻醉药物通过呼吸道到达肺泡，进入血液循环，作用于中枢神经系统，产生全身麻醉作用。静脉麻醉是将麻醉药物经静脉注射后进入血液循环，作用于中枢神经系统，产生全身麻醉状态。临床麻醉中应用最多的全身麻醉方法是静吸复合麻醉，是将静脉麻醉药和吸入麻醉药先后或同时使用，通常是先给予静脉麻醉药完成麻醉诱导，再给予吸入麻醉药和肌肉松弛药维持麻醉。

局部麻醉是麻醉药物作用于脊髓的某些节段或某些外周神经，使机体的某部位暂时失去疼痛的感觉，包括表面麻醉、局部浸润麻醉、静脉局部麻醉、神经阻滞、神经丛阻滞和椎管内阻滞。椎管内阻滞包括蛛网膜下腔阻滞、硬脊膜外腔阻滞和骶管阻滞。

一、全身麻醉

根据用药途径和作用机制，全身麻醉药可分为吸入麻醉药和静脉麻醉药。此外，肌肉松弛药和麻醉性镇痛药也是全麻术中不可或缺的药物。

1. 吸入麻醉药　是指经呼吸道吸入进入人体内并产生全身麻醉作用的药物。可用于全身麻醉的诱导和维持。常用吸入麻醉药有氧化亚氮、七氟烷、地氟烷等。氧化亚氮常与其他全麻药复合应用于麻醉维持，可用于牙科或产科镇痛。七氟烷可用于麻醉诱导和维持。地氟烷可单独或与 N_2O 合用维持麻醉，因对循环功能的影响较小，对心脏手术或心脏病病人手术的麻醉更为有利。

2. 静脉麻醉药　经静脉注射进入体内，通过血液循环作用于中枢神经系统而产生全身麻醉作用的药物，称为静脉麻醉药。与吸入麻醉药相比，其优点为诱导快，对呼吸道无刺激，无环境污染，术后恶心、呕吐发生率低。常用静脉麻醉药有氯胺酮、依托咪酯、咪达唑仑、右旋美托咪定等。氯胺酮可用于全麻诱导、小儿基础麻醉。依托咪酯为短效催眠药，无镇痛作用，主要用于全麻诱导，适用于年老体弱和危重病人的麻醉。丙泊酚具有镇静、催眠作用，有轻微镇痛作用，用于全麻静脉诱导和麻醉维持。咪达唑仑为苯二氮䓬类药物，具有短效麻醉镇静作用，作为术前镇静、麻醉诱导和维持用药，亦可作为局麻辅助用药和 ICU 病人镇静用药。右旋美托咪定可用于术中镇静、全麻辅助用药、机械通气病人镇静。

3. 肌肉松弛药　简称肌松药，能阻断神经 - 肌肉传导功能而使骨骼肌松弛。根据干扰方式的不同，可将肌松药分为去极化肌松药和非去极化肌松药，常用去极化肌松药是琥珀胆碱，常用的非去极化肌松药有维库溴铵、罗库溴铵和顺阿曲库铵。琥珀胆碱起效快，肌松作用完全且短暂，临床主要用于全麻时的气管内插管。维库溴铵肌松作用强，临床可用于全麻气管内插管和术中维持肌肉松弛。罗库溴铵肌松作用较弱，起效快，临床应用于全麻气管内插管和术中维持肌肉松弛。顺阿曲库铵最大优点是在临床剂量范围内不会引起组胺释放，临床应用于全麻气管内插管和术中维持肌肉松弛。

4. 麻醉性镇痛药　常用麻醉性镇痛药为阿片类药物，与体内阿片受体结合。常用的麻醉性镇痛药包括吗啡、哌替啶、芬太尼、瑞芬太尼和舒芬太尼。吗啡是从鸦片中提取出的阿片类药物，具有良好的镇静和镇痛作用，常作为麻醉前用药和麻醉辅助药，并可与催眠药和肌松药配伍施行全身麻醉。哌替啶具有镇痛、安眠和解除平滑肌痉挛等作用，常作为麻醉前用药或用于急性疼痛治疗，与异丙嗪或氟哌利多合用可作为区域麻醉的辅助用药，2 岁以内小儿不宜使用此药。芬太尼对中枢神经系统的作用与其他阿片类药物相似，镇痛作用为吗啡的 75～125 倍，可作为术中、术后镇痛，区域麻醉的辅助用药，或用于缓解插管时的心血管反应，也常用于心血管手术的麻醉。瑞芬太尼为超短效镇痛药，可用于麻醉诱导和术中维持镇痛作用，抑制气管插管时的反应。舒芬太尼是芬太尼的衍生物，镇痛作用强，持续时间长，常用于术中和术后镇痛，区域麻醉期间的辅助用药，由于其对循环系统的干扰更小，更适用于心血管手术的麻醉，缓解气管内插管时的心血管反应。

二、局部麻醉

用局部麻醉药（简称局麻药）暂时阻断某些周围神经的冲动传导，使这些神经所支配的区域产生麻醉作用，称为局部麻醉，简称局麻。广义的局麻包括椎管内麻醉。局麻是一种简便易行、安全有效、并发症较少的麻醉方法，并可保持病人意识清醒，适用于较表浅、局限的手术，但也可干扰重要器官的功能。因此，施行局麻时应熟悉局部解剖和局麻药的药理作用，掌握规范的操作技术。

1. 常用局麻药物　根据化学结构的不同分为酯类和酰胺类局部麻醉药物两大类，酯类常用的是普鲁卡因、丁卡因等，酰胺类常用的是利多卡因、丁哌卡因和罗哌卡因等。普鲁卡因特点是麻醉效能较弱、毒性较小，适用于局部浸润麻醉，黏膜穿透力很差，故不用于表面麻醉和硬膜外阻滞。丁卡因特点是强效、作用时间长、黏膜穿透力强，适用于表面麻醉、神经阻滞、腰麻及硬膜外阻滞，一般不用于局部浸润麻醉。利多卡因是中等效能和时效的局麻药，组织弥散性能和黏膜穿透力都很好，可用于各种局麻方法，但使用的浓度不同，最适用于神经阻滞和硬膜外阻滞。丁哌卡因是一种强效和长时效局麻药，常用于神经阻滞、腰麻及硬膜外阻滞，很少用于局部浸润麻醉。罗哌卡因是一种新的酰胺类局麻药，其作用强度和药代动力学与丁哌卡因类似，适用于硬膜外镇痛，如术后镇痛和分娩镇痛。

2. 局麻方法

（1）表面麻醉：将穿透力强的局麻药施用于黏膜表面，使其透过黏膜而阻滞位于黏膜下的神经末梢，使黏膜产生麻醉现象，称表面麻醉。眼、鼻、咽喉、气管及尿道等处的浅表手术或内镜检查常用此法，常用药物为丁卡因和利多卡因。

（2）局部浸润麻醉：将局麻药注射于手术区的组织内，阻滞神经末梢而达到麻醉作用，称局部浸润麻醉，常用药物为普鲁卡因或利多卡因。

（3）区域阻滞：在手术部位的四周和底部注射局麻药，阻滞位于手术区的神经纤维，称区域阻滞。适用于肿块切除术，如乳房良性肿瘤的切除术、头皮手术等。用药同局部浸润麻醉。

（4）神经阻滞：在神经干、丛、节的周围注射局麻药，阻滞其冲动传导，对所支配的区域产生麻醉作用，称神经阻滞。常用神经阻滞有颈神经丛、臂神经丛、腰神经丛阻滞，坐骨神经、肋间神经阻滞，以及诊疗用的星状神经节和腰交感神经节阻滞等。

1）臂神经丛阻滞：臂神经丛主要由 $C_{5\sim8}$ 和 T_1（C、T 分别代表颈和胸）脊神经的前支组成并支配上肢的感觉和运动。臂神经丛阻滞可在肌间沟、锁骨上和腋窝三处进行，分别称为肌间沟径路、锁骨上径路和腋径路（图 3-1-1）。臂神经丛阻滞适用于上肢手术，肌间沟径路可用于肩部手术，腋径路更适用于前臂和手部手术。

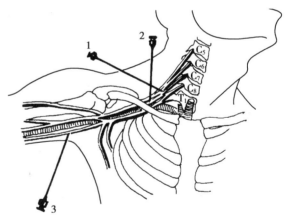

1. 肌间沟径路；2. 锁骨上径路；3. 腋径路

图 3-1-1　臂丛神经阻滞

2）颈神经丛阻滞：颈神经丛由 $C_{1\sim2}$ 脊神经组成。C_1 主要是运动神经，故阻滞时不考虑该脊神经。颈神经丛分深丛和浅丛，支配颈部肌组织和皮肤。颈神经丛阻滞主要用于甲状腺手术、气管切开术和颈动脉内膜剥脱术等颈部手术。

3）肋间神经阻滞：肋间神经由 $T_{1\sim12}$ 脊神经的前支组成。肋间神经支配肋间肌、腹壁肌及相应的皮肤。常用于肋间神经痛、胸腹部手术后、带状疱疹及肋骨骨折等痛症的治疗。

4）指（或趾）神经阻滞：用于指（或趾）手术。

3. 椎管内麻醉　椎管内有两个可用于麻醉的腔隙，即蛛网膜下腔和硬脊膜外间隙。根据局麻药注入的腔隙不同，分为蛛网膜下腔阻滞（简称腰麻）、硬膜外阻滞及蛛网膜下腔 - 硬膜外联合阻滞，统称椎管内麻醉。

（1）蛛网膜下腔阻滞：局麻药注入蛛网膜下腔，阻断部分脊神经的传导功能而引起相应支配区域的麻醉作用称为蛛网膜下腔阻滞。适用于 2~3 小时以内的下腹部、盆腔、下肢及会阴部手术。成人穿刺点一般选 $L_{3\sim4}$ 间隙，也可酌情上移或下移一个间隙。术中并发症有血压下降、心率减慢、呼吸抑制、恶心、呕吐等。术后并发症有腰麻后头痛、尿潴留、脑神经麻痹、粘连性蛛网膜炎、马尾丛综合征、化脓性脑脊膜炎等。

（2）硬膜外阻滞：将局麻药注射到硬膜外间隙，阻滞部分脊神经的传导功能，使其所支配区域的感觉和 / 或运动功能消失的麻醉方法，称为硬膜外阻滞或硬膜外麻醉。硬膜外穿刺可在颈、胸、腰、骶各段间隙进行。由于硬膜外间隙内无脑脊液，药液注入后依赖本身的容积向两端扩散，故一般选择手术区域中央的相应棘突间隙穿刺。常用药物为利多卡因、丁卡因、丁哌卡因和罗哌卡因。术中并发症有全脊椎麻醉、局麻药毒性反应、血压下降、呼吸抑制、恶心呕吐等。术后并发症有神经损伤、硬膜外血肿、脊髓前动脉综合征、硬膜外脓肿、导管拔出困难或折断等。

（3）骶管阻滞：经骶裂孔将局麻药注入骶管腔内，阻滞骶脊神经，称骶管阻滞，是硬膜外阻滞的一种。适用于直肠、肛门和会阴部手术。常用药物为利多卡因或丁哌卡因。并发症有全脊椎麻醉、术后尿潴留等。

（4）蛛网膜下腔与硬膜外联合阻滞：又称腰麻 - 硬膜外联合阻滞，广泛用于下腹部及下肢手术。其特点是既有腰麻起效快、镇痛完善与肌松弛的优点，又有硬膜外阻滞时调控麻醉平面、满足长时间手术的需要等优点。

第四节 外 科 感 染

感染是指在一定条件下，病原体入侵机体组织，在其中生长繁殖并与机体相互作用，引起一系列局部或者全身炎症反应等病理变化的过程。外科感染（surgical infection）通常指需要外科干预的感染，包括与创伤、烧伤和手术相关的感染。外科干预是采用解剖上可操控的措施，如引流脓腔、解除梗阻、修补脏器穿孔，去除异物或坏死、缺血、炎症组织等，以治疗感染促进康复。外科感染常分为非特异性和特异性感染。非特异性感染又称化脓性感染或一般性感染，常见如疖、痈、丹毒、急性乳腺炎、急性阑尾炎等，常见致病菌包括金黄色葡萄球菌、大肠埃希菌、铜绿假单胞菌、链球菌等。特异性感染如结核、破伤风、气性坏疽、念珠菌病等，因致病菌不同，可有独特的表现。外科感染处理的关键在于控制感染源和合理应用抗菌药物。去除感染灶、通畅引流是外科治疗的基本原则，抗菌药物不能取代引流等外科处理。

一、浅部组织细菌感染

（一）疖与痈

疖（furuncle）和痈（carbuncle）都是毛囊及其周围组织急性细菌性化脓性炎症，大多为金黄色葡萄球菌感染，偶可因表皮葡萄球菌或其他病菌致病。疖只累及单个毛囊和周围组织，与局部皮肤不洁、擦伤、毛囊与皮脂腺分泌物排泄不畅或机体抵抗力降低有关。痈是多个相邻毛囊及其周围组织同时发生的急性化脓性炎症，或由多个相邻疖融合而成。

【临床表现】

疖好发于头面、颈项和背部，初始局部皮肤有红、肿、痛的小硬结（直径 <2cm）。数日后肿痛范围扩大，小硬结中央组织坏死、软化，出现黄白色的脓栓，触之稍有波动；继而，大多脓栓可自行脱落、破溃，待脓液流尽后炎症逐步消退愈合。有的疖无脓栓称为无头疖，其炎症经抗炎处理后消退。

痈发病以中、老年居多，大部分病人合并有糖尿病。病变好发于皮肤较厚的项部和背部，俗称"对口疗"和"搭背"。初期表现为局部红肿、疼痛，小片皮肤硬肿、病灶略高于皮肤，边界不清，随后表面出现数个凸出点或脓点,中心处皮肤逐渐坏死脱落、破溃流脓,使疮口呈蜂窝状。周围皮肤可因组织坏死呈紫褐色,但疮口肉芽增生比较少见,难以自行愈合。全身症状也较重,可有寒战、发热、乏力、食欲减退等。颌面部疖、痈十分危险,位于鼻、上唇及周围"危险三角区",称为面疖和唇痈,处理不当可导致颅内海绵窦炎和血栓。

【诊断】

本病易于诊断,痈病变范围较疖大,可有数个脓栓,除有红肿疼痛外,全身症状也较重。若有发热等全身反应,应做血常规检查;老年病人还应检查血糖和尿糖、血清白蛋白水平,需抗生素治疗者应做脓液细菌培养及药敏试验。

【治疗】

疖以局部治疗为主,对早期未溃破的炎性结节可用热敷、超短波照射、红外线等理疗,也可敷贴中药金黄散、玉露散或鱼石脂软膏。疖顶见脓点或有波动感时,可用碘伏涂脓点,也可用针尖或小刀头将脓栓剔出,但禁忌挤压以免感染扩散。

痈在初期仅有红肿时,可用 50% 硫酸镁湿敷或外敷上述中药和理疗,争取缩小病变范围。已出现多个脓点、表面紫褐色或已破溃流脓时,需要及时切开引流。出现发热、头痛、全身不适等症状时,特别是面疖和唇痈,并发急性淋巴结炎、淋巴管炎时,可选用青霉素类或头孢菌素类抗菌药物,应用清热解毒中药方剂。

(二) 急性蜂窝织炎

急性蜂窝织炎(acute cellulitis)是发生在皮下、筋膜下、肌间隙或深部蜂窝组织的急性弥漫性化脓性感染。致病菌主要是溶血性链球菌,其次为金黄色葡萄球菌、大肠埃希菌或其他型链球菌。

【临床表现】

通常分表浅和深部。表浅者初起时患处红、肿、热、痛,继之炎症迅速沿皮下向四周扩散,肿胀明显,疼痛剧烈。此时局部皮肤发红、指压后可稍褪色,红肿边缘界限不清楚,可出现不同大小的水疱,病变部位的引流淋巴结常有肿痛。病变加重时,皮肤水疱溃破出水样液,部分肤色变成褐色。深部的急性蜂窝织炎皮肤症状不明显,常因病变深在而影响诊治,多有寒战、高热、头痛、乏力等全身症状;严重时体温极高或过低,甚至有意识改变等严重中毒表现。

【诊断】

根据病史、体征,白细胞计数增多等,诊断多不困难。浆液性或脓性分泌物涂片可检出致病菌,血和脓液的细菌培养与药物敏感试验有助于诊断与治疗。

【治疗】

首选青霉素抗感染治疗,严重者选用头孢菌素类药物,合并厌氧菌感染者加用甲硝唑。若经上述处理仍不能控制其扩散者,应做广泛的多处切开引流。

二、全身性外科感染

感染合并有全身炎症反应的表现,如体温、呼吸、循环改变时称为脓毒症(sepsis)。常继发于严重的外科感染。当脓毒症合并出现严重的循环障碍和细胞代谢紊乱时,称为脓毒症休克(septic shock),其死亡风险与单纯脓毒症相比显著升高。临床上将细菌侵入血液循环,血培养阳性,称为菌血症(bacteremia)。此处主要介绍脓毒症。

【病因】

导致脓毒症的原因包括致病菌数量多、毒力强和机体免疫力低下。它常继发于严重创伤后的感染和各种化脓性感染,如大面积烧伤创面感染、开放性骨折合并感染、急性弥漫性腹膜炎、胆道感染和尿路感染等。感染病灶的局限化不完全,使毒力强的病菌与毒素不断侵入血液循环,局部与全身感染引起大量炎症介质生成与释放,激发全身性炎症反应而引起脓毒症。

脓毒症的常见致病菌包括：革兰氏阴性菌，如大肠埃希菌、铜绿假单胞菌、变形杆菌、克雷伯菌、肠杆菌等；革兰氏阳性菌，如金黄色葡萄球菌、表皮葡萄球菌、肠球菌（粪链球菌、屎肠球菌）、化脓性链球菌等；厌氧菌，如脆弱拟杆菌、梭状杆菌、厌氧葡萄球菌、厌氧链球菌等；真菌，如白念珠菌、曲霉菌、毛霉菌、新型隐球菌等。现在，革兰氏阴性菌引起的脓毒症发病率已明显高于革兰氏阳性菌，且由于抗生素的不断筛选，出现了一些此前较少见的机会菌，如鲍曼不动杆菌、嗜麦芽窄食单胞菌等。除此之外，条件性感染的真菌也需要特别注意。

【临床表现】

脓毒症常见表现包括：①发热，可伴寒战；②心率加快、脉搏细速，呼吸急促或困难；③神志改变，如淡漠、烦躁、谵妄、昏迷；④肝脾可肿大，可出现皮疹。

不同病原菌引发的脓毒症有不同的临床特点。革兰氏阴性菌所致的脓毒症常继发于腹膜炎、腹腔感染、大面积烧伤感染等，一般比较严重，可出现三低现象（低温、低白细胞、低血压），发生脓毒症休克者也较多。革兰氏阳性菌所致的脓毒症常继发于严重的痈、蜂窝织炎、骨关节化脓性感染等，多数为金黄色葡萄球菌所致，常伴高热、皮疹和转移性脓肿。厌氧菌常与需氧菌掺杂形成混合感染，其所致的脓毒症常继发于各类脓肿、会阴部感染、口腔颌面部坏死性感染等，感染灶组织坏死明显，有特殊腐臭味。真菌所致的脓毒症常继发于长期使用广谱抗生素或免疫抑制剂，或长期留置静脉导管等。

【诊断】

脓毒症确诊必须具备两个条件：①有活跃的细菌感染的确实证据，但血培养不一定阳性；②有全身性炎症的临床表现，即所谓全身性炎症反应综合征。脓毒症诊断见表 3-1-3。

表 3-1-3　脓毒症诊断参数

项目	内容
一般表现	发热、寒战、心动过速、呼吸加快、白细胞计数异常
炎症指标	C反应蛋白升高、降钙素原升高
血流动力学指标	心输出量增加、体循环血管阻力下降，氧摄取率下降
代谢指标	胰岛素需求量增加
组织灌注改变	皮肤灌注变化、尿量减少
器官功能障碍	尿素氮及肌酐升高，血小板计数下降，其他凝血机制紊乱，高胆红素血症

致病菌的检出对脓毒症的确诊和治疗具有重要意义。在不显著延迟抗生素使用的前提下，建议在抗生素使用前采集样本。静脉导管留置超过 48 小时者，若怀疑静脉导管感染，应从导管内采样送检。多次细菌血培养阴性者，应考虑厌氧菌或真菌性脓毒症并进行相关检查。另外，用脓液、穿刺液等做培养，对病原菌的检出也有一定帮助。

【治疗】

1. 早期复苏　对确诊为脓毒症或脓毒症休克的病人，应立即进行液体复苏。完成早期液体复苏后，应根据病人血流动力学的检测结果决定进一步的复苏策略。

2. 抗菌药物治疗　确诊病人尽早静脉输注抗菌药物。在用药前行病原菌相应培养，培养结果未明确前，通常选用广谱抗生素或联合用药，剂量要足，抗生素应能穿透感染部位，一旦致病菌和药敏结果明确及时调整治疗方案。疗程一般维持 7～10 天，在病人体温正常、白细胞计数正常、病情好转、局部病灶控制后停药。

3. 感染源控制　应尽早明确并及时处理感染的原发灶，如清除坏死组织和异物、消灭死腔、脓肿引流等；同时，若存在血流障碍、梗阻等致病因素，也应及时处理。静脉导管感染时，拔除导管为首要措施。危重病人疑为肠源性感染时，应及时纠正休克，尽快恢复肠黏膜的血流灌注，并通过早期肠道营养促使肠黏膜尽快修复，口服肠道生态制剂以维护肠道正常菌群。

4. 其他辅助治疗 早期复苏成功后，应重新评价病人的血流动力学状态，酌情补液和使用血管活性药物。若血流动力学仍不稳定，可静脉给予氢化可的松（200mg/d）。当病人血红蛋白低于 70g/L 时，给予输血。对于无急性呼吸窘迫综合征（ARDS）的脓毒症病人，建议使用小潮气量（6ml/kg）辅助通气。对于高血糖者，应给予胰岛素治疗，控制血糖上限低于 10mmol/L。对于无禁忌证的病人建议使用低分子量肝素预防静脉血栓。对于存在消化道出血风险的病人，建议给予质子泵抑制剂预防应激性溃疡。能够耐受肠内营养的病人，应尽早启动肠内营养。

第二章 创伤与烧伤

第一节 创 伤 总 论

创伤（trauma）是指机械性致伤因素作用于人体所造成的组织结构完整性的破坏或功能障碍。

【分类】

1. 按致伤机制分类 可分为挫伤、擦伤、刺伤、切割伤、挤压伤、撞击伤、火器伤等。

2. 按受伤部位分类 一般分为头部伤、颌面部伤、颈部伤、胸（背）部伤、腹（腰）部伤、骨盆伤、脊柱脊髓伤、四肢伤和多发伤等。

3. 按伤口是否开放分类 分为闭合伤和开放伤，皮肤或黏膜完整无伤口者称闭合伤，有皮肤或黏膜破损者称开放伤。

4. 按伤情轻重分类 根据组织器官结构及功能受损程度、有无生命危险、预后等指标分为轻度、中度和重度伤。临床中多采用创伤评分等量化方法来反映伤员伤情的轻重情况。

【诊断】

通过详细地了解受伤史，仔细地进行全身检查，并借助辅助检查即可诊断，需要明确损伤的部位、性质、程度、全身性变化及并发症，特别是原发损伤部位相邻或远处内脏器官是否损伤及其损伤程度。创伤的评估和诊断通常包括现场急救中的初次评估和院内救治的二次评估，必要时还需要进行多次评估，以确保不忽视新出现的症状、体征，并查看先前发现的症状、体征是否恶化，以防止漏诊。

1. 受伤史 详细的受伤史对了解损伤机制和估计伤情发展有重要价值。若伤员因昏迷等原因不能自述，应在救治的同时向现场目击者、护送人员和家属了解，并详细记录。主要了解受伤的经过、症状及既往疾病情况等。

2. 体格检查 首先应从整体上观察伤员状态，判断伤员的一般情况，区分伤情轻重。对生命体征平稳病人，可做进一步仔细检查；伤情较重病人，可先着手急救，在抢救中逐步检查。

（1）初步检查（初次评估）：一般在急救现场或急诊室中进行，目的是快速判断是否存在威胁生命和肢体安全的状态，一般可按照"ABCDEF"的顺序进行检查。"A"（airway）指判断气道是否通畅，"B"（breathing）指评估呼吸是否正常，是否有张力性气胸和开放性气胸；"C"（circulation）指判断有无致命性大出血和失血性休克等；"D"（disability）指评估中枢神经系统有无障碍；"E"（exposure）指暴露病人身体，以利于全面充分估计病情，并评估现场救治环境是否安全；"F"（fracture）指评估有无骨折。

（2）详细检查（二次评估）：可按"CRASH PLAN"的检查程序，即按心脏、呼吸、腹部、脊柱、头部、骨盆、肢体、动脉和神经的顺序检查。

（3）伤口检查：对于开放性损伤，必须仔细观察伤口或创面，注意伤口形状、大小、边缘、深度及污染情况、出血的性状、外露组织、异物存留及伤道位置等。对伤情较重者，伤口的详细检查应在手术室进行，以保障伤员安全。

3. 辅助检查 对某些部位创伤有重要的诊断价值，但应根据伤员的全身情况选择必需的项目，以免增加伤员的痛苦和浪费时间、人力、物力。

（1）实验室检查：血常规和血细胞比容可判断失血或感染情况；尿常规可提示泌尿系统损伤和糖尿病。电解质检查可分析水、电解质和酸碱平衡紊乱的情况。对疑有肾脏损伤者，可进行肾功能检查；疑有胰腺损伤时，应做血或尿淀粉酶测定等。

（2）穿刺和导管检查：诊断性穿刺是一种简单、安全的辅助方法，可在急诊室内进行。阳性时能迅速确诊，但阴性时不能完全排除组织或器官损伤的可能性。一般胸腔穿刺可明确血胸或气胸；腹腔穿刺或灌洗，可证实内脏破裂、出血。放置导尿管或灌洗可诊断尿道或膀胱的损伤，留置导尿管可观察每小时尿量，以作为补充液体、观察休克变化的参考；监测中心静脉压可辅助判断血容量和心功能；心包穿刺可证实心包积液和积血。

（3）影像学检查：X 线检查适用于骨折、脱位、金属异物存留和胸腹腔的游离气体等。超声可用于检查肝、脾、肾等脏器和局部积液，还可指引穿刺。选择性血管造影可帮助确定血管损伤和某些隐蔽的器官损伤。CT 可以诊断颅脑损伤和某些腹部实质器官及腹膜后的损伤。

【治疗】

创伤常发生于生活和工作的场所，院前急救和院内救治是否及时、正确直接关系到伤员的生命安全和功能恢复。本节重点介绍创伤处理的一般原则，各部位创伤的具体治疗方法详见相关章节。

1. 急救 目的是挽救生命和稳定伤情。处理复杂伤情时，应优先解除危及伤员生命的因素，然后再进行后续处理以稳定伤情，为转送和后续治疗创造条件。常用的急救技术主要有心肺复苏、通气、止血、包扎、固定和搬运等。

（1）心肺复苏：心搏、呼吸骤停时，应立即行体外心脏按压及口对口人工呼吸；有条件时用呼吸面罩及手法加压给氧或气管插管接呼吸机辅助呼吸；在心电监测下电除颤，紧急时可开胸心脏按压并兼顾脑复苏。

（2）通气：对呼吸道阻塞的伤员，必须果断以最简单、最迅速有效的方式予以通气。急救时迅速用手指掰开下颌，掏出或吸出口内分泌物和血液、血凝块、异物等，呼吸道通畅后应将伤员头偏向一侧或取侧卧位；舌根后坠的昏迷伤员用下颌抬起法可解除呼吸道阻塞，必要时可将舌拉出，用别针或丝线穿过舌尖固定于衣扣上或用口咽通气管。经上诉措施仍达不到气道通畅目的的，可采用环甲膜穿刺或切开、气管插管、气管切开等。

（3）止血：大出血可使伤员迅速陷入休克，甚至致死，须及时止血。常用的止血方法有指压法、加压包扎法、填塞法、止血带法等。

（4）包扎：目的是保护伤口、减少污染、压迫止血、预防感染与制动。最常用的材料是绷带、三角巾和四头带。

（5）固定：骨关节损伤时必须固定制动，以减轻疼痛，避免骨折端损伤血管和神经，有利于防治休克和搬运后送。

（6）搬运：伤员经过初步处理后，需从现场送到医院进一步检查和治疗。正确的搬运可减少伤员痛苦，避免继发性损伤。搬运途中应严密观察生命体征，确保气道通畅，呼吸、心搏骤停时应立即抢救。

2. 进一步救治伤员 送到救治机构后应对其伤情进行判断、分类，然后采取针对性的措施进行救治。其基本原则是先救命，后治伤。

（1）伤口处理：对软组织挫伤、扭伤等，治疗初期可局部冷敷，12 小时后改用热敷或红外线治疗，进行包扎制动，还可服用云南白药等。有血肿形成时应加压包扎。应检查深部组织器官有无损伤，以免因漏诊和延误治疗而造成严重后果。闭合性骨折和脱位应先予以复位，然后根据情况选用各种外固定或内固定的方法制动。擦伤、表浅的小刺伤和小切割伤可用非手术疗法。其他的开放性创伤均需清创手术处理，目的是修复断裂的组织，但必须根据具体的伤情选择适宜的方法。

（2）防治感染：遵循无菌术操作原则，使用抗菌药物。开放性创伤需加用破伤风抗毒素。抗菌药在伤后2~6小时内使用可起预防作用；对于感染伤口的抗菌治疗需延长持续用药时间。

（3）支持治疗：主要是维持水、电解质和酸碱平衡，保护重要脏器功能，并给予营养支持。

（4）镇静止痛和心理治疗：剧烈疼痛可诱发或加重休克，故应在不影响病情观察的情况下选用药物镇静止痛。无昏迷和瘫痪的伤员可皮下或肌内注射哌替啶或盐酸吗啡止痛。心理治疗有利于伤员配合治疗和康复，避免发生恐惧、焦虑等不良情绪和伤后精神病。

第二节　颅脑外伤

颅脑损伤中最为重要的是脑损伤。按脑损伤发生的时间和机制可分为原发性脑损伤和继发性脑损伤两大类。原发性脑损伤是指致伤因素直接作用于颅脑所产生的创伤性病理改变，即暴力作用于头部时立即发生的脑损伤，是致伤因素作用于颅脑时瞬间改变的直接结果。原发性脑损伤的病理改变包括脑震荡、弥散性轴索损伤、脑挫裂伤等。继发性脑损伤是指致伤因素作用过后，发生于脑部或全身的病理改变所导致的脑损伤。它们往往在受伤一段时间后出现，是致伤因素的间接结果，及时适当的医疗处置可能减轻或防止这类病理改变。继发性脑损伤主要包括脑水肿、脑疝、颅内血肿等。

一、脑震荡

脑震荡是较轻的脑损伤，其特点为伤后即刻发生短暂的意识障碍和近事遗忘。脑震荡仅是中枢神经系统暂时的功能障碍，并无影像学可见的器质性损害。

【临床表现和诊断】

伤后立即出现短暂的意识丧失，持续数秒至数分钟，一般不超过半小时。有的仅表现为瞬间意识混乱或恍惚，并无昏迷。同时伴有面色苍白、瞳孔改变、出冷汗、血压下降、脉弱、呼吸浅慢等自主神经和脑干功能紊乱的表现。意识恢复后，对受伤当时和伤前近期的情况不能记忆，即逆行性遗忘。多有头痛、头晕、疲乏无力、失眠、耳鸣、心悸、畏光、情绪不稳、记忆力减退等表现，一般持续数日、数周，少数持续时间较长。神经系统检查无明显阳性体征。腰椎穿刺检查发现颅内压和脑脊液都在正常范围。CT检查颅内无异常。

【治疗】

脑震荡无特殊治疗，一般卧床休息5~7天，酌情使用镇静、镇痛药物，消除病人的畏惧心理，多数病人在2周内恢复正常，预后良好。

二、脑挫裂伤

脑挫裂伤是头部遭受暴力造成的原发性脑器质性损伤，既可发生于着力点的脑组织，也可发生在对冲部位。脑挫裂伤轻者仅见局部软膜下脑皮质散在点片状出血点。较重者损伤范围较广泛，常有软膜撕裂，深部白质亦受累。严重者脑皮质及其深部的白质广泛挫碎、破裂、坏死，局部出血、水肿，甚至形成脑内血肿。

【临床表现】

可因损伤部位、范围、程度不同而异。轻者仅有轻微症状，重者深昏迷，甚至死亡。头痛、恶心、呕吐是脑挫裂伤最常见的症状。意识障碍是脑挫裂伤最突出的症状之一，伤后可立即发生，意识障碍大多数在半小时以上，重症者可长期持续昏迷。少数范围局限的脑挫裂伤，可不出现早期意识障碍。轻度和中度脑挫裂伤病人的血压、脉搏、呼吸多无明显改变。严重脑挫裂伤，由于脑组织出血和水肿引起颅内压增高，可出现血压上升、脉搏变慢、呼吸深慢。可出现脑挫裂伤部位相应的局部症状和体征，如运动区损伤出现对侧肢体瘫痪,语言中枢损伤出现失语等。但额叶和颞叶前端损伤后,可无明显神经功能障碍。

【诊断】

根据伤后立即出现的意识障碍、局灶症状和体征及较明显的头痛、恶心、呕吐等,多可诊断为脑挫裂伤。此类病人因意识障碍给神经系统检查带来困难,当脑挫裂伤发生在额极、颞极及其底面时,病人可无局灶症状和体征,确诊常需必要的辅助检查。

头部 CT 扫描能清楚地显示脑挫裂伤的部位、范围和程度,是目前最常用的检查手段。脑挫裂伤的典型 CT 表现为局部脑组织内有高低密度混杂影,点片状高密度影为出血灶,低密度影则为水肿区。CT 扫描还可了解脑室受压、中线结构移位等情况(图 3-2-1)。MRI 检查时间较长,一般很少用于急性颅脑损伤的诊断。但对发现较轻的脑挫伤灶,MRI 优于 CT。腰椎穿刺可检查脑脊液是否含有血液,同时可测定颅内压,并可引流血性脑脊液,以减轻症状。但对颅内压明显增高的病人,腰穿应谨慎或禁忌。

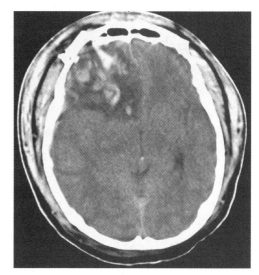

图 3-2-1　脑挫裂伤 CT 表现

【治疗】

1. 严密观察病情　脑挫裂伤病人早期病情变化较大,应由专人护理,有条件者应送重症监测治疗室,密切观察其生命体征、意识、瞳孔和肢体活动情况,必要时应做颅内压监测或及时复查 CT。

2. 一般处理　抬高床头 15°～30° 以利于颅内静脉血回流。对昏迷病人,及时清除呼吸道分泌物,头偏向一侧再取侧卧位或侧俯卧位,以免发生误吸。对清醒者,宜早做气管切开。呼吸减弱、潮气量不足的病人,应用呼吸机辅助治疗。加强营养支持,早期可采用肠道外营养,若病情允许尽早使用肠内营养,少数长期昏迷者,可考虑放置空肠管或行胃造瘘术。

3. 对症治疗　高热可使代谢率增高,加重脑缺氧和脑水肿,必须及时处理。中枢性高热,可采取亚低温冬眠治疗。其他原因(如感染)所致的高热,应按原因不同分别处理。脑挫裂伤后癫痫发作可进一步加重脑缺氧,癫痫呈连续状态者可危及生命,应视为紧急情况,联合应用多种抗癫痫药物加以控制。

4. 脑保护,促苏醒和功能恢复治疗　神经节苷脂(GM)、胞二磷胆碱、乙酰谷酰胺等药物及高压氧治疗,对部分病人的苏醒和功能恢复可能有帮助。

5. 防止脑水肿或脑肿胀　继发性脑水肿或脑肿胀和颅内血肿是导致脑挫裂伤病人早期死亡的主要原因。因此,控制脑水肿或脑肿胀是治疗脑挫裂伤最为重要的环节之一。

6. 手术治疗　下列情况应考虑手术:①严重继发性脑水肿,脱水治疗无效,病情加重;②颅内血肿清除后,颅内压无明显缓解,伤区脑组织继续水肿或肿胀,并除外颅内其他部位血肿;③脑挫裂伤灶和血肿清除后,病情好转,转而又恶化出现脑疝。手术方法包括脑挫裂伤灶清除、额极或颞极切除、颞肌下减压和去骨瓣减压等。

三、脑疝

颅内病变所致的颅内压增高达到一定程度时,可使一部分脑组织移位,通过一些孔隙,被挤至压力较低的部位,即为脑疝。脑疝是颅内疾病发展过程中的一种紧急而严重的情况,疝出的脑组织压迫脑的重要结构或生命中枢,若发现不及时或救治不力,往往导致严重后果,必须予以足够的重视。

【病因及分类】

常见病因有:①各种颅内血肿,如硬膜外血肿、硬膜下血肿及脑内血肿;②大面积脑梗死;③颅内肿瘤；④颅内脓肿、颅内寄生虫病及各种肉芽肿性病变；⑤医源性因素，如对颅内压增高病人进行腰椎穿刺，使颅腔和脊髓蛛网膜下腔压力差增大，进而促发脑疝。可以根据移位的脑组织或其通过的硬脑膜间隙/孔道，对脑疝进行命名。

常见的脑疝有：①颞叶钩回疝或小脑幕切迹疝，为颞叶海马回、钩回通过小脑幕切迹被推移至幕下；②小脑扁桃体疝或枕骨大孔疝，为小脑扁桃体及延髓经枕骨大孔推挤向椎管内；③扣带回疝或大脑镰下疝，为一侧半球的扣带回经镰下孔被挤入对侧（图 3-2-2）。

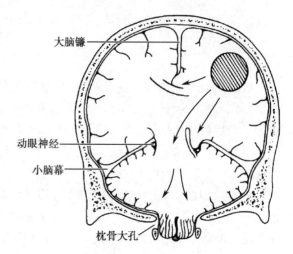

图 3-2-2　大脑镰下疝（上）、小脑幕切迹疝（中）和枕骨大孔疝（下）示意图

【临床表现】

不同类型的脑疝各有其临床特点，在此仅简述小脑幕切迹疝及枕骨大孔疝的临床表现。

1. 小脑幕切迹疝

（1）颅内压增高的症状：表现为剧烈头痛，喷射性呕吐。头痛程度进行性加重伴烦躁不安。急性脑疝病人可无视盘水肿。

（2）瞳孔改变：病初由于病侧动眼神经受刺激导致病侧瞳孔变小，对光反射迟钝，随病情进展病侧动眼神经麻痹，病侧瞳孔逐渐散大，直接和间接对光反射均消失，并有病侧上睑下垂、眼球外斜。若脑疝进行性恶化，影响脑干血供时，由于脑干内动眼神经核功能丧失可致双侧瞳孔散大，对光反射消失。

（3）运动障碍：表现为病变对侧肢体的肌力减弱，病理征阳性。严重时可出现去脑强直，这是脑干严重受损的信号。

（4）意识改变：由于脑干内网状上行激动系统受累，病人随脑疝进展可出现嗜睡、浅昏迷至深昏迷。

（5）生命体征紊乱：脑干内生命中枢功能紊乱或衰竭，可出现生命体征异常。表现为心率减慢或不规则，血压忽高忽低，呼吸不规则，大汗淋漓或汗闭，面色潮红或苍白。体温可高达 41℃ 以上或体温不升。最终因呼吸循环衰竭而致呼吸停止，血压下降，心脏停搏。

2. 枕骨大孔疝　由于脑脊液循环通路被堵塞，颅内压增高，病人剧烈头痛。频繁呕吐，颈强直，强迫头位。生命体征紊乱出现较早，意识障碍出现较晚。因脑干缺氧，瞳孔可忽大忽小。由于位于延髓的呼吸中枢受损严重，病人早期可突发呼吸骤停而死亡。

【治疗】

脑疝是由于急剧的颅内压增高造成的，在做出脑疝诊断的同时应按颅内压增高的处理原则快速静脉输注高渗降颅内压药物以缓解病情，争取时间。病因明确者，应尽快手术去除病因，如清除颅内血肿或切除脑肿瘤等。若难以确诊或病因难以去除时，可选用侧脑室外引流术、脑脊液分流术、减压术等姑息性手术，以降低颅内高压和抢救脑疝病人。

四、颅内血肿

颅内血肿是颅脑损伤中最常见最严重的继发性病变，发生率约占闭合性颅脑损伤的 10%，占重型颅脑损伤的 40%～50%。若不能及时诊断和治疗，可出现血肿周边的脑组织水肿加重或进行性颅内压增高，形成脑疝而危及生命。颅内血肿按症状出现时间分为急性血肿（3 日内）、亚急性血肿（3 日至 3 周）和慢性血肿（超过 3 周）。按部位则分为硬脑膜外血肿、硬脑膜下血肿和脑内血肿。

（一）硬脑膜外血肿

硬脑膜外血肿（epidural hematoma）约占外伤性颅内血肿的 30%，大多属于急性。可发生于任何年龄，儿童少见。硬脑膜外血肿主要源于脑膜中动脉和静脉窦破裂及颅骨骨折出血。少数病人并无骨折,其血肿可能是头部受到暴力后,造成硬脑膜与颅骨分离,硬脑膜表面的小血管被撕裂所致。硬脑膜外血肿最多见于颞部、额顶部和颞顶部。因脑膜中动脉主干撕裂所致的血肿多在颞部,可向额部或顶部扩展;前支出血所致的血肿多在额顶部;后支出血所致的血肿多在颞顶部。由上矢状窦破裂形成的血肿位于其一侧大脑半球或两侧。横窦出血形成的血肿多在颅后窝或骑跨于颅后窝和枕部。

【临床表现】

1. 意识障碍　进行性意识障碍为硬脑膜外血肿的主要症状,其变化过程与原发性脑损伤的程度和血肿形成的速度密切相关。

2. 颅内压增高　病人在昏迷前或中间清醒期常有头痛、恶心、呕吐等颅内压增高症状,伴有血压升高、呼吸和脉搏变慢等生命体征改变。

3. 瞳孔改变　硬脑膜外血肿所致的颅内压增高达到一定程度,可形成脑疝。小脑幕上血肿大多先形成小脑幕切迹疝,出现意识障碍加重和瞳孔改变;早期因动眼神经受到刺激,病侧瞳孔缩小,但时间短暂,常不易被发现;随即由于动眼神经受压,病侧瞳孔散大;若脑疝继续发展,脑干严重受压,中脑动眼神经核受损,则双侧瞳孔散大。与小脑幕上血肿相比,小脑幕下血肿较晚出现瞳孔改变,而先出现呼吸紊乱甚至呼吸骤停。

4. 神经系统表现　伤后立即出现的局灶神经功能障碍的症状和体征,系原发性脑损伤的表现。单纯硬脑膜外血肿,除非压迫脑功能区,早期较少出现体征。但当血肿增大引起小脑幕切迹疝时,则可出现对侧锥体束征。脑疝进一步发展,脑干受压可导致去脑强直。

【诊断】

根据头部受伤史,伤后当时清醒,随后昏迷,或出现有中间清醒期的意识障碍过程,结合 CT 检查显示骨折线经过脑膜中动脉或静脉窦沟,一般可以早期诊断。CT 扫描不仅可以直接显示硬脑膜外血肿(表现为颅骨内板与硬脑膜之间的双凸镜形或弓形高密度影),还可了解脑室受压和中线结构移位的程度及并存的脑挫裂伤、脑水肿等情况,应尽早做 CT 检查,并随时复查 CT(图 3-2-3)。

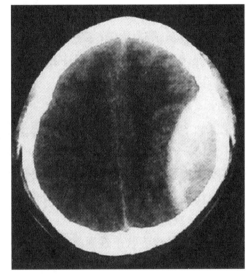

图 3-2-3　硬膜外血肿 CT 表现

【治疗】

1. 手术治疗　有明显颅内压增高症状和体征,CT 扫描提示明显脑受压的硬脑膜外血肿,或小脑幕上血肿量 >30ml、颞区血肿量 >20ml、幕下血肿量 >10ml 及压迫大静脉窦而引起颅内压增高的血肿。手术方法可根据 CT 扫描采用骨瓣或骨窗开颅清除血肿,对疑有硬脑膜下血肿者应切开硬脑膜探查。对少数病情危急,未及时做 CT 检查者,应直接手术钻孔探查,再扩大成骨窗清除血肿。

2. 非手术治疗　凡伤后无明显意识障碍,病情稳定,CT 扫描示幕上血肿量 <30ml,小脑幕下血肿量 <10ml,中线结构移位 <1.0cm 者,可在密切观察病情的前提下,采用非手术治疗。

(二)硬脑膜下血肿

硬脑膜下血肿(subdural hematoma)约占外伤性颅内血肿的 40%,多属急性或亚急性。急性和亚急性硬脑膜下血肿的出血主要是因为脑皮质血管破裂,大多由对冲性脑挫裂伤所致,好发于额极、颞极及其底面,可视为脑挫裂伤的一种并发症,称为复合型硬脑膜下血肿。另一种较少见的血肿是由于大脑表面回流到静脉窦的桥静脉或静脉窦本身撕裂所致,范围较广,可不伴有脑挫裂伤,称为单纯型硬脑膜下血肿。慢性硬脑膜下血肿的出血来源和发病机制尚不完全清楚。多发生于老年人,绝大多数有轻微头部外伤史。极少部分病人无外伤,可能与长期服用抗凝药物、营养不良、维生素 C 缺乏、硬脑膜出血性或血管性疾病等相关,此类血肿常有厚薄不一的包膜。

【临床表现】

1. 急性和亚急性硬脑膜下血肿　主要表现为意识障碍、颅内压增高、瞳孔改变和神经系统体征。①意识障碍：伴有脑挫裂伤的急性复合型血肿病人多表现为持续昏迷或昏迷进行性加重，亚急性或单纯型血肿则多有中间清醒期。②颅内压增高：血肿及脑挫裂伤继发的脑水肿均可造成颅内压增高，导致头痛、恶心、呕吐及生命体征改变。③瞳孔改变：复合型血肿病情进展迅速，容易引起脑疝而出现瞳孔改变，单纯型或亚急性血肿瞳孔变化出现较晚。④神经系统体征：伤后立即出现的偏瘫等征象，系脑挫裂伤所致。逐渐出现的体征，则是血肿压迫功能区或脑疝的表现。

2. 慢性硬脑膜下血肿　进展缓慢，病程较长，多为 1 个月左右，可为数月。临床表现差异很大，大致分为三种类型：①以颅内压增高症状为主，缺乏定位症状；②以病灶症状为主，如偏瘫、失语、局限性癫痫等；③以智力和精神症状为主，表现为头昏、耳鸣、记忆力减退、精神迟钝或失常。第①、②种类型易与颅内肿瘤混淆，第③种类型易误诊为阿尔茨海默病或精神病。

【诊断】

根据头部外伤史，伤后即有意识障碍并逐渐加重，或出现中间清醒期，伴有颅内压增高症状，多表明有急性或亚急性硬脑膜下血肿。CT 检查可以确诊，急性或亚急性硬脑膜下血肿表现为脑表面与颅骨之间有新月形高密度、混杂密度或等密度影，多伴有脑挫裂伤、脑组织受压和中线移位。慢性硬脑膜下血肿容易误诊漏诊。凡老年人出现慢性颅内压增高症状、智力和精神异常，或病灶症状，特别是近期有轻度头部受伤史者，应考虑到慢性硬脑膜下血肿的可能，及时行 CT 或 MRI 检查可确诊。

【治疗】

急性和亚急性硬脑膜下血肿的治疗原则与硬脑膜外血肿类似。需要强调的是，硬脑膜外血肿多见于着力部位，而硬脑膜下血肿既可见于着力部位，也可见于对冲部位。所以，如果因病情危急，术前未做 CT 检查确定血肿部位而需要行开颅手术挽救生命时，着力部位和对冲部位均应钻孔，尤其是额极、颞极及其底部，是硬脑膜下血肿最常见的部位。此外，此类血肿大多伴有脑挫裂伤，术后应加强相应的处理。

慢性硬脑膜下血肿病人凡有明显症状者，应手术治疗，且首选钻孔置管引流术。急性和亚急性硬脑膜下血肿病人的预后差于硬脑膜外血肿，因为前者大多伴有较严重的脑损伤。慢性硬脑膜下血肿病人虽较年长，但经引流后大多数病人可获得满意的疗效。

（三）脑内血肿

脑内血肿（intracerebral hematoma）比较少见，在闭合性颅脑损伤中，发生率为 0.5%～1.0%。常与枕部着力时的额部、颞部对冲性脑挫裂伤同时存在，少数位于着力部位。浅部血肿多由于挫裂的脑皮质血管破裂所致，常与硬脑膜下血肿同时存在，多位于额极、颞极及其底面；深部血肿由脑深部血管破裂所引起，脑表面可有挫裂伤。

【临床表现与诊断】

脑内血肿与伴有脑挫裂伤的复合型硬脑膜下血肿的症状很相似，且两者常同时存在。及时行 CT 检查可证实脑内血肿的存在，表现为脑挫裂伤区附近或脑深部白质内类圆形或不规则高密度影（图 3-2-4）。

【治疗和预后】

脑内血肿的治疗与硬脑膜下血肿相同，多采用骨瓣或骨窗开颅，在清除脑内血肿的同时清除硬脑膜下血肿

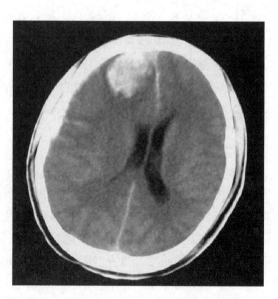

图 3-2-4　脑内血肿 CT 表现

和明显挫碎糜烂的脑组织。对少数脑深部血肿,如颅内压增高显著,病情进行性加重,也应考虑手术,根据具体情况选用开颅血肿清除或钻孔引流术。脑内血肿合并硬脑膜下血肿的病人预后较差,病情发展迅速者死亡率高达 50% 左右。

第三节 严重胸部创伤

一、气胸

胸膜腔内积气称为气胸(pneumothorax),气胸的形成多由于肺组织、气管、支气管、食管破裂,空气逸入胸膜腔,或因胸壁伤口穿破胸膜,胸膜腔与外界沟通,外界空气进入所致。气胸分为闭合性气胸、开放性气胸和张力性气胸三类。游离胸膜腔内积气都位于不同体位时的胸腔上部。当胸膜腔因炎症、手术等原因发生粘连时,胸腔积气则会局限于某些区域,出现局限性气胸。

1. 闭合性气胸(closed pneumothorax) 胸膜腔内压仍低于大气压。胸膜腔积气量决定伤侧肺萎陷的程度。随着胸腔内积气与肺萎陷程度增加,肺表面裂口缩小,直至吸气时也不开放,气胸则趋于稳定并可缓慢吸收。伤侧肺萎陷使肺呼吸面积减少,通气血流比失衡,影响肺通气和换气功能。伤侧胸膜腔内压增加引起纵隔向健侧移位。根据胸膜腔内积气的量与速度,轻者病人可无症状,重者有明显呼吸困难。查体可能发现伤侧胸廓饱满,呼吸活动度降低,气管向健侧移位,伤侧胸部叩诊呈鼓音,呼吸音降低。胸部 X 线检查可显示不同程度的肺萎陷和胸膜腔积气,有时可伴有少量胸腔积液。气胸发生缓慢且积气量少的病人,无须特殊处理,胸膜腔内的积气一般可在 1～2 周内自行吸收。大量气胸需进行胸膜腔穿刺,或行闭式胸腔引流术,排除积气,促使肺尽早膨胀。

2. 开放性气胸(open pneumothorax) 指外界空气经胸壁伤口或软组织缺损处,随呼吸自由进出胸膜腔。空气出入量与胸壁伤口大小有密切关系,伤口大于气管口径时,空气出入量多,胸膜腔内压几乎等于大气压,伤侧肺将完全萎陷,丧失呼吸功能。伤侧胸膜腔内压显著高于健侧,纵隔向健侧移位,进一步使健侧肺扩张受限。呼、吸气时,出现两侧胸膜腔压力不均衡的周期性变化,使纵隔在吸气时移向健侧,呼气时移向伤侧,称为纵隔扑动(mediastinal flutter)(图 3-2-5)。纵隔扑动和移位影响腔静脉回心血流,可引起严重循环功能障碍。

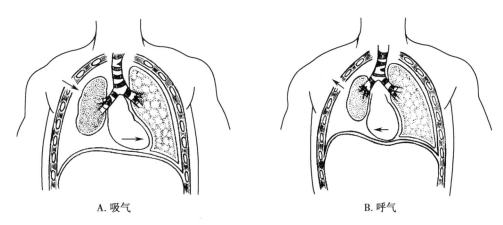

A. 吸气   B. 呼气

图 3-2-5 开放性气胸的纵隔扑动

伤员出现明显呼吸困难、鼻翼扇动、口唇发绀、颈静脉怒张。伤侧胸壁可见伴有气体进出胸腔发出吸吮样声音的伤口,称为胸部吸吮性伤口(sucking wound)。气管向健侧移位,伤侧胸部叩诊呈鼓音,呼吸音消失,严重者可发生休克。胸部 X 线检查可见伤侧胸腔大量积气,肺萎陷,纵隔移向健侧。

开放性气胸急救处理要点为：立即将开放性气胸变为闭合性气胸，赢得挽救生命的时间，并迅速转送至医院。使用无菌敷料如凡士林纱布、棉垫或清洁器材（如塑料袋、衣物、碗杯等）制作不透气敷料和压迫物，在伤员用力呼气末封盖吸吮性伤口，并加压包扎。转运途中如伤员呼吸困难加重或有张力性气胸表现，应在伤员呼气时开放密闭敷料，排出高压气体。送达医院进一步处理为给氧，补充血容量，纠正休克；清创、缝合胸壁伤口，并做闭式胸腔引流；给予抗生素，鼓励病人咳嗽排痰，预防感染。若疑有胸腔内脏器损伤或进行性出血，则需行开胸探查手术。

3. 张力性气胸（tension pneumothorax）　为气管、支气管或肺损伤处形成活瓣，气体随每次吸气进入胸膜腔并积累增多，导致胸膜腔压力高于大气压，又称为高压性气胸。伤侧肺严重萎陷，纵隔显著向健侧移位，健侧肺受压，腔静脉回流障碍。高于大气压的胸膜腔内压驱使气体经支气管、气管周围疏松结缔组织或壁层胸膜裂伤处，进入纵隔或胸壁软组织，形成纵隔气肿（mediastinal emphysema）或面、颈、胸部的皮下气肿（subcutaneous emphysema）。

张力性气胸病人表现为严重或极度呼吸困难、烦躁、意识障碍、大汗淋漓、发绀。不少病人有脉搏细快、血压降低等循环障碍表现。气管明显移向健侧，颈静脉怒张，多有皮下气肿。伤侧胸部饱满，叩诊呈鼓音，呼吸音消失。胸部 X 线检查显示胸腔严重积气，肺完全萎陷、纵隔移位，并可能有纵隔和皮下气肿。胸腔内高压气体易于排出，而外界空气不能进入胸腔。进一步处理为安置闭式胸腔引流，使用抗生素预防感染。闭式引流装置可连接负压引流瓶，以加快气体排出，促使肺膨胀。待漏气停止 24 小时后，X 线检查证实肺已膨胀，方可拔除引流管。持续漏气而肺难以膨胀时需考虑开胸或行电视胸腔镜探查手术。

二、血胸

胸膜腔积血称为血胸（hemothorax），与气胸同时存在称为血气胸。胸腔积血主要来源于心脏、胸内大血管及其分支、胸壁、肺组织、膈肌和心包血管出血。血胸发生后不但因血容量丢失影响循环功能，还可压迫肺，减少呼吸面积。血胸推移纵隔，使健侧肺受压，并影响腔静脉回流。当胸腔内迅速积聚大量血液，超过肺、心包和膈肌运动所起的去纤维蛋白作用时，胸腔内积血发生凝固，形成凝固性血胸。血凝块机化后形成纤维板，限制肺与胸廓活动，损害呼吸功能。经伤口或肺破裂口侵入的细菌，会在积血中迅速繁殖，引起感染性血胸，最终导致脓血胸。持续大量出血所致胸膜腔积血称为进行性血胸。少数伤员因肋骨断端活动刺破肋间血管或血管破裂处血凝块脱落，发生延迟出现的胸腔内积血，称为迟发性血胸。

病人为非进行性血胸，胸腔积血量少，可采用胸腔穿刺及时排出积血。中等量以上血胸、血胸持续存在会增加发生凝固性或感染性血胸的机会，对这类病人应该积极安置闭式胸腔引流，促使肺膨胀，改善呼吸功能，并使用抗生素预防感染。进行性血胸应及时行开胸探查手术。凝固性血胸应待伤员情况稳定后尽早手术，清除血块，并剥除胸膜表面血凝块和机化形成的纤维包膜；开胸手术可提早到伤后2~3 天，更为积极地开胸引流则无益，但明显推迟手术时间可能使清除肺表面纤维蛋白膜变得困难，从而使手术复杂化。感染性血胸应及时做胸腔引流，排尽感染性积血积脓；若效果不佳或肺复张不良，应尽早手术清除感染性积血，剥离脓性纤维膜。电视胸腔镜用于凝固性血胸、感染性血胸的处理，具有创伤小、疗效好、住院时间短、费用低等优点。

第四节　腹　部　损　伤

腹部损伤（abdominal injury）在平时和战时均常见，其发生率在平时占人体各种损伤的 0.4%~1.8%。尽管腹部损伤救治的总体水平在提高，其死亡率显著下降，但仍是威胁伤者生命的重要原因。

由于腹部脏器较多,解剖及生理功能各异,受到损伤后的伤情复杂多样。故能够及时、准确地判断有无内脏损伤,什么脏器受到损伤,是否有多发性损伤,并给予及时和恰当的治疗,是降低腹部损伤死亡率的关键。

一、脾破裂

在腹部闭合性损伤中,脾破裂占20%~40%,在腹部开放性损伤中,脾破裂占10%左右。有慢性病变(如血吸虫病、疟疾、淋巴瘤等)的脾更易破裂。按病理解剖,脾破裂可分为中央型破裂(破裂位于脾实质深部)、被膜下破裂(破裂位于脾实质周边部分)和真性破裂(破裂累及被膜)三种。前两种破裂因被膜完整,出血量受到限制,故临床上可无明显的腹内出血征象,不易被发现。脾内血肿最终可被吸收,脾被膜下血肿有时在某些微弱外力的作用下,就可能引起被膜破裂而发生大出血,转为真性脾破裂,导致病情突然加重。

【临床表现】

临床上所见的脾破裂约85%为真性破裂。破裂部位较多见于脾上极及膈面,有时在裂口对应部位有肋骨骨折。破裂若发生在脏面,尤其是邻近脾门者,有脾蒂撕裂的可能,若出现此种情况,出血量很大,病人可迅速发生休克,抢救不及时可致死亡。

【治疗】

脾破裂的处理原则是"抢救生命第一,保脾第二"。国外有报道,脾切除术后的病人,尤其是婴幼儿,对感染的抵抗力减弱,甚至可发生以肺炎球菌为主要病原菌的脾切除后凶险性感染,严重者可导致死亡。因此,若条件允许应尽量保留脾或脾组织。

1. 非手术治疗 无休克或容易纠正的一过性休克病人,超声或CT等影像检查证实脾裂伤比较局限、表浅,无其他腹腔脏器合并伤,可在严密观察血压、脉搏、腹部体征、血细胞比容及影像学变化的前提下行非手术治疗。主要措施为绝对卧床休息至少1周,禁饮禁食,输血补液,应用止血药物和抗生素等。在治疗过程中若发现继续出血,或发现有其他脏器损伤,应立即手术探查,以免延误治疗。

2. 脾动脉介入栓塞术 具有创伤小、无需特殊麻醉、手术时间短、疗效显著、并发症少的特点。但目前对于介入治疗脾破裂的指征和适应证尚未达成统一意见,脾栓塞后伴随的不良反应也是限制其临床应用的原因之一。

3. 外科手术治疗 根据伤情采用不同的处理方法,损伤轻者可保留脾,脾损伤严重者,如脾中心部碎裂、脾门撕裂应迅速施行全脾切除术。

二、肝破裂

肝破裂(liver rupture)在腹部损伤中占15%~20%,右半肝破裂较左半肝多见。肝破裂的致伤因素、病理类型和临床表现与脾破裂相似,主要危险是失血性休克、胆汁性腹膜炎和继发性感染。因肝外伤后可能有胆汁溢出,故腹痛和腹膜刺激征常较脾破裂者更为明显。肝破裂后,血液有时可通过受伤的胆管进入十二指肠而出现黑便或呕血。肝被膜下破裂也有转为真性破裂的可能,而中央型肝破裂形成的血肿可以被吸收,但有继发感染形成肝脓肿的可能。

手术治疗的基本要求是确切止血,彻底清创,消除胆汁溢漏,建立通畅的引流。肝火器伤和累及空腔脏器的非火器伤都应手术治疗,其他的刺伤和钝性伤则主要根据伤者全身情况决定治疗方案。轻度肝实质裂伤,血流动力学指标稳定,或经补充血容量后生命体征保持稳定的伤员,可在严密观察下进行非手术治疗。经补充血容量后生命体征仍不稳定或需大量输血才能维持血压者,表明仍有活动性出血,应尽早手术。

第五节　骨　折

骨折（fracture）是指骨的完整性和连续性中断。骨折有多种分类方法：根据骨折处是否与外界相通可分为闭合性骨折和开放性骨折；根据骨折程度及形态分为不完全性骨折（裂纹骨折、青枝骨折）和完全性骨折（横形骨折、斜形骨折、螺旋形骨折、粉碎性骨折、嵌插骨折、压缩骨折和骨骺分离）；根据其骨折复位后是否稳定分为稳定性骨折和不稳定性骨折。

【病因】

骨折是由创伤和骨骼疾病所致。临床上以创伤性骨折多见。

1. 暴力作用

（1）直接暴力：暴力直接作用于受伤部位造成骨折，常伴有不同程度的软组织损伤。如小腿受到撞击，于撞击处发生胫腓骨骨干骨折。

（2）间接暴力：力通过传导、杠杆、旋转和肌收缩使肢体远端因作用力和反作用力的关系发生骨折。如跌倒时以手掌撑地，因其上肢与地面的角度不同，暴力向上传导，可致桡骨远端骨折。骤然跪倒时，股四头肌猛烈收缩，可致髌骨骨折。

2. 疲劳性骨折　长期、反复、轻微的直接或间接损伤可致肢体某一特定部位骨折，如远距离行军易致第 2、3 跖骨及腓骨下 1/3 骨干骨折，称为疲劳性骨折，也可称为应力性骨折。骨折无移位，但愈合慢。

3. 骨骼疾病　有病变的骨骼受到轻微外力时即断裂，称病理性骨折，如骨髓炎、骨肿瘤、严重骨质疏松症引起的骨折。

【临床表现】

大多数骨折一般只引起局部症状，严重骨折和多发性骨折可导致全身性反应。

1. 全身表现

（1）休克：骨折所致的出血是主要原因，特别是骨盆骨折、股骨骨折和多发性骨折，出血量可达 2 000ml以上。严重的开放性骨折或并发重要内脏器官损伤时亦可导致休克甚至死亡。

（2）发热：骨折后一般体温正常，出血量较大的骨折，如股骨骨折、骨盆骨折血肿吸收时可出现低热，但一般不超过 38℃。开放性骨折出现高热时，应考虑感染的可能。

2. 局部表现

（1）骨折的一般表现：为局部疼痛、肿胀和功能障碍。骨折局部出现剧烈疼痛，特别是移动病肢时加剧，伴明显压痛。骨折时，骨髓、骨膜及周围组织血管破裂出血，在骨折处形成血肿，以及软组织损伤所致水肿，致病肢严重肿胀。疼痛或局部肿胀使病肢活动受限，若为完全性骨折，可使受伤肢体活动功能完全丧失。仅有以上表现不能作为诊断骨折的依据，因其也可见于软组织损伤及炎症。

（2）骨折的特有体征

1）畸形：骨折端移位可使病肢外形发生改变，主要表现为缩短、成角或旋转畸形。

2）异常活动：正常情况下肢体不能活动的部位，骨折后出现异常活动。

3）骨擦音或骨擦感：骨折后，两骨折端相互摩擦时，可产生骨擦音或骨擦感。

具有以上三个骨折特有体征之一者，即可诊断为骨折。但有些骨折如裂缝骨折、嵌插骨折、脊柱骨折及骨盆骨折，没有上述三个典型的骨折特有体征，应常规进行 X 线平片检查，必要时行 CT 或 MRI 检查，以便确诊。

X 线平片检查可以帮助了解骨折的类型和骨折端移位情况，对于骨折的治疗具有重要指导意义。X 线平片检查是骨折不可缺少的重要检查，但由于其局限性，有些部位的损伤普通 X 线平片难以确诊。

CT尤其是三维CT以其分辨率高、无重叠和图像后处理的优点,弥补了传统X线检查的不足。对于复杂骨折或深在部位的损伤类型,CT能提供更多的诊断信息,如髋关节、骨盆、脊柱等部位的骨折脱位,可判断骨质破坏情况、移位状态等(图3-2-6)。磁共振所获得的图像清晰,精细,分辨率高,对比度好,信息量大,特别对软组织层次的显示和观察椎体周围韧带、脊髓损伤情况和椎体挫伤较好(图3-2-7)。

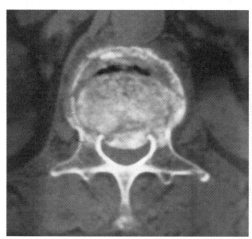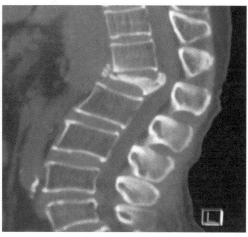

图3-2-6 CT显示椎体爆裂骨折,骨折碎片突入椎管

【治疗】

骨折的治疗有三大原则,即复位、固定和康复治疗。复位是将移位的骨折端恢复正常或近乎正常的解剖关系,重建骨的支架作用;固定即将骨折维持在复位后的位置,使其在良好对位情况下达到牢固愈合,是骨折愈合的关键;在不影响固定的情况下,早期合理的功能锻炼和康复治疗,是恢复病肢功能的重要保证。

1. 骨折的复位

(1)复位标准

1)解剖复位:骨折端通过复位,恢复正常的解剖关系,对位(两骨折端的接触面)和对线(两骨折端在纵轴上的关系)完全良好时,称解剖复位。

2)功能复位:经复位后,两骨折端虽未恢复至正常的解剖关系,但骨折愈合后对肢体功能无明显影响,称功能复位。功能复位的标准是:①骨折部位的旋转移位、分离移位必须完全矫正;②成角移位必须完全复位,否则关节内、外侧负重不平衡,易引起创伤性关节炎;胫骨干骨折稍有畸形,对功能影响不大;③长骨干横形骨折,骨折端对位至少达1/3,干骺端骨折至少应对位3/4。

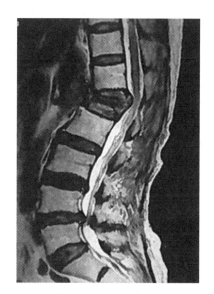

图3-2-7 MRI检查示L_1椎体压缩性骨折合并脊髓损伤

(2)复位方法:骨折复位方法有两类,即手法复位(又称闭合复位)和切开复位。

1)手法复位:应用手法使骨折或脱位复位,称为手法复位。进行手法复位时,其动作必须轻柔,并争取一次复位成功。粗暴的手法和反复多次的复位,均可增加软组织损伤,影响骨折愈合,且可能引起并发症。骨折应争取达到解剖复位,否则必须手术复位。

2)切开复位:即手术切开骨折部位的软组织,暴露骨折端,在直视下将骨折复位,称为切开复位。切开复位的指征:①骨折端之间有肌肉或肌腱等软组织嵌入;②关节内骨折;③骨折并发主要血管、神经损伤；④多发性骨折；⑤四肢斜形、螺旋形、粉碎性骨折及脊柱骨折并脊髓损伤者；⑥骨折畸形愈合及骨不愈合。切开复位的最大优点是骨折可达到解剖复位。有效的内固定，可使病人提前下床活动，减少肌萎缩及关节僵硬，还能方便护理，减少并发症。切开复位可能增加骨折周围组织和骨膜的损伤，影响骨折的愈合，易发生感染。

2. 骨折的固定　由于大多数的骨折都伴有不同程度的移位，复位后还有再移位的趋势，加之骨折的愈合需要较长时间，都要求骨折复位后必须进行合理的固定，良好的固定是骨折愈合的关键。骨折的固定方法有两类，即外固定和内固定。外固定是指用于身体外部的固定（固定器材位于体外），内固定是指用于身体内部的固定（固定器材位于体内）。

（1）外固定：器材和种类很多，各有优缺点和适用范围，常用的方法有石膏绷带固定、小夹板固定、支架固定、牵引固定和外固定器等。外固定夹板、石膏和高分子支架主要用于愈合较快的稳定性骨折，也可作为内固定术后的早期辅助固定，其固定作用不够可靠。小儿股骨干骨折的早期治疗，可使用持续牵引作为外固定。对于开放性骨折、感染性骨折、粉碎性骨折、多发性骨折、毗邻关节的骨折、部分关节内骨折及骨不连接，可采用外固定架进行治疗，其固定作用更加切实可靠，且弹性加压固定作用可促进骨折愈合，具有创伤小和可早期行功能锻炼的特点。

（2）内固定：指采用金属或可降解材料，将切开复位的骨折固定在适当位置的固定方法。内固定原则由早期强调绝对坚强内固定向目前重视保护局部组织血运的相对坚强的生物学固定转变。生物学固定靠早期的生物学反应（骨痂形成）来保护内固定物免受过载负荷，以实现骨折愈合。根据骨折固定的实际需要，选用不同的内固定器材。常用的内固定器材有接骨板、螺丝钉、加压钢板、带锁髓内钉及可降解材料等（图3-2-8）。钢板固定是较经典的内固定方法。桥形钢板或波形钢板适用于严重粉碎性骨折的治疗。交锁髓内钉固定是四肢长管状骨骨折闭合治疗的首选方法，亦较常用于股骨远、近端骨折的闭合治疗。空心拉力螺钉常用于长骨颈部、髁部或简单关节内骨折的闭合治疗。

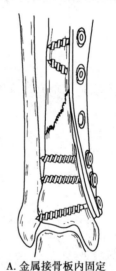

3. 康复治疗　骨折后的康复治疗极其重要，是防止并发症发生和及早恢复功能的重要保证。应在医务人员指导下，鼓励病人进行早期康复治疗，促进骨折愈合和功能恢复，防止并发症发生。

A. 金属接骨板内固定　　　B. 带锁髓内钉内固定

图 3-2-8　骨折内固定

（1）早期阶段：一般是伤后1～2周内，促进病肢血液循环，消除肿胀，防止肌萎缩，功能锻炼应以病肢肌肉主动舒缩活动为主。

（2）中期阶段：一般指骨折2周以后，病肢肿胀已消退，局部疼痛减轻，骨折处已有纤维连接，日趋稳定，可逐渐缓慢增加其活动强度和范围，在助步器的帮助下进行功能锻炼，以防肌萎缩和关节僵硬。

（3）晚期阶段：骨折已达临床愈合标准，外固定已拆除。此时是康复治疗的关键时期，特别是早、中期康复治疗不足的病人，应通过锻炼促进关节活动范围和肌力的恢复。

第六节　烧　　伤

烧伤（burns）泛指由热力、电流、化学物质、激光、放射线等所致的组织损害。热力烧伤指由火焰、热液、高温气体、激光、炽热金属液体或固体等所引起的组织损害，为通常所称的或狭义的烧伤（临床上也有将热液、蒸汽所致的烧伤称为烫伤)。

1. 伤情判断　判断伤情最基本的要素是烧伤面积和深度,同时还应考虑全身情况如休克、重度吸入性损伤和较重的复合伤。

(1)烧伤面积的估算:是指皮肤烧伤区域占全身体表面积的百分数。国内常用九分法和手掌法(图3-2-9)。

1)九分法:将体表面积划分为11个9%的等份,另加1%,构成100%的总体表面积,即头颈部=1×9%;躯干=3×9%;双上肢=2×9%;双下肢=5×9%+1%,共为11×9%+1%(会阴部)。估算面积时,女性和儿童有所差别。

2)手掌法:不论性别、年龄,病人并指的掌面约占体表面积1%,若医生的手掌大小与病人相近,可用医生手掌估算,此法可辅助九分法,测算小面积烧伤较便捷。

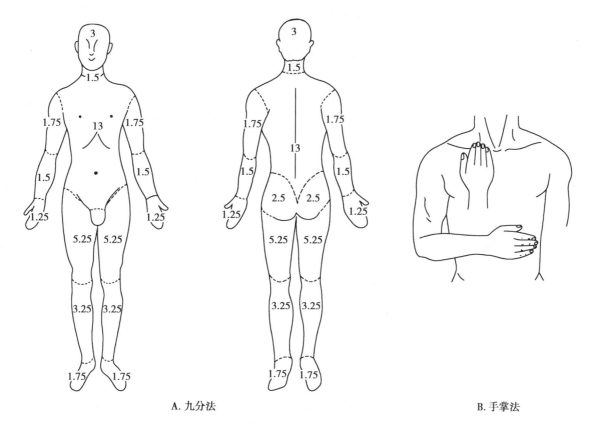

A. 九分法　　　　　　　　　　　　　　　　　　　B. 手掌法

图 3-2-9　成人体表各部所占百分比示意图

(2)烧伤深度的判定:一般采用三度四分法,即将烧伤深度分为Ⅰ度、浅Ⅱ度、深Ⅱ度、Ⅲ度(图3-2-10)。一般将Ⅰ度和浅Ⅱ度烧伤称浅度烧伤,深Ⅱ度和Ⅲ度烧伤称深度烧伤。

1)Ⅰ度烧伤:仅伤及表皮浅层,未伤及生发层。皮肤表面红斑状、干燥,烧灼感。再生能力强,3~7天脱屑痊愈,短期内可有色素沉着。

2)浅Ⅱ度烧伤:伤及表皮的生发层和真皮乳头层。局部红肿明显,有大小不一的水疱形成,内含淡黄色澄清液体,水疱皮如剥脱,创面红润、潮湿、疼痛明显。创面靠残存的表皮生发层和皮肤附件(汗腺、毛囊)的上皮再生修复,若无感染,创面可于1~2周内愈合,一般不留瘢痕,但可有色素沉着。

3)深Ⅱ度烧伤:伤及真皮乳头层以下,但仍残留部分网状层,深浅不尽一致,也可有水疱,但去疱皮后,创面微湿,红白相间,痛觉较迟钝。由于真皮层内有残存的皮肤附件,创面修复可依赖其上皮增殖形成上皮小岛,若无感染,可通过上皮小岛扩展融合修复,需要3~4周。但常有瘢痕增生。

4)Ⅲ度烧伤:全层皮肤烧伤,可深达肌肉甚至骨骼、内脏器官等。创面蜡白或焦黄,甚至炭化。硬如皮革，干燥，无渗液，发凉，针刺和拔毛无痛觉。可见粗大栓塞的树枝状血管网（真皮下血管丛栓塞）。由于皮肤及其附件全部被毁，3～4周后焦痂脱落形成肉芽创面，创面修复有赖于植皮，较小创面也可由创缘健康皮肤上皮生长修复。愈合后多形成瘢痕，且常造成畸形。

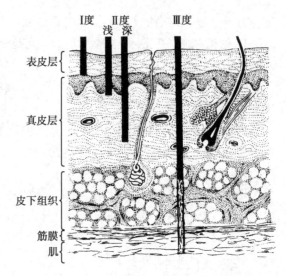

图 3-2-10　热烧伤深度分度示意图

对烧伤深度的估计，目前也有"四度五分法"，与三度四分法的不同之处在于将三度四分法Ⅲ度烧伤中损伤达深筋膜以下的烧伤，称为Ⅳ度烧伤。

（3）烧伤严重程度判断：为了对烧伤严重程度有基本的判断，我国常用下列分度法将烧伤分为轻、中、重度和特重度烧伤。轻度烧伤为Ⅱ度烧伤面积≤10%；中度烧伤为Ⅱ度烧伤面积11%～30%或有Ⅲ度烧伤但面积<10%；重度烧伤为烧伤总面积31%～50%，或Ⅲ度烧伤面积11%～20%；或Ⅱ度、Ⅲ度烧伤面积虽不到上述百分比，但已发生休克、合并较重的吸入性损伤和复合伤等；特重度烧伤为烧伤总面积50%以上或Ⅲ度烧伤20%以上。

（4）烧伤病理及临床分期：根据烧伤病理生理特点，一般将烧伤临床发展过程分为四期，各期之间相互交错，烧伤越重，其关系越密切。

1）体液渗出期：伤后迅速发生的变化为体液渗出。体液渗出的速度，一般以伤后6～12小时内最快，持续24～36小时，严重烧伤可延至48小时以上。小面积的浅度烧伤，体液渗出主要表现为局部组织水肿，一般对有效循环血量无明显影响。当烧伤面积较大（一般指Ⅱ度、Ⅲ度烧伤面积成人在15%，小儿在5%以上者），尤其是抢救不及时或不当，人体不足以代偿，迅速发生体液丧失时，循环血量明显下降，导致血流动力学与流变学改变，进而发生休克。因此在较大面积烧伤中此期又称为休克期。

2）急性感染期：感染是烧伤病人的另一严重威胁。严重烧伤后皮肤、黏膜屏障功能受损，免疫球蛋白和补体丢失或被消耗及机体抵抗力降低等因素易导致全身感染。烧伤感染可来自创面、肠道、呼吸道或静脉导管等。防治感染是此期的关键。

3）创面修复期：创面修复过程在伤后不久即开始。创面自然修复所需时间与烧伤深度等多种因素有关，无严重感染的浅Ⅱ度和部分深Ⅱ度烧伤可自愈。但Ⅲ度和发生严重感染的深Ⅱ度烧伤，由于无残存上皮或上皮被毁，创面只能由创缘的上皮扩展覆盖。若创面较大，不经植皮多难自愈或需时较长，或愈合后瘢痕较多，易发生挛缩，影响功能和外观。

4）康复期：深度创面愈合后形成的瘢痕，严重者影响外观和功能，需要康复锻炼、体疗、工疗和整形以期恢复；某些器官功能损害及心理异常也需要恢复过程；深Ⅱ度和Ⅲ度创面愈合后，常有瘙痒或疼痛、反复出现水疱，甚至破溃，并发感染，形成"残余创面"，这种现象的终止往往需要较长时间；严重大面积深度烧伤愈合后，由于大部分汗腺被毁，机体调节体温能力下降，在盛暑季节，这类伤员多感全身不适，常需2～3年调整适应过程。

2. 治疗原则　小面积浅度烧伤按外科原则，及时给予清创、保护创面，大多能自行愈合。大面积深度烧伤的全身反应重、并发症多、死亡率和伤残率高，治疗原则是：①早期及时补液，迅速纠正休克，维持呼吸道通畅；②使用有效抗生素，及时有效地防治全身性感染；③尽早切除深度烧伤组织，用自体、异体皮移植覆盖，促进创面修复，减少感染来源；④积极治疗严重吸入性损伤，采取有效措施防治脏器功能障碍；⑤实施早期救治与功能恢复重建一体化理念，早期重视心理、外观和功能的康复。

（1）现场急救、转送现场抢救：应尽快去除致伤原因，脱离现场和对危及生命的情况采取救治措施。

1）灭火：迅速去除致伤原因，包括尽快扑灭火焰、脱去着火或沸液浸渍的衣服。迅速离开密闭和通风不良的现场；及时冷疗能防止热力继续作用于创面使其加深，并可减轻疼痛、减少渗出和水肿，越早应用效果越好。一般适用于中小面积烧伤，特别是四肢烧伤。方法是将烧伤创面在自来水下淋洗或浸入15～20℃水中，或用冷水浸湿的毛巾、纱垫等敷于创面。

2）灭火后处理：注意有无心跳及呼吸停止、复合伤，对大出血、窒息、开放性气胸、骨折、严重中毒等危及病人生命的情况应先施行相应的急救处理。同时将病人撤离现场，保持呼吸道通畅，镇静止痛；初步评估烧伤严重程度，判断伤情。注意有无合并吸入性损伤、复合伤等。用干净敷料或布类保护，或行简单包扎创面送医院处理。补液治疗，现场不具备输液条件时，可口服含盐饮料；烧伤面积较大者，若不能在伤后1～2小时内送到附近医院，应就地积极抗休克治疗或加做气管切开，待休克被控制后再转送。

（2）入院后初期处理

1）轻度烧伤：主要为创面处理，包括清洁创周健康皮肤，创面可用1:1 000苯扎溴铵或1:2 000氯己定清洗、移除异物，浅Ⅱ度水疱皮应予保留，水疱大者可用消毒空针抽去水疱液。深度烧伤的水疱皮应予清除。若用包扎疗法，内层用油质纱布，可添加适量抗生素，外层用吸水敷料均匀包扎，包扎范围应超过创周5cm。面、颈与会阴部烧伤不适合包扎，予以暴露疗法。疼痛较明显者，给予镇静止痛剂，口服或静脉补液，若无禁忌，可酌情进食。使用抗生素和破伤风抗毒素。

2）中、重度烧伤：简要了解受伤史后，记录血压、脉搏、呼吸，注意有无吸入性损伤及其他合并伤，严重吸入性损伤应及早行气管切开；建立静脉输液通道，估算烧伤面积和深度，制订补液计划，防治休克；留置导尿管，观察每小时尿量、比重、pH，并注意有无血红蛋白尿；使用广谱抗生素及破伤风抗毒素；病情趋于平稳后进行创面初期处理或切痂手术，广泛大面积深度烧伤一般采用暴露疗法；肢体、躯干Ⅲ度环状焦痂，影响血液循环或呼吸，应尽早行焦痂切开减张术。

（3）休克防治：烧伤休克是严重烧伤常见并发症，可危及生命。主要表现为心率增快、脉搏细弱、血压下降、少尿等。血液化验常出现血液浓缩（血细胞比容升高）、低血钠、低蛋白、酸中毒。

1）补液治疗：是防治烧伤休克最重要的措施。按补液公式计算补液量，应在严密监护下进行，防止发生补液过多过快所致的并发症。

2）保持良好的呼吸功能：主要是保持呼吸道通畅。但对上呼吸道梗阻，面颈部深度烧伤伴中度吸入性损伤，有可能发生气道梗阻者，重度吸入性损伤并发呼吸功能障碍需行机械通气者，气道分泌物多、有坏死黏膜脱落，需反复吸引或灌洗者，目前均主张早期进行气管切开。

3）镇静止痛：剧痛和烦躁可加重休克，故镇静、止痛对休克的防治有辅助作用。血容量不足可使脑缺氧而引起烦躁不安，需注意补充血容量。

4）其他药物治疗：经过上述积极处理后，若休克仍不能纠正，可根据情况使用强心药物、血管活性药物及糖皮质激素等。

（彭慈军　左　石）

第三章 常见外科疾病

第一节 急性阑尾炎

急性阑尾炎（acute appendicitis）是最常见的外科急症之一，发病高峰通常在 10～30 岁。尽管阑尾炎很常见，但目前人们对阑尾炎的病因了解较少。尽管影像学诊断技术发展较快，但急性阑尾炎的术前诊断仍然是一个挑战，加之特殊类型的阑尾炎，对疾病严重程度缺乏可靠的评估，仍然有一定的病死率。因此如何提高早期诊断，减少误诊仍然值得我们重视。

【病因】

由淋巴样增生、粪石或黏膜炎症引起的阑尾管腔阻塞导致阑尾膨胀和炎症，进一步发展为化脓性炎症、缺血、梗死和穿孔。近年来，病因研究主要集中在感染、遗传因素和环境影响。

1. 阑尾管腔的阻塞 是诱发急性阑尾炎的基础，阑尾淋巴滤泡增生、粪石阻塞、食物残渣、寄生虫、阑尾本身病变及盲肠病变是造成阑尾管腔阻塞的常见原因。

2. 细菌感染 阑尾腔内存在大量细菌，包括有氧菌和厌氧菌，通常以大肠杆菌和拟杆菌为主。

3. 遗传因素 有阑尾炎家族史的家族成员患阑尾炎的风险大约是没有阑尾炎家族史的家族成员的 3 倍。

4. 环境因素 有报告显示急性阑尾炎在夏季多发，这可能与环境中臭氧的增加有关。

5. 阑尾环形肌和阑尾动脉痉挛 神经源性阑尾炎也被认为是引起疼痛的一种机制，其特征是阑尾的神经纤维过度增生，神经肽过度激活，引起阑尾环形肌和阑尾动脉的痉挛性收缩，尤其是儿童。

【分类】

急性阑尾炎根据病理学上炎症发展的不同阶段大致可分为四种类型。

1. 急性单纯性阑尾炎 属于早期阑尾炎，以阑尾轻微肿胀，浆膜充血为主，附有少量纤维性渗出物。

2. 急性化脓性阑尾炎 一般由单纯性阑尾炎发展而来，临床表现以阑尾明显增粗、肿胀，浆膜高度充血为主，表面覆盖有脓性渗出物。

3. 急性坏疽性及穿孔性阑尾炎 是病理发展得较为严重的阶段，阑尾壁部分或全部坏死，浆膜黑紫色或暗红色为主，局部可能已穿孔。

4. 阑尾周围脓肿 阑尾穿孔进展缓慢，大网膜和周围组织将阑尾包裹，形成炎性肿块。

【临床表现】

根据阑尾病理过程的发展，急性阑尾炎在早期的临床症状都很相似，诊断较为容易。特殊人群以及阑尾位置的变化导致临床表现的变化，使诊断具有挑战性。

1. 症状 主要表现为腹痛、胃肠道反应和全身反应。

（1）腹痛：是阑尾炎的第一症状，通常出现在脐周。50%～60% 的急性阑尾炎病人有上腹痛、剑突下或脐周围疼痛，也是迫使急性阑尾炎病人即早就医的主要原因。经 6～8 小时或 10 多个小时后，腹痛部位逐渐向右下方移动，最后固定于右下腹。腹痛固定后，原来初发部位的疼痛可明显减轻，甚至完全消失。这种腹痛部位的变化,临床上称之为转移性右下腹痛,它是急性阑尾炎所独有的特征,也是和其他急腹症鉴别的主要依据之一,大约80%的病人具有这一特点。

(2)胃肠道反应:80%~85%的病人在腹痛发作后出现厌食,40%~60%的病人出现恶心伴或不伴呕吐,呕吐物为食物残渣和胃液,盆位阑尾炎可引起直肠刺激和稀便,阑尾穿孔后甚至会出现里急后重表现,易与胃肠炎混淆。

(3)全身反应:急性阑尾炎早期,病人可自觉全身乏力,出现低热(≤38℃),但温度≥38.5℃提示化脓性和穿孔性阑尾炎,脉搏可能正常。极少数病人可出现寒战,体温达到40℃以上。

2. 体征 右下腹麦氏点(McBurney 点)压痛是重要体征,伴反跳痛、腹肌紧张说明炎症已累及腹膜。化脓性阑尾炎合并阑尾周围组织及肠管的炎症时,大网膜、小肠及其系膜与阑尾可相互粘连形成团块,阑尾穿孔后所形成的局限性脓肿,均可在右下腹触到包块。结肠充气试验、腰大肌试验、闭孔内肌试验可协助诊断。

【辅助检查】

1. 血生化检查 急性阑尾炎病人存在轻度白细胞增多(白细胞计数 > $10.0×10^9$/L),中性粒细胞核左移。老年病人因反应能力差,白细胞总数增高可不显著,但一般都有中性粒细胞核左移现象。尿常规多数病人正常,但当有炎的阑尾直接刺激到输尿管或膀胱时,尿中可出现少量红细胞和白细胞。盆位阑尾炎和穿孔性阑尾炎合并盆腔脓肿时,大便中也可发现红细胞。降钙素原、CRP 常用于评估感染的严重程度。

2. 影像学检查

(1)X 线检查:当怀疑急性阑尾炎合并弥漫性腹膜炎时,为除外溃疡穿孔、急性绞窄性肠梗阻,可行腹部立位平片,若出现膈下游离气体,阑尾炎基本上可以排除,有助于鉴别诊断。

(2)B 超检查:可见增粗的阑尾及其周围积液或阑尾脓肿,对鉴别输尿管结石和子宫附件病变有帮助。儿童和孕妇推荐超声作为首选方法。

(3)CT 检查:可显示管壁增厚,管腔内可见液体或粪石,腔外可见液体积聚,阑尾周围脂肪组织(系膜、网膜或后腹膜)CT 值升高,周边肠壁可增厚。CT 扫描还可鉴别其他原因导致右下腹痛的疾病,如阑尾黏液性肿瘤、升结肠憩室炎、右侧输尿管结石、克罗恩病、右侧化脓性输卵管炎或卵巢肿瘤蒂扭转等。

【诊断及鉴别诊断】

1. 诊断 有典型转移性右下腹痛和右下腹固定压痛病人诊断不难,进一步行辅助检查排除其他疾病。

2. 鉴别诊断 急性阑尾炎根据所出现的典型症状、体征,诊断并不困难,症状不典型或已发生并发症时,诊断常不容易,须与下列疾病加以鉴别(表3-3-1)。

表 3-3-1 急性阑尾炎鉴别诊断表

疾病	与阑尾炎相似点	鉴别要点
胃、十二指肠溃疡穿孔	疼痛与阑尾炎相似,当内容物积聚右髂窝时,有右下腹固定性疼痛	多突然发病,过去有溃疡病史,多在上腹部疼痛,压痛及肌紧张明显,常伴有休克。X线检查见膈下有游离气体
右输尿管结石	常有右下腹疼痛和压痛,并伴有恶心、呕吐	疼痛为绞痛,向腹股沟、会阴及大腿根部放射,尿内查到红细胞。X线检查可见到结石阴影
急性输卵管炎	右下腹可有疼痛和压痛	无转移性右下腹痛,无消化道症状,于输卵管区有明显压痛。阴道检查示输卵管处触痛,宫颈口有脓性分泌物
宫外孕破裂	有右下腹痛及肌紧张	有早孕史,无转移性右下腹痛,有内出血征象,阴道后穹窿穿刺可抽出不凝血液

续表

疾病	与阑尾炎相似点	鉴别要点
卵巢囊肿蒂扭转	可有右下腹痛及压痛	突然发生的阵发性腹痛,无转移性痛,右下腹可触及肿块
急性肠系膜淋巴结炎	可有体温升高,右下腹疼痛,白细胞计数增高	儿童多见,常有呼吸道症状,无转移性右下腹痛,右下腹压痛范围广泛,有时可触及肿大而有压痛的淋巴结

3. 特殊人群急性阑尾炎的诊断　急性阑尾炎病人临床表现不典型,对于女性腹痛病人首先要排除是否为妊娠期,需及时行妊娠试验检查。儿童急性阑尾炎早期症状、体征不典型,病程变化快,儿童与妊娠期女性必要时可反复复查腹部 B 超,以免延误造成严重并发症。老年人全身功能减退,对疼痛反应迟钝,体温及白细胞升高可能均不明显,所以老年人群不能仅依靠症状和血常规检查排除或诊断急性阑尾炎,腹部超声和 CT 检查必不可少。

【治疗】

1. 非手术治疗　主要为抗感染治疗,这是术前及围手术期控制病情的重要手段,及时有效的抗感染治疗对预防急性阑尾炎病情恶化及缓解症状极其重要。抗生素的选择应包括对需氧革兰氏阴性、阳性菌及厌氧菌有效的药物,可用单一的强效抗生素或联合抗厌氧菌药物使用,总疗程为 7~10 天。抗生素治疗期间需定期行实验室及影像学检查,病人血常规结果稳定维持在正常水平上下,体温恢复正常,可考虑抗生素降级或改为单用,抗生素无效或复发病人可行手术治疗。

2. 手术治疗　阑尾切除术是急性阑尾炎诊断明确后最有效的治疗方法。腹腔镜阑尾切除术具有术后恢复速度快、疼痛控制佳、伤口感染率低的特点,是首选的手术方式。腹腔镜手术在肥胖人群、老年人群、儿童、未妊娠女性更具优势。对于感染严重者可行腹腔镜探查评估手术难度,及时合理中转开腹。

3. 阑尾周围脓肿的治疗　阑尾周围脓肿的出现表示感染已趋于局限化,化脓的阑尾被大网膜等组织紧密包绕,此时建议保守治疗,使用抗生素并经皮脓肿穿刺引流。立即手术会增加肠瘘等并发症和不必要的回盲部切除风险。

第二节　胃、十二指肠溃疡穿孔

胃、十二指肠溃疡穿孔是一种常见的急腹症,其死亡率为 3%~30%。急性穿孔时,胃、十二指肠内大量内容物突然流入腹腔,首先引起化学性腹膜炎,数小时后,流入腹腔的胃肠道细菌开始繁殖形成细菌性腹膜炎,病情严重者可并发休克。穿孔以十二指肠溃疡为多。十二指肠溃疡穿孔多见于 40 岁以下的青壮年,而胃溃疡穿孔以 50 岁以上的中老年人居多。

【病因】

在溃疡形成过程中,保护因素和致溃疡因素之间明显失衡,但目前尚不清楚进一步发生穿孔的机制。溃疡的病因包括感染(幽门螺杆菌)、黏膜屏障损伤(如使用药物)和酸生成增加。

【临床表现】

多数病人有胃、十二指肠溃疡病史,突然出现刀割样上腹持续性剧痛,因腹痛而不敢移动体位,同时可伴有恶心、呕吐,腹肌紧张,可呈板状腹,有明显的压痛和反跳痛。早期病人体温不升高,由于穿孔后的胃、十二指肠液的强烈化学刺激,病人可出现面色苍白、出冷汗、四肢发凉、脉搏细速、血压下降等症状。由于大量胃肠内容物是沿右结肠旁沟流至右髂窝,故易误诊为阑尾炎。后期由于肠道细菌进入腹腔引起感染,病人出现高热、肠麻痹、腹胀等症状。查体可发现:①全腹压痛、肌紧张,尤以上腹为甚;②肝浊音界缩小或消失;③肠鸣音减弱或消失。

【辅助检查】

血生化检查（如血常规、降钙素原、CPR、血气分析、肝肾功能、电解质、淀粉酶等）有助于评估炎症反应和器官功能，以及排除相关鉴别诊断，如急性胰腺炎。胸部或腹部立位 X 线检查简单、廉价、快速，可见膈下游离气体，腹部 CT 扫描不仅可以显示"气腹征"，而且对鉴别诊断有重要的价值。另外，腹腔穿刺可见黄色浑浊液体。

【诊断及鉴别诊断】

典型的病例在诊断上比较容易。但有一些病人可能因穿孔较小，肌紧张程度及膈下游离气体不明显，需结合病史排除其他相似疾病后做出诊断。应注意与急性阑尾炎、急性胰腺炎、胆囊炎、肠系膜动脉栓塞、腹主动脉瘤等外科疾病鉴别。

【治疗】

1. 非手术治疗　适于年龄较轻，溃疡病程短，穿孔小，漏至腹腔的内容物不多，腹膜炎有局限趋势者，但需严密观察病情变化。在无休克情况下采取半卧位，禁食，胃肠减压，应用抗生素，使用抗胃肠分泌及抗酸药物（如PPIs），输液，纠正水电解质紊乱及维持酸碱平衡。

2. 手术治疗　指征为：①经 24 小时非手术治疗无好转者；②伴有幽门梗阻或出血者；③再次穿孔；④年老者，全身情况差或疑有癌变者。

3. 新治疗策略　近年来内镜技术被广泛应用，如内镜夹或支架，但仅限于小样本病例研究。其他创新技术，如覆盖溃疡部位的生物可降解材料或使用间充质干细胞来促进伤口愈合，仅在实验中进行了评估，尚未进入临床应用阶段。

第三节　肠　梗　阻

任何原因引起的肠腔内容物通过障碍统称为肠梗阻，它是外科常见急腹症之一，其病因复杂，肠管自身病变、肠管外病变、肠腔内容物和神经肌肉紊乱等均可引起肠梗阻，病情进展快，常需急诊处置。

【病因】

腹腔粘连是肠梗阻最常见的病因，占肠梗阻病例的 60%～70%。腹腔内粘连可在腹部手术后数小时内开始形成，并可导致腹部手术后数周至数年的肠梗阻。10%～15% 的肠梗阻是由于腹疝引起。腹外疝（如股疝、腹股沟疝和切口疝）比腹内疝更容易引起肠梗阻。肿瘤引起的梗阻占肠梗阻的 5%～10%，肿瘤（特别是结肠癌或卵巢癌）常通过外源性压迫引起肠梗阻。

【分类】

1. 按发病原因　分为机械性肠梗阻、动力性肠梗阻和血运性肠梗阻。

（1）机械性肠梗阻：最常见，由于种种原因（肠壁病变、肠管受压、肠腔堵塞）引起的肠腔变狭小，而使肠内容物通过障碍。

（2）动力性肠梗阻：由于神经抑制或毒素刺激导致肠壁肌肉运动紊乱，致使肠内容物不能运行，分为麻痹性和痉挛性两类。麻痹性肠梗阻多见，麻痹性肠梗阻时肠管失去蠕动功能。痉挛性肠梗阻是由于肠壁肌肉过度、持续收缩所致。

（3）血运性肠梗阻：肠系膜血管发生血栓或栓塞，引起肠管血液循环障碍，导致肠麻痹，失去蠕动功能，肠内容物不能运行。

2. 按局部有无血运障碍　分为单纯性与绞窄性。若肠壁血运正常，仅内容物不能通过，称为单纯性肠梗阻，而伴有肠壁血运障碍的肠梗阻，如肠扭转、肠套叠等常合并肠系膜血管受压称为绞窄性肠梗阻。

3. 按梗阻部位　可分为高位肠梗阻、低位小肠梗阻和结肠梗阻。如果一段肠袢两端均受压造成梗阻又称为闭袢型肠梗阻，结肠梗阻由于回盲瓣的存在也可称为闭袢型肠梗阻。

4. 按梗阻程度　分为完全性和不完全性肠梗阻。完全性肠梗阻症状重,临床一般需手术治疗,部分可引起死亡。不完全性肠梗阻症状相对较轻,有些老年病人可无明显临床症状。

5. 按发病缓急　分为慢性与急性肠梗阻。

【临床表现】

1. 症状　临床表现因梗阻的严重程度、部位、持续时间和病因而有所不同。典型的临床四联症是腹部绞痛(痛),恶心、呕吐(呕),腹胀(胀)和停止排气排便(闭)。恶心和呕吐可能是急性或亚急性发作,也可能是胆汁性、非胆汁性或粪样,取决于梗阻的位置和严重程度。不洁呕吐强烈提示严重低位小肠梗阻或结肠梗阻。腹痛也可分为痉挛、持续性或间歇性。若出现肠缺血或穿孔,腹痛会变得更剧烈和持续。发热通常是黏膜缺血和败血症的先兆。病史中要注意既往腹部手术史。

2. 体征　腹部膨隆,可见肠型和蠕动波。单纯性肠梗阻可有腹部压痛,绞窄性肠梗阻腹部可出现腹膜刺激征。腹胀明显时叩诊为鼓音,当腹腔有渗液时移动性浊音阳性;机械性肠梗阻可闻及肠鸣音亢进,有气过水声、金属音。麻痹性肠梗阻则出现肠鸣音减弱或消失。

【辅助检查】

1. 实验室检查　急性呕吐可出现低钾、低氯代谢性碱中毒,血液浓缩,血红蛋白、血细胞比容均增高,尿比重及血尿素氮也增高。合并感染或发生肠穿孔时,白细胞计数及中性粒细胞百分比升高。晚期由于出现代谢性酸中毒,pH 及二氧化碳结合力下降。

2. 影像学检查

(1) X 线检查:肠梗阻发生4～6 小时后可见肠腔内有积气影,高位梗阻可见"鱼骨刺"或"弹簧状"阴影,低位梗阻可见阶梯状的液平面,结肠胀气位于腹部周边。

(2) CT 检查:可见近端小肠襻扩张、充气、积液,远端小肠襻塌陷、无气,在这些肠段之间有一个转变点。局限性肠壁增厚、分层,肠系膜血管集中提示肠壁缺血,而肠壁积气、气腹则提示坏死和穿孔。

(3) 螺旋 CT 血管成像(CTA):对小肠扭转的确诊率较高,对小肠内疝和粘连性小肠梗阻也有一定的诊断价值,有助于显示肠梗阻病人的肠缺血情况。

【诊断】

目前肠梗阻的诊断主要根据典型的症状和体征,加上必要的实验室及影像学检查,所以详细地询问病史发展过程,系统地进行体格检查极为重要。在诊断中必须明确以下几个问题:

1. 是否存在肠梗阻　根据痛、呕、胀、闭的症状,以及查体及影像学检查,肠梗阻的诊断一般不难。

2. 是机械性梗阻还是麻痹性梗阻　诊断机械性肠梗阻的主要依据是:阵发性腹痛,伴有肠鸣音亢进,腹部透视见扩大的肠腔内有液平面。诊断麻痹性肠梗阻的主要依据是:持续性腹胀痛、肠鸣音消失、多有原发病因存在,X 线检查见全部小肠和结肠都均匀胀气。前者多须手术,后者常不必手术,故鉴别十分重要。

3. 是单纯性梗阻还是绞窄性梗阻　绞窄性肠梗阻病情凶险,必须急诊手术治疗,而单纯性肠梗阻则可先非手术治疗。有下列临床表现者应怀疑为绞窄性肠梗阻:①腹痛发作急骤。起初即为持续性剧烈疼痛,或在阵发性加重之间仍有持续性疼痛,呕吐出现早、剧烈而频繁。②病情发展迅速。早期出现休克,抗休克治疗后改善不显著。③有明显腹膜刺激征。体温上升、脉搏增快、白细胞计数增高。④腹胀不对称。腹部有局部隆起或触及有压痛的肿块(胀大的肠襻)。⑤血性呕吐物。胃肠减压抽出液、肛门排出物也为血性,或腹腔穿刺抽出血性液体。⑥非手术治疗后症状、体征无明显改善。⑦腹部 X 线检查见孤立、突出胀大的肠襻,不因时间而改变位置,或有假性肿瘤状阴影,或肠间隙增宽,提示有腹腔积液。

4. 是小肠梗阻还是结肠梗阻　高位小肠梗阻,呕吐出现较早而频繁,水、电解质与酸碱平衡失调严重,腹胀不明显;低位小肠梗阻,呕吐出现晚,一次呕吐量大,常有粪臭味,腹胀明显。结肠梗阻的特点是腹痛常不显著,腹胀较早出现并位于腹部周围,呕吐发生很迟,X 线检查见结肠扩张明显,且在梗阻处突然中止。

5. 是不完全性还是完全性肠梗阻 不完全性梗阻者病情发展较慢，有间断排便、排气；完全性梗阻者病情发展快而重，多无排便、排气。

6. 梗阻的原因是什么 有时难以确定，应根据年龄、病史、症状、体征、辅助检查等综合分析。新生儿肠梗阻，多为先天性肠道畸形所致；2 岁以下幼儿，肠套叠常是梗阻原因；儿童有排虫史、腹部可摸到条索状团块者，应考虑为蛔虫性肠梗阻；青年人在剧烈运动后诱发的绞窄性肠梗阻多为小肠扭转；老年人的单纯性梗阻以粪块堵塞或结直肠癌多见。此外，应详细检查疝的好发部位，看有无嵌顿性疝；曾有手术、外伤或腹腔感染史者，多为粘连性肠梗阻；有心房颤动病人，应考虑肠系膜血管栓塞可能。

【治疗】

肠梗阻的治疗原则为纠正水、电解质紊乱及酸碱失衡，解除梗阻，有手术治疗和非手术治疗两种方式。

1. 非手术治疗

（1）胃肠减压：是治疗肠梗阻的重要方法之一。通过胃肠减压，吸出胃肠道内的气体和液体，降低肠腔内压力，使肠道得到休息，减轻腹胀，减少肠腔内的细菌和毒素移位和吸收，改善肠壁血液循环，有利于改善局部病变情况和全身情况。

（2）纠正水、电解质紊乱和酸碱失衡：纠正水、电解质紊乱和酸碱失衡是重要的措施。输液所需容量和种类应根据呕吐情况、缺水体征、血液浓缩程度、尿排出量和比重，并结合血清钾、钠、氯和二氧化碳结合力监测结果而定。

（3）抗感染治疗：抗生素用于治疗肠道细菌过度生长和肠壁移位，减少毒素产生和吸收。

2. 手术治疗 手术的原则是在最短时间内、用最简单的方法解除梗阻。具体手术方法要根据梗阻的病因、性质、部位及全身情况而定。随着微创手术技术的进步，对于症状较轻的粘连性不全性肠梗阻的病人，腹腔镜已经成为一种可接受的探查方法。

（1）小肠梗阻：对单纯性小肠梗阻，一般应尽快解除梗阻的病因，如松解粘连、切除狭窄肠段等。若不能切除狭窄肠段，则可将梗阻近、远侧肠袢做侧侧吻合手术，以恢复肠腔的通畅。对病人一般情况极差或局部病变不能切除的低位梗阻，可行肠造瘘术，暂时解除梗阻，考虑Ⅱ期手术切除。高位梗阻，如做肠造瘘可造成大量液体及电解质丢失，所以不宜采用。对绞窄性小肠梗阻，应争取在肠坏死以前解除梗阻，恢复肠管血液循环，必要时切除坏死肠段，重建肠道。

（2）结肠梗阻：单纯性结肠梗阻一般采用梗阻近侧（末端回肠、盲肠或横结肠）造瘘，以解除梗阻。若已有肠坏死，则宜切除坏死肠段并将近端断端外置行造瘘术，二期手术再解决结肠病变。结肠恶性梗阻也可经过充分的评估后在内窥镜下放置自膨胀支架来完成。

第四节 腹 外 疝

腹外疝（external abdominal hernia）是指腹部器官或组织脱离其正常的解剖位置，通过先天性或后天的薄弱点、缺陷向皮肤外突出。疝突出于腹股沟区域称为腹股沟疝；穿过脐环突出的疝为脐疝；经股环、股管向卵圆窝突出的疝称为股疝；通过腹白线突出的疝为白线疝，多见于脐以上；通过闭孔管突出的疝为闭孔疝；经腹部切口突出者为腹部切口疝。

【病因】

1. 腹壁强度降低

（1）先天性腹壁薄弱：腹股沟区只存在筋膜，先天性缺乏肌肉组织；部分病人出现鞘状突不闭合；某些正常的解剖现象，如精索或子宫圆韧带穿过腹股沟管，股动静脉穿过股管区，也可造成该处腹壁强度减弱。

（2）获得性诱发因素：腹部手术或腹部损伤引起腹壁薄弱和感染，或由于年老、营养不良和吸烟导致胶原纤维合成减少，从而导致腹壁强度减弱。

2. 腹内压增高　生理因素包括儿童哭闹、怀孕和剧烈的体力活动。病理因素包括腹腔肿瘤、腹腔积液、慢性咳嗽、慢性便秘、长期排尿困难等。

【临床病理类型】

1. 按疝发生的解剖部位　腹股沟疝可分为斜疝、直疝、股疝、复合疝等，这是临床上最常见的分类。自内环进入腹股沟管的疝称为斜疝，自直疝三角突出的疝称为直疝，经股环进入股管的疝称为股疝，同时存在斜疝、直疝、股疝中两种或两种以上类型的疝称为复合疝。

2. 按疝的内容物能否回纳　分为可复性疝、难复性疝。凡疝内容物较容易回入腹腔的疝称为可复性疝，不能完全回纳入腹腔但并不引起绞窄症状的疝称为难复性疝。疝内容物被狭窄的疝环卡住而发生嵌顿的疝称为嵌顿性疝。

3. 按疝的内容物有无血循环障碍　分为嵌顿性疝、绞窄性疝。在腹内压力突然增加的情况下，疝内容物通过狭窄的疝环挤压入疝囊。随后狭窄的疝环卡压疝内容物，阻止它们返回腹部，发生嵌顿性疝。嵌顿疝内容物累及肠道可导致肠梗阻，长时间过度扩张可导致局部缺血坏死，最终导致肠破裂。随着嵌顿的持续，首先会发生静脉回流障碍，随后血液循环障碍会逐渐发展，最终导致疝内容物坏死称为绞窄性疝。

【临床表现】

腹股沟区出现可复性包块，尤其在腹压增加时（站立、行走、咳嗽或婴儿啼哭）包块增大明显，较大的斜疝包块可突入阴囊或阴唇，股疝包块则突入腹股沟韧带下方卵圆窝处，病人仰卧后腹股沟包块可自行消失或可用手将包块向外上方轻轻推挤还纳消失。平卧后或用手尝试还纳包块仍不能还纳，包块变硬伴压痛，合并腹痛、恶心、呕吐等肠梗阻症状，常提示嵌顿疝。若嵌顿的肠管未能及时解除，由于血运障碍可引起绞窄性疝，发生肠壁坏死可致肠穿孔和腹膜炎。

【辅助检查】

目前诊断疝的金标准是症状和腹股沟区的查体。但单纯查体可能漏诊，尤其是小的疝（如肥胖女性和男性的股疝）和多发疝（体检时只有部分疝明显可见）。超声、CT 可协助诊断。超声检查是腹股沟区肿物或不适的首选辅助检查。多排螺旋 CT 对斜疝、直疝和股疝的位置、疝囊壁与腹壁下动脉关系、明确疝内容物特点、腹股沟管内环扩大等方面有更加清晰的显示，可提高斜疝、直疝病人的诊断准确率。MRI 检查的软组织辨识度较好，可以直观地看到腹股沟管内是否存在疝囊，但其价格较高，存在磁场暴露的风险，不适合体内有金属的病人及孕妇等特殊人群。所以当超声和 CT 不能够准确排除腹股沟异常，并且临床上怀疑为腹股沟疝的病人，应以 MRI 检查作为无创检查手段之一。

【诊断及鉴别诊断】

典型的腹股沟疝可依据病史、症状和查体确诊。诊断不明确或有困难时可辅助 B 超、CT、MRI 等影像学检查帮助诊断。

鉴别诊断方面，腹股沟直疝与斜疝的鉴别尤为重要，鉴别诊断方法见表 3-3-2。

表 3-3-2　腹股沟斜疝与直疝鉴别诊断

项目	斜疝	直疝
发病年龄	多见于儿童及青少年	多见于老年
突出途径	经腹股沟管突出，可进阴囊	由直疝三角突出，不进入阴囊
形状	椭圆或梨形，上部呈蒂柄状	半球形，基底较宽
回纳后压住深环	不再突出	仍可突出

续表

项目	斜疝	直疝
精索与疝囊的关系	精索在疝囊后方	精索在疝囊前方
疝囊颈与腹壁下动脉的关系	疝囊颈在腹壁下动脉外侧	疝囊颈在腹壁下动脉内侧
嵌顿机会	较多	较少

【治疗】

1. 非手术治疗

(1) 1 周岁内的婴儿，随腹肌发育强壮，疝有自愈可能，故除发生嵌顿难以还纳或绞窄需急诊手术外，可暂不手术。嘱咐家长尽量减少婴儿哭闹和呼吸道感染。

(2) 对合并严重心、肺、肝、肾功能不全，大量腹腔积液，严重尿路梗阻和便秘病史病人，应暂缓手术，经相关治疗上述症状得到明显改善后，再考虑手术。手术治疗可用医用疝带压迫腹股沟区暂缓病情进展及防止嵌顿。

(3) 若腹股沟疝嵌顿少于 4~8 小时而没有可疑的绞窄，考虑采用手法复位。但手法复位也可能导致严重的并发症，如肠破裂、腹膜炎，甚至睾丸坏死。因此，手法复位失败时应立即手术治疗嵌顿疝。即使复位成功，也应密切观察 1~3 天，若出现反复腹痛、腹膜炎等体征，应积极行剖腹探查手术。如果嵌顿疝从外观上看极有可能存在绞窄，可不考虑复位，立即手术治疗。

2. 手术治疗　成人腹股沟疝是不能自愈的，手术是治愈成人腹股沟疝的唯一方法。无症状的腹股沟疝可随诊观察。但若为股疝（出现嵌顿和绞窄概率较大）或近期发现疝囊增大者，应及时进行手术治疗。有症状的腹股沟疝应行择期手术。嵌顿性疝手法复位失败或绞窄性疝应行急诊手术。对因年老体弱等原因不能耐受手术者，可选择疝带先行保守治疗。手术包括张力修补术、无张力修补术、腹腔镜疝修补术等，其具体手术方式很多，根据病人情况进行选择。经腹腔镜疝修补术主要有经腹膜前疝修补术和完全腹膜外疝修补术两种术式。经腹腔镜疝修补术是基于无张力修补术发展而来的微创手术，因具备创伤小、术后恢复快、并发症发生率及复发率低等优势越来越被临床重视。

（郑见宝）

第五节　胆囊结石

胆囊结石（cholecystolithiasis）是腹部外科的常见病和多发病，随着人们生活水平的提高，我国胆囊结石发病率逐渐增加。胆囊结石主要见于成年人，发病率在 40 岁后随年龄增长而增加，女性多于男性。主要为胆固醇结石或以胆固醇为主的混合性结石和黑色素结石。

【病因】

胆囊结石的病因非常复杂，与多种因素有关，任何影响胆固醇与胆汁酸磷脂浓度比例和造成胆汁淤积的因素都能导致结石形成。胆汁中含有过多的胆固醇或胆色素，或胆囊不能完全排空是胆囊结石形成的基本原因。

【临床表现】

大多数病人无症状，称为无症状胆囊结石。随着健康体检的普及，无症状胆囊结石的发现明显增多。胆囊结石的典型症状为胆绞痛，只有少数病人出现，其他常表现为急性或慢性胆囊炎。主要临床表现包括以下几点。

1. 胆绞痛　典型的发作是在饱餐、进食油腻食物后或睡眠中体位改变时，由于胆囊收缩或胆石移位加上迷走神经兴奋，结石嵌顿在胆囊壶腹部或颈部，胆囊排空受阻，胆囊内压力升高，胆囊强力收缩而发生绞痛。疼痛位于右上腹或上腹部，呈阵发性或持续疼痛阵发性加剧，可向右肩胛部和背部放射，部分病人可伴有恶心、呕吐。首次胆绞痛出现后，约70%的病人一年内会再发作，随后发作频率会增加。

2. 上腹隐痛　多数病人仅在进食过多、吃油腻食物、工作紧张或休息不好时感到上腹部或右上腹隐痛，或有饱胀不适、嗳气、呃逆等，常被误诊为"胃病"。

3. 胆囊积液　胆囊结石长期嵌顿或阻塞胆囊管但未合并感染时，胆囊黏膜吸收胆汁中的胆色素，并分泌黏液性物质，导致胆囊积液。积液呈无色透明，称为白胆汁。

4. Mirizzi 综合征　是特殊类型的胆囊结石，形成的解剖因素是胆囊管与肝总管伴行过长或者胆囊管与肝总管汇合位置过低，持续嵌顿于胆囊颈部的和较大的胆囊管结石压迫肝总管，引起肝总管狭窄；反复的炎症发作导致胆囊肝总管瘘，胆囊管消失，结石部分或全部堵塞肝总管。临床特点是胆囊炎及胆管炎反复发作、黄疸。胆道影像检查可见胆囊增大、肝总管扩张、胆总管正常（图3-3-1）。

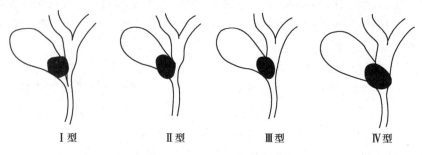

Ⅰ型　　　Ⅱ型　　　Ⅲ型　　　Ⅳ型

图 3-3-1　Mirizzi 综合征

【辅助检查】

1. 超声检查　是诊断胆道疾病的首选方法。超声对胆囊结石及肝内胆管结石的诊断准确率高达90%以上。胆囊结石的典型表现为强回声光团，其后伴声影，可随体位移动。另外，超声对急慢性胆囊炎、胆道肿瘤等也有较高的诊断准确率。此外，有些检查和治疗还可以在超声引导下进行，如胆囊穿刺置管术，经皮肝胆管穿刺造影、引流和取石等。

2. X 线检查　单纯腹部平片对胆道疾病的诊断价值有限，但腹部平片对鉴别胆道和其他腹内脏器疾病，如胃肠道穿孔、肠梗阻等有一定意义。有10%~15%的病人胆囊结石含钙超过10%，这时腹部X线检查也可看到，但要注意与右肾结石区别。

3. CT 检查　能够显示胆道系统不同层面的图像，增强CT对胆道系统肿瘤诊断、术前和术后评估及分期有重要作用。但CT检查对胆囊结石的诊断准确率不如腹部超声，不作为常规检查。

4. MRI 和磁共振胰胆管成像（MRCP）　MRI无创且无辐射，MRCP能直观显示胆管分支形态，不作为常规检查。

【并发症】

1. 胆总管结石　直径小于5mm的胆囊结石，较易通过弯曲的胆囊管下降并停留在胆总管内，称为胆总管结石，又称为继发性胆总管结石。约15%的胆囊结石病人合并胆总管结石。

2. 胆源性胰腺炎　进入胆总管的结石通过Oddi括约肌可引起损伤或嵌顿于壶腹部导致胰腺炎，称为胆源性胰腺炎。

3. 胆囊十二指肠瘘、胆囊结肠瘘　因结石压迫引起胆囊炎症慢性穿孔，可造成胆囊十二指肠瘘或胆囊结肠瘘，大的结石通过瘘管进入肠道偶尔可引起肠梗阻，称为结石性肠梗阻。

4. 胆囊癌　结石及炎症的长期刺激可诱发胆囊癌。

【诊断】

临床典型的胆绞痛病史是诊断的重要依据，影像学检查可帮助确诊。首选超声检查，超声显示胆囊内强回声团、随体位改变而移动、其后有声影即可确诊为胆囊结石。超声可提示胆囊的大小、胆囊的收缩功能、胆囊壁的厚度及结石的大小等情况。腹部 X 线检查对胆囊结石诊断价值有限，CT、MRI 和 MRCP 也可显示胆囊结石，但不作为常规检查。若病人出现黄疸，应考虑到 Mirizzi 综合征或胆囊结石进入胆总管，或其他原因形成的梗阻性黄疸。此时可选择行 CT、MRCP 等胆道影像学检查。

【治疗】

对有症状和 / 或并发症的胆囊结石，首选胆囊切除术治疗。腹腔镜胆囊切除术已是常规手术，具有损伤小、恢复快、疼痛轻、瘢痕不易发现等优点。对于病情复杂或没有腹腔镜设备的医院，也可做开腹胆囊切除。儿童胆囊结石及无症状的成人胆囊结石一般不做预防性胆囊切除术，可观察和随诊，但应密切随访，若出现临床症状及并发症时，及时行胆囊切除术。长期观察发现，约 30% 的病人会出现症状及并发症而需要手术。

第六节　泌尿系结石

泌尿系结石又称尿路结石，可见于肾、输尿管、膀胱和尿道的任何部位，为最常见的泌尿外科疾病之一。好发于输尿管生理性狭窄部位（图 3-3-2）。发生于肾和输尿管的结石称为上尿路结石，而膀胱和尿道结石则称为下尿路结石。我国尿路结石的发病率为 1%～5%，南方地区高达 5%～10%，上尿路结石男女比例相近，下尿路结石男性明显多于女性，好发年龄在 25～40 岁。泌尿结石的成分较多，常见的有草酸钙、磷酸盐、尿酸盐、碳酸盐及胱氨酸等。机体代谢异常，如甲状旁腺功能亢进导致再吸收性高尿钙症，肾小管酸中毒等使尿钙排出增加，嘌呤代谢异常导致高尿酸血症等，使盐类和有机物质的浓度增高，有机物质和盐类结合形成结晶；解剖结构异常，如尿路梗阻，导致晶体或基质在引流较差部位沉积，尿液滞留继发尿路感染，有利于结石形成。

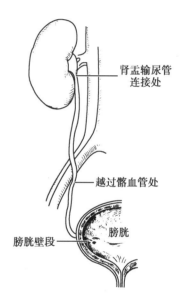

肾盂输尿管连接处

越过髂血管处

膀胱壁段

膀胱

图 3-3-2　输尿管生理性狭窄部位

一、上尿路结石

【临床表现】

肾和输尿管结石为上尿路结石，主要症状为疼痛和血尿。其程度与结石部位、大小、活动与否及有无损伤、感染、梗阻等有关。

1. 疼痛　肾结石可引起肾区疼痛伴肋脊角叩击痛。肾盂内大结石及肾盏结石可无明显临床症状，或活动后出现上腹或腰部钝痛。输尿管结石可引起肾绞痛或输尿管绞痛，典型的表现为疼痛剧烈难忍，阵发性发作，位于腰部或上腹部，并沿输尿管放射至同侧腹股沟，还可放射到同侧睾丸或阴唇。

2. 血尿　通常为镜下血尿，少数病人可见肉眼血尿。有时活动后出现镜下血尿是上尿路结石的唯一临床表现。血尿的多少与结石对尿路黏膜损伤程度有关。若结石引起尿路完全性梗阻或固定不动（如肾盏小结石），则可能没有血尿。

3. 恶心、呕吐　输尿管结石引起尿路梗阻时可出现恶心、呕吐，常与肾绞痛伴发。

4. 膀胱刺激症状　结石伴感染或输尿管膀胱壁段结石时，可有尿频、尿急、尿痛。

5. 并发症及表现　结石并发急性肾盂肾炎或肾积脓时，可有畏寒、发热、寒战等全身症状。结石所致肾积水，可在上腹部扪及增大的肾。双侧上尿路结石引起双侧尿路完全性梗阻或孤立肾上尿路完全性梗阻时，可导致无尿，出现尿毒症。小儿上尿路结石以尿路感染为重要的表现，应予以注意。

【辅助检查】

1. 实验室检查　血液分析应检测血钙、尿酸、肌酐。尿液分析常能见到肉眼或镜下血尿，伴感染时有脓尿，可出现晶体尿，应测定尿液 pH、钙、磷、尿酸、草酸等。应用物理方法和化学方法分析结石成分和确定结石性质。

2. 影像学检查　超声作为首选影像学检查，能显示结石的高回声及其后方的声影，亦能显示结石梗阻引起的肾积水及肾实质萎缩等，可发现尿路平片不能显示的小结石和 X 线片显示阴性的结石。超声适合于所有病人，包括孕妇、儿童、肾功能不全者和对造影剂过敏者。尿路平片能发现 90% 以上的 X 线片显示阳性的结石，正侧位摄片可以除外腹内其他钙化阴影，如胆囊结石、肠系膜淋巴结钙化、静脉石等。侧位片显示上尿路结石位于椎体前缘之后，腹腔内钙化阴影位于椎体之前。结石过小或钙化程度不高，纯尿酸结石及胱氨酸结石则不显示（图 3-3-3）。静脉尿路造影可以评价结石所致的肾结构和功能改变，有无引起结石的尿路异常，如先天性畸形等。逆行或经皮肾穿刺造影作为有创检查，通常在其他方法不能确定结石的部位或结石以下尿路系统病情不明需要鉴别诊断时采用。平扫 CT 能发现以上检查不能显示的或较小的输尿管中、下段结石，有助于鉴别不透光的结石、肿瘤、血凝块等，以及了解有无肾畸形。增强 CT 能够显示肾脏积水的程度和肾实质的厚度，反映肾功能的改变情况。通常在尿路平片未显示结石，静脉尿路造影有充盈缺损而不能确诊时，借助于内镜可以明确诊断和进行治疗。

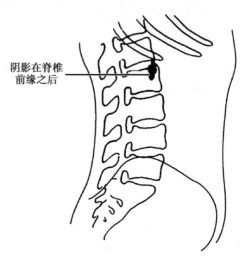

阴影在脊椎
前缘之后

图 3-3-3　肾结石 X 线侧位平片示意图

【诊断及鉴别诊断】

病史、体格检查及实验室、影像学检查可以明确尿路结石诊断。与活动有关的疼痛和血尿，有助于此病的诊断，尤其是典型的肾绞痛。询问病史时，要问清楚第一次发作的情况，确认疼痛发作及其放射的部位，以往有无结石史或家族史。疼痛发作时常有肾区叩击痛。应排除其他可引起腹部疼痛的疾病，如急性阑尾炎、异位妊娠、卵巢囊肿扭转、急性胆囊炎、胆石症、肾盂肾炎等。

【治疗】

由于尿路结石复杂多变，结石的性质、形态、大小、部位不同，以及病人个体差异等，治疗方法的选择及疗效也大不相同，有的仅多饮水就自行排出结石，有的采用多种方法也未必能取尽结石。因此，对尿路结石的治疗必须实施病人个体化治疗，有时需要综合各种治疗方法。

1. 病因治疗　少数病人能找到形成结石的病因，如甲状旁腺功能亢进者（主要是甲状旁腺瘤），只有切除腺瘤才能防止尿路结石复发；尿路梗阻者，只有解除梗阻，才能避免结石复发。

2. 药物治疗　肾绞痛是泌尿外科的常见急症，需紧急处理，应用药物前注意与其他急腹症鉴别。肾绞痛的治疗以解痉止痛为主，常用的止痛药物包括非甾体类镇痛抗炎药物（如双氯芬酸钠、吲哚美辛）、阿片类镇痛药（如哌替啶、曲马朵等）、解痉药（如 M 型胆碱受体阻滞剂、钙通道阻滞剂、孕酮等）。对结石 <0.6cm、表面光滑、结石以下尿路无梗阻时可采用药物排石治疗。

3. 体外冲击波碎石　通过 X 线或超声检查对结石进行定位，利用高能冲击波聚焦后作用于结石，使结石裂解，直至粉碎成细砂，随尿液排出体外。适用于直径 <2cm 的肾结石及输尿管上段结石，输尿管中下段结石治疗的成功率比输尿管镜取石低。碎石效果与结石部位、大小、性质及是否嵌顿等因素有关。碎石后多数病人出现一过性肉眼血尿，一般无须特殊处理。此外，碎石还可引起肾损伤、尿源性败血症、肾绞痛、肾周脓肿等并发症。

4. 经皮肾镜碎石取石术　在超声或 X 线定位下，经腰背部细针穿刺直达肾盏或肾盂，扩张并建立皮肤至肾内的通道，在肾镜下取石或碎石。较小的结石通过肾镜用抓石钳取出，较大的结石将结石粉碎后用水冲出。碎石选用超声、激光或气压弹道等方法，取石后放置双J管和肾造瘘管较为安全。

5. 输尿管镜碎石取石术 经尿道置入输尿管镜，在膀胱内找到输尿管口，在安全导丝引导下进入输尿管，用套石篮、取石钳将结石取出，若结石较大可采用超声、激光或气压弹道等方法碎石。适用于中、下段输尿管结石，体外冲击波碎石失败的输尿管上段结石。这种措施可出现感染、黏膜下损伤、假道、穿孔、撕裂等，输尿管撕脱或断裂是最严重并发症。输尿管软镜主要用于肾结石（<2cm）的治疗。采用逆行途径，向输尿管置入安全导丝后，在安全导丝引导下放置软镜镜鞘，直视下置入输尿管软镜，随导丝进入肾盂或肾盏并找到结石。使用200μm光纤导入钬激光，将结石粉碎成易排出的细小碎石，较大结石可用套石篮取出。

6. 腹腔镜输尿管切开取石 适用于>2cm输尿管结石，或经体外冲击波碎石、输尿管镜手术治疗失败者。一般不作为首选方案。手术入路有经腹腔和经腹膜后两种，后者只适用于输尿管上段结石。

7. 开放手术 由于体外冲击波碎石及内镜技术的普遍开展，现在上尿路结石大多数已不再用开放手术。主要适用于肾结石合并解剖异常难以进行微创治疗，对微创治疗失败，或出现并发症需要开放手术处理的病人。开放手术的术式主要有肾盂切开取石术、肾实质切开取石术、肾部分切除术、肾切除术和输尿管切开取石术等。

双侧上尿路同时存在结石约占病人的15%，其手术治疗原则：①双侧输尿管结石，应尽可能同时解除梗阻，可采用双侧输尿管镜碎石取石术；②一侧肾结石，另一侧输尿管结石时，先处理输尿管结石；③双侧肾结石时，在尽可能保留肾的前提下，先处理容易取出且安全的一侧；④孤立肾上尿路结石或双侧上尿路结石引起急性完全性梗阻无尿时，一旦诊断明确，只要病人全身情况许可，应及时施行手术。

二、下尿路结石

【临床表现】

下尿路结石包括膀胱结石及尿道结石。膀胱结石的典型症状为排尿突然中断，疼痛放射至远端尿道及阴茎头部，伴排尿困难和膀胱刺激症状。小儿常用手搓拉阴茎，跑跳或改变排尿姿势后，能使疼痛缓解，继续排尿。尿道结石典型症状为排尿困难，点滴状排尿，伴尿痛，重者可发生急性尿潴留及会阴部剧痛。除典型症状外，下尿路结石常伴发血尿和感染。憩室内结石仅表现为尿路感染。

【辅助检查】

超声检查能发现膀胱及后尿道强光团及声影，还可同时发现膀胱憩室、良性前列腺增生等。X线检查能显示绝大多数结石，怀疑有尿路结石可能时，还需做尿路平片及排泄性尿路造影。膀胱尿道镜检查能直接见到结石，并可发现膀胱及尿道病变。

【诊断】

根据典型症状和影像学检查可做出诊新，但需注意引起结石的病因，如BPH、尿道狭窄等。前尿道结石可沿尿道扪及，后尿道结石经直肠指检可触及，较大的膀胱结石可经直肠-腹壁双合诊被扪及。

【治疗】

膀胱结石采用手术治疗，并应同时治疗病因，常用方法是经尿道膀胱镜取石或碎石和耻骨上膀胱切开取石术。膀胱感染严重时，应用抗菌药物；若有排尿困难，则应先留置导尿，以利于引流尿液及控制感染。

尿道结石的治疗应根据结石的位置选择适当的方法，如结石位于尿道舟状窝，可向尿道内注入无菌液体石蜡，然后将结石推挤出尿道口，或用血管钳经尿道口伸入将结石取出。前尿道结石采用阴茎根阻滞麻醉，压迫近端尿道，阻止结石后退，注入无菌液体石蜡，再轻轻地向尿道远端推挤，钩取或钳出，取出有困难者可选择内镜下碎石后取出。处理切忌粗暴，尽量不做尿道切开取石，以免发生尿道狭窄。后尿道结石可用尿道探条将结石轻轻地推入膀胱，再按膀胱结石处理。

第七节　痔

痔（hemorrhoids）是临床上最常见的肛门疾病。任何年龄都可发病，但随着年龄增长，发病率增高。根据发病部位不同，可将痔分为内痔（internal hemorrhoid）、外痔（external hemorrhoid）和混合痔（mixed hemorrhoid）（图3-3-4）。

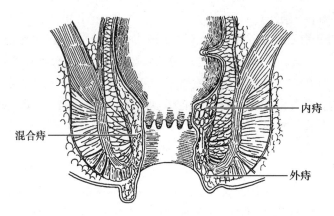

混合痔　　　　　　　　　　　　　　内痔

外痔

图 3-3-4　痔的分类

【病因】

肛垫和支撑组织的减弱和内括约肌的痉挛是痔的主要病因，而不健康的生活方式（如饮酒、辛辣饮食、久站久行）及错误的排便习惯会增加患痔的风险。

【临床表现】

1. 内痔　位于肛门齿状线以上，直肠末端黏膜下的痔内静脉丛扩大曲张和充血而形成的柔软静脉团。主要临床表现是出血、脱出、肛周潮湿、瘙痒，可并发血栓、嵌顿、绞窄及排便困难。

目前国内外最为常用的一种内痔分类方法是Goligher分类法，该方法根据痔的脱垂程度将内痔分为四度。Ⅰ度：排便时带血、滴血，便后出血自行停止，痔不脱出肛门；Ⅱ度：常有便血，便时有痔脱出，便后可自行还纳；Ⅲ度：偶有便血，排便或久站、负重时痔脱出，需手辅助还纳；Ⅳ度：偶有便血，痔脱出后不能还纳或还纳后再次脱出。均可伴有齿状线区黏膜糜烂、小血管裸露、肛裂等。

2. 外痔　位于齿状线以下，由痔外静脉丛扩张、破裂或反复发炎、血流瘀滞、血栓形成或组织增生而形成的疾病。外痔表面被皮肤覆盖，不易出血，主要临床表现为肛门部软组织团块，有肛门不适、潮湿瘙痒或异物感，发生血栓及炎症时可有疼痛。根据组织的病理特点，外痔可分为结缔组织性外痔、血栓性外痔、静脉曲张性外痔和炎性外痔四类。

3. 混合痔　内痔和相应部位的外痔血管丛跨齿状线相互融合成一个整体，主要临床表现为内痔和外痔的症状同时存在，严重时表现为环状痔脱出。

【辅助检查】

肛门镜检查是诊断痔的主要方法，可看清内痔的部位、大小和形态。

【诊断及鉴别诊断】

主要靠肛门直肠检查。首先做肛门视诊，内痔除Ⅰ度外，其他三度都可在肛门视诊下见到。直肠指诊虽对痔的诊断意义不大，但可了解直肠内有无其他病变，如直肠癌、直肠息肉等。最后做肛门镜检查，不仅可见到痔块的情况，还可观察到直肠黏膜有无充血、水肿、溃疡、肿块等。血栓性外痔表现为肛周暗紫色长条圆形肿物，表面皮肤水肿、质硬、压痛明显。痔主要与直肠癌、直肠息肉、直肠脱垂相鉴别。

【治疗】

1. 保守治疗 主要包括饮食疗法、坐浴、磁疗和药物治疗。饮食上摄入足量的液体和膳食纤维，多吃瓜果蔬菜，有利于保持大便通畅。症状比较轻微的病人可以采取温水坐浴或高锰酸钾溶液坐浴。磁疗用于缓解痔急性发作期症状或痔术后水肿、疼痛等症状的治疗。药物治疗包括缓泻剂、静脉活性药物、镇痛药、中药、局部外用软膏或栓剂。

2. 内镜治疗 包括内镜下硬化剂注射疗法和内镜下胶圈套扎术。内镜治疗具有痛苦小、创伤小、恢复快等优点。

3. 手术治疗 对保守治疗失败，内镜治疗效果差的病人，或发病 72 小时内的血栓性外痔，采取手术治疗。手术方式有传统痔切除术、吻合器痔切除术和经肛痔动脉结扎术。

【预防】

摄入足量的液体和膳食纤维，养成良好的排便习惯，对预防痔有重要意义。

第八节 椎间盘突出症

椎间盘突出症是临床常见的脊柱退行性疾病，可以发生于颈椎、胸椎和腰椎的各脊柱节段。

一、颈椎间盘突出症

颈椎间盘突出症是在颈椎间盘退变的基础上，因轻微外力或无明确诱因导致的椎间盘突出而致脊髓和神经根受压的一组病症。多发生于 40～50 岁，突出部位以 $C_{5\sim6}$、$C_{4\sim5}$ 为最多。

【病因】

当颈椎间盘退变时，后侧纤维环部分损伤或断裂，在轻微外力下使颈椎过伸或过屈运动，前者致近侧椎骨向后移位，后者致近侧椎骨向前移位，使椎间盘纤维环突然承受较大的牵张力，导致其完全断裂，髓核组织从纤维环破裂处经后纵韧带突入椎管，压迫脊髓和神经根而产生相应症状和体征。

【临床表现】

病人主要表现为颈项痛、颈肩痛或上肢放射痛，疼痛较重，向神经根分布范围放射，病程较久者以麻木感为主。压迫严重时表现为突然短期内不能抬举上肢，或手部无力。检查时颈部处于强迫体位或者颈部僵硬，活动受限，类似"落枕"，$C_2\sim T_1$ 神经支配区可有相应部位的感觉障碍，患肢肌力下降，腱反射减弱或消失，Hoffmann 征阴性或阳性。当颈椎间盘组织压迫脊髓时，病人表现为四肢不同程度的感觉、运动障碍或括约肌功能障碍，也可表现为截瘫、四肢瘫或 Brown-Sequard 综合征等。

【辅助检查】

常规 X 线检查应摄取颈椎正侧位片、双斜位片，以观察颈椎序列、各椎间隙高度变化、椎间孔形态的改变及骨赘形成情况等退行性改变。CT 扫描可以显示椎间盘突出的类型，骨赘形成与否，是否合并后纵韧带和黄韧带肥厚、钙化或骨化，关节突关节的增生肥大程度，椎管形态的改变。MRI 检查可以显示颈椎的解剖学形态，是颈椎间盘突出症的重要诊断依据。T_1 和 T_2 加权像可显示椎间盘突出的形态和脊髓受压的情况，以及脊髓变性、水肿、囊变和萎缩等病理形态（图 3-3-5）。

【诊断及鉴别诊断】

典型的颈椎间盘突出症临床表现和影像学检查相符，诊断即可确立。鉴别诊断包括颈椎管狭窄症、椎管内肿瘤及肩关节周围疾病，主要结合临床表现及影像学检查进行鉴别。

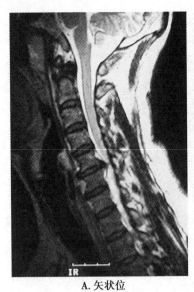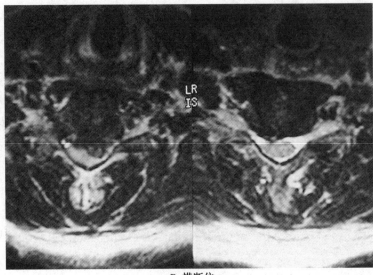

A.矢状位   B.横断位

从矢状位及横断位 MRI 上可以看到椎间盘突出压迫硬膜囊及脊髓

图 3-3-5　$C_{5\sim6}$椎间盘突出

【治疗】

1. 非手术治疗　对于神经根压迫症状为主者,先采取非手术治疗。包括适当休息、卧床、颈部牵引或理疗,应用脱水药、止痛药和神经营养药等。

2. 手术治疗　若非手术治疗无效,疼痛加重,甚至出现肌肉瘫痪等症状时,应及时行颈椎手术治疗,椎间盘切除,解除神经根及脊髓的压迫。手术入路包括颈椎前入路、颈椎后入路和颈椎前后联合入路法。

二、胸椎间盘突出症

在临床上较少见,由于其症状复杂,临床表现多样,诊断比较困难。近年来随着诊断方法的改进,如 CT、MRI 的应用,使得胸椎间盘突出症能够获得早期诊断。

【病因】

大多数学者认为退行性变是胸椎间盘突出症的主要原因,因为其往往发生在承受应力最大的胸腰段。创伤在胸椎间盘突出症发生中的作用仍存在争议。

【临床表现】

胸椎间盘突出症病人的临床表现多样,症状和体征取决于突出物的位置、突出大小、压迫持续时间、血管损害程度和脊髓健康状况等。病人症状的特点为动态性和进展性。症状出现的一般顺序为胸痛、感觉障碍、无力,最后出现大小便功能障碍。

【辅助检查】

MRI 检查是目前诊断胸椎间盘突出症最好的方法,可以显示矢状面、冠状面及横断面图像。CT 则对椎间盘和韧带的钙化或骨化的诊断有帮助。

【诊断及鉴别诊断】

本病应依据病史、临床表现和影像学检查来综合分析做出最终诊断。鉴别诊断包括脊柱肿瘤、感染、强直性脊柱炎、骨折、肋间神经痛、带状疱疹;若出现脊髓损害的表现,还需要与中枢神经系统的脱髓鞘和变性类疾病,如多发性硬化和肌萎缩侧索硬化症、椎管内肿瘤、脑肿瘤、脑血管意外等进行鉴别。

【治疗】

1. 非手术治疗　主要适用于轻型病例,尤其是年迈体弱、髓核已经钙化或骨化无再移位发展可能者,主要措施包括休息、胸部制动及非甾体抗炎药、理疗等对症处理。

2. 手术治疗 主要适用于进行性的脊髓病变、下肢无力或麻痹、根性疼痛经非手术治疗无效者。常用手术方式包括肋横突切除入路摘除突出椎间盘、前路经胸入路脊髓减压、经关节突入路减压椎间融合术等。近年来,随着微创技术的发展,亦有采用胸腔镜治疗胸椎间盘突出症的报道。

三、腰椎间盘突出症

腰椎间盘突出指腰椎间盘部分组织局部移位超过椎间盘的正常边缘,突出的组织可以是软骨终板、纤维环、髓核,或是它们的任意组合,但并不一定引起临床症状。当突出的腰椎间盘组织导致对应的神经支配区域出现无力、麻木、疼痛及功能障碍等临床表现时,称为腰椎间盘突出症。

【病因】

椎间盘退变是根本原因,在退变的基础上,在劳损积累和外力的作用下,椎间盘发生破裂,髓核、纤维环甚至终板向后突出,严重者压迫神经产生症状。其他原因包括积累损伤、妊娠、遗传因素、发育异常。

【临床表现】

腰椎间盘突出症常见于20～50岁的病人,男女发病比例约为(4～6):1。病人多有弯腰劳动或长期坐位工作史,首次发病常在半弯腰持重或突然扭腰动作过程中发生。主要表现为腰痛、坐骨神经痛、马尾综合征等。查体表现为:①腰椎侧凸,是一种为减轻疼痛的姿势性代偿畸形(图3-3-6);②腰部活动受限,几乎所有病人都有不同程度的腰部活动受限,其中以前屈受限最明显;③压痛及骶棘肌痉挛,大部分病人在病变间隙的棘突间有压痛,按压椎旁1cm处有沿坐骨神经的放射痛;④直腿抬高试验及加强试验阳性;⑤神经系统表现,包括受累神经根支配区域的感觉异常、肌力下降、反射异常。

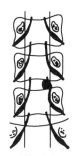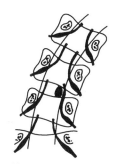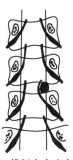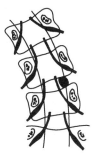

A. 椎间盘突出
在神经根腋部时

B. 神经根所受压力可因
脊柱凸向健侧而缓解

C. 椎间盘突出在
神经根外侧时

D. 神经根所受压力可因
脊柱凸向病侧而缓解

图3-3-6 姿势性脊柱侧凸与缓解神经根受压的关系

【辅助检查】

X线平片是腰椎间盘突出症的常规检查;CT检查能更好地显示脊柱骨性结构的细节;MRI可以全面地观察各椎间盘退变情况。神经电生理及神经根阻滞检查能帮助定位病变节段。

【诊断及鉴别诊断】

1. 诊断 区分腰椎间盘突出与腰椎间盘突出症。腰椎间盘突出利用CT或MRI即可判断,但不足以诊断临床疾病。腰椎间盘突出症指在腰椎间盘退变、损伤的病理学基础上发生椎间盘局限性突出,压迫和/或刺激神经根、马尾神经而出现腰痛、神经根性疼痛、下肢麻木无力、下肢放射痛、大小便功能障碍等症状。

2. 鉴别诊断 包括腰肌劳损、第三腰椎横突综合征、梨状肌综合征、腰椎管狭窄症、腰椎滑脱与椎弓根峡部不连、腰椎结核、脊柱肿瘤、椎管内肿瘤、盆腔炎症及肿瘤、下肢血管病变。

【治疗】

1. 非手术治疗 一般适用于轻症或疾病早期阶段,如初次起病、症状较轻、病程较短或休息后可自行缓解的病人；也可用于因个体情况不能施行手术治疗的病人。主要措施：①卧床休息，腰椎间盘突出症病人在急性期时应卧床休息；②药物治疗：根据病情需要使用非甾体抗炎药、阿片类镇痛药、糖皮质激素、肌肉松弛剂、脱水剂、神经营养类药物等；③牵引疗法，骨盆牵引最常用；④早期、个体化、有针对性的运动治疗；⑤按摩、热敷、冲击波、干扰电疗法等物理治疗对缓解腰椎间盘突出症状均有一定效果。

2. 手术治疗　主要适用于腰椎间盘突出症病史超过 6 周，经保守治疗无效的病人；腰椎间盘突出症出现神经根麻痹或马尾神经压迫，表现为神经支配区域的浅感觉减退、关键肌肌力下降、大小便功能障碍的病人。手术方式可分为非融合技术和融合技术。非融合技术包括传统开放性椎间盘摘除术、微创椎间盘摘除术及腰椎人工椎间盘置换术；融合技术包括传统开放融合技术及微创融合技术。传统开放融合技术包括后路减压椎间植骨融合术、经椎间孔椎体间融合术、前路腰椎椎体间融合术等。微创融合技术包括微创经椎间孔椎间融合术、斜外侧椎间融合术、全内镜下腰椎微创减压椎间融合术和经皮内镜后外侧椎间融合术等。

【椎间盘突出症预防】

积极锻炼，增强躯干肌肉力量；保持良好体位和健康体重，减轻脊柱和椎间盘压力。

（彭慈军）

第四篇

妇产科学

妇产科学是研究女性生殖系统疾病的病因、病理、诊断及防治，妊娠、分娩的生理和病理变化，高危妊娠及难产的预防和诊治，计划生育及妇女保健等的一门学科。现代分子生物学、肿瘤学、遗传学、生殖内分泌学及免疫学等医学基础理论的深入研究和临床医学诊疗检测技术的进步，拓宽和深化了妇产科学的发展，为保障妇女身体健康及防治各种妇产科疾病起着重要的作用。

第一章　妊娠生理及妊娠诊断

妊娠期从末次月经的第一日开始计算，临床上分为三个时期，妊娠未达 14 周称为早期妊娠，第 14～27 周称为中期妊娠，第 28 周及其后称为晚期妊娠。

一、妊娠生理

妊娠是胚胎和胎儿在母体内生长发育的过程。妊娠从成熟卵子受精开始，胎儿及其附属物自母体排出终止。

精液射入阴道后，精子经子宫颈管、子宫腔进入输卵管腔，在此过程中精子受到酶的作用而获得受精能力，即获能。卵子从卵巢排出，经输卵管伞部进入输卵管，在输卵管内与获能的精子相遇，精子头部顶体外膜破裂，释放出顶体酶溶解卵子外围的放射冠和透明带，精子穿过放射冠和透明带进入卵子内。卵子迅即完成第二次减数分裂形成卵原核，卵原核与精原核融合，核膜消失，染色体相互混合，形成二倍体的受精卵，完成受精过程。

受精卵不断进行分裂，并通过输卵管蠕动和输卵管上皮纤毛推动向宫腔方向移动，大约在受精 6～7 日后受精卵通过定位、黏附和侵入 3 个过程植入子宫内膜，该过程称着床。之后胚胎在子宫内逐渐生长。

二、胚胎、胎儿发育特征及胎儿生理特点

孕周从末次月经第 1 日开始计算，通常比排卵或受精时间提前 2 周，比着床提前 3 周。妊娠全过程约为 280 日，即 40 周。妊娠 10 周内（受精后 8 周）的人胚称为胚胎，是器官分化、形成时期。自妊娠 11 周（受精第 9 周）起称为胎儿，是生长、成熟的时期。在妊娠 24 周后出生可能存活，但生存力极差。28 周后生存力逐渐增加，37～42 周为足月成熟儿。胎儿体内无纯动脉血，来自胎盘的血液进入右心房后绝大部分经卵圆孔进入左心房。肺动脉血绝大部分经动脉导管流入主动脉。而肺表面活性物质的形成决定肺成熟度，与新生儿出生后生存能力密切相关。

三、早期妊娠诊断

早期妊娠也称为早孕，是胚胎形成、胎儿器官分化的重要时期，因此早期妊娠的诊断主要是确定妊娠、胎数、孕龄，排除异位妊娠等病理情况。

主要表现有：①停经：平时月经规则，一旦月经过期，应考虑到妊娠，停经 10 日以上，尤应高度怀疑妊娠。②在停经 6 周左右可能出现嗜睡、厌恶油腻、恶心、晨起呕吐等症状，称为早孕反应。多在停经 12 周左右自行消失。③前倾增大的子宫在盆腔内压迫膀胱致尿频，当子宫增大超出盆腔后，尿频症状自然消失。④孕妇自觉乳房胀痛。乳头增大，乳头乳晕着色加深。哺乳妇女妊娠后乳汁明显减少。⑤妇科检查示阴道黏膜和宫颈阴道部充血呈紫蓝色。

辅助检查：①妊娠试验。②超声检查的主要目的是确定宫内妊娠、确定胎数、估计孕龄等。

有性生活史的生育期妇女出现停经或月经异常，均应考虑妊娠的可能；血或尿 hCG 阳性提示妊

娠；超声检查发现宫内孕囊或胚芽可以确诊为宫内妊娠，见原始心管搏动提示胚胎存活。

四、中、晚期妊娠诊断

中、晚期妊娠是胎儿生长和各器官发育成熟的重要时期，这个时期的诊断主要是判断胎儿生长发育情况、宫内状况和发现胎儿畸形。孕妇感到腹部逐渐增大、孕 20 周左右自觉胎动，妊娠 18~20 周用一般听诊器经孕妇腹壁能够听到胎心音。正常胎心每分钟 110~160 次。

五、胎姿势、胎产式、胎先露、胎方位

妊娠未达 28 周时胎儿小，羊水相对较多，胎儿在子宫内活动范围较大，胎儿位置不固定。妊娠达 32 周及以上后，胎儿生长迅速，羊水相对减少，胎儿与子宫壁贴近，胎儿的姿势和位置相对恒定，但亦有极少数胎儿的姿势和位置在妊娠晚期发生改变，胎方位甚至在分娩期仍可改变。

1. 胎姿势（fetal attitude） 指胎儿在子宫内的姿势。正常胎姿势为胎头俯屈，颏部贴近胸壁，脊柱略前弯，四肢屈曲交叉于胸腹前。

2. 胎产式（fetal lie） 指胎体纵轴与母体纵轴的关系（图 4-1-1）。胎体纵轴与母体纵轴平行者，称为纵产式；胎体纵轴与母体纵轴垂直者，称为横产式；胎体纵轴与母体纵轴交叉者，称为斜产式。

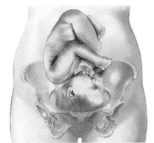 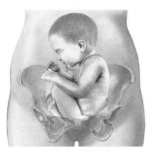 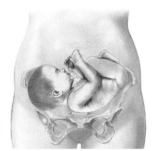

A. 纵产式-头先露　　　　　　B. 纵产式-臀先露　　　　　　C. 横产式-肩先露

图 4-1-1　胎产式

3. 胎先露（fetal presentation） 指最先进入骨盆入口的胎儿部分。纵产式有头先露（图 4-1-2）和臀先露（图 4-1-3），横产式为肩先露。

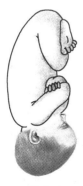 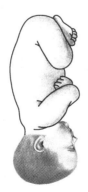 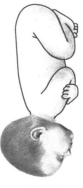 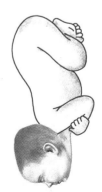

A. 枕先露　　　　　B. 前囟先露　　　　　C. 额先露　　　　　D. 面先露

图 4-1-2　头先露的种类

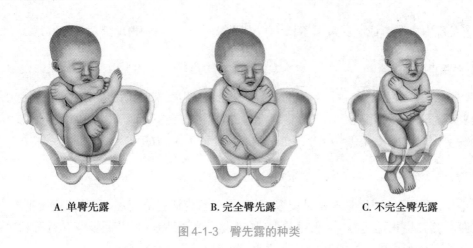

A. 单臀先露   B. 完全臀先露   C. 不完全臀先露

图 4-1-3 臀先露的种类

4. 胎方位（fetal position） 指胎儿先露部的指示点与母体骨盆的关系。枕先露以枕骨、面先露以颏骨、臀先露以骶骨、肩先露以肩胛骨为指示点。每个指示点与母体骨盆入口左、右、前、后、横的不同位置构成不同胎位。头先露、臀先露各有 6 种胎方位，肩先露有 4 种胎方位。

第二章 输卵管妊娠

受精卵在子宫体腔以外着床称为异位妊娠（ectopic pregnancy），习惯称宫外孕（extrauterine pregnancy）。异位妊娠以输卵管妊娠为最常见（占95%）。输卵管妊娠又以壶腹部妊娠最多见，约占78%。

【病因】

输卵管炎症是输卵管妊娠的主要病因，可分为输卵管黏膜炎和输卵管周围炎。结节性输卵管峡部炎是一种特殊类型的输卵管炎，多由结核分枝杆菌感染生殖道引起。曾有输卵管妊娠史，再次异位妊娠的概率达10%。输卵管过长、肌层发育差、黏膜纤毛缺乏、双输卵管、输卵管憩室或有输卵管副伞等均可造成输卵管妊娠。其他病因还有辅助生殖技术、避孕失败等。

【临床表现】

输卵管妊娠的临床表现缺乏特异性。常见症状为停经、腹痛、阴道流血。其他症状为乳房胀痛、胃肠道症状、头晕、晕厥、肩部放射痛、泌尿系统症状、阴道组织物排出、肛门坠胀感及排便疼痛等。常见体征为盆腔压痛、附件区压痛、腹部压痛、宫颈举痛。其他体征为面色苍白、腹胀、子宫增大、直立性低血压及休克，休克表现为心动过速（>100 次 / 分）或低血压（<90/60mmHg）。

【辅助检查】

1. 超声诊断 经阴道超声提示附件区可见含有卵黄囊和 / 或胚芽的宫外孕囊，可明确诊断异位妊娠。若阴道超声检查发现附件区有独立于卵巢的肿块或包含低回声的肿块，应高度怀疑为异位妊娠，其诊断异位妊娠的敏感度87.0%～99.0%，特异度94.0%～99.9%。

2. 血清人绒毛膜促性腺激素（human chorionic gonadotropin, hCG） 单一的血清 hCG 浓度测定无法判断妊娠活性与部位，需结合病史、临床表现和超声检查以协助诊断。

血清孕酮水平无法诊断异位妊娠，腹腔镜不再是诊断异位妊娠的金标准。经阴道后穹隆穿刺适用于疑有腹腔内出血的病人，抽出暗红色不凝血液，说明有腹腔积血。但阴道后穹隆穿刺阴性不能排除输卵管妊娠。

【诊断及鉴别诊断】

输卵管妊娠未流产或破裂时，需辅助检查确诊。一旦发生流产或破裂后（出现阴道流血淋漓不断，腹痛加剧，盆腔包块增大及血红蛋白呈下降趋势），诊断多无困难。

输卵管妊娠的临床表现易与一些早期妊娠合并疾病混淆。需与以下疾病相鉴别：早期妊娠流产、早孕合并黄体破裂、早孕合并卵巢囊肿破裂或扭转、早孕合并出血性输卵管炎、宫内外复合妊娠，以及急性阑尾炎等。

【治疗】

治疗包括手术治疗、药物治疗及期待治疗。

1. 手术治疗 有以下临床表现时需要手术治疗。生命体征不稳定者、有输卵管妊娠破裂的症状（盆腔疼痛、腹腔内出血）者、有药物治疗绝对禁忌证或治疗失败者需行手术治疗，有相对禁忌证者可考虑行手术治疗。

2. 药物治疗 氨甲蝶呤（MTX）是治疗输卵管妊娠最常用的药物。MTX 适用于输卵管妊娠诊断明确或者临床高度疑似,排除了正常宫内妊娠的病情稳定病人,MTX 无治疗的绝对禁忌证。

3. 期待治疗　无腹痛或合并轻微腹痛的病情稳定病人,超声未提示有明显的腹腔内出血,输卵管妊娠肿块平均直径不超过 30mm 且没有心管搏动,血清 hCG 水平 <1 500U/L。所有病人随访血清 hCG 至非孕状态。

第三章　前置胎盘

　　前置胎盘（placenta previa）是妊娠晚期出血和早产的重要原因，与围产期母儿并发症及死亡密切相关。前置胎盘是指妊娠28周后，胎盘位置低于胎先露部，附着在子宫下段、下缘达到或覆盖宫颈内口。

【病因及分类】

　　病因尚不清楚，可能因素有胎盘形态异常、胎盘大小异常、子宫内膜病变或损伤、受精卵滋养层发育迟缓及辅助生殖技术等。

　　按胎盘下缘与宫颈内口的关系，将前置胎盘分为四类（图4-3-1）：①完全性前置胎盘：又称中央性前置胎盘，胎盘组织完全覆盖宫颈内口。②部分性前置胎盘：胎盘组织覆盖部分宫颈内口。③边缘性前置胎盘：胎盘附着于子宫下段，下缘达到宫颈内口，但未超越宫颈内口。④低置胎盘：胎盘附着于子宫下段，边缘距宫颈内口<2cm。目前临床上以处理前最后一次检查结果来确定其分类。

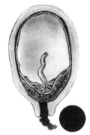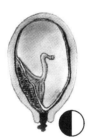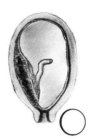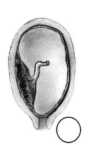

A. 完全性前置胎盘　　B. 部分性前置胎盘　　C. 边缘性前置胎盘　　D. 低置胎盘

图 4-3-1　前置胎盘的类型

【临床表现】

　　1. 症状　妊娠晚期或临产后无诱因、无痛性反复阴道流血是典型的临床表现。前置胎盘阴道流血往往发生在妊娠32周前，可反复发生，量逐渐增多，也可一次就发生大量出血。低置胎盘者阴道流血多发生在妊娠36周以后，出血量较少或中等量出血。有不到10%的孕妇至足月仍无症状。

　　2. 体征　孕妇全身情况与前置胎盘的出血量及出血速度密切相关。反复出血可呈贫血貌，急性大量出血可致失血性休克。

　　3. 腹部检查　子宫软，无压痛，轮廓清楚，子宫大小与妊娠周数相符。胎位清楚，由于胎盘位置低于胎儿先露部，常伴有胎先露高浮或臀位、横位等异常胎位。

【辅助检查】

　　1. 超声检查　可明确胎盘的位置、与子宫颈内口的关系、子宫颈管的长度等，称为超声检查"四要素"。包括：①胎盘附着位置，如前壁、后壁或侧壁等；②胎盘边缘距子宫颈内口的距离或超出子宫颈内口的距离；③覆盖子宫颈内口处胎盘的厚度；④子宫颈管的长度。

　　2. 磁共振检查　怀疑合并胎盘植入者，有条件的医院可选择磁共振检查，以了解胎盘植入子宫肌层的深度，是否侵及膀胱等，对凶险性前置胎盘的诊断更有帮助。

【诊断及鉴别诊断】

根据高危因素、临床表现及辅助检查可诊断。需与胎盘早剥、胎盘边缘血窦破裂、脐带帆状附着、前置血管破裂、宫颈病变等产前出血相鉴别。结合病史、临床表现及辅助检查，一般不难鉴别。

【治疗】

1. 期待治疗 是在保障孕妇、胎儿安全的前提下，延长孕周，提高胎儿存活率。适用于一般情况良好，胎儿存活，阴道流血不多，无须紧急分娩的前置胎盘孕妇。对于有阴道流血或子宫收缩的孕妇，推荐住院治疗。

2. 终止妊娠 时机取决于孕周、胎儿大小、阴道流血情况、胎盘植入的严重程度、是否合并感染、是否已临产、妊娠期合并症及并发症等诸多因素。根据产前症状个体化确定分娩时间。无临床症状的前置胎盘孕妇，根据胎盘类型决定分娩时机，推荐妊娠 36～38 周终止妊娠；合并胎盘植入者可于妊娠 36 周及以上择期终止妊娠；完全性前置胎盘可于妊娠 37 周及以上择期终止妊娠；边缘性前置胎盘可于妊娠 38 周及以上择期终止妊娠；部分性胎盘前置应根据胎盘遮盖宫颈内口情况适时终止妊娠。

边缘性前置胎盘、低置胎盘枕先露、阴道流血少，估计在短时间内能结束分娩者，可考虑在严密监测下经阴道试产。但剖宫产术仍是前置胎盘终止妊娠的主要方式。

第四章 胎膜早破

胎膜早破（premature rupture of membranes，PROM）是指临产前胎膜自然破裂。其中，妊娠 37 周之前发生的 PROM 被称为未足月胎膜早破（pretermpremature rupture of membranes，PPROM）。

【病因】

胎膜早破是多种因素影响的结果。首先，生殖道感染是胎膜早破的主要原因。常见病原体，如厌氧菌、衣原体、B 族链球菌和淋病奈瑟菌等上行侵袭宫颈内口局部胎膜，使胎膜局部张力下降而导致胎膜早破。其次，羊膜腔压力升高、宫腔压力过高、胎膜受力不均、创伤羊膜腔穿刺不当、性生活刺激、撞击腹部等均有可能引起胎膜早破。孕妇铜、锌及维生素等缺乏，会影响胎膜的胶原纤维、弹力纤维合成，胎膜抗张能力下降，引起胎膜早破。

【临床表现】

典型症状是孕妇突感较多液体自阴道流出，增加腹压时阴道排液量增多。足月胎膜早破时检查触不到前羊膜囊，上推胎儿先露时阴道排液量增多，可见胎脂和胎粪。

【辅助检查】

1. 窥阴器检查 见液体自宫颈内口流出或后穹隆有液池形成。

2. 超声检查 发现羊水量较破膜前减少。

3. 阴道液 pH 测定 pH≥6.5 时支持胎膜早破的诊断，但血液、尿液、宫颈黏液、精液及细菌污染可出现假阳性。

4. 阴道液涂片检查 阴道后穹隆积液涂片见到羊齿植物状结晶。

5. 宫颈阴道液生化检查 检查胰岛素样生长因子结合蛋白 -1 等。

【诊断及鉴别诊断】

胎膜破裂通常由常规的临床评估做出诊断：羊水经阴道流出、阴道液 pH 测试呈碱性及显微镜下观察阴道液可见羊齿状结晶。检测中应注意血液、细菌性阴道病等导致的假阳性结果，以及胎膜破裂时间过长或残余羊水量过少导致的假阴性检测结果。需与尿失禁、阴道炎溢液进行鉴别。

【治疗】

1. 足月胎膜早破 处理破膜后应评估母胎情况，预防性应用抗生素，尽量避免频繁阴道检查，若无明确剖宫产指征，宜在破膜后 2～12 小时内积极引产。若孕妇选择期待治疗，则应充分告知胎膜破裂后存在的风险，在确认母胎安全的情况下，给予 12～24 小时的期待治疗。

2. 未足月胎膜早破 孕妇的管理应根据孕周、母胎情况、当地新生儿救治水平及孕妇和家属意愿进行综合决策。妊娠 <24 周的 PPROM，以引产为宜，妊娠 24～27 周可根据孕妇及家属意愿决定是否引产，妊娠 28～33 周的 PPROM，若无母胎禁忌证，应选择期待治疗。妊娠 34～36 周之间的 PPROM 孕妇，无论是期待治疗还是立即终止妊娠都是合理的选择。

第五章 卵巢囊肿

卵巢肿物是妇科常见病,多为囊性。组织学上,卵巢囊肿(图4-5-1)常分为来源于肿瘤性生长的卵巢囊性肿瘤和正常排卵而形成的功能性卵巢囊肿,无论是使用影像学工具还是肿瘤标志物,在临床上两者并无明显的区别。因此,卵巢囊肿临床上通常作为肿物统一治疗。

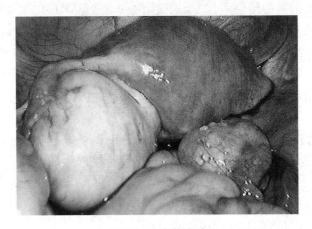

图 4-5-1　卵巢囊肿

【病因】

卵巢囊肿的发生可能和环境、饮食、感染、激素等因素有关,可为单一因素所致,也可能是多种因素共同作用所致。

【临床表现】

大多数卵巢肿物无明显症状。如果出现症状,以疼痛最为常见。根据疼痛的不同类型,可辅助疾病的诊断。如痛经可能提示子宫内膜异位症合并子宫腺肌病,间歇性或急性剧烈疼痛伴呕吐提示发生扭转,急性疼痛的其他原因包括囊肿破裂、输卵管卵巢脓肿等。晚期卵巢恶性肿瘤女性可因腹腔积液或卵巢增大而出现腹围增大和饱腹感。而一些女性因肿瘤分泌激素而出现激素紊乱现象,如颗粒细胞刺激产生的过量雌激素可能会扰乱正常的月经,或引起青春期前和绝经后病人的出血;卵泡膜细胞刺激产生过多的雄激素可使妇女雄性化。

【辅助检查】

1. 超声检查　首选评估手段,根据特定类型卵巢囊肿的特征,可以明确区分良恶性。

2. 血清肿瘤标志物　糖类抗原125(CA125)血清水平在上皮性卵巢癌病人中常升高。但它并不是一种肿瘤特异性抗原,在非恶性疾病,如平滑肌瘤、子宫内膜异位症、子宫腺肌病和输卵管炎中,其水平也可能升高;而血清CA125与人附睾蛋白4(HE4)联合可用来判断盆腔肿块的良、恶性。另外,癌胚抗原(CEA)和CA19-9水平升高则源于黏液性上皮性卵巢癌的分泌;血清甲胎蛋白(AFP)水平可在罕见的内胚窦瘤或胚胎癌病人中升高,血清hCG水平的增加可能提示卵巢绒毛膜癌、混合生殖细胞肿瘤和胚胎性癌,抑制素A和B是颗粒细胞瘤的标志物,无性细胞瘤病人的乳酸脱氢酶(LDH)水平可能升高。

【诊断及鉴别诊断】

1. 诊断 卵巢肿物可能是在盆腔检查时发现,并通过盆腔影像学检查(通常是经阴道超声)确诊;或是因其他指征(如盆腔疼痛)而行影像学检查时发现附件包块,从而诊断。通常根据肿物的典型超声表现可推定肿物的类型,如生理性囊肿、皮样囊肿、子宫内膜异位囊肿、浆液性或黏液性囊腺瘤、囊腺纤维瘤、卵巢纤维瘤等。

2. 鉴别诊断 良性卵巢肿物需与输卵管卵巢脓肿、子宫肌瘤、腹腔积液等鉴别;恶性卵巢肿物需与子宫内膜异位症、结核性腹膜炎及来源于生殖道以外的肿瘤鉴别。

【治疗】

一经发现,应行手术。手术目的:①明确诊断;②切除肿瘤;③恶性肿瘤进行手术病理分期;④解除并发症。术中应剖检肿瘤,必要时做冰冻切片组织学检查以明确诊断。良性肿瘤可在腹腔镜下手术;而恶性肿瘤一般需行经腹手术,部分早期病人也可在腹腔镜下完成分期手术。恶性肿瘤病人术后应根据其组织学类型、细胞分化程度、手术病理分期和残余病灶大小决定是否接受辅助治疗。化疗是主要的辅助治疗手段。

第六章 子宫肌瘤

子宫肌瘤（uterine myoma）是女性生殖器最常见的良性肿瘤，由平滑肌及结缔组织组成。常见于 30～50 岁妇女，20 岁以下少见。

【病因】

确切病因尚未明了。高危因素为：年龄＞40 岁、初潮年龄小、未生育、晚育、肥胖、多囊卵巢综合征、激素补充治疗及子宫肌瘤家族史等，这些因素均与子宫肌瘤的发病风险增加密切相关。

【临床表现】

子宫肌瘤的大小、数目及生长的部位可不一致，而使子宫的大小及形态各异。按肌瘤生长部位可分为子宫体肌瘤和子宫颈肌瘤，前者约占 90%，后者仅占 10%。根据肌瘤与子宫壁的关系，分为 3 种：肌壁间肌瘤、黏膜下肌瘤及浆膜下肌瘤。根据国际妇产科联盟（FIGO）分类方法，将子宫肌瘤分为以下 9 型（图 4-6-1）。

0 型：完全位于宫腔内的黏膜下肌瘤；

Ⅰ型：肌瘤大部分位于宫腔内，肌瘤位于肌壁间的部分≤50%；

Ⅱ型：肌壁间突向黏膜下的肌瘤，肌瘤位于肌壁间的部分＞50%；

Ⅲ型：肌瘤完全位于肌壁间，但其位置紧贴黏膜；

Ⅳ型：肌瘤完全位于肌壁间，既不靠近突向浆膜层，又不突向黏膜层；

Ⅴ型：肌瘤突向浆膜，但位于肌壁间部分≥50%；

Ⅵ型：肌瘤突向浆膜，但位于肌壁间部分＜50%；

Ⅶ型：有蒂的浆膜下肌瘤；

Ⅷ型：其他类型，如子宫颈、子宫角、阔韧带等特殊部位的肌瘤。

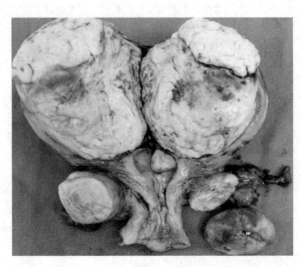

图 4-6-1 子宫肌瘤（FIGO 0～Ⅶ型）

子宫肌瘤可无明显症状。病人症状与肌瘤的部位、生长速度及肌瘤变性有密切关系。月经改变常见于 0～Ⅲ 型，表现为月经量增多、经期延长、淋漓出血或月经周期缩短，导致继发性贫血。也可表现为阴道分泌物增多或阴道排液。肌瘤较大时也可压迫膀胱、直肠或输尿管等出现相应症状。黏膜下肌瘤可引起痛经，浆膜下肌瘤蒂扭转可出现急腹痛，肌瘤红色变性时可出现腹痛伴发热。子宫肌瘤若使正常宫腔形态改变、阻塞输卵管开口或压迫输卵管使之扭曲变形等，均可能导致不孕。

体征表现为子宫增大，呈球形或不规则形，或与子宫相连的肿块；肌瘤较大时可能扪及腹部包块，清晨膀胱充盈时更明显；0 型有蒂黏膜下肌瘤可从子宫颈口脱出至阴道。

【辅助检查】

主要包括超声及 MRI 检查，偶尔会用到 CT 检查。超声检查是诊断子宫肌瘤的常用方法，具有较高的敏感性和特异性；但对于多发性小肌瘤（如直径 0.5cm 以下）的准确定位及计数还存在一定的误差。MRI 检查能发现直径 0.3cm 的肌瘤，对于肌瘤的大小、数量及位置能准确辨别，是超声检查的重要补充手段；但 MRI 费用高，且有宫内节育器时会影响对黏膜下肌瘤的诊断。

【诊断及鉴别诊断】

依据临床症状、体征及辅助检查，诊断多无困难。子宫肌瘤应与妊娠子宫、卵巢肿瘤、子宫腺肌病、子宫恶性肿瘤、卵巢子宫内膜异位囊肿、盆腔炎性包块等鉴别。超声检查能区分子宫肌瘤与其他盆腔肿块，磁共振检查可准确判断肌瘤大小、数目和位置。若有需要，还可选择宫腔镜、腹腔镜、子宫输卵管造影等协助诊断及鉴别诊断。

【治疗】

治疗应根据病人年龄、症状和生育要求，以及肌瘤的类型、大小、数目全面考虑。

1. 手术治疗

（1）适应证：子宫肌瘤合并月经过多或异常出血甚至导致贫血；压迫泌尿系统、消化系统、神经系统等出现相关症状；经药物治疗无效；子宫肌瘤合并不孕；子宫肌瘤病人准备妊娠时若肌瘤直径≥4cm 建议剔除；绝经后未行激素补充治疗但肌瘤仍生长。

（2）手术方式：包括经腹手术、宫腔镜手术、经阴道行子宫切除术及子宫肌瘤剔除术。

1）经腹手术：包括腹腔镜和开腹两种术式，经腹子宫肌瘤剔除术适用于有生育要求、期望保留子宫者。

2）宫腔镜手术：适应证为：①0 型黏膜下肌瘤；②Ⅰ、Ⅱ型黏膜下肌瘤，肌瘤直径≤5.0cm；③肌壁间内突肌瘤，肌瘤表面覆盖的肌层≤0.5cm；④各类脱入阴道的子宫或子宫颈黏膜下肌瘤；⑤宫腔长度≤12cm；⑥子宫体积小于孕 8～10 周大小，排除子宫内膜及肌瘤恶变。

3）经阴道行子宫切除术及子宫肌瘤剔除术。

2. 药物治疗

（1）适应证：①子宫肌瘤导致月经过多、贫血和压迫症状，不愿手术者；②子宫肌瘤剔除术或子宫切除术前预处理纠正贫血、缩小肌瘤和子宫体积，为手术治疗做准备；③子宫肌瘤病人孕前可使用药物缩小子宫体积和肌瘤体积，为妊娠做准备；④多发性子宫肌瘤剔除术后，预防肌瘤近期复发；⑤有手术治疗禁忌证者。

（2）治疗药物分类：一类药物是只能改善月经过多的症状，不能缩小肌瘤体积，如激素避孕药、氨甲环酸、非甾体抗炎药等；另一类药物是既可改善贫血症状又能缩小肌瘤体积，如促性腺激素释放激素激动剂（戈舍瑞林、亮丙瑞林）和米非司酮等。

3. 观察 无症状肌瘤一般无须治疗，特别是近绝经期妇女。绝经后肌瘤多可萎缩，症状消失。每 3～6 个月随访一次，若出现症状可考虑进一步治疗。

子宫颈癌（cervical cancer）发病率居女性生殖系统恶性肿瘤第一位，根据世界卫生组织的数据，全球每年有新增病例 53 万，约 25 万女性因子宫颈癌死亡，其中发展中国家女性因子宫颈癌死亡人数占全球女性因子宫颈癌死亡人数的 80%。我国每年新增子宫颈癌病例约 14 万，死亡病例约 3.7 万。

【病因】

子宫颈癌与人乳头瘤病毒（HPV）感染、多个性伴侣、吸烟、性生活过早（<16 岁）、性传播疾病、口服避孕药和免疫抑制等因素相关。目前已经明确高危型 HPV 持续感染是子宫颈癌及癌前病变发生的必要因素，即宫颈发生癌变的过程中，HPV 感染是最为关键的环节。在妇女一生中，感染高危型 HPV 的概率达 70% 以上，但只有不到 10% 的妇女发展成子宫颈癌或宫颈上皮内瘤变（CIN），主要原因是 80% 妇女的 HPV 感染为一过性。除持续性高危型 HPV 感染的作用外，还需要其他内源性和外源性因子的共同参与和作用，才能引起宫颈癌的发生。所以可以将引起子宫颈癌的危险因素分为两类：一是生物学因素，即高危型 HPV 持续感染；二是外源性的行为性危险因素。

【临床表现】

早期子宫颈癌常无明显症状和体征，子宫颈管型病人因子宫颈外观正常易漏诊或误诊。随病变发展，可出现性生活或妇科检查后阴道流血、阴道排液。晚期宫颈癌可出现食欲缺乏、体重减轻、乏力等。

【辅助检查】

由于解剖部位表浅，绝大多数子宫颈癌经妇科检查及细胞病理学检查即可被确诊。在子宫颈癌诊断中影像学检查的价值主要是对肿瘤转移、侵犯范围和程度的了解（包括评价肿瘤局部侵犯的范围，淋巴结转移及远处器官转移等），以指导临床决策并用于疗效评价。主要方法有腹部超声、盆腔 MRI、腹盆腔 CT 等。

肿瘤标志物异常升高可以协助诊断、疗效评价、病情监测和治疗后的随访监测，尤其在随访监测中具有重要作用。鳞癌相关抗原是宫颈鳞状细胞癌的重要标志物，是子宫颈癌诊治过程中最常被检测的血清学肿瘤标志物。

【诊断及鉴别诊断】

依据子宫颈活组织病理检查，可明确诊断及鉴别诊断。临床上有类似症状或体征的病变包括：①子宫颈良性病变：子宫颈柱状上皮异位、子宫颈息肉、子宫颈子宫内膜异位症和子宫颈结核性溃疡等；②子宫颈良性肿瘤：子宫颈管肌瘤、子宫颈乳头瘤等；③子宫颈转移性癌等。

【治疗及预后】

子宫颈癌治疗方法主要有手术治疗和放疗，化疗广泛应用于与手术、放疗配合的综合治疗和晚期复发性子宫颈癌的治疗。目前靶向治疗、免疫治疗及其联合治疗可用于复发或转移子宫颈癌的全身系统性治疗。子宫颈癌综合治疗不是几种方法的盲目叠加，而应有计划地分步骤实施，治疗中根据手术结果和放疗后肿瘤消退情况予以调整。原则上早期子宫颈癌以手术治疗为主，中晚期子宫颈癌以放疗为主，化疗为辅；放疗适用于各期子宫颈癌。治疗方式的选择取决于本地区现有的设备，妇科肿瘤医生的技术水平及病人的一般状况、年龄、愿望、肿瘤分期和肿瘤标志物检测结果。

无论通过 FIGO 分期、肿瘤大小或手术分期来衡量，肿瘤负荷都严重影响病人生存率。在这些因素中，FIGO 分期是最重要的预后因素，Ⅰ A 期 5 年生存率可达 100%，而ⅣA 期仅 18%～34%；在每个分期内，淋巴结受累也成为决定预后的重要因素。

【预防】

控制子宫颈癌发病的两个主要方法是接种 HPV 疫苗和筛查癌前病变。

1. 子宫颈癌的一级预防　接种子宫颈癌疫苗。HPV 主要是通过性生活途径传播，预防性 HPV 疫苗接种作为预防措施策略应该重点针对开始性活动之前女性。

2. 子宫颈癌的二级预防　早期发现和治疗癌前病变。通过检测和治疗癌前病变，包括高级别宫颈上皮内病变（CIN2 和 CIN3）及原位腺癌（AIS）预防癌症发生。

（肖子文）

第五篇

儿科学

儿科学是临床医学范畴中的二级学科,其宗旨为保障儿童健康,提高生命质量。其研究对象是自胎儿至青春期的儿童,主要研究儿童生长发育的规律及其影响因素,不断提高儿童的体格、智力发育水平和社会适应性;研究儿童时期各种疾病的发生、发展规律及临床诊断和治疗的理论和技术,不断降低疾病的发生率和死亡率,提高疾病的治愈率;研究各种疾病的预防措施,包括预防接种、先天遗传性疾病的筛查、科学知识普及教育等;研究儿童各种疾病的康复可能性及具体方法,尽可能帮助这些患儿提高生活质量和完全恢复健康。

第一章 儿科学基础

儿童有别于成人最大的特点是具有成长性,在生长发育过程中,其解剖、生理、免疫、病理等方面具有相应特点,在疾病的发病、病因及临床表现等方面与成人有明显差异,且各年龄时期的保健重点亦有所不同。

第一节 儿童年龄分期

儿童的生长发育是一个连续、渐进的动态过程,儿童的解剖、生理、体格生长、心理发育、疾病特点等与年龄密切相关。因此,在实际工作中按年龄将儿童分为不同阶段或时期描述。

1. 胎儿期 指从受精卵形成到出生为止,共40周。受精后前8周称为胚胎期,此期各系统器官发育非常迅速,重要器官发育已见雏形。以心脏发育为例,受精后2周心脏即开始形成,4周时开始有血液循环,8周时心脏四腔结构已经形成。此时胚胎平均重9g,长5cm。如果此阶段受到外界任何干扰,容易引发严重畸形甚至死亡并流产。第8周末胎儿已经基本成形。

母亲妊娠期间受外界不利因素影响,包括感染、创伤、滥用药物、接触放射性物质、营养缺乏、严重疾病和心理创伤等,都可能影响胎儿的正常生长发育,导致流产、畸形或宫内发育不良等。

2. 新生儿期 指自胎儿娩出脐带结扎至28天之前,按年龄划分,此期实际包含在婴儿期内。由于此期在生长发育和疾病方面具有非常明显的特殊性,且发病率高,死亡率也高,因此单独列为婴儿期中的一个特殊时期。在此期间,小儿脱离母体并独立生存,所处的内外环境发生根本变化,且其适应能力尚不完善。此外,分娩过程中的损伤、感染延续存在,先天性畸形也常在此期表现。

3. 婴儿期 自出生到1周岁之前为婴儿期。此期生长发育速度快,出现第一次生长高峰,对营养需求量相对较高,各系统器官生长发育尚不够成熟和完善,如消化系统常常难以适应对大量食物的消化吸收,容易发生消化功能紊乱。同时,婴儿体内来自母体的抗体逐渐减少,自身免疫功能尚未成熟,抗感染能力较弱,易发生各种感染和传染性疾病。

4. 幼儿期 自1周岁至满3周岁之前为幼儿期。体格生长发育速度较前稍减慢,而智力发育迅速,同时活动范围渐广,接触社会事物渐多。此阶段消化系统功能仍不完善,营养需求量仍然相对较高,需要在此期添加辅食,因此合理喂养是保证正常生长发育的重要环节。此期小儿对危险的识别和自我保护能力都有限,因此意外伤害发生率非常高,应格外注意防护。

5. 学龄前期 自3周岁至6~7岁入小学前为学龄前期。此时体格生长发育速度已经减慢,处于稳步增长状态;智力发育更加迅速,与同龄儿童和社会事物有了广泛接触,知识面扩大,自理能力和初步社交能力得到锻炼。

6. 学龄期 自入小学始(6~7岁)至青春期前为学龄期。此期儿童体格生长速度相对缓慢,除生殖系统外,各系统器官外形均已接近成人。智力发育更加成熟,可以接受系统的文化教育。

7. 青春期 年龄范围一般为10~20岁,是从儿童到成人的过渡时期。此期发生一系列内分泌变化、性成熟并形成生殖能力,也是一个生理、心理和情感发展的过程。女孩的青春期开始年龄和结束年龄都比男孩早 2 年左右。青春期开始年龄和结束年龄存在较大个体差异,可相差 2～4 岁。此期儿童体格生长发育再次加速,出现第二次生长高峰,同时生殖系统发育加速并渐趋成熟。

第二节 生 长 发 育

生长发育是指从受精卵到成人的成熟过程。生长和发育是儿童不同于成人的重要特点。生长是指儿童身体各器官、系统的长大,可由相应的测量值来表示其量的变化;发育是指细胞、组织、器官的分化与功能成熟。生长和发育两者紧密相关,生长是发育的物质基础,生长的量的变化可在一定程度上反映身体器官、系统的成熟状况。

1. 生长发育规律 生长发育的速度或各器官系统的发育顺序都遵循一定的规律。认识生长发育的规律有助于对儿童生长发育状况进行正确评价。

(1)生长发育是连续的、有阶段性的过程:生长发育过程贯穿整个儿童期,但各年龄阶段生长发育有一定特点,不同年龄阶段生长速度不同。如体重和身长在生后第 1 年,尤其前 3 个月增加很快,第 1 年为第一个生长高峰;第 2 年以后生长速度逐渐减慢,至青春期生长速度又加快,出现第二个生长高峰。

(2)各系统、器官生长发育不平衡:人体各器官、系统的发育顺序遵循一定规律。如神经系统发育较早,脑在生后 2 年内发育较快;淋巴系统在儿童期迅速生长,于青春期前达高峰,以后逐渐下降;生殖系统发育较晚。其他系统的发育基本与体格生长相平行(图 5-1-1)。各系统发育速度不同与儿童不同年龄阶段的生理功能有关。

(3)生长发育的个体差异:儿童生长发育虽按一定规律发展,但在一定范围内受遗传、环境影响,存在着相当大的个体差异,每个人生长的“轨道”不会完全相同。因此,儿童生长发育水平有一定的正常范围,所谓的“正常值”不是绝对的,评价时必须考虑个体的不同影响因素,才能做出正确判断。

(4)生长发育的一般规律:生长发育遵循由上到下、由近到远、由粗到细、由低级到高级、由简单到复杂的规律。如出生后运动发育的规律是先抬头,后抬胸,再会坐、立、行(从上到下);从臂到手,从腿到脚的活动(由近到远);从全掌抓握到手指拾取(由粗到细);先画直线后画圈、图形(由简单到复杂)。认识事物的过程是先会看、听、感觉事物,逐渐发展到有记忆、思维、分析、判断(由低级到高级)。

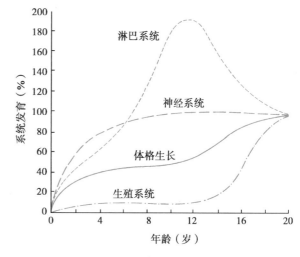

图 5-1-1 各系统、器官发育不平衡

2. 影响生长发育的因素 主要包括遗传和环境因素。

(1)遗传因素:细胞染色体所载基因是决定遗传的物质基础。父母双方的遗传因素决定小儿生长发育的“轨道”,或特征、潜力、趋向。种族、家族的遗传信息影响深远,如皮肤和头发的颜色、面部特征、身材高矮、性成熟时间、对疾病的易感性等。严重影响生长的遗传代谢性疾病、内分泌障碍、染色体畸形等与遗传直接有关,性染色体遗传性疾病与性别有关。

(2)环境因素:包括营养状况、疾病、母亲情况及家庭和社会环境等因素。

1)营养状况:儿童的生长发育,包括宫内胎儿生长发育,需供给充足的营养素。营养素供给充足且比例恰当,加上适宜的生活环境,可使生长潜力得到充分发挥。宫内营养不良不仅使胎儿体格生长落后,严重时还影响脑发育;生后营养不良,特别是第1~2年的严重营养不良,可影响体重、身高及智力发育。

2)疾病:对生长发育的影响十分明显。急性感染常使体重减轻,长期慢性疾病则影响体重和身高增长,内分泌疾病常引起骨骼生长和神经系统发育迟缓,先天性疾病(如先天性心脏病)可造成生长迟缓。

3)母亲情况:胎儿在宫内的发育受孕母生活环境、营养、情绪、疾病等影响。母亲妊娠早期病毒性感染可导致胎儿先天性畸形,妊娠期严重营养不良可引起流产、早产和胎儿体格生长及脑发育迟缓,妊娠早期某些药物、X线照射和精神创伤均可影响胎儿发育。

4)家庭和社会环境:家庭环境对儿童健康的重要作用易被家长和儿科医生忽视。良好的居住环境,如阳光充足、空气新鲜、水源清洁、无噪声、无噪光、居住条件舒适,配合良好的生活习惯、科学护理、良好教养、体育锻炼、完善的医疗保健服务等,是促进儿童生长发育达到最佳状态的重要因素。

成人疾病胎儿起源学说指"健康与疾病的发育起源",是近年提出的关于人类疾病起源的新概念。该学说认为,胎儿在宫内发育中受到遗传、宫内环境的影响,不仅会影响胎儿期的生长发育,而且可能引起持续的结构功能改变,导致将来一系列成年期疾病的发生。孕期营养缺乏将对后代心血管疾病、高血压、糖代谢异常、肥胖和血脂异常等一系列疾病的发生产生重要影响。

综上所述,遗传决定了生长发育的潜力,这种潜力从受精卵开始就受到环境因素的作用与调节,表现出个体的生长发育模式。因此,生长发育水平是遗传与环境共同作用的结果。

第三节 婴 儿 喂 养

婴儿喂养的方法有母乳喂养、部分母乳喂养和人工喂养三种方式。根据母亲情况、婴儿需求采用不同的喂养方式。

一、母乳喂养

母乳是满足婴儿生理和心理发育的最好食物,对婴儿的生长发育有不可替代作用,可提供足月儿生长到6个月所需要的营养素、能量、液体量。

1. 人乳的特点

(1)生物效价高、易消化吸收;乳清蛋白为主,促进乳糖蛋白形成。

(2)宏量营养素产能比例适宜(表5-1-1)。

表5-1-1 人乳与牛乳宏量营养素产能比(100ml)

	母乳	牛乳	理想标准
碳水化合物	41%(6.9g)	29%(5.0g)	40%~50%
脂肪	50%(3.7g)	52%(4.0g)	50%
蛋白质	9%(1.5g)	19%(3.3g)	11%
能量	67kcal(280.33kJ)	69kcal(288.70kJ)	

(3)牛磺酸、不饱和脂肪酸含量多,利于脑发育。

(4)乙型乳糖丰富,促进双歧杆菌生长并分解乳糖为乳酸,抑制大肠杆菌生长,利于钙盐溶解吸收。

(5)脂肪颗粒小,且含有脂肪酶,易于消化吸收。

(6)维生素A、C、E较多,但维生素K、D少,需要及时添加。

（7）电解质浓度低、肾脏负荷小，对胃液酸碱缓冲力小，更好发挥作用。钙磷比例适宜（2:1），吸收较好，但钙含量低，铁、锌吸收率较高。

（8）提供较多的免疫因子，如分泌性 IgA、乳铁蛋白、溶菌酶、补体、双歧因子及巨噬细胞等。

2. 母乳喂养的优点

（1）营养丰富，含有最适合婴儿生长发育的各种营养素，适合婴儿胃肠功能的消化吸收，减少营养不良的风险。

（2）含有丰富抗体、免疫活性细胞和其他免疫物质，可增强抗感染能力，降低婴儿死亡率及患病率。

（3）促进胎粪排出，减轻黄疸程度。

（4）方便、经济、卫生。

（5）有利于母子情感交流。

（6）哺乳可刺激子宫收缩，利于母亲产后康复。

二、部分母乳喂养

因母乳分泌不足，同时采用母乳与配方奶或兽乳喂哺婴儿，称为部分母乳喂养，有两种方法。

（1）补授法：在母乳分泌量不足的情况下，每次喂哺时先喂母乳，后给予配方奶或兽乳补充母乳不足部分，有利于刺激母乳分泌，适用于 6 个月以下的婴儿。

（2）代授法：用配方奶或兽乳替代一次或几次母乳量，适用于母亲白天工作不能及时哺乳，或者月龄较大的孩子断奶前的过渡。

三、人工喂养

由于各种原因不能进行母乳喂养时，完全用配方奶或其他兽乳（牛乳、羊乳等）喂哺婴儿，称为人工喂养。配方奶粉是以牛乳为基础的改造奶制品，使宏量营养素成分尽量接近于母乳，并添加一些重要的营养素，如乳清蛋白、不饱和脂肪酸、乳糖；强化婴儿生长时所需的微量营养素，如核苷酸、维生素 A、维生素 D、β 胡萝卜素和微量元素铁、锌等。使用时按年龄段进行选用，并按照配方奶的说明进行正确配制。当不能进行母乳喂养时，配方奶应作为优先选择的代乳品。

四、婴儿食物转换

婴儿随着生长发育的逐渐成熟，所需营养素的量和种类发生变化，单一食品已不能满足婴儿生长发育需要，需要添加乳汁以外的食物，即辅助食品（简称辅食），也称转乳期食物（表 5-1-2）。辅食添加原则为：①从少到多；②从一种到多种；③从细到粗；④从软到硬；⑤注意培养进食技能，增加进食兴趣，培养手眼协调和独立能力。

表 5-1-2　转乳期食物的引入

月龄	食物性状	种类	餐数		进食技能
			主要营养源	辅助食品	
6 月龄	泥状食物	菜泥、水果泥、含铁配方米粉、配方奶	6 次奶（断夜间奶）	逐渐加至 1 次	用勺喂
7~9 月龄	末状食物	稀（软）饭、肉末、菜末、蛋、鱼泥、豆腐、配方米粉、水果	4 次奶	1 餐饭、1 次水果	学用杯
10~12 月龄	碎食物	软饭、碎肉、碎菜、蛋、鱼肉、豆制品、水果	3 次奶	2 餐饭、1 次水果	抓食、断奶瓶、自用勺

第四节 儿童免疫规划

一、免疫规划内容

免疫规划是指国家传染病防治规划，使用有效的疫苗对易感人群进行预防接种所制定的策略，按照国家或省（自治区、直辖市）指定的疫苗品种、免疫程序或接种方案，在人群中有计划地进行疫苗接种，以预防和控制特定传染病的发生和流行。

国家免疫规划共包括 14 种疫苗，可以预防 15 种疾病，其中儿童接种的 11 种疫苗，可预防 12 种传染性疾病，包括乙肝、脊髓灰质炎、麻疹、风疹、流行性腮腺炎、白喉、破伤风、百日咳、甲肝、乙脑、流行性脑脊髓膜炎和结核病，重点地区接种出血热疫苗、炭疽疫苗、钩端螺旋体疫苗。

实现免疫规划有赖于预防接种的实施。预防接种方式包括常规接种、临时接种、群体性接种、应急接种等。免疫规划属常规接种，是根据免疫学原理、儿童免疫特点及传染病发生规律，按照国家免疫规划疫苗儿童免疫接种程序、疫苗使用指导原则、疫苗使用说明书，在相对固定的接种服务周期内，为接种对象提供的预防接种服务。

用于预防接种的免疫制剂有人工主动免疫制剂和被动免疫制剂。主动免疫制剂主要指疫苗，即利用病原微生物（如细菌、病毒等）及其代谢产物，通过人工减毒、灭活或基因重组等方法制成，具有抗原属性。疫苗可分为减毒活疫苗、灭活疫苗、多糖疫苗、亚单位疫苗、基因工程疫苗、合成疫苗等。被动免疫制剂属特异性免疫球蛋白，如抗毒素、抗血清、特异性免疫球蛋白等，具有抗原属性，可增加机体免疫被动免疫力，达到预防疾病的目的。

二、免疫规划程序

免疫规划程序主要是根据疫苗本身的生物学特性和免疫效果、传染性疾病的流行病学特征、机体的免疫应答反应能力及具体实施条件等因素而制定。通常包括儿童基础免疫程序（也称常规免疫）和成人、特殊职业人群、特殊地区需要接种疫苗的免疫程序两种。儿童免疫规划程序在全球各国家、各地区略有不同，我国目前的儿童免疫规划程序须按规定时间接种 11 种疫苗，预防 12 种传染性疾病（表 5-1-3）。

表 5-1-3 国家免疫规划疫苗儿童免疫程序表（2021 年版）

可预防疾病		疫苗种类		接种年（月）龄													
名称		缩写	出生时	1个月	2个月	3个月	4个月	5个月	6个月	8个月	9个月	18个月	2岁	3岁	4岁	5岁	6岁
乙型病毒性肝炎		乙肝疫苗	1	2					3								
结核病		卡介苗	1														
脊髓灰质炎		脊灰灭活疫苗			1	2											
		脊灰减毒活疫苗					3								4		
百日咳、白喉、破伤风		百白破疫苗				1	2	3				4					
		白破疫苗															5
麻疹、风疹、流行性腮腺炎		麻腮风疫苗								1		2					
流行性乙型脑炎		乙脑减毒活疫苗								1		2					

续表

可预防疾病名称	疫苗种类缩写	接种年(月)龄												
		出生时	1个月	2个月	3个月	4个月	5个月	6个月	8个月	9个月	18个月	2岁	3岁	4岁	5岁	6岁
流行性脑脊髓膜炎	A群流脑多糖疫苗							1		2					
	A群C群流脑多糖疫苗												1			2
甲型病毒性肝炎	甲肝减毒活疫苗										1				

三、疫苗分类

我国将疫苗分为一类疫苗和二类疫苗进行管理。一类疫苗是指政府免费向公民提供、公民应当依照政府规定而接种的疫苗,用于预防严重危害儿童健康的常见传染病。二类疫苗是指公民自费并且自愿接种的其他疫苗。一类疫苗和二类疫苗在接种时间上有冲突时,原则上应接种一类疫苗,但特殊情况下用于预防紧急性疾病风险的二类疫苗,如狂犬病疫苗、破伤风疫苗,可优先接种。

四、疫苗接种后反应及处理

(1)全身性一般反应:少数接种者接种灭活疫苗后24小时内可能出现发热,个别出现轻型麻疹样皮疹,还可能出现头痛、头晕、乏力、全身不适等,个别还出现恶心、呕吐、腹泻等胃肠道症状,上述症状一般持续1～2天。体温≤37.5℃,应加强观察,多饮水,注意休息;发热>37.5℃或≤37.5℃并伴有其他全身症状、异常哭闹等,应及时到医院诊治。

(2)局部一般反应:少数接种者接种数小时至24小时或稍后,局部皮肤出现红肿,伴疼痛,红肿范围一般不大,在24～48小时逐渐消退。接种卡介苗2周左右,局部可出现红肿浸润,随后化脓,形成小溃疡,大多在8～12周后结痂(卡疤)。红肿直径和硬结<15mm时,一般无须任何处理。红肿和硬结>30mm时,应及时到医院就诊。

(3)疑似预防接种异常反应:绝大多数人可通过疫苗接种获得抗感染的、有益的免疫应答反应;个别人出现一些除正常免疫反应以外的其他反应,怀疑与预防接种有关,称为疑似预防接种异常反应(adverse events following immunization,AEFI),偶有过敏性休克罕见症状,需配备急救药品和医生。目前AEFI分为六类,即不良反应、疫苗质量事故、预防接种事故、偶合症、心因性反应和不明原因反应。

AEFI监测及处置实行属地化管理。由省、市、县级及疾控机构成立预防接种异常反应调查诊断专家组,对除一般反应外的AEFI进行调查。任何医疗单位或个人不得做出预防接种异常反应的诊断。

第二章 儿科常见疾病

与成人相比，儿童时期以感染性疾病、营养障碍性疾病、先天畸形等多发，新生儿期是最脆弱的时期，死亡率高，降低新生儿死亡率和 5 岁以下儿童死亡率是提高人均寿命的关键环节。本章重点介绍严重危害儿童身心健康的常见疾病，如新生儿黄疸、支气管肺炎、小儿腹泻、维生素 D 缺乏性佝偻病、营养性缺铁性贫血、单纯性肥胖、性早熟等。

第一节　新生儿黄疸

新生儿黄疸（neonatal jaundice）也称新生儿高胆红素血症，因胆红素在体内积聚导致皮肤或其他器官黄染，是新生儿期最常见的临床问题。胆红素生成多、血浆白蛋白结合胆红素能力不足、肝细胞处理胆红素的能力差、胆红素肠肝循环增加是新生儿时期胆红素代谢的特点。未结合胆红素增高是新生儿黄疸最常见的表现形式，重者可引起胆红素脑病，造成神经系统永久性损害，甚至发生死亡。

【病因】

病理性黄疸的病因较多，常为多种病因同时存在。

1. 胆红素生成过多　红细胞增多症、血管外溶血、同族免疫性溶血、感染、肠肝循环增加、母乳喂养相关黄疸和母乳性黄疸、红细胞形态异常或酶缺陷、血红蛋白病等。

2. 肝脏胆红素代谢障碍　缺氧、感染、Crigler-Najjar 综合征、Gilbert 综合征、Lucey-Driscoll 综合征、药物、先天性甲状腺功能减退、脑垂体功能低下和 21- 三体综合征等。

3. 胆汁排泄障碍　新生儿肝炎、先天性代谢缺陷病（α1 抗胰蛋白酶缺乏症、半乳糖血症等）、Dubin-Johnson 综合征、肠道外营养所致胆汁淤积、胆道闭锁（先天性胆道闭锁或胆总管囊肿）等。

【分类】

根据临床特点不同，新生儿黄疸分为生理性黄疸和病理性黄疸。

1. 生理性黄疸（physiological jaundice）　具备以下特点：①一般情况好。②足月儿生后 2～3 天出现黄疸，4～5 天达高峰，5～7 天消退，最迟不超过 2 周。早产儿黄疸多于生后 3～5 天出现，5～7 天达高峰，7～9 天消退，最长可延迟到 3～4 周。③每天血清胆红素升高 $<85\mu mol/L$ 或每小时 $<8.5\mu mol/L$。

2. 病理性黄疸（pathologic jaundice）　具备下列情况之一均为病理性黄疸：①生后 24 小时内出现黄疸；②血清总胆红素值已达到相应日龄及相应危险因素下的光疗干预标准（图 5-2-1），或超过小时胆红素风险曲线的第 95 百分位数，或胆红素每天上升超过 $85\mu mol/L$，或每小时上升超过 $8.5\mu mol/L$；③黄疸持续时间长，足月儿 >2 周，早产儿 >4 周；④黄疸退而复现；⑤血清结合胆红素 $>34\mu mol/L$。

【临床表现及辅助检查】

1. 病史　详细询问黄疸开始出现的时间、程度、变化及伴随症状。

2. 症状和体征　黄疸为主要表现，不同的病因可伴有不同体征。如母婴 Rh 血型不合导致溶血时常有肝脾肿大，新生儿败血症可有皮肤出血点或腹胀等。

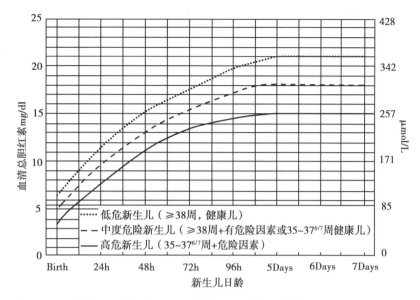

图 5-2-1　胎龄 >35 周新生儿不同胎龄及不同高危因素的生后小时龄光疗标准

3. 辅助检查　根据需要选择辅助检查。如疑为母婴血型不合所致溶血，可行血型抗体检测；疑为感染所致者，应行血培养检查等。

【治疗】

1. 光照疗法　简称光疗，是降低血清未结合胆红素简单有效的方法。是否需要光疗除了根据血清胆红素水平外，还需要根据不同胎龄、不同日龄及是否存在胆红素脑病的高危因素来进行综合评估。光源可选择蓝光（波长 425~475nm）、绿光（波长 510~530nm）或白光（波长 550~600nm），有单面光疗和双面光疗。光疗效果与暴露面积、光照强度及持续时间有关。

2. 换血疗法　换出部分血中游离抗体和致敏红细胞减轻溶血；换出血中大量胆红素，防止发生胆红素脑病；纠正贫血，改善携氧，防止心力衰竭。临床上除了根据患儿具有重度高胆红素血症外，还需结合患儿胎龄、日龄等因素综合评估是否实施换血疗法。需注意，已有胆红素脑病临床表现者，无论胆红素水平高低均应尽快实施换血。

3. 药物治疗　确诊新生儿溶血病者可静脉滴注免疫球蛋白 0.5~1.0g/kg。必要时重复使用。当血清胆红素水平接近换血值，且白蛋白水平 <25g/L，可补充血浆每次 10~20ml/kg 或白蛋白 1g/kg，以增加胆红素和白蛋白的联结，减少胆红素脑病的发生。

第二节　小 儿 腹 泻

腹泻（diarrhea）是一组由多病原、多因素引起的以大便次数增多和大便性状改变为特点的消化道综合征，6 个月~2 岁婴幼儿发病率高，1 岁以内患儿约占患儿总数的一半。

【病因及分类】

导致小儿腹泻的病因可分为感染性和非感染性，感染性因素分为肠道内感染和肠道外感染。肠道内感染主要由病毒、细菌、真菌和寄生虫等引起，以前两者多见，尤其是病毒感染。小儿病毒性腹泻最常见的病原是轮状病毒，多发生于秋冬季。肠道外感染（如上呼吸道感染、肺炎、中耳炎、泌尿系感染等）亦可产生腹泻症状，常由于发热、感染原释放的毒素、抗生素治疗、局部激惹（如膀胱炎、肛周脓肿等）而并发腹泻。非感染性因素主要有饮食因素（如喂养不当、食物过敏、双糖酶缺乏或活性降低等）及气候因素（气候突然变化致肠蠕动增加或天气过热消化液分泌减少等）。

【临床表现】

不同病因引起的腹泻常各具临床特点。

1. 急性腹泻　病程小于 2 周称为急性腹泻，分为轻型腹泻和重型腹泻。

（1）轻型腹泻：多因饮食不当及肠道外感染引起，起病可急可缓，以胃肠道症状为主，可伴有食欲缺乏、偶有溢乳及呕吐，大便次数增多、稀薄、黄色或黄绿色，有酸味，常见奶瓣和泡沫。无脱水及全身中毒症状，数天内痊愈。

（2）重型腹泻：多由肠道内感染引起。常急性起病，胃肠道症状较重，有呕吐和频繁腹泻，大便每天十余次，多为黄色水样便或蛋花汤样便，少数可伴黏液脓血；同时伴全身感染中毒症状和较明显的脱水、电解质紊乱，如发热或体温不升、烦躁、精神萎靡、嗜睡甚至昏迷、休克。

根据体液丢失程度将脱水分为轻度、中度、重度，根据丢失的水和电解质的比例不同，将脱水分为等渗性脱水（血清钠 130～150mmol/L）、低渗性脱水（血清钠 < 130mmol/L）、高渗性脱水（血清钠 > 150mmol/L）。

重型腹泻常由于丢失大量碱性物质、进食少等产生代谢性酸中毒，表现为精神不振、口唇樱红、呼出气凉等。同时由于消化液丢失和摄入少，常出现低钾血症，表现为神经肌肉兴奋性降低、心音低钝、腹胀、肠鸣音减弱或消失、腱反射减弱等多系统表现。同时可伴低钙血症和低镁血症，表现为震颤、手足搐搦甚至惊厥。

2. 迁延性和慢性腹泻　病程持续 2 周～2 个月称为迁延性腹泻，腹泻病程超过 2 个月以上称为慢性腹泻。其病因复杂，感染、食物过敏、酶缺陷、免疫缺陷、药物因素、先天性畸形等均可引起，以急性感染性腹泻未彻底治疗或治疗不当、迁延不愈最为常见，营养不良小儿患病率高。

【诊断及鉴别诊断】

根据临床表现和大便性状进行临床诊断，同时判断有无脱水及其程度和性质，有无电解质紊乱和酸碱失衡。根据大便常规检查是否有白细胞分为：

1. 大便无或偶见少量白细胞　为侵袭性细菌以外的病因（如病毒、非侵袭性细菌、喂养不当和肠道外感染），多为水泻，有时伴脱水症状。应注意以下情况。

（1）生理性腹泻：多见于 6 个月以内婴儿，外观虚胖，常有湿疹，生后不久即出现腹泻，除大便次数增多外，无其他症状，食欲好，不影响生长发育，多在添加辅食后好转，可能为乳糖不耐受的一种特殊类型。

（2）导致小肠消化吸收功能障碍的各种疾病：如双糖酶缺乏、食物过敏性腹泻、原发性肠吸收不良等。可根据大便酸度检测、还原糖检测、食物过敏原检测、食物回避 - 激发试验等加以鉴别，部分迁延性、慢性腹泻患儿需行消化道造影或结肠镜检、小肠黏膜活检等以明确病因。

2. 大便有较多白细胞　表明结肠和回肠末端有侵袭性炎症病变，常由各种侵袭性细菌感染所致，需进行大便细菌培养、细菌血清型和毒性检测，并与细菌性痢疾和坏死性肠炎鉴别。

【治疗原则】

调整饮食，预防和纠正脱水，合理用药，加强护理，预防并发症。急性腹泻注意维持水、电解质平衡，迁延性及慢性腹泻应注意纠正肠道菌群失调及饮食治疗。

1. 急性腹泻治疗

（1）饮食疗法：不提倡饮食限制过严或禁食过久，强调继续饮食满足生理需要，呕吐严重者可暂禁食 4～6 小时，不禁水；逐步恢复母乳及原来已经熟悉的饮食。病毒性肠炎可出现继发性双糖酶缺乏，对疑似病例可暂时改喂豆类、淀粉类食物或去乳糖配方奶粉以减轻腹泻。

（2）液体疗法：目的是维持或恢复正常的体液容量和成分，以保证正常的生理功能。液体疗法包括补充累积损失量、继续损失量和生理需要量，三个部分可独立进行计算和补充。

1）补充累积损失量：根据脱水程度和性质决定。轻度脱水 30～50ml/kg，中度脱水 50～100ml/kg，重度脱水 100～120ml/kg；低渗性脱水补 2/3 张含钠液，等渗性脱水补 1/2 张含钠液，高渗性脱水补 1/5～1/3 张含钠液。若脱水性质判断困难可先按等渗性脱水补充。补液速度原则上先快后慢，补充累积损失量应在 8～12 小时完成。对于伴有循环不良和休克的重度脱水患儿，应先快速扩容，首选 2:1 等张含钠液，按 20ml/kg，0.5～1.0 小时输入，循环改善后应及时补钾。轻至中度脱水可使用口服补液盐（oral rehydration salts，ORS），中度以上脱水或吐泻严重伴腹胀者采用静脉输液。ORS 是世界卫生组织推荐用以治疗急性腹泻合并脱水的一种溶液，其机制是小肠上皮细胞刷状缘的膜上存在 Na^+- 葡萄糖偶联转运吸收机制，可显著增加钠和水的吸收。ORS 一般适用于轻至中度脱水无严重呕吐者。昏迷或昏睡、腹胀者不宜用 ORS。用于补充继续损失量和生理需要量时，ORS 需适当稀释。

2）补充继续损失量：在开始补充累积损失量后，腹泻、呕吐、胃肠引流等损失大多继续存在，应依据原发病和病情不同进行评估和补充。

3）补充生理需要量：一般按每代谢 100kcal 热量需水 100～150ml 计算，年龄越小，需水相对越多。生理需要量应尽量口服补充。

若脱水纠正，第 2 天以后补充继续损失量和生理需要量。

（3）补钙、补镁治疗：补液过程中若出现惊厥、手足搐搦，可用 10% 葡萄糖酸钙加等量葡萄糖液缓慢静脉注射。补钙后手足搐搦不改善或加重，提示低镁血症可能，可通过测定血镁浓度、25% 硫酸镁深部肌内注射治疗。

（4）药物治疗：包括控制感染、肠道微生态疗法、使用肠黏膜保护剂、抗分泌治疗和补锌治疗，应避免使用止泻剂。

2. 迁延性和慢性腹泻治疗 迁延性和慢性腹泻常伴有营养不良和其他并发症，病情较为复杂，应积极寻找病因，采取综合治疗措施，切忌滥用抗生素，避免顽固的肠道菌群失调。治疗措施包括饮食调整，有双糖不耐受者给予不含乳糖或去乳糖配方奶，过敏性腹泻应回避过敏食物或采用游离氨基酸或水解蛋白配方饮食，肠黏膜受损者给予要素饮食，必要时给以静脉营养药物治疗，有感染依据的给予抗生素治疗、微生态疗法、肠黏膜保护剂、补充微量元素和维生素等，可同时辅以中医治疗。

第三节　支气管肺炎

【病因及分类】

支气管肺炎（bronchopneumonia）是累及支气管壁和肺泡的炎症，为儿童时期最常见的肺炎。2 岁以内多发，一年四季均可发病。营养不良、维生素 D 缺乏性佝偻病、先天性心脏病、低出生体重儿、免疫缺陷者易发生本病。最常见病因为细菌和病毒感染，或为细菌和病毒混合感染。发达国家儿童肺炎以病毒感染为主，发展中国家则以细菌为主。细菌感染中以肺炎链球菌多见，近年来支原体、衣原体和流感嗜血杆菌感染有增加趋势。病原体常由呼吸道入侵，少数经血行入肺。

由于支气管、肺泡炎症引起通气和换气障碍，导致缺氧和二氧化碳潴留，并由此产生一系列病理生理改变，包括呼吸功能不全、酸碱平衡失调及电解质紊乱。

【临床表现】

1. 主要症状 发热、咳嗽、气促和全身症状。

（1）发热：多为不规则发热。但新生儿和重度营养不良患儿体温可不升高。

（2）咳嗽：早期多为干咳，恢复期有痰。

（3）气促：多在发热和咳嗽后出现。

（4）全身症状：包括精神不振、食欲减退、轻度腹泻或呕吐。

2. 体征 患儿可有呼吸增快、鼻翼扇动和吸气性凹陷，重者口周、鼻唇沟和指（趾）端发绀，肺部啰音早期不明显,随后可闻及固定的中细湿啰音,病灶融合时可出现肺实变体征。

3. 重症肺炎　除呼吸系统出现呼吸衰竭外,可有其他系统功能改变,可有酸碱平衡紊乱、水电解质紊乱,全身感染中毒症状明显,甚至危及生命。

(1)心血管系统:可出现心肌炎、心包炎和心力衰竭。当合并心力衰竭时,患儿表现为安静状态下呼吸、心率突然加快,突然出现极度烦躁不安和面色苍白或面色发灰,心音低钝、奔马律,可有颈静脉怒张,肝脏迅速增大,可有少尿、无尿、眼睑及下肢水肿。

(2)神经系统:可出现缺氧中毒性脑病,表现为烦躁、凝视、意识障碍、惊厥、呼吸节律不齐等,瞳孔改变,对光反射迟钝或消失、脑膜刺激征阳性等。脑脊液检查除了脑压增高外,其他均正常。

(3)消化系统:可发生中毒性肠麻痹,表现为呕吐、腹胀。

(4)抗利尿激素异常分泌综合征(syndrome of inappropriate secretion of antidiuretic hormone, SIADH):因抗利尿激素分泌增加可出现低钠血症。

(5)DIC:可表现为血压下降、四肢凉、皮肤黏膜及胃肠道出血。

4. 并发症　肺炎若未能及时治疗或病原体致病力强,可引起并发症,如脓胸、脓气胸、肺大疱、肺不张、支气管扩张等。

【辅助检查】

1. 外周血检查

(1)血常规:细菌性肺炎的白细胞计数增高,中性粒细胞增多,可有核左移,细胞质有中毒颗粒。病毒性肺炎的白细胞计数大多正常或偏低,淋巴细胞增高或出现异型淋巴细胞。

(2)CRP:细菌感染时血清 CRP 多升高,非细菌感染时升高不明显。

(3)降钙素原(PCT):细菌感染时可升高,抗菌药物治疗有效时可迅速下降。

2. 病原学检查

(1)细菌学检查:采集气管吸取物、肺泡灌洗液、胸腔积液、脓液和血标本做细菌培养和鉴定,同时进行药物敏感试验对明确细菌性病原和指导治疗有意义。亦可做涂片染色镜检进行初筛试验。其他可采取血清学检测肺炎链球菌荚膜多糖抗体水平,荧光多重 PCR 检测细菌特异基因等。

(2)病毒学检查:通过感染肺组织、支气管肺泡灌洗液、鼻咽分泌物进行病毒培养和分离是病毒病原诊断的可靠方法。其他方法包括病毒抗体检测、病毒抗原检测、病毒特异性基因检测。

(3)其他病原学检查:包括肺炎支原体、衣原体和嗜肺军团菌等检查。

3. 胸部 X 线检查　早期胸片提示肺纹理增强、透光度降低,以后两肺下野、中内带出现大小不等的点状或小斑片状影,或融合成大片状阴影,甚至波及节段。可有肺不张、肺气肿(图 5-2-2)。伴发脓胸时,患侧肋膈角变钝,如积液多呈现反抛物线状阴影,并发脓气胸时患侧胸腔可见液平面。伴发肺大疱时可见完整薄壁、无液平的大疱。若病灶难以鉴别时可行胸部 CT 检查。

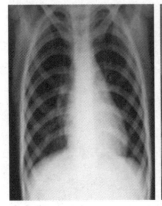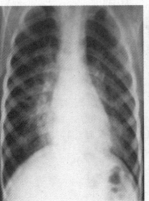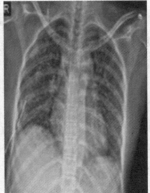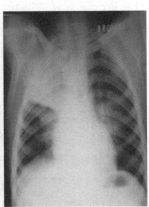

图 5-2-2　胸部 X 线检查表现

【诊断及鉴别诊断】

多为急性起病，一般有发热、咳嗽、呼吸急促症状，肺部听诊闻及固定中细湿啰音和 / 或胸部影像学提示肺炎改变可诊断。

需要与急性支气管炎、支气管异物、支气管哮喘、肺结核进行鉴别。

【治疗】

采用综合治疗，原则为改善通气、控制炎症、对症治疗、防止和治疗并发症。

1. 一般治疗及护理 注意休息，居室通风，加强营养，经常变换体位，减少肺部淤血，促进炎症吸收，防止交叉感染。

2. 抗感染治疗

（1）抗菌治疗：明确为细菌感染或病毒感染后继发细菌感染者，应使用抗菌药物。抗菌药物使用原则：①有效安全。②在使用抗菌药物前应采集合适的呼吸道分泌物或血标本进行细菌培养和药物敏感试验。③选用药物在肺组织中应有较高浓度。④轻症口服抗菌药物有效且安全，重症肺炎或因呕吐等致口服难以吸收者可考虑胃肠道外抗菌药物治疗。⑤适宜剂量、合理疗程。⑥重症宜静脉联合用药。根据不同病原选择抗菌药物，一般用至热退且平稳、全身症状改善、呼吸道症状部分改善后 3～5 天。

（2）抗病毒治疗：可选用利巴韦林或 α- 干扰素。流感病毒可口服磷酸奥司他韦。部分中药制剂有一定抗病毒疗效。

3. 对症治疗 若有缺氧表现给予氧疗，保持呼吸道通畅，改善通气功能。雾化吸入有助于解除支气管痉挛。若有腹胀应注意是否合并低钾血症并予以纠正，中毒性肠麻痹时应禁食并进行胃肠减压。其他对症治疗包括退热、祛痰，必要时镇静等。

4. 其他治疗 若有严重喘憋、呼吸衰竭、全身中毒症状明显、感染中毒性休克、脑水肿、胸腔短时间内较大量渗出等严重情况可短期应用糖皮质激素。如合并心力衰竭、缺氧中毒性脑病、SIADH、脓胸和脓气胸等予以相应治疗。注意治疗佝偻病、营养不良、贫血等。重症患儿可酌情给予血浆和静脉注射用丙种球蛋白治疗。

第四节　缺铁性贫血

缺铁性贫血（iron deficiency anemia，IDA）是体内铁缺乏导致血红蛋白合成减少，临床上以小细胞低色素性贫血、血清铁蛋白减少和铁剂治疗有效为特点的贫血症。以婴幼儿发病率最高，严重危害儿童健康，是我国重点防治的儿童常见病之一。

【病因】

1. 先天储铁不足 胎儿从母体获得的铁以妊娠最后 3 个月最多，故早产、双胎或多胎、胎儿失血和孕母严重缺铁等均可使胎儿储铁减少。

2. 铁摄入量不足 缺铁性贫血的主要原因。人乳、牛乳、谷物中含铁量均低，不及时添加含铁较多的辅食容易发生缺铁性贫血。

3. 生理需要量增加 婴儿期生长发育较快，3～4 个月时和 1 岁时体重分别为出生时的 2 倍和 3 倍，血容量随着体重而增加，1 岁时血液循环中的血红蛋白增加 2 倍，未成熟儿的体重及血红蛋白增加倍数更高，不及时添加含铁丰富的食物则易致缺铁。

4. 铁的吸收障碍 食物搭配不合理可影响铁的吸收。慢性腹泻导致铁吸收不良和铁排泄增加。

5. 铁的丢失过多 正常婴儿每天排泄铁量相比成人多。长期慢性失血可致缺铁，如肠息肉、梅克尔憩室、膈疝、钩虫病等可致慢性失血，将不经加热处理的鲜牛奶喂养婴儿可因对牛奶过敏而致肠出血（每天失血约 0.7ml）。

【发病机制】

1. 缺铁对血液系统的影响 铁是合成血红蛋白的原料,缺铁时血红素生成不足,进而血红蛋白合成减少,导致新生红细胞内血红蛋白含量不足,细胞质减少,细胞变小;而缺铁对细胞分裂、增殖影响较小,故红细胞数量减少程度不如血红蛋白明显,从而形成小细胞低色素性贫血。缺铁通常经过以下3个阶段才发生贫血:①铁减少期(ID 期):此阶段体内贮存铁已减少,但供红细胞合成血红蛋白的铁尚未减少;②红细胞生成缺铁期(IDE 期):此期贮存铁进一步耗竭,红细胞生成所需的铁亦不足,但循环中血红蛋白的量尚未减少;③缺铁性贫血期(IDA 期):此期出现小细胞低色素性贫血,还有一些非造血系统的症状。

2. 缺铁对其他系统的影响 缺铁可影响肌红蛋白的合成,并可使多种含铁酶(如细胞色素 C、单胺氧化酶、核糖核苷酸还原酶、琥珀酸脱氢酶等)的活性减低。由于这些含铁酶与生物氧化、组织呼吸、神经介质分解与合成有关,故铁缺乏时造成细胞功能紊乱,尤其是单胺氧化酶活性降低,造成重要神经介质,如 5- 羟色胺、去甲肾上腺素、肾上腺素及多巴胺发生明显变化,不能正常发挥功能,而产生一些非造血系统表现,如体力减弱、易疲劳、表情淡漠、注意力减退和智力减低等。缺铁还可引起组织器官异常,如口腔黏膜异常角化、舌炎、胃酸分泌减少、脂肪吸收不良和反甲等。此外,缺铁还可引起细胞免疫功能降低,易患感染性疾病。

【临床表现】

任何年龄均可发病,以 6 个月至 2 岁最多见。发病缓慢,其临床表现随病情轻重而有所不同。

1. 一般表现 皮肤黏膜逐渐苍白,以唇、口腔黏膜及甲床较明显,易疲乏,不爱活动。年长儿可诉头晕、眼前发黑、耳鸣等。

2. 髓外造血表现 由于髓外造血,肝、脾可轻度肿大;年龄越小,病程越久,贫血越重,肝脾大越明显。

3. 非造血系统症状

(1)消化系统:食欲减退,少数有异食癖(如嗜食泥土、墙皮、煤渣等);可有呕吐、腹泻;可出现口腔炎、舌炎或舌乳头萎缩;重者可出现萎缩性胃炎或吸收不良综合征。

(2)神经系统:表现为烦躁不安或萎靡不振、精神不集中、记忆力减退,智力多数低于同龄儿。

(3)心血管系统:明显贫血时心率增快,严重者心脏扩大,甚至发生心力衰竭。

(4)其他:因细胞免疫功能降低,常合并感染。可因上皮组织异常而出现反甲。

【辅助检查】

1. 外周血象 血红蛋白降低比红细胞数减少明显,呈小细胞低色素性贫血。外周血涂片可见红细胞大小不等,以小细胞为多,中央淡染区扩大(图 5-2-3)。平均红细胞容积(MCV)<80fl,平均红细胞血红蛋白量(MCH)<26pg,平均红细胞血红蛋白浓度(MCHC)<310g/L。网织红细胞数正常或轻度减少。白细胞、血小板一般无改变。

2. 骨髓象 呈增生活跃,以中、晚幼红细胞增生为主。各期红细胞均较小,胞质少,染色偏蓝,显示胞质成熟程度落后于胞核。粒细胞和巨核细胞系一般无明显异常(图 5-2-4)。

3. 有关铁代谢的检查

(1)血清铁蛋白(serum ferritin, SF):可较敏感地反映体内贮存铁情况,是诊断缺铁铁减少期(ID 期)的敏感指标。放射免疫法测定正常值:<3 个月婴儿 194~238μg/L,3 个月后 18~91μg/L;<12μg/L,提示缺铁。由于感染、肿瘤、肝脏疾病和心脏疾病时 SF 明显升高,故当缺铁合并这些疾病时其 SF 值可不降低,此时测定红细胞内碱性铁蛋白有助诊断。

(2)红细胞游离原卟啉(free erythrocyte protoporphyrin, FEP):红细胞内缺铁时 FEP 不能完全与铁结合成血红素,血红素减少使 FEP 合成增多,未被利用的 FEP 在红细胞内堆积,导致 FEP 值增高,当 FEP>0.9μmol/L(500μg/dl)即提示细胞内缺铁。如 SF 值降低、FEP 升高而未出现贫血,这是红细胞生成缺铁期(IDE 期)的典型表现。FEP 增高还见于铅中毒、慢性炎症和先天性原卟啉增多症。

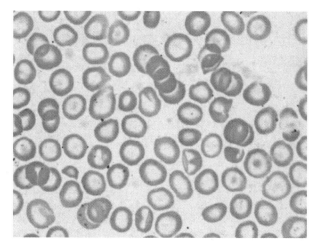

图 5-2-3 缺铁性贫血外周血象

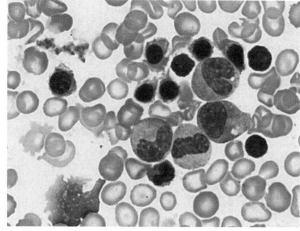

图 5-2-4 缺铁性贫血骨髓象

（3）血清铁（SI）、总铁结合力（TIBC）和转铁蛋白饱和度（TS）：此 3 项检查可反映血浆中铁含量，通常在缺铁性贫血期（IDA 期）才出现异常，即 SI 和 TS 降低，TIBC 升高。SI 正常值为 12.8～31.3μmol/L（75～175μg/dl），<9.0～10.7μmol/L（50～60μg/dl）有意义，但其生理变异大，并且在感染、恶性肿瘤、类风湿关节炎等疾病时也可降低。TIBC>62.7μmol/L（350μg/dl）有意义；其生理变异较小，在病毒性肝炎时可增高。TS<15% 有诊断意义。

4. 骨髓可染铁 骨髓涂片用普鲁士蓝染色镜检，细胞外铁减少。观察红细胞内铁粒细胞数，若<15%，提示贮存铁减少（细胞内铁减少），这是一项反映体内贮存铁的敏感而可靠的指标。

【诊断及鉴别诊断】

根据病史（特别是喂养史）、临床表现和血象特点可做出初步诊断。铁代谢生化检查有确诊意义。必要时可进行骨髓检查。铁剂治疗有效可证实诊断。

注意根据疾病临床特点和实验室检查特征与其他小细胞低色素性贫血疾病进行鉴别，如地中海贫血、异常血红蛋白病、维生素 B_6 缺乏性贫血、铁粒幼红细胞性贫血和铅中毒等。

【治疗】

主要原则为去除病因和补充铁剂。

1. 一般治疗 加强护理，保证充足睡眠；避免感染，伴感染者应积极控制感染；重度贫血者注意保护心脏功能；根据病人消化能力，适当增加含铁质丰富的食物，合理搭配饮食以增加铁吸收。

2. 去除病因 对饮食不当者、有偏食习惯者应纠正不合理饮食；有慢性失血性疾病（钩虫病、肠道畸形等）应予及时治疗。

3. 铁剂治疗

（1）口服铁剂：铁剂是治疗缺铁性贫血的特效药，主张口服铁剂治疗。二价铁盐容易吸收，故临床均选用二价铁盐制剂。常用口服铁剂有硫酸亚铁（含元素铁 20%）、富马酸亚铁（含元素铁 33%）、葡萄糖酸亚铁（含元素铁 12%）、琥珀酸亚铁（含元素铁 35%）等。元素铁每日摄取 4～6mg/kg，分 3 次口服，以两餐之间口服为宜；为减少胃肠副作用，可从小剂量开始，若无不良反应，可在 1～2 日内加至足量。牛奶、茶、咖啡及抗酸药等与铁剂同服均可影响铁的吸收。

（2）注射铁剂：注射铁剂较容易发生不良反应，甚至可发生过敏反应而致死，故应慎用。

补给铁剂 12～24 小时后，细胞内含铁酶开始恢复，烦躁等精神症状减轻，食欲增加。网织红细胞于服药 2～3 天后开始上升，5～7 天达高峰，2～3 周后下降至正常。治疗 1～2 周后血红蛋白逐渐上升。通常于治疗 3～4 周达到正常。若 3 周内血红蛋白上升不足 20g/L，应注意寻找原因。若治疗反应满意，血红蛋白恢复正常后再继续服用铁剂 6～8 周，以增加铁贮存。

4. 输注红细胞 一般不必输注红细胞,输注红细胞的适应证是:①贫血严重,尤其是发生心力衰竭时;②合并感染;③急需外科手术时。贫血越严重,每次输注量应越少。Hb 在 30g/L 以下者,应采用等量换血方法;Hb 在 30~60g/L 者,每次可输注红细胞悬液 4~6ml/kg;Hb 在 60g/L 以上者,不必输红细胞。

第五节 营养性维生素 D 缺乏

一、营养性维生素 D 缺乏性佝偻病

营养性维生素 D 缺乏性佝偻病(rickets of vitamin D deficiency)是由于小儿体内维生素 D 不足引起的钙磷代谢紊乱并以骨骼病变为特征的营养性疾病。

【病因】

维生素 D 包括维生素 D_2(麦角骨化醇,主要来源于食物)和维生素 D_3(胆骨化醇,由皮肤中 7- 脱氢胆固醇经日光中紫外线照射后转变而成)。两者在体内经羟化作用后生成具有生物活性的 $1,25-(OH)_2D_3$,是维持钙、磷代谢平衡的主要激素之一,其主要生理作用有:①促进小肠黏膜对钙、磷的吸收。②增加肾近曲小管对钙、磷的重吸收,特别是对磷的重吸收,有利骨的矿化。③与甲状旁腺素协同使破骨细胞成熟,促进骨重吸收,同时刺激成骨细胞促进骨样组织成熟和钙盐沉积。当体内维生素 D 缺乏时,由于肠道吸收钙磷减少和低钙血症,使甲状旁腺素(parathyroid hormone,PTH)代偿性分泌增加,动员骨钙释放以维持正常的血钙水平,导致骨基质不能矿化,成骨细胞增生,碱性磷酸酶分泌增加,骨样组织堆积于干骺端,在腕、踝部扩大及软骨关节处呈串珠样隆起,颅骨出现骨化障碍,软化的骨干受重力作用及肌肉牵拉出现畸形。若 PTH 反应性低下,不能动员骨钙释放,导致严重低钙血症并引起神经肌肉兴奋,临床上出现惊厥、手足搐搦等表现。

导致维生素 D 缺乏的主要原因:①围生期维生素 D 不足,如早产、多胎等。②日照不足。③生长速度过快,需要增加。④食物中维生素 D 不足。⑤疾病影响,如慢性消化性疾病、肝肾严重损害等。

【临床表现】

临床上分为 4 期。

1. 初期(早期) 多见于 6 个月尤其 3 个月以内的婴儿,以非特异性神经精神症状为主,如易激惹、枕秃等。

2. 活动期(激期) 若病情继续加重,此期出现 PTH 功能亢进和钙、磷代谢失常的典型骨骼改变,见于该年龄段生长速度较快的骨骼。6 个月以内婴儿出现颅骨软化,7~8 个月时出现"方颅"、"佝偻病串珠"(第 7~10 肋骨最明显)、"手镯足镯"。1 岁左右可见"鸡胸样"畸形、肋膈沟(或称郝氏沟)。由于骨质软化,肌肉关节松弛,小儿开始站立行走后由于负重出现双下肢改变,股骨、胫骨、腓骨弯曲可形成膝内翻("O"形腿)、膝外翻("X"形腿)或"K"形样下肢畸形。由于韧带松弛导致坐与站立后出现脊柱畸形。由于严重低血磷导致肌肉糖代谢障碍,使全身肌肉松弛、肌张力降低和肌力减弱。

3. 恢复期 经日光照射或治疗后临床症状逐渐减轻或消失。

4. 后遗症期 多见于 2 岁以后的儿童,临床症状消失,但遗留不同程度的骨骼畸形。

【辅助检查】

1. 早期 血清 $25-(OH)D_3$ 下降,PTH 升高,一过性血钙下降,血磷降低,碱性磷酸酶正常或稍高。此期多无骨骼病变,骨骼 X 线片可正常或钙化带稍模糊。

2. 活动期(激期) 血生化检查除血清钙稍低外,其他指标改变显著。X 线检查显示长骨钙化带消失,干骺端呈毛刷样、杯口状改变,骨骺端软骨盘增宽(>2mm),骨质稀疏,骨皮质变薄,可出现无临床

症状的骨干弯曲畸形或青枝骨折。

3. 恢复期 血钙、血磷逐渐恢复正常，碱性磷酸酶需 1～2 个月降至正常水平。2～3 周后骨骼 X 线片有所改善，不规则钙化线出现，钙化带致密增厚，骨骺软骨盘<2mm。

4. 后遗症期 血生化正常，X 线检查骨骼干骺端病变消失。

【诊断】

诊断时应按照以下三个步骤进行：是否为佝偻病、佝偻病分期、是否需要治疗。并注意与抗维生素 D 佝偻病进行鉴别。

1. 病史 有维生素 D 缺乏的原因。

2. 症状和体征 具有不同时期的临床表现，注意早期的神经系统症状（烦闹、多汗等）无特异性。活动期出现不同骨骼改变。

3. 辅助检查 具有不同时期的辅助检查特点。

【治疗】

治疗目的在于控制活动期，防止骨骼畸形。补充维生素 D 以口服为主，每天 50～100μg（2 000～4 000U），1 个月后减为 400～800U/d，治疗 1 个月、3 个月应复查和评估。补充适量钙剂，调整膳食结构，增加膳食来源钙摄入，严重骨骼畸形可采取外科手术矫正畸形。

二、维生素 D 缺乏性手足搐搦症

维生素 D 缺乏性手足搐搦症（tetany of vitamin D deficiency）是维生素 D 缺乏性佝偻病的伴发症状之一，多见于 6 个月以内的婴儿。由于维生素 D 缺乏时血钙下降而 PTH 不能代偿性分泌增加，血钙继续降低所致。当总血钙低于 1.75～1.88mmol/L，或离子钙低于 1.0mmol/L 时可引起神经肌肉兴奋性增高相关临床表现。

【临床表现】

主要为惊厥、喉痉挛和手足搐搦，并有不同程度的活动期佝偻病表现。

1. 隐匿型 无典型发作症状，但可通过刺激神经肌肉引出下列体征。①面神经征：以手指尖或叩诊锤骤击患儿颧弓与口角间的面颊部（第 7 对脑神经孔处），引起眼睑和口角抽动为阳性。②腓反射：以叩诊锤骤击膝下外侧腓骨小头上腓神经处，引起足向外侧收缩为阳性。③陶瑟征（Trousseau sign）：以血压计袖带包裹上臂，使血压维持在收缩压与舒张压之间，5 分钟之内该手出现痉挛症状为阳性。

2. 典型发作 有惊厥、喉痉挛和手足搐搦表现。①惊厥：突然发生四肢抽动、两眼上窜、面肌颤动、神志不清，发作时间持续数秒至数分钟不等，时间长者伴发绀。发作停止后萎靡入睡，醒后活泼如常，数日发作 1 次或每天发作数次，一般不伴发热。②喉痉挛：婴儿多见，喉部肌肉及声门突发痉挛，呼吸困难，可突发窒息，严重缺氧甚至死亡。③手足搐搦：见于较大婴儿、幼儿，突发手足痉挛呈弓状，双手腕屈曲，手指伸直，拇指内收掌心；双足跖屈。以无热惊厥最常见。

【诊断】

有维生素 D 缺乏病史，突发无热惊厥、喉痉挛和手足搐搦，伴活动期佝偻病骨骼改变，总血钙低于 1.75mmol/L 或离子钙低于 1.0mmol/L 可诊断。需与其他无热惊厥性疾病（低血糖症、低镁血症等）、中枢神经系统感染、急性喉炎进行鉴别。

【治疗原则】

1. 急救处理 吸氧；迅速控制惊厥或喉痉挛，可用 10% 水合氯醛保留灌肠或地西泮缓慢静脉注射。

2. 钙剂治疗 尽快给予 10% 葡萄糖酸钙 5～10ml 加入 10% 葡萄糖液 5～20ml 中缓慢静脉注射或滴注。

3. 维生素 D 急诊情况控制后按维生素 D 缺乏性佝偻病给予维生素 D 治疗。

第六节 儿童单纯性肥胖

儿童单纯性肥胖（obesity）是由于长期能量摄入超过人体消耗，使体内脂肪过度积聚、体重超过参考值范围的一种营养障碍性疾病。

【病因】

儿童单纯性肥胖是由于遗传因素与环境因素共同作用导致的。能量摄入过多是肥胖的主要原因，活动量过少、遗传因素、精神创伤或心理障碍等也是重要因素。

【临床表现】

肥胖可发生于任何年龄，但最常见于婴儿期、5～6岁和青春期，男童多于女童。患儿食欲旺盛，喜吃甜食和高脂肪食物。明显肥胖儿童容易发生肥胖-换氧不良综合征，是由于脂肪过度堆积限制了胸廓和膈肌运动，使肺通气量不足，造成低氧血症、气急、发绀、红细胞增多、心脏扩大或出现充血性心力衰竭甚至死亡。

患儿皮下脂肪丰满但分布均匀，严重肥胖者可因皮下脂肪过多，使胸腹、臀部及大腿皮肤出现白纹或紫纹；因体重过重，走路时两下肢负荷过重可致膝外翻和扁平足。男性肥胖儿因大腿内侧和会阴部脂肪堆积，阴茎可隐匿在阴阜脂肪垫中而被误诊为阴茎发育不良。肥胖小儿性发育常较早，故最终身高常略低于正常小儿。常伴心理障碍，如自卑、胆怯、孤独等。

【辅助检查】

肥胖儿童应常规检测血压、糖耐量、血糖、腰围、高密度脂蛋白（HDL）、低密度脂蛋白（LDL）、甘油三酯、胆固醇等。常有血浆三酰甘油、胆固醇、极低密度脂蛋白（VLDL）及游离脂肪酸升高，HDL降低，血尿酸增高，甲状旁腺素、血清25-(OH)D_3、17-羟类固醇、17-酮类固醇及皮质醇升高，高胰岛素血症伴胰岛素抵抗，女性雌激素升高等。严重肥胖儿童肝脏超声检查常有脂肪肝。

【诊断】

儿童肥胖诊断标准有两种，一种是年龄的体质指数（body mass index，BMI），即体重（kg）/身长的平方（m²），当儿童BMI在同性别、同年龄段参考值的P_{85}～P_{95}为超重，超过P_{95}为肥胖（图5-2-5）。另一种方法是用身高（长）的体重评价肥胖，当身高（长）的体重在同性别、同年龄段的P_{85}～P_{97}为超重，>P_{97}为肥胖。

【治疗】

饮食与运动是最主要的措施，药物治疗及手术治疗不适用于小儿。

1. 饮食疗法 应采用低脂肪、低糖和高蛋白、高微量元素、适量纤维素食谱以保证生长发育需要。建立良好的饮食习惯，不吃夜宵、不吃零食，避免不吃早餐或晚餐过饱，减慢进食速度等。

2. 运动疗法 适当运动促进脂肪分解，减少胰岛素分泌，使脂肪合成减少、蛋白质合成增加。运动量以运动后轻松愉快、不感到疲劳为原则，循序渐进。

3. 心理治疗 鼓励患儿增强减肥信心，鼓励多参加集体活动，建立健康生活方式，学会自我管理。

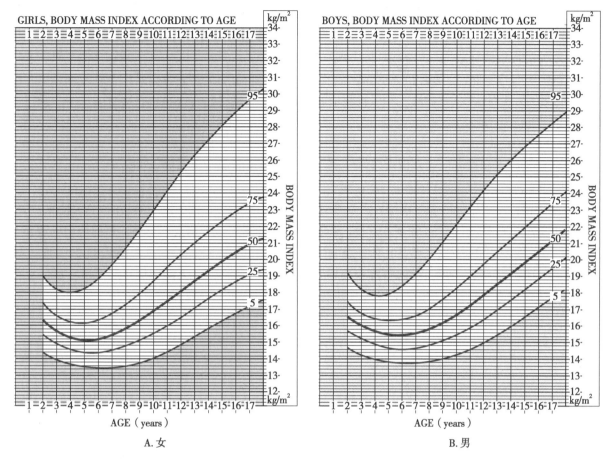

图 5-2-5 儿童 BMI 标准

第七节 性 早 熟

性早熟（sexual precocity）是指女孩 8 岁、男孩 9 岁以前呈现第二性征。性早熟按下丘脑 - 垂体 - 性腺轴（HPG）功能是否提前分为中枢性性早熟和外周性性早熟两类。

【临床表现】

性早熟以女孩多见，女孩发生特发性性早熟约为男孩的 9 倍，男孩性早熟者中枢神经系统异常（如肿瘤）的发生率较高。

中枢性性早熟临床特征是提前出现的性征发育与正常青春期发育顺序相似。各年龄期均可发病，症状发展快慢不一，患儿身高和体重过快增长和骨骼成熟加速，由于骨骺融合过早可导致成年后身材矮小。

外周性性早熟的性发育过程与上述规律迥异。男孩睾丸容积增大提示中枢性性早熟，如果睾丸无增大，而男性化进行性发展，提示外周性性早熟。

【辅助检查】

1. 促性腺激素释放激素（GnRH）刺激试验 亦称黄体生成素释放激素刺激试验，特发性性早熟患儿血促卵泡素（FSH）、黄体生成素（LH）基础值可能正常，需借助 GnRH 刺激试验诊断。

2. 骨龄测定 根据手腕部 X 线片评定。性早熟患儿骨龄通常超过实际年龄。

3. B 超检查 盆腔 B 超了解女孩卵巢、子宫发育情况，男孩注意睾丸、肾上腺皮质情况。

4. CT 或 MRI 检查 怀疑颅内肿瘤或肾上腺疾病者需进行检查。

5. 其他检查 怀疑甲状腺功能减退者或先天性肾上腺皮质增生症需进行相关激素检测。

【诊断及鉴别诊断】

首先确定是否性早熟，其次判断中枢性或外周性性早熟，第三是寻找病因。特发性性早熟需要排除其他原因所致性早熟，特别是中枢神经系统、肾上腺、性腺、肝脏肿瘤。女孩特发性性早熟需要与单纯乳房早发育、外周性性早熟、原发性甲状腺功能减退伴性早熟、McCune-Albright 综合征等疾病进行鉴别诊断。

【治疗】

1. 病因治疗 肿瘤者应手术切除或化疗、放疗，甲状腺功能减退者或肾上腺皮质功能低下者需要进行相应激素治疗。

2. 药物治疗 采用促性腺激素释放激素类似物（Gn-RHa）治疗，通过下调或抑制垂体 - 性腺轴，使 LH、FSH 和性腺激素分泌减少，控制性发育，延迟骨骼成熟，最终改善成人期身高。目前应用的缓释剂主要有曲普瑞林和亮丙瑞林，每次 80～100µg/kg，每四周肌内注射 1 次，至病人骨龄达 11.5（女）～12.5 岁（男）。治疗过程中应定期监测性发育、身高增长及性激素水平等。主要副作用为局部反应（红斑、硬化、水疱、无菌性水肿），首次应用可能出现阴道分泌物增多或阴道流血。

（艾 戎）

第六篇

传染病学

传染病（communicable diseases）是指由病原微生物和寄生虫感染人体后产生的有传染性、在一定条件下可造成流行的疾病。根据《中华人民共和国传染病防治法》，将传染病分为甲、乙、丙三类。甲类传染病属于严格管理的传染病，包括鼠疫和霍乱。乙类传染病包括传染性非典型肺炎、艾滋病、病毒性肝炎、脊髓灰质炎等。丙类传染病包括麻风病、流行性感冒、流行性和地方性斑疹伤寒、丝虫病、包虫病、风疹、手足口病、流行性腮腺炎、急性出血性结膜炎等。

【特点】

1. 病原体的致病力　病原体侵入机体后，机体通过细胞免疫和体液免疫清除病原体，感染后是否发病取决于病原体的致病力、毒力和数量及机体防御能力。入侵病原体的毒力和数量一般与致病能力成正比。

2. 入侵部位　病原体通过一定的部位侵入机体，入侵部位适当，病原体才能在机体内定居和繁殖。如痢疾杆菌和霍乱弧菌都必须经口感染，破伤风杆菌必须经伤口感染才能引起病变。呼吸道、消化道、皮肤黏膜是常见的入侵部位。

3. 机体内定位　病原体入侵机体后，在机体内有恒定的定位，定位在一处或多处，然后开始繁殖。可在入侵部位致病，也可远离入侵部位引起病变，也可通过血液循环重新定位。

4. 排出途径　各种传染病都有其病原体排出途径，是病人、病原携带者和隐性感染者有传染性的重要因素。

【流行过程】

传染病的流行过程就是传染病在人群中发生、发展和转归的过程。

1. 基本条件　流行过程的发生需要有三个基本条件，包括传染源、传播途径和易感人群。这三个环节必须同时存在，若切断任何一个环节，流行即终止。

（1）传染源（source of infection）：是指体内有病原体生存、繁殖并能将病原体排出体外的人或动物。传染源包括病人、隐性感染者、病原携带者和受感染的动物。

（2）传播途径：病原体离开传染源到达另一个易感者的途径称为传播途径，同一种传染病可以有多种传播途径。常见传播途径有呼吸道传播、消化道传播、接触传播、虫媒传播和血液传播。

（3）易感人群：对某种传染病缺乏特异性免疫力的人称为易感者，当易感者在某一特定人群中的比例达到一定水平，若又有传染源和合适的传播途径，则很容易发生该传染病流行。

2. 影响因素

（1）自然因素：自然环境中的各种因素，包括地理、气象和生态等，对传染病的发生和发展都有重要影响。寄生虫病和由虫媒传播的传染病对自然条件的依赖性尤为明显。传染病的地区性和季节性与自然因素有密切关系，如我国四川、云南等西部地区有血吸虫病地方性流行区，疟疾、乙型脑炎的夏秋季发病率较高等都与自然因素有关。

（2）社会因素：包括社会制度、经济状况、生活条件和文化水平等，对传染病流行过程有重大影响。因人们生活、文化水平不断提高，施行计划免疫，已使许多传染病的发病率明显下降或接近被消灭。因人口流动、生活方式、饮食习惯的改变和环境污染等，某些传染病的发病率升高，如结核病、艾滋病、并殖吸虫病和疟疾等。这应引起我们的重视。

（3）个人行为因素：不文明、不科学的行为和生活习惯，也有可能造成传染病的发生与传播。如外出旅游时应有防病准备、在公共场合应注意卫生防范等。

【特征】

1. 病原体 每种传染病都是由特异性病原体引起的,特定病原体的检出在确定传染病的诊断和流行中有着重大意义。由于新技术的应用,有可能发现新的传染病病原体。

2. 传染性 是指病原体从宿主排出体外,通过一定的方式到达新的易感染者体内,是传染性疾病与其他感染性疾病的主要区别。

3. 流行病学特征 传染病的流行过程在自然和社会因素的影响下,表现出各种流行病学特征。

(1)流行性:可分为散发、暴发、流行和大流行。散发是指某传染病在某地的常年发病情况处于常年一般发病率水平。暴发是指在某一局部地区或集体单位中,短期内突然出现许多同一疾病的病人,大多是同一传染源或同一传播途径。当某病发病率显著超过该病常年发病率水平或为散发发病率的数倍时称为流行。当某病在一定时间内迅速传播,波及全国各地,甚至超出国界或洲境时称为大流行或世界性流行。

(2)季节性:不少传染病的发病率每年都有一定的季节性升高,主要原因为气温的高低和昆虫媒介的有无。

(3)地方性:局限在一定的地理范围内发生,主要以野生动物为传染源的自然疫源性疾病也属于地方性传染病。

(4)外来性:指在国内或地区内原来不存在,而从国外或外地通过外来人口或物品传入的传染病。

4. 感染后免疫(postinfection immunity) 指免疫功能正常的人体经显性或隐性感染某种病原体后,都能产生针对该病原体及其产物(如毒素)的特异性免疫。通过血清中特异性抗体的检测可知其是否具有免疫力。感染后获得的免疫力和疫苗接种一样都属于主动免疫。通过注射或从母体获得抗体的免疫力都属于被动免疫。感染后免疫力的持续时间在不同传染病中有很大差异。

【临床表现】

1. 病程发展的阶段性 急性传染病的发生、发展和转归,通常分为潜伏期、前驱期、症状明显期和恢复期四个阶段。从病原体侵入人体起,至开始出现临床症状为止的时期,称为潜伏期。从起病至症状明显开始为止的时期称为前驱期,此期具有传染性,临床表现通常是非特异性的,如头痛、发热、疲乏、食欲下降和肌肉酸痛等。急性传染病病人度过前驱期后,某些传染病转入症状明显期,此期该传染病所特有的症状和体征得到充分的表现。当机体的免疫力增强至一定程度,体内病理生理过程基本终止,病人的症状及体征基本消失,临床上称为恢复期。有些传染病在恢复期结束后,某些器官的功能长期未能恢复正常,留下后遗症,后遗症多见于以中枢神经系统病变为主的传染病。

2. 临床类型 根据传染病临床过程的长短可分为急性、亚急性和慢性型;按病情轻重可分为轻型、典型(也称中型或普通型)、重型和暴发型。

【诊断】

早期明确传染病的诊断依赖于临床资料、流行病学资料及实验室检查,有利于病人的隔离和治疗。临床资料收集时需注意特征性症状和体征,如麻疹的口腔黏膜斑、百日咳的痉挛性咳嗽、白喉的假膜、伤寒的玫瑰疹等。流行病学资料在传染病的诊断中占重要地位。包括:①传染病的地区分布;②传染病的时间分布;③传染病的人群分布。实验室检查对传染病的诊断具有特殊的意义,因为病原体的检出或分离培养可直接确定诊断,特异性抗原及核酸检测可较快地提供病原体存在的证据。

【治疗】

治疗传染病的目的不仅在于促进病人康复,而且还在于控制传染源,防止进一步传播。要坚持综合治疗的原则,即治疗与护理、隔离与消毒并重,一般治疗、对症治疗与病原治疗并重的原则。

1. 一般治疗 采取隔离和消毒措施防止疾病进一步传播,合理护理使病人保持良好状态,心理治疗有助于提高病人战胜疾病的信心。保证一定的热量供应,补充液体、盐类及各种维生素,维持病人水、电解质和酸碱平衡,根据情况及时给氧。

2. 病原治疗 亦称特异性治疗,是针对病原体的治疗措施,具有抑杀病原体的作用,达到根治和控制传染源的目的。针对感染病原体,采取相应抗菌治疗、抗病毒治疗、抗寄生虫治疗和特异性免疫制剂治疗等。

3. 对症治疗 主要针对传染病症状明显期出现的复杂的病理生理异常,不但有减轻病人痛苦的作用,而且可通过调节病人各系统的功能,达到减少机体消耗、保护重要器官、使损伤降至最低的目的。如降温措施,脱水疗法,镇静措施,强心措施,改善微循环措施,严重毒血症时采用肾上腺糖皮质激素疗法等,能使病人度过危险期,促进康复。

【预防与控制】

对传染病需做到"五早",即早发现、早诊断、早隔离、早报告、早治疗。

1. 管理传染源、消灭病原体 带有病原体的分泌物或其他接触物都要消毒处理,对隐性感染者和携带者要进行临床观察。被感染的动物,如牛羊、鸡鸭等能够带来经济效益的应当尽力治疗,无法治愈的在宰杀后也要进行消毒处理。蟑螂、苍蝇、蚊子等则要积极消灭。

2. 切断传播途径 根据传染病的传播途径采取不同措施,对呼吸道传染病应做呼吸道隔离。对经消化道传播的传染病应进行消化道隔离,如注意饮水、食品卫生,加强粪便、垃圾、污染物品的管理,切断食物、水源或接触传播途径。对虫媒传染病应消灭传播媒介。

3. 保护易感人群 进行预防接种,提高人群的特异性免疫力。加强锻炼、增强体质,提高机体非特异性免疫力。

【传染病报告】

甲类传染病(鼠疫、霍乱)要求发现后 2 小时内进行网络报告,乙类和丙类传染病应于 24 小时内进行网络报告。

第二章 常见传染病

第一节 肺 结 核

结核病是结核分枝杆菌引起的慢性感染性疾病，可累及全身多个脏器，以肺结核（pulmonary tuberculosis）最为常见，占各器官结核病总数的 80%～90%，是最主要的结核病类型。痰中排菌者称为传染性肺结核病，除少数可急起发病外，临床上多呈慢性过程。

【病因】

结核分枝杆菌感染病人咳嗽排出的结核分枝杆菌悬浮在飞沫核中，被人吸入后即可引起感染。其他途径如饮用带菌牛奶经消化道感染，患病孕妇经胎盘引起母婴间传播，经皮肤伤口感染和上呼吸道直接接种均极罕见。

【分类】

1. 原发性肺结核 为原发结核分枝杆菌感染所致的临床症状，包括原发综合征及胸内淋巴结结核。

2. 血行播散型肺结核 包括急性血行播散型肺结核（急性粟粒型肺结核）及亚急性、慢性血行播散型肺结核。

3. 继发性肺结核 包括浸润性肺结核、纤维空洞及干酪性肺炎。

【临床表现】

1. 全身症状 发热为最常见的全身毒性症状，多数为长期低热，午后或傍晚开始，次晨降至正常，可伴有倦怠、乏力、夜间盗汗，或无明显自觉不适。当病灶急剧进展扩散时则出现高热，呈稽留热或弛张热热型，可以有畏寒，但很少有寒战。

2. 呼吸系统症状 常见症状为咳嗽、咳痰，少数病人出现胸痛、咯血。咳嗽较轻，干咳或少量黏液痰。有空洞形成时，痰量增多，若合并细菌感染，痰可呈脓性。若合并支气管结核，表现为刺激性咳嗽。

3. 体征 取决于病变性质、部位、范围或程度。继发性肺结核好发于上叶尖后段，故听诊于肩胛间区闻及细湿啰音有较大的诊断价值；空洞性肺结核病变位置浅表而引流支气管通畅时有支气管呼吸音或伴湿啰音；巨大空洞可闻及金属调空瓮音。慢性纤维空洞性肺结核的体征有患侧胸廓塌陷、气管和纵隔移位，叩诊呈浊音，听诊呼吸音降低或闻及湿啰音，以及肺气肿征象。

【辅助检查】

1. 痰结核分枝杆菌检查 是确诊肺结核最特异的方法。涂片抗酸染色镜检快速简便，在我国非结核分枝杆菌感染尚属少数，抗酸杆菌阳性肺结核诊断即基本成立。

2. 影像学检查 X 线表现取决于病变类型和性质。原发性肺结核的典型表现为肺内原发灶、淋巴管炎和肿大的肺门或纵隔淋巴结组成的哑铃状病灶。急性血行播散型肺结核在 X 线胸片上表现为散布于两肺野、分布较均匀、密度和大小相近的粟粒状阴影。继发性肺结核的 X 线表现复杂多变，或云絮片状，或斑点（片）结节状，干酪性病变密度偏高而不均匀，常有透亮区或空洞形成。胸部 CT 有助于发现隐蔽区病灶，鉴别孤立性结节。

3. γ- 干扰素释放试验　相较于结核菌素试验,近年来在临床上应用更多的是以 T 细胞为基础的 γ-干扰素释放试验,比结核菌素试验有更高的敏感性与特异性,可以辅助性诊断潜在性肺结核感染或活动性肺结核的感染。

4. 结核菌素试验　对儿童、青少年的结核病诊断有一定价值,对成人诊断价值不大。

5. 分子生物学检测技术　聚合酶链反应(PCR)技术可以将标本中微量的结核菌 DNA 加以扩增。近年来结核病的诊断技术出现了突破,其标志就是以 XpertMTB/RIF 为代表的盒式诊断技术,可直接从病人新鲜痰液或冻存痰液中检测结核分枝杆菌及其对利福平的耐药性,全程约 2 小时即获得结果。

【诊断及鉴别诊断】

有典型的结核病症状,如咳嗽、咳痰、咯血、呼吸困难、发热,一般为低热,伴有乏力、盗汗、食欲减退、体重减轻等,有肺结核接触史,再结合胸部 X 线或 CT 检查结果可诊断肺结核。诊断肺结核病人应明确结核是否处于活动期。肺结核应与肺癌、肺炎、肺脓肿和支气管扩张等疾病进行鉴别。

【治疗】

化学治疗(化疗)是基础,对症治疗、手术治疗等为辅助治疗措施。当前国际公认的化疗原则是:早期、联合、适量、规律、全程。

1. 结核化疗药物　按效力和不良反应大小分为两类:①一线抗结核药物,疗效好,不良反应小,如链霉素、异烟肼、利福平、吡嗪酰胺、乙胺丁醇。②二线抗结核药物,效力或者安全性不如一线药物,在一线药物耐药或者不良反应不能耐受时选用,包括卡那霉素、阿米卡星、对氨基水杨酸、左氧氟沙星、莫西沙星等。

2. 对症治疗　对严重中毒症状病人,在充分有效抗结核药物基础上可加用糖皮质激素。对少量咯血病人,可用氨甲苯酸、酚磺乙胺等止血。对大咯血病人,要防止窒息,可静脉给予垂体后叶激素。药物控制无效时可考虑纤维支气管镜止血、支气管动脉栓塞或手术切除。

3. 手术治疗　化疗的发展使外科治疗在结核治疗中的比重和地位显著降低。但对药物治疗失败或威胁生命的单侧肺结核,特别是局限性病变,如一侧肺毁损、不能控制的大咯血等,外科治疗仍是可选择的重要治疗方法。

第二节　新型冠状病毒感染

新型冠状病毒感染(COVID-19),简称"新冠病毒感染"。自 2019 年爆发以来,新冠病毒感染迅速在全球造成大流行,严重威胁人类健康。

【病因及发病机制】

COVID-19 感染所致。COVID-19 属于 β 属的冠状病毒,有包膜,颗粒呈圆形或椭圆形,直径 60～140nm。COVID-19 的感染及对肺部细胞的破坏会诱发一系列局部免疫反应,随后就会招募巨噬细胞和单核细胞来对感染产生反应,并释放细胞因子及产生主要的适应性 T 细胞和 B 细胞免疫反应,在大多数情况下,这一过程就能够解决感染问题,然而在某些情况下会发生功能失调的免疫反应,这或许会引发严重的肺部损伤,甚至全身性的病理性反应。

【传播途径】

呼吸道飞沫和密切接触是主要的传播途径,在相对封闭的环境中经气溶胶传播,接触被病毒污染的物品后也可造成感染。

【临床表现】

不同毒株的潜伏期不同,潜伏期多为 2～4 天。

以发热、干咳、乏力为主要表现。部分病人可以鼻塞、流涕、咽痛、嗅觉味觉减退或丧失、结膜炎、肌痛和腹泻等为主要表现。重症病人多在发病一周后出现呼吸困难和/或低氧血症，严重者可快速进展为急性呼吸窘迫综合征、脓毒症休克、难以纠正的代谢性酸中毒、出凝血功能障碍及多器官功能衰竭等。极少数病人还可有中枢神经系统受累及肢端缺血性坏死等表现。值得注意的是重型、危重型病人病程中发热可为中低热，甚至无明显发热。

轻型病人可表现为低热、轻微乏力、嗅觉及味觉障碍等，无肺炎表现。在感染新型冠状病毒后也可无明显临床症状。曾接种过疫苗者及感染 Omicron 株者以无症状及轻症为主。有临床症状者主要表现为中低度发热、咽干、咽痛、鼻塞、流涕等上呼吸道感染症状。儿童病例症状相对较轻，部分儿童及新生儿病例症状可不典型，表现为呕吐、腹泻等消化道症状或仅表现为反应差、呼吸急促。

多数病人预后良好，少数病人病情危重，多见于老年人、有慢性基础疾病者、晚期妊娠和围产期女性、肥胖人群。

【辅助检查】

1. 一般检查 发病早期外周血白细胞总数正常或减少，可见淋巴细胞计数减少，部分病人可出现转氨酶、乳酸脱氢酶、肌酶、肌红蛋白、肌钙蛋白和铁蛋白增高。多数病人 CRP 和 ESR 升高，PCT 正常。重型、危重型病人可见 D- 二聚体升高，外周血淋巴细胞进行性减少，炎症因子升高。

2. 病原学及血清学检查 鼻、口咽拭子，痰和其他下呼吸道分泌物、粪便等标本检测采用核酸扩增试验检查新型冠状病毒核酸。新型冠状病毒特异性 IgM 抗体、IgG 抗体阳性，发病 1 周内阳性率均较低。

3. 胸部影像学 早期呈现多发小斑片影及间质改变，以肺外带明显。进而发展为双肺多发磨玻璃影、浸润影，严重者可出现肺实变，胸腔积液少见。儿童多系统炎性综合征时，心功能不全病人可见心影增大和肺水肿。

【临床分型】

1. 轻型 临床症状轻微，影像学未见肺炎表现。

2. 普通型 具有上述临床表现，影像学可见肺炎表现。

3. 重型

（1）成人符合下列任何一条：①出现气促，R≥30 次/分。②静息状态下，吸空气时血氧饱和度≤93%。③动脉血氧分压（PaO_2）/吸氧浓度（FiO_2）≤300mmHg（1mmHg＝0.133kPa）；高海拔（海拔超过 1 000 米）地区应根据以下公式对 PaO_2/FiO_2 进行校正：$PaO_2/FiO_2×$[760/ 大气压（mmHg）]。④临床症状进行性加重，肺部影像学显示24～48 小时内病灶明显进展＞50% 者。

（2）儿童符合下列任何一条：①持续高热超过 3 天；②出现气促（＜2 月龄，R≥60 次/分；2～12 月龄，R≥50 次/分；1～5 岁，R≥40 次/分；＞5 岁，R≥30 次/分），除外发热和哭闹的影响；③静息状态下，吸空气时血氧饱和度≤93%；④辅助呼吸（鼻翼扇动、三凹征）；⑤出现嗜睡、惊厥；⑥拒食或喂养困难，有脱水征。

4. 危重型 符合以下情况之一者：①出现呼吸衰竭且需要机械通气；②出现休克；③合并其他器官功能衰竭需 ICU 监护治疗。

【诊断及鉴别诊断】

1. 诊断原则 根据流行病学史、临床表现、实验室检查等综合分析，做出诊断。新型冠状病毒核酸检测阳性为确诊的首要标准。未接种新型冠状病毒疫苗者，新型冠状病毒特异性抗体检测可作为诊断的参考依据。接种新型冠状病毒疫苗者和既往感染新型冠状病毒者，原则上抗体不作为诊断依据。

2. 诊断标准 根据流行病学史和临床表现进行判断。流行病学史包括：①发病前 14 天内有病例报告社区的旅行史或居住史；②发病前 14 天内与新型冠状病毒感染者有接触史；③发病前 14 天内曾接触过来自有病例报告社区的发热或有呼吸道症状的病人；④聚集性发病（14 天内在小范围如家庭、办公室、学校、教室等场所，出现 2 例及以上发热和/或呼吸道症状的病例）。临床表现包括：①发热和/或呼吸道症状等新型冠状病毒感染相关临床表现；②具有上述新型冠状病毒感染影像学特征；③发病早期白细胞总数正常或降低,淋巴细胞计数正常或减少。

3. 鉴别诊断 新型冠状病毒感染主要与流感病毒、腺病毒、呼吸道合胞病毒等其他已知病毒性肺炎及肺炎支原体感染鉴别,尤其是对疑似病例要尽可能采取快速抗原检测、多重 PCR 核酸检测等方法,对常见呼吸道病原体进行检测。

【治疗】

过去对轻型病例实行集中隔离管理,现在可居家隔离治疗。普通型、重型、危重型病例和有重型高危因素的病例应在定点医院集中治疗,其中重型、危重型病例应当尽早收入 ICU 治疗,有高危因素且有重症倾向的病人也宜收入 ICU 治疗。病人常存在紧张焦虑情绪,应当加强心理疏导,必要时辅以药物治疗。有重症高危因素、病情进展较快的普通型、重型和危重型病人,应当给予规范的俯卧位治疗,建议每天不少于 12 小时。

1. 抗病毒治疗 抗病毒药物包括奈玛特韦 / 利托那韦、阿兹夫定、干扰素等,磷酸氯喹或阿比多尔作为试用药物。安巴韦单抗注射液和罗米司韦单抗注射液,联合用于治疗轻型和普通型且伴有进展为重型高风险因素的成人和青少年。有高危因素、病毒载量较高、病情进展较快的病人可在病程早期静脉注射 COVID-19 人免疫球蛋白或康复者恢复期血浆。

2. 免疫治疗 对于氧合指标进行性恶化、影像学进展迅速、机体炎症反应过度激活状态的重型和危重型病人,酌情短期内(不超过 10 日)使用糖皮质激素,避免长时间、大剂量使用糖皮质激素,以减少副作用。对于重型、危重型且实验室检测 IL-6 水平升高者可试用托珠单抗。

3. 抗凝治疗 用于具有重症高危因素、病情进展较快的普通型、重型和危重型病人,无禁忌证情况下可给予治疗剂量的低分子量肝素或普通肝素。发生血栓栓塞事件时,按照相应指南进行治疗。

4. 支持治疗 重型、危重型治疗给予鼻导管或面罩吸氧、经鼻高流量氧疗或无创通气、有创机械通气、体外膜肺氧合(ECMO)呼吸支持。合并休克病人,应在充分液体复苏的基础上,合理使用血管活性药物,密切监测病人血压、心率和尿量的变化,以及乳酸和碱剩余,必要时进行血流动力学监测。合并急性肾损伤病人,注意维持水、电解质、酸碱平衡,有高钾血症、严重酸中毒、使用利尿剂无效的肺水肿时采用连续性肾替代治疗。加强营养支持,首选肠内营养,必要时加用肠外营养。

【预防】

1. 接种新型冠状病毒疫苗 可以减少新型冠状病毒感染和发病,是降低重症和死亡发生率的有效手段,符合接种条件者均应接种。符合加强免疫条件的接种对象,应及时进行加强免疫接种。

2. 一般预防措施 保持良好的个人及环境卫生,均衡营养、适量运动、充足休息,避免过度疲劳。提高健康素养,养成"一米线"、勤洗手、戴口罩、公筷制等卫生习惯和生活方式,打喷嚏或咳嗽时应掩住口鼻。保持室内通风良好,科学做好个人防护,出现呼吸道症状时应及时到发热门诊就医。

第三节 病毒性肝炎

病毒性肝炎(viral hepatitis)是由多种肝炎病毒引起的,以肝脏损害为主的一组全身性传染病。目前按病原学明确分类的有甲型、乙型、丙型、丁型、戊型五类肝炎病毒。各型病毒性肝炎临床表现相似,以疲乏、食欲减退、厌油、肝功能异常为主,部分病例出现黄疸。甲型和戊型主要表现为急性感染,经粪 - 口途径传播;乙型、丙型、丁型多呈慢性感染,少数病例可发展为肝硬化或肝细胞癌,主要经血液、体液等胃肠外途径传播。

【病原学】

病毒性肝炎的病原体是肝炎病毒,目前已证实甲、乙、丙、丁、戊五型肝炎病毒是病毒性肝炎的主要致病因子。

【传播途径】

甲型肝炎、戊型肝炎主要由粪-口途径传播。乙型肝炎、丙型肝炎、丁型肝炎主要经血液、体液等胃肠外途径传播，具体传播途径主要有垂直传播、血液或体液传播和性传播。

【临床表现】

不同类型病毒引起的肝炎潜伏期不同，甲型肝炎2~6周，平均4周；乙型肝炎1~6个月，平均3个月；丙型肝炎2周~6个月，平均40天；丁型肝炎4~20周；戊型肝炎2~9周，平均6周。

1. 急性肝炎 包括急性黄疸性肝炎和急性无黄疸性肝炎。各型病毒均可引起，甲、戊型不转为慢性肝炎，成年急性乙型肝炎约10%转为慢性肝炎，丙型超过50%转为慢性肝炎，丁型约70%转为慢性肝炎。

（1）急性黄疸性肝炎：临床经过的阶段性较为明显，可分为黄疸前期、黄疸期和恢复期。黄疸前期持续5~7天，主要症状有全身乏力、食欲减退、恶心、呕吐、厌油、腹胀和肝区疼痛等，肝功能改变主要为 ALT 和 AST 升高。黄疸前期后进入黄疸期，出现巩膜和皮肤黄染，尿黄加深，肝功能检查 ALT 和胆红素升高，尿胆红素阳性，黄疸期持续2~6周。黄疸期后症状逐渐消失，黄疸消退，肝功能逐渐恢复正常，这个时期称为恢复期，持续1~2个月。

（2）急性无黄疸性肝炎：除无黄疸外，其他临床表现与黄疸性肝炎相似。无黄疸性肝炎发病率远高于黄疸性肝炎，通常起病较缓慢，症状较轻，恢复较快，病程多在3个月内。有些病例无明显症状，易被忽视。

2. 慢性肝炎 急性肝炎病程超过半年，或原有乙、丙、丁型肝炎急性发作再次出现肝炎症状、体征及肝功能异常，称为慢性肝炎。发病日期不明确或虽无肝炎病史，但根据肝组织病理学或根据症状、体征、化验及 B 超检查综合分析符合慢性肝炎表现者。依据病情轻重可分为轻、中、重三度，依据 HBeAg 阳性与否可分为 HBeAg 阳性或阴性慢性乙型肝炎，分型有助于判断预后及指导抗病毒治疗。轻度病人反复出现肝炎表现，病情较轻，肝稍大有轻触痛，肝功能指标仅1项或2项轻度异常。重度病人有明显或持续的肝炎症状，伴肝病面容、肝掌、蜘蛛痣、脾大，ALT 和/或 AST 反复或持续升高，白蛋白降低、免疫球蛋白明显升高等。中度病人症状、体征、实验室检查居于轻度和重度之间。

3. 重型肝炎 根据病理组织学特征和病情发展速度，重型肝炎（肝衰竭）可分为四类。急性重型肝炎又称暴发型肝炎，特征是起病急，发病2周内出现以Ⅱ度以上肝性脑病为特征的肝衰竭综合征。亚急性重型肝炎又称亚急性肝坏死，起病较急，发病15天~26周内出现肝衰竭综合征。慢加急性重型肝炎是在慢性肝病基础上出现的急性或亚急性肝功能失代偿表现。慢性重型肝炎是在肝硬化基础上，肝功能进行性减退导致的以腹水或门静脉高压、凝血功能障碍和肝性脑病等为主要表现的慢性肝功能失代偿。

4. 淤胆型肝炎 以肝内淤胆为主要表现的一种特殊临床类型，又称为毛细胆管炎型肝炎。急性淤胆型肝炎起病类似急性黄疸性肝炎，大多数病人可恢复。在慢性肝炎或肝硬化基础上发生上述表现者，为慢性淤胆型肝炎。有皮肤瘙痒、粪便颜色变浅、肝大等梗阻性黄疸临床表现，肝功能检查血清总胆红素明显升高。

【实验室及其他检查】

1. 肝功能检查 急性肝炎 ALT、AST 升高。若 AST 明显增高，常表示肝细胞严重坏死。重症肝炎时，胆红素明显增高，而转氨酶反而下降，即酶胆分离现象，提示肝细胞严重坏死。肝细胞坏死出现直接胆红素和间接胆红素增高，且胆红素增高与肝功能受损呈正比。血清白蛋白作为肝脏蛋白代谢的生化指标，慢性肝炎肝硬化病人常有血清白蛋白降低，球蛋白水平增高，且以 γ- 球蛋白升高为主。

2. 肝炎病毒标志检测

（1）甲型肝炎：抗 -HAV IgM 是新近感染的证据，抗 -HAV IgG 见于感染后恢复期及注射甲肝疫苗后。

（2）乙型肝炎：① HBsAg 与抗 -HBs：HBsAg 在感染 HBV 2 周后即可阳性。HBsAg 阳性反映现症 HBV 感染，抗 -HBs 为保护性抗体，阳性表示对 HBV 有免疫力。HBsAg 和抗 -HBs 同时阳性可出现在 HBV 感染恢复期。② HBeAg 与抗 -HBe：HBeAg 的存在表示病毒复制活跃且有较强的传染性。

抗 -HBe 提示传染性减弱,抗 -HBe 阳转阴后,病毒复制多处于静止状态,传染性降低。③ HBcAg 与抗 -HBc:血清中 HBcAg 主要存在于 HBV 完整颗粒(Dane 颗粒)的核心,游离的极少,常规方法不能检出。HBcAg 与 HBV DNA 成正相关,HBcAg 阳性表示 HBV 处于复制状态,有传染性。④ HBV DNA:是病毒复制和具有传染性的直接标志。

(3)丙型肝炎:①抗 -HCV IgM 和抗 -HCV IgG:HCV 抗体不是保护性抗体,是 HCV 感染的标志。② HCV RNA:阳性是病毒感染和复制的直接标志。

(4)丁型肝炎:① HDV Ag、抗 -HDV IgM 及抗 -HDV IgG:HDV Ag 是 HDV 颗粒内部成分,阳性是诊断急性 HDV 感染的证据。② HDV-RNA:血清或肝组织中 HDV RNA 是诊断 HDV 感染最直接的依据。可采用分子杂交和 RT-PCR 方法检测。

(5)戊型肝炎:①抗 -HEV IgM 和抗 -HEV IgG:抗 -HEV IgM 在发病初期产生,是近期 HEV 感染的标志,大多数在 3 个月内转为阴性。抗 -HEV IgG 在急性期滴度较高,恢复期则明显下降。② HEV-RNA:采用 RT-PCR 法在粪便和血液标本中检测到 HEV-RNA,可明确诊断。

3. 影像学检查　腹部超声、CT、MRI 有助于鉴别阻塞性黄疸、脂肪肝及肝内占位性病变;能反映肝脏表面变化,门静脉、脾静脉直径,脾脏大小,胆囊异常变化,腹腔积液等。彩色超声尚可观察到血流变化。CT、MRI 对肝脏组织结构变化的显示,如出血坏死、脂肪变性及鉴别肝内占位病变优于超声检查。

4. 肝穿刺活检　对明确诊断、衡量炎症活动度、纤维化程度及评估疗效具有重要价值。

【诊断及鉴别诊断】

主要是通过病人的流行病学史、临床表现、实验室检查来做出诊断。病毒性肝炎应与巨细胞病毒感染、传染性单核细胞增多症、药物性肝损害、酒精性肝病及自身免疫性肝病等鉴别,有黄疸病人应与其他原因引起的黄疸(如溶血性黄疸、肝外梗阻性黄疸)相鉴别。

【治疗及预防】

病毒性肝炎的治疗应根据不同病原、不同临床类型及组织学损害区别对待。各型肝炎的治疗原则均以足够的休息、合理饮食为主,辅以适当药物,避免饮酒、过劳和应用损害肝脏的药物。

1. 急性肝炎　一般为自限性,多可完全康复。以一般治疗及对症支持治疗为主,急性期应进行隔离,症状明显及有黄疸者应卧床休息,恢复期可逐渐增加活动量,但要避免过劳。饮食宜清淡易消化,适当补充维生素,热量不足者应静脉补充葡萄糖。避免饮酒和应用损害肝脏的药物,辅以药物对症治疗及恢复肝功能,药物不宜太多,以免加重肝脏负担。一般不用抗病毒治疗,急性丙型肝炎则例外,只要检查 HCV RNA 阳性,尽快开始抗病毒治疗可治愈。

2. 慢性肝炎　根据病人具体情况采用综合性治疗方案,包括合理的休息和营养、心理平衡、改善和恢复肝功能、调节机体免疫、抗病毒、抗纤维化等治疗。

(1)一般治疗:适当休息、合理饮食。症状明显或病情较重者应强调卧床休息,病情轻者以活动后不觉疲乏为度。适当的高蛋白、高热量、高维生素的易消化饮食有利于肝脏修复,不必过分强调高营养,以防发生脂肪肝,避免饮酒。保持正确的疾病观,对肝炎治疗应有耐心和信心。

(2)药物治疗

1)改善和恢复肝功能:①非特异性护肝药:维生素类,如还原型谷胱甘肽,葡萄糖醛酸内酯(肝泰乐)等。②降酶药:五味子类(联苯双酯等),山豆根类(苦参碱等),甘草提取物,垂盆草,齐墩果酸,双环醇等有降转氨酶作用。③退黄药物:丹参、茵栀黄、前列腺素 E_1、皮质激素等。应用皮质激素需慎重,症状较轻,肝内淤胆严重,其他退黄药物无效,无禁忌证时可选用。

2)免疫调节:如胸腺肽或胸腺素、转移因子、特异性免疫核糖核酸等。某些中草药提取物(如猪苓多糖、香菇多糖、云芝多糖等)亦有免疫调节效果。

3)抗肝纤维化:主要有丹参、冬虫夏草、核仁提取物、γ- 干扰素等。

4）抗病毒治疗：目的是最大限度地抑制乙型肝炎病毒复制，减少传染性；改善肝功能；减轻肝组织病变；改善生活质量；减少或延缓肝硬化、肝衰竭和肝细胞癌的发生，延长生存时间，对部分适合病人尽可能追求临床治愈。乙型肝炎抗病毒药物有干扰素和核苷（酸）类似物，后者包括恩替卡韦、富马酸替诺福韦二吡呋酯片、富马酸丙酚替诺福韦片、艾米替诺福韦片等。

3. 重型肝炎（肝衰竭） 依据病情发展的不同时相以支持、对症、抗病毒等内科综合治疗为基础，早期免疫控制，中、后期预防并发症及免疫调节，辅以人工肝支持系统疗法，争取适当时机进行肝移植治疗。

4. 淤胆型肝炎 早期治疗同急性黄疸性肝炎，黄疸持续不退时，可加用泼尼松 40～60mg/d 口服或静脉滴注地塞米松 10～20mg/d，2 周后若血清胆红素显著下降，则逐步减量。

5. 肝炎肝硬化 参照慢性肝炎和重型肝炎的治疗，脾功能亢进或门静脉高压明显时可选用手术或介入治疗。

6. 慢性乙型肝炎病毒携带者 可照常工作，但应定期检查，随访观察，并建议其做肝穿刺活检，以便进一步确诊和进行相应治疗。

第四节 艾 滋 病

艾滋病是获得性免疫缺陷综合征（AIDS）的简称，系由人类免疫缺陷病毒（HIV）引起的慢性传染病。本病主要经性接触、血液及垂直传播。HIV 主要侵犯、破坏 $CD4^+T$ 淋巴细胞，导致机体免疫细胞功能受损乃至缺陷，最终并发各种严重机会性感染和肿瘤。本病具有传播迅速、发病缓慢、病死率高的特点。

【病因】

为 HIV 病毒感染引起，HIV 的传染途径主要是性接触、血液传播和垂直传播。

1. 性接触传播 是主要的传播途径（包括同性、异性和双性性接触）。HIV 通过性接触摩擦所致细微破损即可侵入机体致病。

2. 经血液和血制品传播 共用针具静脉吸毒，输入被 HIV 污染的血液或血制品及介入性医疗操作等均可导致感染。

3. 垂直传播 感染 HIV 的孕妇可经胎盘将病毒传给胎儿，也可经产道及产后血性分泌物、哺乳等传给婴儿。

【临床表现】

潜伏期平均 8～9 年，可短至数月，长达 15 年。从初始感染 HIV 到终末期，与 HIV 相关的临床表现多种多样，根据我国有关艾滋病的诊疗标准和指南，将艾滋病分为急性期、无症状期和艾滋病期。

1. 急性期 通常发生在初次感染 HIV 的 2～4 周，部分感染者出现 HIV 病毒血症和免疫系统急性损伤所产生的临床症状。大多数病人临床症状轻微，持续 1～3 周后缓解。临床表现以发热最为常见，可伴有全身不适、头痛、盗汗、恶心、呕吐、腹泻、咽痛、肌痛、关节痛、皮疹、淋巴结肿大及神经系统症状等。

2. 无症状期 可从急性期进入此期，或无明显的急性期症状而直接进入此期，持续时间一般为6～8 年，其时间长短与感染病毒的数量、病毒型别，感染途径，机体免疫状况的个体差异，营养及卫生条件及生活习惯等因素有关。此期由于 HIV 在感染者体内不断复制，具有传染性。因免疫系统受损，$CD4^+T$ 淋巴细胞计数逐渐下降。

3. 艾滋病期 感染 HIV 后的终末期。人 $CD4^+T$ 淋巴细胞计数明显下降，多 <200/μl，HIV 血浆病毒载量明显升高。此期主要的临床表现为 HIV 相关症状、各种机会性感染及肿瘤。

【辅助检查】

1. 一般检查 白细胞、血红蛋白、红细胞及血小板均可有不同程度减少。尿蛋白常阳性。

2. 免疫学检查 CD4$^+$T 淋巴细胞是 HIV 侵犯感染的主要靶细胞,HIV 导致 CD4$^+$T 淋巴细胞进行性减少,CD4$^+$/CD8$^+$ 倒置。采用流式细胞术检测 CD4$^+$T 淋巴细胞绝对数量,可以了解 HIV 感染者机体免疫状况和病情进展,确定疾病分期和治疗时机,判断治疗效果和临床合并症。

3. 血生化检查 可有血清转氨酶升高及肾功能异常等。

4. 病毒及特异性抗原和 / 或抗体检测 主要包括分离病毒、HIV-1/HIV-2 抗体检测、抗原检测、病毒载量测定、耐药检测、蛋白质芯片等。其中 HIV-1/HIV-2 抗体检测是 HIV 感染诊断的金标准,HIVp24 抗原检测有助于抗体产生窗口期和新生儿早期感染的诊断。

5. 其他检查 X 线检查有助于了解肺并发肺孢子菌、真菌、结核分枝杆菌感染及卡波西肉瘤等情况。痰、支气管分泌物或肺活检可找到肺孢子菌包囊、滋养体或真菌孢子。粪涂片可查见隐孢子虫。隐球菌脑膜炎者脑脊液可查见隐球菌。弓形虫、肝炎病毒及巨细胞病毒(CMV)感染可以 ELISA 法测相应的抗原或抗体。血或分泌物培养可确诊继发细菌感染。组织活检可确诊卡波西肉瘤或淋巴瘤等。

【诊断及鉴别诊断】

HIV/AIDS 的诊断应注意如下原则,需结合流行病学史(包括不安全性生活史、静脉注射毒品史、输入未经抗 HIV 抗体检测的血液或血液制品、HIV 抗体阳性者所生子女或职业暴露史等)、临床表现和实验室检查等进行综合分析,慎重做出诊断。诊断 HIV/AIDS 必须是经确证试验证实 HIV 抗体阳性,HIV RNA 和 p24 抗原的检测能缩短抗体"窗口期"和帮助早期诊断新生儿的 HIV 感染。

主要与原发性 CD4$^+$ 淋巴细胞减少症(ICL)和继发性 CD4$^+$ 淋巴细胞减少症相鉴别。

【治疗】

1. 高效抗反转录病毒治疗(HAART) 抗反转录病毒治疗是针对病原体的特异治疗,目标是最大限度地抑制病毒复制,重建或维持免疫功能。目前国际上共六大类,共 30 多种药物,分别为核苷类反转录酶抑制剂(NRTIs)、非核苷类反转录酶抑制剂(NNRTIs)、蛋白酶抑制剂(PIs)、整合酶抑制剂(INSTIs)、融合抑制剂(FIs)及 CCR5 抑制剂。国内的抗反转录病毒治疗药物包括 NRTIs、NNRTIs、PIs、INSTIs 及 FIs 五大类(包括复合制剂)。

2. 免疫重建 通过抗病毒治疗及其他医疗手段使 HIV 感染者受损的免疫功能恢复或接近正常称为免疫重建。在免疫重建的过程中,病人可能会出现一组临床综合征,临床表现为发热、潜伏感染的出现或原有感染的加重或恶化,称为免疫重建炎症反应综合征(IRSI)。IRIS 出现后应继续进行抗病毒治疗。表现为原有感染恶化的 IRIS 通常为自限性,不用特殊处理而自愈;而表现为潜伏感染出现的 IRIS,需要进行针对性的抗病原治疗;严重者可短期应用激素或非甾体抗炎药控制。激素避免用于卡波西肉瘤病人及不确定的结核相关的免疫重建炎症综合征(TB-IRIS)病人(即不能排除治疗无效的情况)。CMV 感染病人慎用激素,若需要使用,应当采取短期口服治疗。

3. 治疗机会性感染及肿瘤 及时诊断机会性感染及肿瘤,尽早给予有效的治疗,可明显改善预后,延长病人的生命。

4. 对症支持 加强营养支持治疗,有条件的可辅以心理治疗。

【预防】

1. 管理传染源 高危人群普查 HIV 感染有助于发现传染源。隔离治疗病人,随访无症状 HIV 感染者,加强国境检疫。

2. 切断传播途径 加强艾滋病防治知识宣传教育。高危人群用避孕套,规范治疗性病。严格筛查血液及血制品,使用一次性注射器。严格消毒病人用过的医疗器械,对职业暴露采取及时干预。对 HIV 感染的孕妇可采用产科干预(如终止妊娠、择期剖宫产等措施)加抗病毒药物干预及人工喂养措施阻断垂直传播。注意个人卫生,不共用牙具、剃须刀等。

3. 保护易感人群 HIV 疫苗目前仍处于试验研究阶段。

(李 晖)

第七篇　地　方　病

　　地方病（endemic disease）是指具有地方性发病特点的一类疾病。地方病学是研究呈地方性发病特点疾病的病因及影响因素、发病机制和流行规律及探索有效防治措施的一门学科。

第一章 地方病概述

【分类】

地方病按其致病原因可分为 4 类，化学性地方病、自然疫源性疾病、地方性寄生虫病、与特定生产生活方式有关的疾病，详见表 7-1-1。

表 7-1-1 地方病分类及其主要病种

分类	主要病种
化学性地方病	碘缺乏病、饮水型氟中毒、饮水型砷中毒、地方性硒中毒、地方性急性钡中毒（瘅病）等
自然疫源性疾病	血吸虫病、鼠疫、布鲁菌病、森林脑炎等
地方性寄生虫病	疟疾、丝虫病、包虫病等
与特定生产生活方式有关疾病	燃煤污染型氟中毒、饮茶型氟中毒、燃煤污染型砷中毒

【特点】

1. 地方性（地域分布） 地方病最显著的特征就是在疾病相对稳定的区域发生并流行。常在某一特定区域发生，可呈"灶状"分布，也有连成"片状"或"带状"的区域。

2. 人群多发 地方病常在某一人群高发，与生产、生活习惯有关，有的地方病呈"家庭多发"的现象。

3. 季节多发 地方病往往表现为某一季节多发的特点，如急性克山病在北方病区多发生在严寒的冬季，亚急性克山病在南方病区多发生于炎热的夏季，大骨节病则多发于冬春季，血吸虫以春夏感染机会较多，布鲁菌病以春夏季多发。

【预防】

建立健全地方病的专业队伍，健全省、市、县、乡、村防治网络，明确各级人员的职责，将地方病控制工作落到实处。制定"预防为主，因时因地制宜"的防治干预措施。对化学元素或化合物的过量引起的化学性地方病，应限制摄入，对化学元素或化合物缺乏引起的化学性地方病，应适当补充，增加摄入量，自然疫源性疾病的发生与流行与环境有密切关系，因此应从环境保护入手。

第二章　化学性地方病

化学性地方病是发生在某一特定地区，同该地区的化学元素含量有密切关系的疾病。由于自然和人为原因，地球表面的化学元素分布不均，在局部地区造成某些元素过多或过少，当地居民人体同环境之间元素交换不平衡，人体从环境中摄入的某元素过量或不足，超出人体所能适应的限度，就会患化学性地方病。

第一节　地方性氟中毒

【病因】

地方性氟中毒（endemicfluorosis），简称地氟病，是在特定的地理环境中发生的一种化学性地方病，在自然条件下人们长期生活在高氟环境中，主要通过饮水、空气或食物等介质，摄入过量的致病因子氟而导致的全身慢性蓄积性中毒。

【流行特征】

根据氟的来源和摄氟途径不同，我国将地方性氟中毒分为三大类。

1. 饮水型氟中毒　居民长期饮用高氟水而引起氟中毒。病区主要分布在内蒙古自治区的赤峰，陕西省的榆林、临潼等地，宁夏回族自治区的盐池、同心、灵武，甘肃省的河西走廊，青海省的柴达木一直延伸到西藏。

2. 燃煤污染型氟中毒　是我国独有的病区类型，主要分布在长江两岸及其以南的边远山区，重病区主要集中在云南、贵州、四川三省交界的山区和重庆东部。这类病区形成的主要原因是居民长期习惯使用含氟高的煤取暖、做饭或烘烤玉米、辣椒等食物，导致慢性氟中毒的发生。

3. 饮茶型氟中毒　于1984年发现，是近些年才被重视的病区类型。1996年，我国正式提出存在着第三种氟中毒类型，即饮茶型氟中毒。病区主要分布在四川省、青海省、西藏自治区、新疆维吾尔自治区、内蒙古自治区、甘肃省等有饮用砖茶习惯的少数民族地区。

地方性氟中毒临床上主要表现为牙齿和骨骼的改变，牙齿损伤的表现称氟斑牙，骨骼损伤的主要表现称氟骨症。

一、氟斑牙

【临床表现】

1. 釉质光泽度改变　釉质失去光泽，不透明，可见白垩样（似粉笔样）线条，白垩样改变也可布满整个牙面，称为白垩型氟斑牙。

2. 釉质着色　着色范围可由细小斑点、条纹、斑块，直至布满大部分牙面，称为着色型氟斑牙。

3. 釉质缺损　釉质缺损程度不一，可表现为釉面小凹痕，较大凹窝或涉及整个牙面。缺损可仅限于釉质表层或深及牙本质，以致牙齿断裂、牙体外形不整，称为缺损型氟斑牙。

【诊断及鉴别诊断】

氟斑牙多具有典型的临床表现,诊断并不困难。应与釉质发育不全、四环素牙、牙外源性染色、龋齿、色素沉着等鉴别。

【治疗】

治疗氟斑牙的方法大致可分为漂白法和修复法两大类。单纯漂白容易再着色,且颜色不均。瓷贴面甲冠或桩冠等方法修复,对牙体损伤过大。少部分严重氟斑牙可以选择烤瓷牙修复。

【预防】

防止饮用水中氟含量过高是关键。6 岁以下儿童,刷牙时有吞咽牙膏的可能,不要选用含氟的牙膏、漱口水等护理用品。

二、氟骨症

【临床表现】

1. 一般中毒症状 神经系统对氟的敏感性高,病人常感头痛、头晕困倦、乏力、全身酸软、心悸、嗜睡、感觉异常。

2. 骨和关节的疼痛症状 颈、腰和四肢大关节持续性休息痛,不受季节、气候变化影响,可伴有肢体抽搐、麻木和关节晨僵。

3. 肢体变形和运动功能障碍体征 颈部前屈、后伸、左右旋转受限,上肢肘关节屈曲受限,腰部前屈、后伸、左右旋转受限,下肢伸不直、下蹲困难、行走缓慢。骨和关节 X 线片表现为骨质硬化、骨质疏松、骨质软化、骨转换、骨周软组织骨化和关节退行性改变。

【诊断及鉴别诊断】

1. 诊断原则 根据流行病学史、临床症状、体征可对地方性氟骨症做出诊断,但若临床表现不典型而又不能排除氟骨症时,可做 X 线检查进一步确诊。

2. 临床诊断及分度 分为轻、中、重三度。轻度:仅有颈、腰和四肢大关节持续性休息痛症状(3 个部位以上),不受季节、气候变化影响。中度:除上述骨和关节疼痛症状外,伴有颈、腰、上肢、下肢关节运动功能障碍体征。重度:骨和关节疼痛症状合并严重的颈、腰、上肢、下肢关节运动障碍,肢体变形、瘫痪。

3. 鉴别诊断 地方性氟骨症更多地表现为骨关节疼痛、关节活动受限或肢体功能障碍,这一特点有时容易与骨关节炎、风湿性关节炎、类风湿关节炎、强直性脊柱炎等混淆。

【治疗】

氟骨症的治疗首先是脱离高氟环境,治疗方式主要包括一般治疗和药物治疗。氟骨症不易治愈,一般需要长期持续性治疗。

1. 一般治疗 去除引起氟骨症的病因,如减少饮水中氟的含量,改变高氟地区居民饮食生活习惯,高危职业人群做好防护工作。其次,每天补充蛋白质、各种维生素,特别是维生素 C。

2. 药物治疗 非甾体抗炎药如阿司匹林、吲哚美辛,可以有效缓解病人疼痛。葡萄糖酸钙、碳酸钙等增加钙含量的摄入有助于氟的排泄。镁制剂可以调整氟导致的人体内酶功能紊乱,降低氟的吸收。

3. 手术 对氟骨症导致韧带多处钙化出现的椎管狭窄,可采用椎板切除减压手术,解除脊髓压迫;对椎间融合具有充分的植骨融合床、丰富的血液供应及良好的生物力学环境,可行经椎间孔入路椎间融合术。

4. 康复治疗 主要通过运动疗法,增强关节的灵活性和运动能力,还可以辅以热敷、按摩等方法促进血液循环。

【预防】

地方性氟中毒目前尚无有效的治疗手段,关键在于预防。方法为减少机体对氟的摄入,改善生活条件，增加机体抵抗力。在燃煤污染型氟中毒病区，主要是改变烘烤食物和烤火的方法；饮水型氟中毒病区，可改换饮用低氟水。饮茶型氟中毒的防治主要是以供应低氟砖茶为主。

第二节　地方性砷中毒

地方性砷中毒（endemic arsenicosis）简称地砷病，是居住在特定地理环境条件下的居民，长期通过饮水、空气或食物摄入过量的无机砷而引起的以皮肤色素脱失或/和过度沉着、掌跖角化及癌变为主的全身性的慢性中毒。

【病因】

地砷病病因清楚，主要是通过长期饮用含高浓度无机砷的水或燃用含高浓度无机砷的煤所引起。根据砷的来源，人们暴露砷的方式大体上可分为生活接触、职业性砷暴露、环境污染及医源性暴露等。在我国，还有少数病区，是由于当地居民长期敞灶燃烧高砷煤，污染了室内空气和食物而造成的慢性砷中毒，称为燃煤污染型砷中毒。

【流行特征】

地砷病主要是通过长期饮用含有高浓度无机砷的水或燃用含高浓度无机砷的煤所引起，可分为饮水型和燃煤污染型两种。饮水型砷中毒主要分布在山西省、内蒙古自治区、新疆维吾尔自治区、宁夏回族自治区、吉林省、四川省、安徽省、青海省、黑龙江省、河南省、山东省等。燃煤型砷中毒主要分布在贵州省、陕西省。

【临床表现】

1. 临床症状

（1）皮肤表现：色素沉着、色素脱失和掌跖角化是地方性砷中毒的特征性表现。

（2）神经系统：神经系统症状是砷中毒病人较早出现的常见症状，严重者主要表现为头痛、头晕、记忆力减退、眼花等。末梢神经受累表现为手脚麻木。

（3）消化系统：常见症状为食欲减退、恶心、呕吐、腹痛、腹泻、便秘、腹胀和肝区痛。部分病人可出现肝大、肝硬化。

（4）心脑血管及末梢循环：主诉肢端怕冷和末梢循环障碍的病人较多，重症病人可有心慌、胸闷、胸痛、胸部不适。

（5）其他临床症状：呼吸系统可有咳嗽、气喘、痰多等；泌尿生殖系统可有尿频、尿急等尿道刺激征；女性可有月经紊乱、月经周期延长。

2. 体征　地砷病皮肤三联征，即掌跖角化、躯干皮肤色素沉着和色素脱失。

【辅助检查】

1. 尿砷测定　正常人尿砷浓度随饮食而波动，但不超过 2.66mmol/L（0.2mg/L）。急性砷中毒病人于服毒数小时或 12 小时后，尿砷明显升高。尿砷排泄甚快，停止接触 2 天，尿砷可下降 19%～42%。

2. 发砷测定　正常发砷为 0.025～0.1mg/100g。口服砷化物 30 小时或 2 周，发砷即升高。

3. 血砷测定　急性中毒时可升高，其正常水平为 0.13～8.54mmol/L。

【诊断】

饮高砷水和燃用高砷煤暴露史是诊断地砷病的必备条件。临床上地砷病病人症状比较复杂但无特异性，皮肤病变（掌跖角化、躯干皮肤色素沉着和色素脱失）为地砷病临床常见表现。

【治疗】

地砷病是一种以皮肤损害为主要表现的全身性疾病，尽管切断砷源是防治砷中毒根本措施，但是地砷病病人在停止接触砷源后，仍需要接受治疗。地砷病的治疗原则主要包括：一是切断砷源，减少砷吸收,即停饮高砷水,停烧高砷煤;二是促进体内毒物排出,驱砷治疗;三是对症综合治疗。

1. 驱砷治疗 目前驱砷治疗主要采用巯基类化合物,常用的有二巯基丙醇、二巯基丁二酸钠等。

2. 对症治疗

(1)掌跖角化:采用 5%~10% 水杨酸软膏或 10% 尿素软膏等可以缓解疼痛,软化和溶解角化物,甚至使之脱落。

(2)周围血管病变:注意保暖,症状较重者可用 α- 受体阻滞剂及扩张血管药,如妥拉苏林、苯苄胺等。

(3)其他对症支持治疗:保护肝脏功能,以维持机体良好的代谢及解毒功能。

3. 辅助治疗 补充微量元素硒和锌,给予维生素 C 和维生素 E 等有一定辅助作用。

【预防】

采用"环境干预 - 行为干预 - 医学干预"的综合防治措施控制地方性砷中毒流行是行之有效的方法。从环境方面阻止或减少易感人群与砷及其化合物的接触。切断砷源是预防和控制的根本措施。

（张　韬）

第三章 生物性地方病

生物性地方病是地方病的一种类型，指某些地区由于特异的地理、气象条件，使某种致病生物易于滋生繁殖，以致这一地区人体与生物因素的平衡遭到破坏，引起生物性的特异疾病。生物性地方病与生活习惯有密切关系，如猪带绦虫病主要经食生的或半生的含囊尾蚴的猪肉传播，主要流行于云南省。血吸虫病主要由皮肤接触含尾蚴的疫水而感染，与农业生产有关。

第一节　棘球蚴病

棘球蚴病（echinococcosis）又称包虫病（hydatidosis，hydatid disease），是由棘球属绦虫的幼虫——棘球蚴寄生人体所致的重要寄生虫病，为人畜共患疾病，我国是棘球蚴病的高发区。目前公认的棘球属绦虫有4种，即细粒棘球绦虫、多房棘球绦虫、少节棘球绦虫和福氏棘球绦虫。

一、囊性棘球蚴病（囊性包虫病）

细粒棘球绦虫的幼虫——细粒棘球蚴引起囊性棘球蚴病，亦称囊性包虫病，多见于肝脏。

【病因】

细粒棘球绦虫的成虫寄生在犬的小肠中，是带科绦虫中最小的一种。其生活史包括"成虫－虫卵－棘球蚴－成虫"。犬科动物是细粒棘球绦虫的终宿主，羊、牛、猪及人等为中间宿主。

【流行特征】

囊性棘球蚴病呈世界性分布、地方性流行，主要流行于畜牧区。

1. 地理分布　主要分布于新疆维吾尔自治区、青海省、甘肃省、宁夏回族自治区、西藏自治区、内蒙古自治区和四川省的广大农牧区。

2. 传染源　家犬是最主要的传染源。

3. 传播途径　虫卵主要经口传染，少数经呼吸道传染。

【临床表现】

主要的临床表现是棘球蚴囊在寄生部位的占位性压迫、刺激症状及囊破裂所致的过敏症状。

1. 肝棘球蚴病　棘球蚴囊占位性表现为肝区隐痛或持续性钝痛、上腹饱胀、食欲减退。棘球蚴囊破裂入腹腔出现类似消化道穿孔的表现；破入胆管，可致胆绞痛、阻塞性黄疸；破入胸腔可引起肺支气管瘘；破入泌尿道，则发生腰痛、排尿不畅或肾绞痛。

2. 肺棘球蚴病　早期往往无明显症状，常因X线检查而发现。棘球蚴囊肿压迫肺组织和支气管可致胸闷、胸痛、刺激性咳嗽（晨起及夜间）。

3. 其他部位的棘球蚴病　可发生于脑、眼、腹腔、盆腔、脾、肾、骨、肌肉等部位，表现为相应的占位性局部压迫、刺激及过敏反应等临床症状和体征，均少见。

【辅助检查】

1. 血象 嗜酸性粒细胞增多见于半数病例。包虫囊肿破裂或手术后,血液中嗜酸性粒细胞往往会显著增加。

2. 皮内试验 80%~90%病人囊液抗原皮内试验呈阳性反应。

3. B超检查 对腹部包虫病的诊断有决定性作用。

4. CT检查 肝囊性包虫病显示为肝脏轮廓扩大,在肝实质内显示大小不等的类圆形占位阴影。

【诊断】

流行地区的居住史或旅行史有重要的参考意义,对诊断的确立起关键作用。包虫病病人早期可无任何症状,往往在影像学检查中发现。在影像学技术不断提高,B超、X线检查仪器普及的条件下,影像学检查对包虫病的诊断起决定性作用。

【治疗】

以外科治疗为主,药物治疗为辅的治疗方式。手术以内囊摘除为主。阿苯达唑是经典抗棘球蚴病药物之一。

【预防】

对棘球蚴病的防治策略是健康教育、传染源管理、中间宿主的防治、发现和治疗病人的综合性防治措施。

二、泡状棘球蚴病(泡状包虫病)

多房棘球绦虫幼虫——多房棘球蚴引起泡状棘球蚴病,亦称泡状包虫病,是一种少见的危害严重的寄生虫病,几乎都原发于肝脏,可以转移到全身任何部位。

【病因】

多房棘球蚴是由许多小囊泡组成的,小囊泡固定在结缔组织形成的纤维中,为蜂窝状或海绵状。在人体内常表现为囊泡群或团块物,含少量胶状物,质地较硬,表面凸凹不平,无纤维组织被膜,与周围组织界限不清。

【流行特征】

1. 地理分布 在甘肃省、宁夏回族自治区、西藏自治区、青海省、新疆维吾尔自治区、内蒙古自治区、四川省等均有分布。

2. 传染源 多房棘球绦虫的生活史包括"虫卵-泡球蚴-成虫"三个阶段。其终宿主为狐,其次为野狗、狼、獾和猫等,孕节及虫卵随粪便排出。

3. 传播途径 人在狩猎等生产活动中误食虫卵,造成直接感染;虫卵污染环境(如土壤、植物、蔬菜和饮用水)而引起间接感染。

【临床表现】

主要为上腹部隐痛,有时伴腹部绞痛和寒战、高热等感染症状;肝大或在肝区有明显的肿块,质地坚硬;有不同程度的胆汁淤积性黄疸和门静脉高压临床表现。

【诊断】

本病诊断较为困难,流行病学史能提供诊断的重要线索,包括在流行区的居住史、猎狐史、接触过狐狸的尸体、生狐皮或在野外饮生渠水、泉水,生食蔬菜、瓜果等。影像学及免疫学检查有助于诊断。

1. B超检查 肝脏增大,探及低密度与高密度共存的回声光团,周围边界模糊。病灶液化形成空洞后,在不均质强回声光团内出现形态不规则、无回声的大块液性暗区,后方回声增强。

2. CT检查 对肝泡球蚴病诊断具有重要价值,可见形态不规整、不均匀低密度阴影,增强扫描病灶无强化效应。

【治疗】

治疗药物及治疗原则同囊性棘球蚴病。若病变局限,可手术切除。研究显示己酮可可碱、汉防己甲素、苦参碱、川芎嗪等与阿苯达唑联合治疗,可提高单药抗泡状棘球蚴的疗效。

第二节　布鲁菌病

布鲁菌病(brucellosis)是由布鲁氏菌侵入机体,引起的人畜共患的变态反应性疾病,也是一种自然疫源性疾病,简称布病。

【病原学】

布鲁氏菌为微小、革兰氏阴性、无荚膜、无芽孢形成、不运动的杆菌或球杆菌,布鲁氏菌能被多种常用消毒剂在最佳使用条件下轻易杀灭,但在低温环境中或存在较重有机物污染时,其存活能力强。

【流行特征】

布鲁菌病牧区高发,我国主要流行于内蒙古自治区、西藏自治区、青海省等西部地区,其他地区如四川省的甘孜地区和阿里地区,陕西省的彬州市、礼泉县、长武县等亦有分布。

1. 传染源　羊在国内为主要传染源,其次为牛和猪。

2. 传播途径　为母羊接生是主要传染途径。此外,剪打羊毛、挤乳、屠宰病畜等均可被感染。

3. 易感人群　人群对布鲁氏菌普遍易感,男女发病率相当,但人传人十分少见。

【临床表现】

布鲁菌病是一种全身性的疾病,人患布病后可以出现多种多样的临床症状和体征,但往往又缺乏特异性。我国以羊型布病最为多见,病情的差别也很大。除重症病例外,有的轻症只能用细菌学或免疫生物学方法才能确诊。

1. 急性期或亚急性期　急性起病者占 10%～30%,少数病人有数日的前驱症状,如无力、失眠、低热、食欲欠佳、上呼吸道炎症等。急性期的主要临床表现为发热、多汗、乏力、关节炎、睾丸炎等。

(1)发热:热型不一,变化多样,其中以弛张热最为多见,波状热最具特征性。

(2)多汗:常于深夜、清晨体温急骤下降时出现大汗淋漓,大多数病人感乏力、软弱,大量出汗可导致虚脱。

(3)骨关节和肌肉疼痛:是病人就诊的主要原因,关节疼痛剧烈、难以忍受,可累及一个或数个关节,主要为骶髂、髋、膝、肩、腕、肘等大关节。

(4)睾丸炎:本病的特征性症状之一,是睾丸及附睾被累及所致,大多呈单侧性,可大如鹅卵,伴明显压痛。

2. 慢性期　夜汗、头痛、肌痛及关节痛为多,还可有疲乏、长期低热、寒战、胃肠道症状等。

3. 急性期遗留的症状　背痛、关节痛、坐骨神经痛、明显乏力、夜汗迁延多日等。固定而顽固的关节痛多见于羊型,化脓性并发症则多见于猪型。

【辅助检查】

通过平板凝集试验、虎红平板凝集试验或皮肤过敏试验对可疑病人进行初筛,通过试管凝集试验进行确诊。

【诊断】

布病的发生、发展和转归比较复杂,临床表现多种多样,很难以一种症状来确定诊断。对人布病的诊断应是综合性的,即结合病人流行病学接触史、临床表现和实验室检查。

【治疗】

1. 急性、亚急性期　病人应卧床休息,注意水、电解质及营养的补充。高热者可同时应用解热镇痛剂。糖皮质激素可改善菌血症症状，但必须与抗生素合用。抗生素治疗有以下几种方案：①四环素类抗生素与链霉素合用；②利福平联合多西环素；③喹诺酮类联合利福平。孕妇首选药物是利福平，如果利福平无效可选用四环素治疗，禁用链霉素。

2. 慢性期 一般认为四环素与链霉素合用需要一定的疗程，但四环素的疗程应延长至 6 周以上，链霉素以 4 周为宜。对脓性病灶可予手术引流。

【预防】

在我国推广"检疫、免疫、捕杀病畜"的综合性防治措施，同时针对疾病流行的三个环节采取相应措施，发病率已显著下降。

1. 管理传染源 对牧场、乳厂和屠宰场的牲畜定期进行卫生检查。检出的病畜应及时隔离治疗，必要时做好防护对动物进行宰杀深埋。

2. 切断传播途径 加强对畜产品的卫生监督，禁食病畜肉及乳品。防止病畜或病人的排泄物污染水源。

3. 保护易感人群 对于高危职业人群，如兽医、畜牧养殖人员，除注意防护外，重要措施是进行菌苗接种。

第三节 绦 虫 病

绦虫病（taeniasis）是一种因食用被绦虫污染的水、食物引起的肠道感染性疾病。我国以猪带绦虫病和牛带绦虫病最为常见。

一、猪带绦虫病

猪带绦虫病是由猪带绦虫（又称链状带绦虫、有钩绦虫）的成虫寄生在人体小肠所引起的一种肠绦虫病，又称猪肉绦虫病、链状带绦虫病。

【病因】

猪带绦虫病由猪带绦虫成虫在肠内寄生所致。虫卵被猪等中间宿主进食后，经消化液作用，六钩蚴逸出并钻入肠壁，随血液循环至全身各组织，2 个月即可发育成囊尾蚴，人进食含活囊尾蚴的猪肉后，囊尾蚴的外囊壁被胃液消化，头节受胆汁刺激在小肠内翻出，以吸盘及小钩吸附在肠壁上，经 2~3 个月后发育为成虫并排出孕节及虫卵。人是猪带绦虫的唯一终宿主。

【流行特征】

猪肉绦虫病在我国散发、多见，地方性流行仅见于云南省。感染猪带绦虫的病人是本病传染源。主要经食生的或未熟的含囊尾蚴的猪肉途径传播。

【临床表现】

多数病人无明显临床表现。约半数病人可有以消化道症状为主的不适，包括食欲减退或食欲亢进、恶心、腹痛、腹胀、腹泻或便秘及消瘦等；个别病人可有头晕及失眠等神经系统不适；偶可见肠穿孔、肠梗阻等。

【诊断】

确诊主要依据曾进食生的或未熟的猪肉、大便中有白色带状节片或找到虫卵。

【治疗】

一经诊断应立即开始驱虫治疗，驱虫治疗时需注意预防呕吐反应，避免虫卵反流入胃而致囊虫病。常用驱虫药物有吡喹酮、阿苯达唑、氯硝柳胺、甲苯达唑等。

【预防】

大力开展卫生宣教,将生、熟食分开,不进食生的或未熟的猪肉。加强粪便管理,厕所和猪圈分开。

二、牛带绦虫病

牛带绦虫病亦称牛肉绦虫病,是牛带绦虫(又称肥胖带绦虫、牛肉绦虫及无钩绦虫)的成虫寄生于人体小肠所致的疾病,临床表现以粪便中排出带状节片为主要特点。

【病因】

人是牛带绦虫成虫的唯一终宿主。人进食生的或未熟的含有囊尾蚴的牛肉后,囊尾蚴中的头节翻出后、吸附在人体小肠肠壁,经 2~3 个月发育为成虫,充满虫卵的孕节常单节或数节相连脱落并随粪便排出体外。成虫寿命可长达数十年。

【流行特征】

本病呈世界性分布,我国西南各省及西藏自治区、内蒙古自治区和新疆维吾尔自治区均有地方性流行。

1. 传染源　感染牛带绦虫的病人是本病的传染源。

2. 传播途径　进食生的或未熟的带有牛囊尾蚴的牛肉或被牛囊尾蚴污染的食物,可导致人罹患本病。

3. 易感人群　各个年龄人群均为易感人群,青壮年、男性多见。

【临床表现】

潜伏期为 2~3 个月。感染虫数少者多无自觉症状,常因粪便中发现白色节片,或肛门周围瘙痒等就诊。感染虫数较多者可有非特异性消化道症状,如恶心、腹泻或便秘、上腹或脐周隐痛。

【诊断】

粪便中发现白色节片或肛门排出节片常为病人首诊主诉。粪便中对虫体长度、头节及孕节的鉴定是确诊的依据。

【治疗】

治疗用药与猪带绦虫病相同。服药后应收集病人的全部粪便,检查发现头节为治愈;否则需于治疗后 3~4 个月检查粪便,若发现虫卵或节片,则需复治。

【预防】

定期普查高危人群;加强粪便管理、保持牧场清洁,减少及避免牛吞食虫卵的机会;开展卫生宣传教育,注意饮食卫生,改变不良饮食习惯;加强肉类检疫,禁止出售含有囊尾蚴的牛肉。

（张　韬）

第四节　恙　虫　病

恙虫病(tsutsugamushidisease)又名丛林斑疹伤寒(scrubtyphus),是由恙虫病东方体引起的一种急性自然疫源性传染病。鼠类是主要的传染源。本病通过恙螨幼虫叮咬传播给人。临床上以叮咬部位焦痂或溃疡形成、发热、皮疹、淋巴结肿大、肝脾肿大及周围血液白细胞数减少等为特征。

【病原学及传播途径】

1. 病原学　恙虫病东方体呈球形或球杆状,专性细胞内寄生,在细胞质内靠近细胞核旁成堆排列。

2. 传播途径　恙螨是本病的传播媒介,也是恙虫病东方体的原始贮存宿主。恙螨的生活周期包括卵、幼虫、蛹、稚虫和成虫 5 期,其中只有幼虫是寄生性,当人在疫区的草地上工作、活动或坐卧时,被带有病原体的幼虫叮咬而得病。

【临床表现】

1. 症状 潜伏期4~21天，常为10~14天。一般无前驱症状，起病急骤，体温迅速上升，1~2天内达39~41℃，多呈弛张热型，亦可呈持续热型或不规则热型，持续1~3周。常伴有寒战、剧烈头痛、全身酸痛、疲乏、嗜睡、食欲下降、恶心、呕吐等。病程进入第2周后，病情常加重，可出现神经系统、循环系统、呼吸系统的症状。危重病例呈严重的多器官损害，出现心、肝、肾衰竭及循环衰竭，还可发生弥散性血管内凝血。第3周后，病人体温渐降至正常，症状减轻至消失，并逐渐康复。但若未及时得到有效的病原治疗，部分病人可死亡。

2. 体征 焦痂与溃疡为本病之特征，对临床诊断最具意义。焦痂呈圆形或椭圆形，大小不等，直径可为2~15mm，多为4~10mm。其边缘突起，如堤围状，周围有红晕，若无继发感染，则不痛不痒，也无渗液。痂皮脱落后即成溃疡，其基底部为淡红色肉芽创面，起初常有血清样渗出液，而后逐渐减少，形成一个光洁的凹陷面，偶有继发性化脓现象。焦痂附近的局部淋巴结常明显肿大，多见于腹股沟、腋下、耳后等处，消退较慢，在疾病的恢复期仍可扪及。可出现暗红色充血性斑丘疹，多散在分布于躯干和四肢，面部少见，手掌和脚底部更少，极少数可融合成麻疹样皮疹。部分病人可有肝脾肿大。

【辅助检查】

1. 血细胞分析 周围血白细胞数多减少或正常。

2. 血清学检查

（1）外斐反应：亦称变形杆菌凝集试验，病人血清中抗恙虫病立克次体的抗体能与变形杆菌OXK抗原起凝集反应，为诊断提供依据。

（2）补体结合试验：阳性率较高，特异性较强。

（3）免疫荧光试验：用间接免疫荧光试验检测血清中特异性抗体IgM或IgG。

（4）斑点免疫测定：用于检测病人血清中的特异性IgM或IgG抗体，其中特异性IgM抗体的检测有早期诊断价值。

（5）酶联免疫吸附试验：可做各种血清型恙虫病东方体的特异性IgM或IgG抗体检测。

3. 病原学检查 可采用动物实验或HeLa细胞培养等方法分离恙虫病东方体。分子生物学检查采用聚合酶链反应（PCR）技术检测细胞、血液等标本中的恙虫病东方体基因。

【诊断】

发病前3周内是否到过恙虫病流行区，临床表现为起病急、高热、焦痂或溃疡、皮疹、浅表淋巴结肿大、肝脾肿大。尤以发现焦痂或特异性溃疡最具临床诊断价值。外斐反应凝集效价1:160有辅助诊断价值。检测病人血清特异性抗体IgM具有早期诊断价值，PCR技术可检测细胞、血液标本中的恙虫病东方体DNA。

【鉴别诊断】

本病主要与钩端螺旋体病、斑疹伤寒、伤寒进行鉴别，还应与流行性感冒、疟疾、败血症、登革热和肾综合征出血热等进行鉴别。

【治疗】

1. 一般治疗 宜卧床休息，进食易于消化的食物，加强护理，注意口腔卫生，定时翻身。重症病人应加强观察，及时发现各种并发症和合并症，采取适当的治疗措施。高热时可物理降温，酌情使用解热药物，但慎用大量发汗的解热药。烦躁不安时可适量应用镇静药物。重症病人可给予糖皮质激素，以减轻毒血症症状。

2. 病原治疗 多西环素有特效，氯霉素、四环素和红霉素对本病有良好疗效，用药后大多在1~3天内退热。此外，罗红霉素、阿奇霉素、诺氟沙星等对本病亦有疗效。然而，青霉素类、头孢菌素类和氨基糖苷类抗生素对本病无治疗作用。少数病人可出现复发，用相同的抗生素治疗同样有效。

【预防】

灭鼠控制传染源,避免恙螨幼虫叮咬切断传播途径,保护易感人群。目前恙虫病疫苗尚处于实验研究阶段。

第五节　血 吸 虫 病

日本血吸虫病(schistosomiasis japonica)是日本血吸虫寄生于门静脉系统所引起的疾病。由皮肤接触含尾蚴的疫水而感染,主要病变为虫卵沉积于肠道和肝脏等组织而引起的虫卵肉芽肿。急性期病人表现为发热、腹痛、腹泻或脓血便、肝大与压痛等,血中嗜酸性粒细胞显著增多。慢性期以肝脾肿大或慢性腹泻为主。晚期则以门静脉周围纤维化病变为主,可发展为肝硬化、巨脾与腹腔积液等。有时可发生血吸虫病异位损害。

【病因及机制】

日本血吸虫雌雄异体,寄生在门静脉系统。大部分虫卵滞留于宿主肝及肠壁内,部分虫卵从肠壁穿破血管,随粪便排至体外。从粪便中排出的虫卵入水后,在适宜温度(25～30℃)下孵出毛蚴,毛蚴侵入中间宿主钉螺体内,经过母胞蚴和子胞蚴二代发育,7～8周后即有尾蚴不断逸出,每天数十条至百余条不等。尾蚴从钉螺逸出后,随水流在水面漂浮游动。当人、畜接触含尾蚴的疫水时,尾蚴在极短时间内从皮肤或黏膜侵入,然后随血液循环流经肺而到达肝脏,在肝内经30天左右发育为成虫,又逆血流移行至肠系膜下静脉中产卵,完成其生活史。在日本血吸虫生活史中,人是终末宿主;钉螺是唯一中间宿主。

【临床表现】

从尾蚴侵入至出现临床症状的潜伏期长短不一,80%病人为30～60天,平均40天。感染重则潜伏期短,感染轻则潜伏期长。血吸虫病临床表现复杂多样,轻重不一。根据病人感染的程度、时间、免疫状态、治疗是否及时等,临床表现各异。在我国将血吸虫病分为以下四型。

1. 急性血吸虫病　发热为本期的主要症状,发热的高低、期限和热型视感染轻重而异。多伴有食欲减退、腹部不适、轻度腹痛、呕吐及腹泻等消化系统症状,90%以上病人出现肝大伴压痛,半数以上可出现咳喘、胸痛等。

2. 慢性血吸虫病　因急性期未曾发现,未治疗或治疗不彻底,或多次少量重复感染等原因,逐渐发展成慢性。本期一般可持续10～20年,因其病程漫长,症状轻重可有很大差异。

3. 晚期血吸虫病　反复或大量感染血吸虫尾蚴,未经及时抗病原治疗,虫卵损害肝脏较重,发展成肝硬化,有门静脉高压、脾显著增大,出现并发症。病程多在5～15年。儿童常有生长发育障碍。晚期可有肝硬化腹腔积液,巨大脾脏。

4. 异位血吸虫病　门脉系统以外的器官或组织的血吸虫虫卵肉芽肿称为异位损害或异位血吸虫病。人体常见的异位损害部位为肺和脑。

【辅助检查】

1. 血常规　病人急性期以嗜酸性粒细胞显著增多为主要特点,一般占20%～40%,最多可达90%以上。慢性期病人嗜酸性粒细胞一般轻度增多,在20%以内,而极重型急性血吸虫病病人常不增多,甚至消失。晚期病人常因脾功能亢进引起红细胞、白细胞及血小板减少。

2. 粪便检查　粪便内检查虫卵和孵出毛蚴是确诊血吸虫病的直接依据。一般急性期检出率较高,而慢性期和晚期病人的阳性率不高。常用改良加藤厚涂片法或虫卵透明法检查虫卵。

3. 肝功能试验　急性血吸虫病病人血清中球蛋白增高,血清ALT、AST轻度增高。晚期病人出现血清白蛋白减少、球蛋白增高,常出现白蛋白与球蛋白比例倒置现象。慢性血吸虫病,尤其是无症状病人肝功能大多正常。

4. 免疫学检查 近年来,采用单克隆抗体检测病人循环抗原的微量法有可能作为诊断和考核疗效的参考。常用的免疫学检查有皮内试验、环卵沉淀试验、间接血凝试验、酶联免疫吸附试验等。

5. 直肠黏膜活检 是血吸虫病原诊断方法之一。通过直肠或乙状结肠镜,自病变处取米粒大小黏膜,置光镜下压片检查有无虫卵。以距肛门8~10cm背侧黏膜处取材阳性率最高。这种方法一般能检获的虫卵大部分是远期变性虫卵。

6. 肝影像学检查 B超检查可见肝、脾体积改变,门脉血管增粗,晚期可出现网状、地图样改变,可判断肝纤维化的程度。晚期血吸虫病病人肝包膜与肝内门静脉区常有钙化现象,CT扫描可显示肝包膜增厚、钙化等特异图像,重度肝纤维化可表现为龟背样图像。

【诊断及鉴别诊断】

血吸虫病的诊断包括病原诊断和免疫诊断两大部分。病人的确诊需要从粪便中检获虫卵或孵化毛蚴。急性血吸虫病需要与伤寒、阿米巴肝脓肿、粟粒性结核等相鉴别。

【治疗】

1. 病原治疗 动物及临床试验证明吡喹酮的毒性小、疗效好、给药方便、适应证广,可用于各期各型血吸虫病病人,是目前用于治疗日本血吸虫病最有效的药物。

2. 对症治疗 急性期血吸虫病病人有高热、中毒症状,严重者给予补液保证水和电解质平衡,加强营养及全身支持疗法。合并其他寄生虫者应先驱虫治疗,合并伤寒、痢疾、败血症、脑膜炎者均应先抗感染,后用吡喹酮治疗。慢性和晚期血吸虫病除一般治疗外,应及时治疗并发症,改善体质,加强营养。巨脾、门静脉高压、上消化道出血等病人可选择适当时机考虑手术治疗。

【预防】

1. 控制传染源 在流行区每年对病人、病畜进行普查普治。

2. 切断传播途径 消灭钉螺是预防本病的关键,可采取改变钉螺滋生环境的物理灭螺法(如土埋法等),同时可结合化学灭螺法,采用氯硝柳胺等药物杀灭钉螺。粪便须经无害处理后方可使用。保护水源,改善用水。

3. 保护易感人群 严禁在疫水中游泳、戏水。接触疫水时应穿着防护衣裤和使用防尾蚴剂等。

(李　晖)

第八篇

肿 瘤 学

肿瘤学是研究肿瘤病因、病理、发病机制、诊断、预防和治疗的一门学科，是医学十分重要的组成部分。肿瘤分为良性肿瘤和恶性肿瘤。良性肿瘤指无浸润和转移能力的肿瘤，是机体细胞在各种始动与促进因素作用下产生的增生与异常分化所形成的新生物。良性肿瘤对机体影响小，一般不致命，除非分泌大量激素或在一些特殊部位对机体造成严重影响。恶性肿瘤是比较严重的一种疾病，恶性肿瘤生长非常迅速，且为侵袭性生长，周围组织会发生粘连，对生命的威胁较大。肿瘤发生与遗传、环境因素、生活习惯、免疫因素有关。肿瘤的治疗方式有药物治疗、化疗、放疗、手术治疗和免疫治疗等。

第一章 肿瘤概述

肿瘤（tumor）是机体在各种致癌因素作用下，局部组织或器官发生的细胞在基因水平上失去对其生长的正常调控，导致其克隆性异常增生而形成的新生物。一般将肿瘤分为良性和恶性两大类。良性肿瘤预后好，肿块质地柔软而边界清楚，生长速度比较慢。恶性肿瘤预后差，肿块生长迅速，质地坚硬而边界不清楚，容易侵犯邻近的组织、器官，易发生淋巴结转移。

【病因】

肿瘤的病因非常复杂，目前多数认为肿瘤发生的根本原因是基因突变，细胞不受控制的繁殖和生长，这是肿瘤发生的根本机制。肿瘤发生与遗传和环境因素有关，环境因素又分为生物因素、物理因素和化学因素。

【生物学行为】

局部浸润和远处转移是恶性肿瘤最重要的特点，并且是恶性肿瘤致死的主要原因。恶性肿瘤的典型生长史可以分为几个阶段：细胞的恶性转化→转化细胞的克隆性增生→局部浸润→远处转移。

【命名】

1. 良性肿瘤的命名　在组织或细胞类型的名称后面加一个"瘤"字。如平滑肌的良性肿瘤，称为平滑肌瘤；脂肪的良性肿瘤，称脂肪瘤。

2. 恶性肿瘤的命名　上皮组织的恶性肿瘤统称为癌。命名方式是在上皮名称后加一个"癌"字，来源于鳞状上皮的恶性肿瘤称为鳞状细胞癌，来源于腺上皮的恶性肿瘤称为腺癌。未分化癌是指形态或免疫表型可以确定为癌，但缺乏特定上皮分化特征的癌。间叶组织的恶性肿瘤统称为肉瘤，如纤维肉瘤、脂肪肉瘤、骨肉瘤等。同时具有癌和肉瘤两种成分的恶性肿瘤，称为癌肉瘤。

3. 特殊情况　有些肿瘤的形态类似发育过程中的某种幼稚细胞或组织，称为"母细胞瘤"，良性的如骨母细胞瘤，恶性的如髓母细胞瘤、肾母细胞瘤等；有些命名为"病"或"瘤"，实际上也属于恶性肿瘤，如白血病、精原细胞瘤等；有些瘤以研究该肿瘤的学者的名字命名，如尤文肉瘤、霍奇金淋巴瘤。有些肿瘤以肿瘤细胞的形态命名，如透明细胞肉瘤；有些恶性肿瘤，既不叫癌也不叫肉瘤，而直接称为"恶性……瘤"，如恶性黑色素瘤、恶性畸胎瘤、恶性神经鞘瘤等。

【临床表现】

肿瘤的症状一般分为局部症状与全身症状两部分。

1. 局部症状　肿瘤在原发病灶处生长形成的肿块导致该部位解剖结构和组织形态发生变化，由此而引起相应的功能改变。同时肿块可引起继发症状，如疼痛、压迫、出血、感染、梗阻或功能障碍等。根据肿瘤生长部位不同，还会有许多特殊症状，如脑室、脑转移肿瘤可引起颅内压升高等。

2. 全身症状　肿瘤的全身症状与分期及肿瘤发生的部位有关。肿瘤早期出现的全身症状一般轻微，易忽视。中、晚期肿瘤，由于肿瘤消耗大量营养物质并产生许多毒素，病人逐渐出现较明显的全身症状，如消瘦、乏力、发热、贫血、水肿、脏器转移所致的症状等。

【诊断】

通过病史采集、查体、影像学检查、内镜检查等可发现肿瘤，通过穿刺、内镜夹取、肿块切除等获取组织进行病理检查进一步明确诊断,病理检查是诊断肿瘤的金标准。

【治疗】

肿瘤的治疗主要是综合治疗,治疗方法主要包括手术治疗、放疗、化疗、内分泌治疗、靶向治疗、免疫治疗、微创介入治疗、中医药治疗等。合理应用这些治疗手段,可以有效地提高肿瘤病人的治疗效果。

1. 手术 手术是主要的治疗肿瘤的方法,也是能最大化争取肿瘤根治的治疗方式。但是手术治疗要求分期早,且病人的机体状况好。手术就是采用外科治疗的方式将肿瘤从身体切除,分为根治性切除和姑息性切除。根治性切除指肿瘤完整切除及淋巴结彻底清扫;姑息性切除指切除部分肿瘤,缓解症状。

2. 放疗 是用各种不同能量的射线照射肿瘤,以抑制和杀灭癌细胞的一种治疗方法。放疗可单独使用,也可与手术、化疗、免疫治疗、靶向治疗等配合,作为综合治疗的一部分,提高癌症的治愈率。

3. 化疗 使用细胞毒性的药物来杀伤肿瘤,是目前治疗肿瘤及某些自身免疫性疾病的主要手段之一。

4. 内分泌治疗 使用影响内分泌的药物来干扰身体的内分泌情况,进而影响肿瘤的生长。如乳腺癌、前列腺癌等常用内分泌治疗。

5. 靶向治疗 使用基因攻击的药物来特定地攻击肿瘤生长所需的基因。

6. 免疫治疗 加强免疫细胞杀伤肿瘤细胞的能力,从而控制与清除肿瘤。

7. 中医药治疗 采用中医辨证方法进行治疗。

【预防】

通过远离各种致癌风险因素,预防肿瘤发病相关的感染因素、改变不良生活方式、适当的运动、保持精神愉悦及针对极高危人群或者癌前病变采用一定的干预手段来降低肿瘤的发病风险。一级预防是病因预防,去除各种肿瘤诱发因素,如戒烟、戒酒、不吃霉变食物、养成良好饮食习惯和生活习惯、适当运动等。二级预防是预防癌症的发生,对特定高风险人群筛查癌前病变,早期发现、早期诊断、早期治疗,如定期体检,发现问题及早干预。三级预防是预防癌症的复发及防止并发症,坚持规范和合理的综合治疗,提高生存率,提高生存质量。

第二章　常见肿瘤

第一节　甲状腺癌

甲状腺癌（thyroid carcinoma）是一种起源于甲状腺滤泡上皮或滤泡旁上皮细胞的恶性肿瘤。根据肿瘤起源及分化差异，甲状腺癌有多种类型，其中甲状腺乳头状癌最为常见，约占甲状腺癌的90%。不同类型的肿瘤在临床表现、治疗方法及预后等方面差异较大。

【病因】

目前甲状腺癌的病因仍不明确，其发病可能与放射线、遗传易感性、激素、饮食因素和甲状腺良性疾病等有关。

【病理及扩散方式】

甲状腺癌常见的病理类型包括乳头状癌、滤泡状腺癌、髓样癌、低分化癌及未分化癌，其中前两种病理类型为分化好的甲状腺癌。甲状腺癌的扩散方式主要是局部浸润、淋巴结和血行转移，甲状腺内有丰富的淋巴网，肿瘤可在腺体内扩散，也可突破甲状腺包膜，侵犯甲状腺周围组织。

【临床表现】

甲状腺肿块或结节是甲状腺癌的常见症状，早期可发现甲状腺内有质硬结节，随吞咽上下移动。肿瘤增大到一定程度时，可压迫气管，使气管移位，出现不同程度的呼吸困难，侵犯气管时可出现呼吸困难或咯血症状；肿瘤压迫食管可引起吞咽困难；肿瘤侵犯喉返神经时可出现声音嘶哑；合并甲状腺功能亢进或减退时可出现相应的临床表现。少数病人也可以肺转移、骨转移的症状为首发临床表现。

甲状腺癌的体征主要为甲状腺肿大或结节，结节形状多不规则，与周围组织粘连固定，并逐渐增大，质地硬，边界不清，初期可随吞咽上下移动，后期多不能移动。若伴颈部淋巴结转移，可触诊颈部淋巴结肿大。压迫或侵犯交感神经可引起霍纳综合征。

【诊断】

通过病史和体格检查对甲状腺肿块进行评估是诊断的最基本步骤，所有甲状腺肿块病人都应行甲状腺功能检查，包括 TSH（促甲状腺激素）、T_3、T_4 测定。影像学检查是诊断甲状腺癌的常用检查手段，其中，超声检查简便无创，特异性和敏感性较高，用于甲状腺结节检查能清晰地显示结节的边界、形态、大小及内部结构等信息，是甲状腺首选的影像学检查。而超声引导下细针抽吸活检明确病理性质是诊断甲状腺癌最准确的手段。CT、MRI 和 PET 检查诊断意义不大，但对体积大、生长迅速或侵入性的肿瘤可以评估甲状腺外组织器官被累及的情况。

【治疗及预后】

甲状腺癌的治疗多以外科治疗为主，根据不同病理类型选择术后内分泌治疗、放射性核素治疗、放射治疗、靶向治疗等不同辅助治疗手段。影响甲状腺癌预后的因素包括病理类型、分期、年龄。

1. 手术治疗　甲状腺手术一般至少将一侧腺叶完全切除，若甲状腺癌存在多发病灶，则需要切除全部甲状腺，有时还需要进行局部淋巴结清扫。根据不同病理类型和侵犯范围选择手术方式。甲状腺手术时需注意保护周围脏器及神经功能,避免出现严重并发症。

2. 内分泌治疗　内分泌治疗又称为 TSH 抑制治疗,目前认为分化型甲状腺癌是一种激素依赖型肿瘤,因此可服用甲状腺素抑制 TSH 水平从而抑制肿瘤生长。

3. ^{131}I 治疗　对于术后存在中、高危复发危险的病人及有较多残留甲状腺组织需要治疗的病人,可考虑 ^{131}I 治疗。

4. 放射治疗　分化型甲状腺癌对常规放疗不敏感,且甲状腺邻近器官如气管、脊髓等对放射治疗耐受性较低,故一般情况下不主张单纯行放疗或术后常规辅助放疗。对于术后有残留者,可考虑术后放疗。另外,放疗可适用于脑、骨转移病灶的姑息治疗。

5. 内科治疗　传统的内科治疗主要是化疗,化疗药物常用的有紫杉类、蒽环类和铂类。而靶向治疗、免疫治疗为近年来新的治疗方法。分化型甲状腺癌存在血管内皮生长因子及其受体的高表达或基因改变,靶向治疗有一定疗效。常用靶向药物有索拉非尼、安罗替尼。

第二节　食　管　癌

食管癌(esophageal carcinoma)是发生在食管上皮组织的恶性肿瘤,是常见的消化道肿瘤。全世界每年约有 30 万人死于食管癌。其发病率和死亡率各国差异很大。我国是全球食管癌高发地区之一,也是高死亡率国家之一。

【病因】

长期热饮食、粗饮食、饮酒和吸烟,以及含亚硝胺类化合物的饮食是食管癌高发的重要因素,食管癌发病与饮食习惯密切相关。遗传是食管癌发病的重要因素,我国食管癌高发地区有家族聚集现象。

慢性食管炎症、食管上皮增生、食管黏膜损伤、食管溃疡、食管白斑、食管瘢痕狭窄、贲门失弛缓症等均被认为是食管癌的癌前病变或癌前疾病。

【病理及扩散方式】

1. 大体分型　早期食管癌按其形态可分为隐伏型、糜烂型、斑块型和乳头型。中、晚期食管癌的病理形态分型为髓质型、蕈伞型、溃疡型和缩窄型。

2. 组织学分型　分为鳞状细胞癌、腺癌和未分化癌。

3. 转移途径　淋巴结转移、血行转移和直接侵犯。淋巴结转移是最常见的转移途径。

【临床表现】

典型的症状为进行性吞咽困难,首先是固体食物吞咽梗阻,继而是半流质食物吞咽困难,最后水和唾液也不能吞咽,呕吐黏液。病人逐渐消瘦、脱水、无力,后出现持续性胸痛或背痛、声音嘶哑、霍纳综合征;若侵入气管、支气管,可形成气管或支气管瘘,出现吞咽水或食物时剧烈呛咳。最后出现恶病质状态。若有肝、脑等脏器转移,可出现黄疸、腹腔积液、昏迷等。

【诊断】

通过胃镜检查、食管造影、胸部 CT 扫描等诊断,最主要的检查方法是行胃镜检查及活检,取得病理依据才能确诊食管癌。

1. 食管造影检查　观察和了解食管腔内的情况,有无尖刺、龛影等。

2. CT 扫描　CT 增强扫描有助于显示相邻的心脏大血管,显示肿瘤与周围结构的关系。

3. 胃镜检查及活检　胃镜检查及活检是诊断的金标准。

【治疗及预后】

目前主张颈段、上段食管癌首选放疗,中段食管癌选择放疗或者手术,下段食管癌首选手术。

1. 手术治疗　外科手术是治疗早期食管癌的首选方法。食管癌病人一经确诊,身体条件允许即应采取手术治疗。手术方式可分姑息性手术和根治性手术两种。

2. 放射治疗 食管癌放射治疗的适应证较广泛,除了食管穿孔形成食管瘘、远处转移、明显恶病质、严重的心、肺、肝等疾病外,均可行放射治疗,包括根治性放射治疗和姑息性放射治疗。

3. 化疗 采用化疗与手术治疗相结合或放疗、化疗联合的综合治疗,可提高疗效,或使食管癌病人症状缓解,延长生存期。中晚期食管癌主张同步放化疗,以铂类、氟尿嘧啶、紫杉类等化疗药物为主。

4. 免疫药物治疗 与化疗联合提高疗效,如卡瑞利珠单抗、帕博利珠单抗。

5. 中医中药治疗 扶正祛邪、软坚散结,如回生口服液、抗癌平胶囊等。

第三节 乳 腺 癌

乳腺癌(breast carcinoma)是乳腺上皮细胞在多种致癌因子的作用下,发生增殖失控的现象。发病率位居全球女性恶性肿瘤发病率第一位。我国乳腺癌的发病率呈逐年上升趋势,每年有30余万女性确诊为乳腺癌。从发病年龄来看,我国乳腺癌发病率从20岁以后开始逐渐上升,45~50岁达到高值。

【病因】

1. 与激素相关 月经初潮年龄早(<12岁)、绝经年龄晚(>55岁)、不孕及初次生育年龄晚(>30岁)、哺乳时间短、停经后进行雌激素替代疗法等,均可增加或延长体内雌激素的暴露,与乳腺癌发病密切相关。

2. 遗传因素 一级亲属中有乳腺癌病史者,发病风险是普通人群的2~3倍。一些基因突变也会增加乳腺癌的患病风险。

【病理及扩散方式】

1. 病理类型 分非浸润性癌和浸润性癌两种。

(1)非浸润性癌:又称为原位癌,是指病变仅局限于原发部位,未发生转移,可分为小叶原位癌、导管原位癌和乳头湿疹样乳腺癌,预后较好。

(2)浸润性癌:指癌细胞发生浸润,并广泛侵犯周围组织,容易发生癌灶转移,又分为浸润性非特殊癌和浸润性特殊癌。浸润性非特殊癌包括浸润性导管癌、浸润性小叶癌、硬癌、单纯癌等,此型最常见,约占80%。浸润性特殊癌包括乳头状癌、大汗腺样癌、鳞状细胞癌、髓样癌、腺样囊腺癌、黏液腺癌等。其他罕见癌如梭形细胞癌、印戒细胞癌等。

2. 扩散方式 肿瘤直接侵犯周围乳腺组织、附近的胸膜、肋间神经、肋骨。淋巴结转移是乳腺癌转移的最主要途径,先转移到前哨淋巴结,然后到腋窝淋巴结,最后到锁骨上窝淋巴结。乳腺癌的癌细胞扩散到血管内,从血管移行到远处器官,如脑、肝、肺、骨等,引起相应的症状。

【临床表现】

1. 乳房肿块 是乳腺癌早期最常见的症状。表现为单发、无痛性并呈进行性生长的小肿块。因多无自觉症状,肿块常是病人在无意中发现,多为单侧单发,质硬,边缘不规则,表面欠光滑,不易被推动。

2. 乳房皮肤异常 乳房肿块常易侵犯周围局部组织,出现多种体征。当肿块侵犯腺体与皮肤之间的韧带,可牵拉皮肤形成凹陷,状如酒窝,故称"酒窝征"。当癌细胞阻塞淋巴管,可造成淋巴水肿,乳腺皮肤呈橘皮样改变,又称"橘皮征"。当癌细胞浸润到皮内生长,可在主病灶周围形成散在的皮肤硬性结节,即"皮肤卫星结节"。特殊类型的乳腺癌,如炎性乳腺癌时局部皮肤呈炎症样表现,同时伴有皮肤增厚、粗糙、表面温度升高。

3. 乳头、乳晕异常 乳头扁平、回缩、凹陷,直至完全缩入乳晕下,看不见乳头。乳头糜烂也是乳腺癌的典型症状。特殊类型的乳腺癌,如乳头湿疹样癌表现为单侧乳头、乳晕及其周围皮肤瘙痒,出现红色斑片状湿疹样外观,表面多有渗出结痂或角化脱屑,严重时可形成溃疡。

4. 乳头溢液 可以是无色、乳白色、淡黄色、血性等,可以呈水样、血样、脓性,溢液量可多可少。

5. 腋窝淋巴结肿大 表现为同侧腋窝淋巴结肿大,初为散在、无痛、质硬,数目较少,可被推动;以后肿大的淋巴结数目增多,互相粘连成团,与皮肤或腋窝深部组织粘连而固定。

6. 转移至其他器官引起相应的症状 转移至肺、肝和脑,引起相应症状。

【诊断】

组织活检是诊断的金标准,并结合影像学检查及实验室检查等综合判断。

1. 影像学检查 乳腺钼靶 X 线检查具有影像清晰、直观等优点,对早期无症状病人确诊率达 80%～90%。乳腺超声发现肿块内微小钙化、边缘"毛刺"征,癌的可能性大。CT 检查能较好显示转移淋巴结情况。MRI 可发现隐性癌。

2. 组织活检 对乳腺肿块行穿刺活检,做组织病理学检查。也可以在超声引导下对肿块穿刺,取出少量组织进行病理学检查。

3. 乳腺癌肿瘤标志物检查 常见检查指标包括血清糖类抗原 15-3(CA15-3)、血清癌胚抗原(CEA)、血清糖类抗原 125(CA125)等,这些指标为确诊乳腺癌提供补充依据,同时对术后复发、转移情况进行监控。

4. 免疫组化检查 常见检查指标有 Ki-67、HER2、ER、PR 等,用于确诊乳腺癌的分子类型。ER、PR 阳性说明是激素依赖性乳腺癌,以指导内分泌治疗;而高 Ki-67、HER2 阳性代表肿瘤的侵袭性高,容易复发转移。

【治疗及预后】

乳腺癌多采用手术、放化疗、内分泌等综合治疗,根据肿瘤的生物学行为和病人的身体状况,联合运用多种治疗手段,配合局部治疗和全身治疗,以期提高疗效和改善病人的生活质量。

1. 手术治疗 仍是乳腺癌病人的首选治疗方案,手术方式的选择应综合评估乳腺癌分期和病人身体情况,一般分为保乳手术和根治性手术。

2. 化学治疗 可分为辅助化疗和新辅助化疗。辅助化疗目的在于杀灭微小病灶,减少癌灶转移复发,提高病人生存率。适用于浸润性乳腺癌伴腋窝淋巴结转移者。对于腋窝淋巴结阴性而有高危复发因素者,也适合应用术后辅助化疗。新辅助化疗目的是通过化疗使肿瘤缩小,再通过手术或放疗等治疗方法治愈肿瘤。适用于肿块较大(>5cm)、腋窝淋巴结转移、有保乳意愿但肿瘤大小与乳房体积比例大难以保乳等病人。化疗药物一般以蒽环类和紫杉醇类为主。

3. 放射治疗 通过放射线杀灭癌细胞的局部治疗手段,常与外科手术或化疗联合使用,以减少肿瘤转移及复发,提高病人生存率。对晚期乳腺癌病人,有时也可考虑姑息性放疗,以减轻症状。

4. 内分泌治疗 适用于激素受体阳性的各期乳腺癌病人,主要药物有抗雌激素药物、芳香化酶抑制剂、黄体生成素释放激素和雌激素灭活剂。抗雌激素药物包括三苯氧胺(又名他莫昔芬)、托瑞米芬,临床上适用于绝经前和绝经后病人。芳香化酶抑制剂常见药物包括来曲唑、阿那曲唑、依西美坦等,临床上适用于绝经后病人。黄体生成素释放激素类似物有戈舍瑞林和亮丙瑞林。雌激素灭活剂常用氟维司群。

5. 靶向治疗 适用于 HER2 阳性的乳腺癌病人。主要药物有曲妥珠单抗、帕妥珠单抗、拉帕替尼、吡咯替尼等。

6. 其他治疗 中医中药治疗、营养支持及对症处理。

(皈 燕)

第四节 肺 癌

肺癌(lung carcinoma)是起源于支气管黏膜或腺体的恶性肿瘤,起源于主支气管、肺叶支气管的肺癌,位置靠近肺门者,称为中央型肺癌;起源于肺段支气管以下的肺癌,位置在肺的周围部分者,称为周围型肺癌。

【病因】

肺癌的病因至今尚不完全明确，与吸烟、环境污染、肺部慢性感染和遗传有关。烟草中多链芳香烃类化合物和亚硝胺可通过多种机制导致支气管上皮细胞 DNA 损伤，导致癌基因（如 *Ras* 基因）激活和抑癌基因（如 *p53,4FHIT* 基因等）失活，进而引起细胞的转化，最终癌变。

【病理及扩散方式】

1. 病理分型　肺癌分为两大类型，包括小细胞肺癌和非小细胞肺癌，非小细胞肺癌又分腺癌、鳞癌、大细胞癌、肺泡癌及肉瘤样癌等多种病理类型，在临床上比较多见的是腺癌和鳞癌，占非小细胞肺癌的 80% 左右。

2. 扩散方式　有直接扩散、血行转移、淋巴结转移三种方式。

（1）直接扩散：肿瘤可直接侵犯脏层胸膜，癌细胞脱落进入胸膜腔，形成种植性转移。中央型或靠近纵隔面的肿瘤可侵犯壁层胸膜、胸壁组织及纵隔器官。

（2）血行转移：常见转移部位为脑、肺、骨、肾上腺等器官。

（3）淋巴结转移：是肺癌最常见的转移途径。癌细胞经支气管和肺血管周围的淋巴管，先侵入邻近的肺段或肺叶支气管周围淋巴结，然后到达肺门或隆突下淋巴结，再侵入纵隔和气管旁淋巴结，最后累及锁骨上或颈部淋巴结。

【临床表现】

肺癌的临床表现比较复杂，症状和体征的轻重及出现的早晚，取决于肿瘤发生部位、病理类型、有无转移及合并症。肺癌早期症状常较轻微，甚至可无任何不适，常在体检时被发现。肺癌的临床表现大致包括原发肿瘤引起的表现、肺外胸内扩展引起的表现、胸外转移引起的表现及非转移性胸外表现。

1. 原发肿瘤引起的表现　咳嗽、咯血、胸闷、气促等。咳嗽是最常见的症状，典型表现为阵发性刺激性干咳，一般止咳药常不易控制。肺癌咯血的特征为间断性或持续性、反复少量的痰中带血，或少量咯血，偶因较大血管破裂、大的空洞形成或肿瘤破溃入支气管与肺血管而导致难以控制的大咯血。胸闷、气促多见于中央型肺癌，特别是肺功能较差的病人。部分病人会出现癌性发热。

2. 肺外胸内扩展引起的表现　周围型肺癌侵犯壁层胸膜或胸壁引起胸痛；直接侵犯纵隔或淋巴结增大累及同侧喉返神经而致左侧声带麻痹引起声音嘶哑；直接侵犯纵隔或纵隔淋巴结转移压迫上腔静脉，造成血液回流障碍导致上腔静脉综合征；压迫或侵犯颈交感神经引起霍纳综合征，其特点为患侧瞳孔缩小、上睑下垂、眼球内陷和颜面部无汗等。

3. 非转移性胸外表现　由于肺癌所产生的某些特殊活性物质（包括激素、抗原、酶等），导致内分泌、神经肌肉、结缔组织的异常改变，称为副癌综合征。如肺源性骨关节增生症、异位促肾上腺皮质激素（ACTH）分泌综合征、异位促性腺激素分泌综合征和抗利尿激素分泌异常综合征等。

4. 胸外转移引起的表现　淋巴结转移出现纵隔淋巴结和锁骨上淋巴结肿大，多在病灶同侧，少数可在对侧，多较坚硬，单个或多个淋巴结肿大。骨转移的常见部位有椎体、髂骨、股骨等，表现为局部疼痛并有定点压痛、叩痛。脑转移可出现中枢神经系统症状，如头痛、恶心、呕吐、肢体活动及精神状态的改变等。各种细胞类型的肺癌都可转移到肝脏、胃肠道、肾上腺和腹膜后淋巴结，临床多无症状，常在查体时被发现。

【诊断】

根据临床症状、体征、影像学检查和组织病理学检查做出诊断。诊断后需要根据肿瘤大小、有无侵犯邻近组织、淋巴结转移及远处转移对病人进行 TNM 分期，以指导治疗方案的选择。

【辅助检查】

X 线检查是诊断肺癌常用的手段（图 8-2-1）。胸部 CT 是发现和诊断肺癌的最重要的影像学检查手段，增强 CT 检查可以观察淋巴结的形态、结构、血液供应情况，以及与周围组织的关系等（图 8-2-2）。支气管镜检查是诊断肺癌的重要措施，通过支气管镜可直接观察支气管内膜及管腔的情况，窥见肿块或新生物时可取组织活检做病理切片检查,或吸取支气管分泌物行细胞学检查,以明确诊断和判定组织学类型。PET/CT 可用于肿瘤的定位、定性和转移情况的判断。多数原发性肺癌病人在痰液中可找到脱落的癌细胞,可判定癌细胞的组织学类型。肺部肿块经多种方法检查和短期试探性治疗仍未能明确病变的性质,肺癌的可能性又不能排除,若病人全身情况许可,应做剖胸探查术。术中根据病变情况及病理组织冰冻检查结果,给予相应治疗。纵隔镜检查用于纵隔淋巴结的活检,有助于判断肿瘤分期。胸腔镜检查用于确定胸膜肿块或胸腔积液的性质。

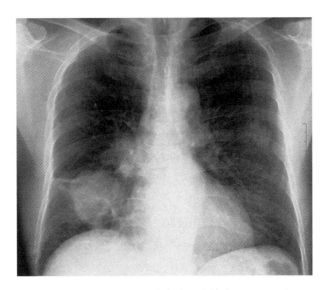

图 8-2-1　肺癌的 X 线检查

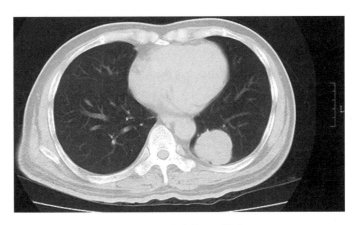

图 8-2-2　肺癌的 CT 检查

【治疗及预后】

肺癌的治疗原则是根据病人的基本情况、病理类型、分期、基因检测结果选择不同的治疗方案,以改善病人的临床症状,延长其生存期,提高病人的生活质量。包括化疗、放疗、靶向药物、免疫、中医中药等综合治疗。

早期肺癌病人,特别是Ⅰ期、Ⅱ期的非小细胞肺癌病人,通常首选手术治疗,通过手术切除局部的病灶,必要时辅助化疗,能使其达到临床治愈的目标。

中晚期肺癌病人通常需要选择放疗、化疗、靶向药物及免疫等综合治疗,特别是非小细胞肺癌,通常根据基因检测结果予以靶向药物治疗,目前靶向药物治疗可以作为一线治疗方法。

（皈　燕）

第五节 胃 癌

胃癌(gastric carcinoma)是起源于胃黏膜上皮的恶性肿瘤,是目前全球最常见的恶性肿瘤之一。胃癌发病有明显的地域性差异,我国的西北与东部沿海地区胃癌发病率比南方地区高。绝大多数胃癌属于腺癌,早期无明显症状,或出现上腹不适、嗳气等非特异性症状,常与胃炎、胃溃疡等胃慢性疾病症状相似,易被忽略,因此,我国胃癌的早期诊断率仍较低。胃癌的预后与胃癌的病理分期、部位、组织类型、生物学行为及治疗措施有关。

【病因】

1. 地域环境及饮食习惯 胃癌发病有明显的地域性差异,我国的西北与东部沿海地区胃癌发病率比南方地区高。长期食用熏烤、盐腌食品的人群中胃远端癌发病率高,与食品中亚硝酸盐(亚硝基化合物)、真菌毒素、多环芳烃化合物等致癌物或前致癌物含量高有关;吸烟者的胃癌发病危险较不吸烟者高50%。

2. 幽门螺杆菌(Hp)感染 我国胃癌高发区成人Hp感染率在60%以上。幽门螺杆菌能促使硝酸盐转化成亚硝酸盐及亚硝胺而致癌;Hp感染引起胃黏膜慢性炎症加上环境致病因素加速黏膜上皮细胞的过度增殖,导致畸变致癌;幽门螺杆菌的毒性产物细胞毒素相关抗原(CagA)、空泡毒素(VacA)可能具有促癌作用,胃癌病人中抗CagA抗体检出率较一般人群高。

3. 癌前病变 胃疾病包括胃息肉、慢性萎缩性胃炎及胃部分切除后的残胃炎,都可能伴有不同程度的慢性炎症过程、胃黏膜肠上皮化生或非典型增生,有可能转变为癌。癌前病变指容易发生癌变的胃黏膜病理组织学改变,是从良性上皮组织转变成癌过程中的交界性病理变化。胃黏膜上皮的异型增生属于癌前病变,根据细胞的异型程度,可分为轻、中、重三度,重度异型增生与分化较好的早期胃癌有时很难区分。

4. 遗传和基因 遗传与分子生物学研究表明,胃癌病人有血缘关系的亲属其胃癌发病率较对照组高4倍。胃癌的发生是一个多因素、多步骤、多阶段发展的过程,涉及癌基因、抑癌基因、凋亡相关基因与转移相关基因等的改变,而基因改变的形式也是多种多样的。

【病理及扩散方式】

胃癌按浸润胃壁的深度分为早期胃癌和中晚期胃癌。早期胃癌是指病变浸润深度仅局限于黏膜或黏膜下层、未突破固有肌层,而不论其病变范围和有无淋巴结转移,早期胃癌手术切除后的5年生存率可达95%以上。中晚期胃癌,又称进展期胃癌,是指病变浸润深度已超过黏膜下层达固有肌层或浆膜。

在组织病理学上,胃癌主要是腺癌(90%以上),其中又可以细分为乳头状腺癌、管状腺癌、低分化腺癌、黏液腺癌、印戒细胞癌。根据组织结构、生物学行为及流行病学等方面的特征,将胃癌分为肠型、弥漫型及混合型。

胃癌的扩散和转移有以下途径:直接浸润、淋巴转移、血行转移。当胃癌组织浸润至浆膜外后,肿瘤细胞脱落并种植在腹膜和脏器浆膜上,形成转移结节。腹膜种植最易发生在上腹部肠系膜。直肠、膀胱处的种植是胃癌晚期的征象。直肠前凹的转移癌在直肠指检时可以发现。女性胃癌病人可发生卵巢转移性肿瘤,也称为Krukenberg瘤。

【临床表现】

1. 症状 胃癌早期常无特殊的症状,进入进展期后才会出现临床症状且特异性不高。

(1)上腹不适和疼痛:上腹不适是最早出现和最常见的症状之一,通常不被病人注意,这也是胃癌早期诊断困难的原因之一。当肿瘤侵犯胃壁神经后,会出现无规律性中上腹隐痛。初期服用抑酸或解痉药物可能得到暂时缓解,使病人误认为是胃炎或胃溃疡。随后由于病情的进展,疼痛可能会加重或转为持续性。

（2）恶心和呕吐：胃癌的早期会出现食后饱胀感和轻度恶心感，随着病情进展，此症状加重。出现消化道梗阻时表现为持续呕吐。贲门部肿瘤可导致进食困难，而胃窦部或幽门部肿瘤往往引起呕吐宿食，伴有上腹部饱胀感。

（3）出血和黑便：肿瘤部位发生破溃出血。少量出血可能仅表现为大便隐血阳性或少量黑便。出血量大时会发生呕血和较明显的黑便，甚至出现失血性休克。更多见的情况是慢性失血或消耗而导致贫血。

（4）乏力、消瘦：由于进食量减少，还会出现乏力和消瘦，这是进展期胃癌常见的症状。因此，对近期体重减轻的病人应注意胃部检查。

（5）胃癌转移导致的症状：胃癌发生转移时会出现转移部位肿瘤的相应症状，如腹腔积液、锁骨上淋巴结肿大、腹胀、腹痛、排便困难等。

（6）其他症状：病人有时可因胃酸缺乏、胃排空加快而出现腹泻，有的可有便秘及下腹不适，也可有发热。某些病例甚至可以先出现转移灶的症状，如卵巢肿块、脐部肿块等。

胃癌病人可出现副癌综合征，皮肤症状，如黑棘皮病、皮肌炎、环状红斑、类天疱疮、脂溢性角化病，中枢神经系统症状，如痴呆、小脑共济失调，其他症状，如血栓性静脉炎、微血管病性溶血性贫血、膜性肾病等。

2. 体征 胃癌通常无明显体征。上腹部深压痛，有时伴有轻度肌紧张，常是唯一值得注意的体征。上腹部肿块、盆腔肿物、脐部肿块、锁骨上淋巴结肿大等均是胃癌晚期的体征。临床上须仔细检查这些部位。

【辅助检查】

1. 实验室检查 早期胃癌实验室检查多正常，中晚期胃癌可有不同程度的贫血，肝转移病人可伴有肝功能异常。肿瘤标志物 CEA、CA19-9、CA125 等可供参考，对预测复发和评估疗效有一定参考价值。

2. 影像学检查

（1）CT 和 MRI 检查：可清晰地显示胃壁侵犯的范围、肿瘤侵犯邻近组织的程度、淋巴结转移情况、是否存在腹、盆腔转移。

（2）超声内镜：直接观察腔内的形态，同时又可进行实时超声扫描，以获得管腔层次的组织学特征及周围邻近脏器的超声图像。

（3）X 线检查：是胃癌的基本诊断方法之一。随着胃镜和 CT 技术的普及，此方法的重要性有所降低。但是对于胃癌病变范围的判断，特别是近端胃癌，观察食管下端受侵的范围，对确定手术方式有重要作用。

（4）PET/CT 检查：胃癌肝转移、淋巴结转移时 18F-FDG 摄取往往增加，可用于鉴别病灶良、恶性，帮助鉴别有无远处转移，但 PET/CT 对印戒细胞癌腹腔内播散转移，假阴性率可达到 30%，临床需结合其他检查判断。通常 PET/CT 推荐用于辅助胃癌分期，但不作为常规检查。

3. 病理学检查 胃镜检查是目前明确胃癌诊断的最主要手段，特别是对发现早期胃癌具有重要作用。通过胃镜活检组织病理检查可以鉴别溃疡良恶性、排除胃炎等良性病变、明确胃癌的病理类型。通过超声内镜检查还可以了解病变的范围，有助于术前分期，协助确定手术的可行性和方式。

【诊断及鉴别诊断】

1. 诊断 食欲减退、黑便、原有胃溃疡症状加剧或治疗效果不佳的病人，影像学检查提示胃癌可确立临床诊断。确诊需通过胃镜活检、穿刺转移病灶、手术切除获取标本，经细胞学或病理学证实。病理学检查是胃癌诊断的"金标准"。

2. 鉴别诊断 通过胃镜、X 线、超声、CT、MRI、PET/CT 及组织病理学检查与胃溃疡、胃息肉、胃平滑肌瘤及胃平滑肌肉瘤等鉴别。

【治疗】

1. 手术治疗

（1）早期胃癌：可以通过标准根治性手术治愈，标准根治性手术 5 年生存率超过 90%，但是根治性手术会影响病人的生活质量。缩小手术范围、提高生活质量是早期胃癌临床研究的热点问题。目前，已经列入治疗标准的是内镜下切除手术和改良根治性手术。内镜治疗已经是早期胃癌的标准治疗方法，包括内镜下黏膜切除术和内镜黏膜下剥离术，根据病变范围及病理类型进行选择。不适于内镜治疗的早期胃癌，采用改良根治性手术。腹腔镜技术用于早期胃癌是安全和可行的，短期效果优于开放性手术。腹腔镜下局部切除手术、保留幽门的远端胃切除术、保留迷走神经的胃切除术等技术已经用于无淋巴结转移风险的早期胃癌。

（2）进展期胃癌：根治性切除手术彻底切除胃癌原发病灶，转移淋巴结及受侵犯的组织、脏器，包括根治性的胃次全切除术和根治性的全胃切除术。姑息性手术是指肿瘤范围较广，原发灶无法切除，已有转移而不能行根治性手术的晚期病人，为减轻痛苦，维持营养和延长生命，对胃癌导致的梗阻、穿孔、出血等并发症进行手术，如胃切除术、胃空肠吻合术、空肠造瘘、穿孔修补术等。

2. 化疗　根据病人年龄、疾病分期、体能状态等进行化学药物治疗，化疗分为新辅助治疗、辅助化疗和姑息性化疗。

（1）新辅助治疗：病人在手术前接受化疗称为新辅助治疗。新辅助放化疗/化疗能够使局部进展期胃癌病人降期，提高切除率和改善预后，毒副反应可耐受，并不增加围手术期死亡率和并发症。目前新辅助放化疗/化疗已被推荐为进展期胃癌的标准治疗。适用于手术分期评估为T_3以上或淋巴结有转移的病人。常采用铂类与氟尿嘧啶两药联合，或两药联合方案基础上加用紫杉醇组成的三药方案，不宜单药使用，一般应用2~3个疗程。

（2）辅助化疗：指病人术后的化疗，主要针对进展期胃癌病人，早期胃癌病人不推荐术后进行辅助化疗。推荐铂类与氟尿嘧啶两药联合方案，对不能耐受病人可单药化疗。化疗在术后4周开始，联合化疗疗程为半年，单药化疗不超过1年。

（3）姑息性化疗：适用于存在远处转移后复发转移或姑息性手术病人，一线治疗为铂类与氟尿嘧啶两药联合，一线治疗失败后选择伊立替康或紫杉醇进行二线治疗。

3. 放疗　适用于局部胃癌晚期病人，可联合化疗增强疗效，进一步减少局部复发率、增加无病生存率。放疗后如出现放射性炎症、骨髓抑制、消化道反应，给予对症处理。

4. 靶向治疗　根据病理情况及免疫组化结果采取靶向治疗，临床上常用的靶向治疗药物有曲妥珠单抗和抗血管生成剂。曲妥珠单抗适用于人表皮生长因子受体2（HER2）阳性病人，最好与化疗药物联合应用，其不良反应有心肌毒性、血液毒性和肺毒性等。阿帕替尼为血管内皮生长因子受体2（VEGFR2）抑制剂，对胃癌晚期多发转移或者出现恶性腹腔积液，治疗效果比较理想。

5. 免疫治疗　在晚期胃癌已取得突破性进展，免疫检查点抑制剂PD-1获批晚期胃癌三线治疗药物，但免疫治疗单药疗效欠佳，PD-1单抗联合化疗已成为晚期转移性胃癌一线治疗新标准。

【预后】

胃癌的预后与胃癌的病理分期、部位、组织类型、生物学行为及治疗措施有关。早期胃癌经治疗后预后较好。贲门癌与胃上1/3的近端胃癌比胃体及胃远端癌的预后要差。女性较男性预后要好。60岁以上胃癌病人术后效果较好，30岁以下预后很差。

（陈　萍）

第六节　原发性肝癌

原发性肝癌（primary carcinoma of liver）是指来源于肝细胞和胆管细胞的恶性肿瘤。由于乙肝病毒的高感染率，我国的肝癌发病形势尤为严峻，发病率居恶性肿瘤的第四位，死亡率居第二位。肝癌明确诊断时大多已为中晚期，治疗效果差。手术治疗（包括肝移植）为首选且唯一可能根治的方法，对于不可切除的肝癌，可采用多种综合治疗方法。

【病因】

根据临床和实验的观察，原发性肝癌的发生可能与病毒性肝炎（尤其是 HBV、HCV 感染）、黄曲霉毒素、吸烟、饮酒、饮水污染等有关。近年流行病学观察提示，肥胖、糖尿病等可能是恶性肿瘤包括肝细胞癌发生的一个独立危险因素。肝癌的发生还与遗传有关，具有家族聚集性。

【病理及扩散方式】

1. 病理　临床上根据大小分为 5 种类型，分别是弥漫型肝癌（全肝满布点状结节）、巨块型肝癌（直径≥10cm）、肿块型肝癌（直径 5～10cm）、结节型肝癌（直径 3～5cm）、微小肝癌（直径＜3cm）。根据肝癌的病理性质分为肝内胆管癌、肝细胞癌、混合型肝癌 3 型。

2. 扩散方式　肝癌最初多是在肝内转移，也可经血行转移至肺、肾上腺、肾及骨骼等部位，经淋巴结转移至肝门淋巴结、主动脉旁淋巴结，偶尔可转移至锁骨上淋巴结。

【临床表现】

肝癌早期缺乏典型症状，多在体检时发现。一旦出现典型症状，往往已至中、晚期，此时病情发展很快。

1. 症状

（1）肝区疼痛：右上腹疼痛为本病的重要症状。常为间歇性或持续性隐痛、钝痛或胀痛，随着病情发展加剧。疼痛部位与病变部位密切相关，病变位于肝右叶为右季肋区疼痛，位于肝左叶则为剑突下区疼痛；若肿瘤侵犯膈肌，疼痛可放射至右肩或右背；向右后生长的肿瘤可引起右侧腰部疼痛。疼痛原因主要是肿瘤生长使肝包膜绷紧所致。突然发生的剧烈腹痛和腹膜刺激征，可能是肝包膜下癌结节破裂出血引起腹膜刺激。

（2）全身和消化道症状：全身症状表现为消瘦、乏力、发热，消化道症状表现为上腹饱胀、消化不良、恶心、呕吐和腹泻等。晚期常出现黄疸、出血倾向（牙龈、鼻出血及皮下瘀斑等）、上消化道出血、肝性脑病及肝肾功能衰竭等。

（3）肝外转移灶症状：肺部转移可以引起咳嗽、咯血；胸膜转移可以引起胸痛和血性胸腔积液；骨转移可以引起骨痛或病理性骨折等。

（4）伴癌综合征：即肝癌组织本身代谢异常或癌组织对机体产生的多种影响引起的内分泌或代谢紊乱的证候群。临床表现多样且缺乏特异性，常见的有自发性低血糖症、红细胞增多症。

2. 体征　在肝癌早期，多数病人无明显的相关阳性体征，仅少数病人体检可以发现轻度的肝大、黄疸和皮肤瘙痒，为基础肝病的非特异性表现。中晚期肝癌常见黄疸、肝大（质地硬，表面不平，伴或不伴结节，血管杂音）和腹腔积液等。如果原有肝炎、肝硬化，可以发现肝掌、蜘蛛痣、红痣、腹壁静脉曲张和脾大等。

3. 常见并发症　上消化道出血、肝性肾病和肝性脑病（肝昏迷）、肝癌结节破裂出血、继发感染。

【辅助检查】

1. 实验室检查

（1）血清甲胎蛋白（AFP）：是目前诊断肝癌的重要指标和特异性最强的肿瘤标志物，国内常用于肝癌的普查、早期诊断、术后监测和随访。对于 AFP≥400μg/L 超过 1 个月或≥200μg/L 持续 2 个月，排除妊娠、生殖腺或胚胎型等肿瘤者，应高度怀疑肝癌，通过影像学检查或病理学检查确诊。

（2）肝功能及乙型肝炎和丙型肝炎病毒抗原、抗体检测：协助诊断肝癌。

（3）其他：α-L-岩藻糖苷酶（AFU）、γ-谷氨酰转肽酶同工酶、碱性磷酸酶同工酶、异常凝血酶原（DCP）等在肝癌的辅助诊断与病情的监测中也有一定价值。

2. 影像学检查

（1）B 超：最常用的肝癌定位诊断方法之一，协助良恶性的鉴别，可发现直径 1cm 甚至更小的肝癌。常用于筛查、体检及怀疑肝癌后的初筛。近年来实时超声造影技术明显提高了超声诊断的分辨率、敏感性和特异性,揭示肝脏肿瘤的血流动力学改变,在肝脏肿瘤的检出和定性诊断中具有重要价值,在评价肝脏肿瘤的微血管灌注和引导介入治疗方面具有优势。

(2) CT:肝癌诊断的常用方法,可提供肿瘤大小、部位、结构等信息,并可协助鉴别病变性质,如肝癌大多呈低密度占位、多血供、动脉相病灶可明显充填。临床一般需采用多期动态增强 CT 检查,显示在动脉期快速不均质血管强化,而静脉期或延迟期快速洗脱。其缺点为有放射性,检查费用高于超声。

(3) MRI:同样可提供肿瘤大小、部位、与周围结构的关系等信息,可协助鉴别病变性质(肝癌结节大多在 T_1 加权像呈低信号、T_2 呈高信号,增强扫描的过程中会呈现"快进快出"的典型改变),软组织分辨较好,能获得横断面、冠状面与矢状面三重图像等。若结合使用肝细胞特异性对比剂,可提高 1.0cm 的肝癌检出率和对肝癌诊断及鉴别诊断的准确性。

(4) PET/CT:全身扫描可以了解整体状况和评估转移情况,达到早期发现病灶的目的,同时可了解肿瘤治疗前后的大小和代谢变化。但是 PET/CT 检查费用高,在我国部分医院尚未普及应用,且其对肝癌临床诊断的敏感性和特异性还需进一步提高,不作为肝癌诊断的常规检查方法,可以作为其他方法的补充。

(5) 肝血管造影:主要有选择性腹腔动脉、肝动脉造影和门脉造影,不仅可显示肿瘤大小、数目及肝动脉的解剖变异,还有助于病变性质的鉴别。但其为有创性检查,通常仅用于超声或 CT、MRI 等未能做出定位诊断时,或用于肝动脉栓塞治疗前了解肿瘤血供及血管畸形等。

3. 病理学检查　包括细胞学与组织学病理检查。可在 B 超或 CT 引导下行细针穿刺进行细胞学检查,或行粗针穿刺进行组织学检查,或行术中活检,或行手术切除标本进行组织学检查。

【诊断及鉴别诊断】

1. 诊断　原发性肝癌的临床诊断标准:①有乙型肝炎或丙型肝炎者,或者由任何原因引起的肝硬化者,至少每隔 6 个月进行一次超声检查及 AFP 检测。对于发现肝内直径≤2cm 的结节,动态增强 MRI、动态增强造影、动态增强 CT 检查至少有两项显示有动脉期病灶明显强化、门脉或延迟期强化下降的"快进快出"的肝癌典型特征,则可做出肝癌的临床诊断;对于发现肝内直径>2cm 的结节,肝脏超声、动态增强 MRI、动态增强造影、动态增强 CT 四种影像学检查中只要一项有典型的肝癌特征,即可临床诊断为肝癌。②有乙型肝炎或丙型肝炎者,或者由任何原因引起肝硬化者,对于随访发现肝内直径≤2cm 的结节,若上述四种影像学检查中无或只有一项检查有典型的肝癌特征,可进行肝穿刺活检或每 2～3 个月密切的影像学随访以确立诊断;对于发现肝内直径>2cm 的结节,若上述四种影像学检查无典型的肝癌特征,则需进行肝穿刺活检以明确诊断。③有乙型肝炎或丙型肝炎者,或者由任何原因引起肝硬化者,如 AFP 升高,特别是持续增高,应该进行上述四种影像学检查以明确肝癌的诊断。如未发现肝内结节,在排除妊娠、活动性肝病、生殖胚胎源性肿瘤等疾病的前提下,应该密切随访 AFP 水平,并每隔 2～3 个月进行一次影像学检查。

2. 鉴别诊断　血清 AFP 阳性时,肝细胞癌应该与慢性肝病(如肝炎、肝硬化)、生殖腺或胚胎型等肿瘤,胃、肠及胰腺的腺癌相鉴别。血清 AFP 阴性时,肝细胞癌应该与继发性肝癌、肝海绵状血管瘤、局灶结节性增生、肝腺瘤、肝囊肿等鉴别。

【治疗】

根据肝癌的不同阶段酌情进行个体化综合治疗,是提高疗效的关键;治疗方法包括手术切除、肝移植、肝动脉介入治疗、消融治疗、放射治疗、系统性药物治疗等。

1. 手术切除　是治疗肝癌的首选、也是最有效的方法。手术方法有根治性肝切除、姑息性肝切除等。肝切除术的基本原则是最大限度地完整切除肿瘤,切缘无残留肿瘤,最大限度地保留正常肝组织。肝癌的根治性切除术是目前治疗原发性肝癌最有效的方法之一。

2. 肝移植　近年来,随着外科技术的发展及新型免疫抑制剂的相继问世,愈来愈多的肝移植中心将肝癌作为肝移植的适应证之一。近年来世界各肝移植中心的研究结果都比较一致地肯定了肝移植治疗"早期"肝癌的良好疗效。

3. 肝动脉介入治疗 由于肝癌血供的 95%～99% 源于肝动脉,而肝组织血供的 70%～75% 源于门静脉,肝动脉血供仅占 25%～30%,因此栓塞肝动脉可以阻断肿瘤的血供、控制肿瘤的生长,甚至使肿瘤坏死,而对肝组织血供影响小,此为肝动脉栓塞的理论基础。介入性肝动脉化疗栓塞是中晚期肝癌最有效的治疗方法,采用灌注化疗药物与栓塞剂相结合的方式。目前常用的化疗药物为氟尿嘧啶、顺铂、多柔比星或丝裂霉素等。

4. 消融治疗 按其原理可以分为物理消融和化学消融治疗。物理消融主要有射频消融术、微波固化术、冷冻治疗、高功率聚焦超声激光消融治疗等。化学消融治疗主要有瘤内无水乙醇注射、瘤内无水乙酸注射。适应证:①直径≤5cm 的单发肿瘤或≤3cm 的三个以内多发结节,无血管侵犯、无远处转移,肝功能 Child A 级和 B 级的早期肝癌病人;②复发性小肝癌手术困难的;③原发灶已切除的肿瘤数目 <5 个的继发性肝癌;④无手术指征的大肝癌病人。

5. 放射治疗 对于小肝癌而言,立体定向放疗可以作为根治性治疗手段,而对于中晚期肝癌,立体定向放疗大多属于姑息性治疗手段,其目的是缓解症状、减轻痛苦和延长生存期等。

6. 系统性药物治疗 在肝癌的不同分期中,有一部分晚期肝癌病人无手术、消融或经导管肝动脉化疗栓塞术治疗指征,但一般情况尚可,肝功能 Child A-B 级,可以考虑进行系统药物治疗。包括分子靶向治疗、全身化疗和免疫治疗。

(1)分子靶向治疗:肝癌的发生、发展和转移与多种基因的突变、细胞信号转导通路和新生血管增生异常等密切相关,其中存在着多个关键性环节,正是进行分子靶向治疗的理论基础和重要的潜在靶点。靶向药物有索拉非尼、瑞戈非尼、阿帕替尼等。

(2)全身化疗:一直以来认为肝癌对传统化疗药物并不敏感,随着奥沙利铂(OXA)等新一代的化疗药物相继问世和应用,使得消化道肿瘤的化疗进步明显,预后显著改善。FOLFOX4 方案、吉西他滨联合奥沙利铂化疗(GEMOX 方案)对晚期肝癌也是相对安全有效的,提示全身化疗在肝癌系统治疗中的重要作用。

(3)免疫治疗:免疫检查点抑制剂能够激发特异性免疫反应,增强机体对肿瘤细胞的免疫排斥能力,抑制或者杀伤肿瘤细胞,从而降低肿瘤的复发转移能力。免疫治疗单药效率不高,可采用靶向药物联合免疫治疗,以提高疗效。一线方案有阿替利珠单抗联合贝伐珠单抗、信迪利单抗联合贝伐珠单抗生物类似物。帕博利珠单抗、替雷利珠单抗、卡瑞利珠单抗为二线治疗药物。目前还有多项以免疫治疗为主的联合治疗的临床研究正在进行中。

【预后】

随着原发性肝癌早期诊断、早期治疗和外科手术技术的进步,总体疗效有所提高。但肝癌即使获得根治性切除,5 年内仍有 60%～70% 的病人出现转移复发,术后用 AFP 检测及超声检查定期观察,以尽早发现肝癌的复发和转移。

(陈 萍)

第七节 大 肠 癌

大肠癌(colorectal carcinoma)指发生于回盲瓣至肛门的恶性肿瘤,是常见的消化道恶性肿瘤之一。其发病率和死亡率均很高,在我国最新流行病学调查中其发病率和死亡率均位居前 5 位。

【病因】

大肠癌的发病可能与饮食、环境、遗传、种族等因素相关。高动物蛋白、高脂肪和低纤维饮食被认为是大肠癌发病的高危因素。缺乏体力活动、久坐的生活方式也与大肠癌风险升高有关。家族性和遗传性因素与大肠癌的发病风险密切相关。有大肠癌家族史的家族成员发生大肠癌的危险性是一般人群的 3 倍。

【病理及扩散方式】

1. 大体分型　隆起型、溃疡型、浸润型。

2. 组织学分型　可分为乳头状腺癌、管状腺癌、黏液腺癌、印戒细胞癌、未分化癌、腺鳞癌、鳞状细胞癌、类癌，其中，大多数的大肠癌为腺癌，占 90% 以上。

3. 扩散方式　局部扩散、淋巴结转移、血行转移和种植转移。

【临床表现】

大肠癌早期可无明显症状，随着病程发展，病灶不断增大，可产生一系列的症状，主要有以下表现。

1. 肠道刺激症状和排便习惯改变　腹泻、便秘或两者交替，排便困难，里急后重，肛门坠胀等。

2. 便血　肿瘤破溃出血，有时鲜红或较暗，一般出血量不多，间歇性出现，若肿瘤位置较高，血与粪便相混则呈果酱样大便。有时为黏液血便。

3. 肠梗阻　是大肠癌晚期的表现，左半结肠梗阻多见。当肿瘤生长到一定大小后，可以阻塞肠腔引起完全性或不完全性肠梗阻，非手术难以缓解。

4. 腹部肿块　肿瘤生长到一定程度，腹部可扪及肿块，常以右半结肠癌多见。

5. 全身症状　贫血、消瘦、发热、乏力。

【诊断】

不明原因的排便习惯改变、便血、腹部肿块、腹痛、贫血、消瘦的病人，应疑有肠癌的可能，应做大便隐血、直肠指检、内镜检查进一步明确，肠镜是诊断大肠癌的重要依据，确诊有赖于病理检查。明确诊断大肠癌后需完善 CT、MRI、彩超或者 PET/CT 等影像学检查明确疾病分期，以指导后续治疗。另外，肿瘤标志物癌胚抗原（CEA）、糖类抗原 19-9（CA19-9）虽然不是结直肠癌的特异性抗原，但在评估预后、监察疗效和术后转移复发方面有一定的价值。

【治疗及预后】

1. 手术治疗　大肠癌的主要治疗方法是行根治性切除术。不能做根治术者应争取做姑息切除术或减瘤术。临床上往往根据癌肿部位、病变浸润及转移范围、是否伴有肠梗阻及病人全身情况决定手术方式和切除范围。

2. 放射治疗　可用于直肠癌根治术前、术后或术中治疗，以加强局部控制，减少局部复发率和提高生存率。

3. 化疗　辅助化疗可提高大肠癌术后的生存期，主要体现在淋巴结阳性的Ⅲ期病人和部分具有高危因素的Ⅱ期病人。而新辅助化疗对于潜在可手术的病人来说可以缩小肿瘤及降低肿瘤分期，提高手术根治性切除率。

4. 靶向治疗及免疫治疗　靶向药物在晚期大肠癌的治疗中已取得了成功，目前广泛应用的有抗血管生成的贝伐珠单抗，针对 *EGFR* 基因的西妥昔单抗，常作为晚期病人的一线治疗用药。而一些比较新的药物如瑞戈非尼、呋喹替尼、维莫非尼等多用于后线治疗。

5. 预后　影响大肠癌预后的因素很多，其中最重要的是疾病分期，早期术后 5 年生存率超过 90%。其他影响因素包括年龄、病程、肿瘤大小、手术切除情况、病理类型、分化程度、免疫状态和治疗方式的选择等。

第八节　膀　胱　癌

膀胱癌（carcinoma of bladder）是泌尿系统常见的恶性肿瘤之一。膀胱癌的发病率存在地域、种族及性别的差异。在世界范围内，膀胱癌发病率位居恶性肿瘤的第 9 位。各年龄段均可发病，高发年龄为 50～70 岁，男性发病率高于女性。

【病因】

膀胱癌的具体发病机制尚未阐明，内在遗传因素与外在环境因素均有重要作用。膀胱癌的发生与遗传及基因异常有关，有家族史者发生膀胱癌的危险性明显增加。而吸烟和长期接触工业化学产品是两大外在危险因素，也是目前最为肯定的膀胱癌致病危险因素。其他致病因素包括膀胱内长期慢性炎症刺激（细菌、血吸虫、人乳头瘤病毒感染等）、长期异物刺激（留置导尿管、结石）等。

【病理及扩散方式】

1. 病理 膀胱癌包括尿路上皮（移行细胞）癌、鳞状细胞癌和腺细胞癌、神经内分泌肿瘤（如小细胞癌）、间叶性肿瘤、混合型癌、肉瘤样癌等。其中膀胱尿路上皮癌最常见，占膀胱癌的90%以上。

2. 扩散方式 膀胱癌可直接侵犯周围的脏器如前列腺、精囊、子宫、阴道、盆壁、腹壁。淋巴结转移主要沿神经周围淋巴管转移至闭孔、髂内、髂外及骶骨前淋巴结再到髂总淋巴结，继而发生远处转移。脏器转移主要见于肝、肺、骨等。

【临床表现】

1. 原发肿瘤本身局部生长引起的症状 血尿是膀胱癌最常见的临床表现，80%～90%的病人以间歇性、无痛性、全程肉眼血尿为首发症状。根据血尿出现的时间分为初始血尿和终末血尿，初始血尿提示膀胱颈部病变，终末血尿提示病变位于膀胱三角区、膀胱颈部或后尿道。少数病人仅为镜下血尿。约有10%的膀胱癌病人伴有膀胱刺激征，表现为尿频、尿急、尿痛。

2. 原发肿瘤侵犯邻近器官、结构引起的症状 输尿管梗阻引起腰部疼痛、下肢水肿、尿潴留。骨痛、肾功能不全、体重减轻等均为晚期症状。

【诊断】

基本诊断手段是内镜和影像学检查，用于膀胱癌的定性诊断、定位诊断及分期诊断。内镜活检或穿刺活检组织病理学检查是膀胱癌确诊和治疗的依据。胸部、腹部、盆腔CT检查是治疗前了解是否存在局部侵犯和远处转移的基本手段。

【治疗】

治疗原则是根据膀胱癌的分期、病理类型及病人状态选择治疗方案。非肌层浸润性膀胱癌的标准治疗手段首选经尿道膀胱肿瘤电切术（TURBT），术后根据复发危险因素决定膀胱灌注治疗方案。肌层浸润性膀胱癌、鳞状细胞癌、腺癌等以外科手术为主的综合治疗，首选根治性全膀胱切除术，部分病人可选择膀胱部分切除术。晚期膀胱癌以全身化疗为主，部分病人可考虑尝试免疫治疗或免疫治疗联合化疗，可用姑息性手术、放疗缓解症状。近年来，以PD-1/PD-L1单抗为代表的免疫检查点抑制剂显著提高了晚期膀胱癌的治疗疗效，常用的免疫检查点抑制剂有阿替利珠单抗、帕博利珠单抗等。

【预后】

主要与肿瘤病理分级、分期、肿瘤大小、肿瘤复发时间和频率等因素密切相关，其中肿瘤的病理分级和分期是影响预后最重要的因素。

第九节 前列腺癌

前列腺癌（carcinoma of prostate）是男性泌尿生殖系统常见的恶性肿瘤之一，其发病和雄激素密切相关，其疾病发展和预后也取决于癌细胞分化对雄激素的依赖程度。临床表现、疾病进展和预后存在较大的个体差异，早期病人多可治愈，晚期病人经过治疗也可能获得长期疗效，总体预后好。

【病因】

尚不明确，研究显示前列腺癌与遗传、年龄、外源性因素（如环境因素、饮食习惯）等有密切关系。遗传是重要的发病因素之一。

【病理及扩散方式】

前列腺腺癌是最常见的病理类型。前列腺癌可直接蔓延至包膜及精囊,淋巴结转移主要沿神经周围淋巴管扩散至膀胱后方、骶部、髂内、髂外淋巴结,继而发生远处转移。椎静脉系统是另一重要的转移途径,最常见的是骨转移,而骨盆、椎体、股骨头等中轴骨是骨转移好发部位。其他脏器转移主要见于肺、肝、脑等。

【临床表现】

早期前列腺癌病人常无明显症状,随着肿瘤进展,可出现相应的症状。前列腺癌的症状可概括为两大类,即局部压迫症状和肿瘤转移引起的症状。

1. 压迫症状　增大的前列腺腺体可压迫周围的脏器如尿道、直肠等引起相应的症状。压迫尿道可出现进行性排尿困难、尿频、尿急,梗阻进一步加重可能出现肾积水、肾功能障碍甚至导致肾功能衰竭;压迫直肠可导致排便困难,严重者可出现肠梗阻;压迫输精管可引起射精缺乏;压迫神经引起会阴部疼痛,并可向坐骨神经放射。前列腺癌进一步发展可侵及膀胱、输精管,引起血尿、血精。

2. 转移症状　前列腺癌盆腔淋巴结转移可引起双下肢水肿;骨转移常出现骨痛、病理性骨折、肢体感觉活动障碍甚至截瘫;侵及骨髓可引起贫血甚至全血细胞减少。

【诊断】

前列腺癌的诊断主要依靠直肠指检、血清前列腺特异性抗原(PSA)检测、经直肠超声检查、CT 和磁共振成像(MRI),但最终明确诊断需要前列腺穿刺活检行病理学检查。一旦诊断为前列腺癌,建议行全身骨显像等全面检查,有助于准确判断前列腺癌的临床分期。

【治疗】

前列腺癌的治疗决策需根据临床分期、病人年龄、全身状况、预期寿命等因素综合考虑。前列腺癌的治疗方法包括观察等待、根治性前列腺切除、内分泌治疗、放疗及化疗等。观察等待即主动观察病情,在出现明显恶化时给予适当治疗,该方法仅针对预期寿命小于 10 年的病人。对于局限期前列腺癌的治疗主要选择前列腺根治术或者根治性放疗联合雄激素剥脱治疗、内分泌治疗及化疗。对于晚期前列腺癌多先采用雄激素剥脱治疗联合内分泌治疗,效果不佳时才考虑全身化疗。

【预后】

前列腺癌一般发展缓慢,病程较长,总体预后较好。预后因素包括肿瘤分期、PSA 水平、Gleason 评分、淋巴结转移情况及远处转移情况。

（皈　燕）

参考文献

[1] 陈尔真，刘成玉. 临床医学概要 [M]. 北京：人民卫生出版社，2015.

[2] 陈孝平，汪建平，赵继宗. 外科学 [M]. 9 版. 北京：人民卫生出版社，2018.

[3] 陈志华，吴杰，田文艳，等. 输卵管间质部妊娠诊治的中国专家共识（2022 年版）[J]. 中国实用妇科与产科杂志，2022，38（03）：290-295.

[4] 李兰娟，任红. 传染病学 [M]. 9 版. 北京：人民卫生出版社，2018.

[5] 邓小明，姚尚龙，于布为，等. 现代麻醉学 [M]. 5 版. 北京：人民卫生出版社，2021.

[6] 范言诗，谢晓恬. 儿童 1 型糖尿病早期识别与诊断研究进展 [M]. 中华实用儿科临床杂志，2017，32（20）：1595-1598.

[7] 葛均波，徐永健，王辰. 内科学 [M]. 9 版. 北京：人民卫生出版社，2018.

[8] 耿研，谢希，王昱，等. 类风湿关节炎诊疗规范 [J]. 中华内科杂志，2022，61（1）：51-59.

[9] 顾丽蕊. 公立医院普外科感染现状与管理措施探讨 [J]. 中医药管理杂志，2020，28（13）：235-236.

[10] 赫捷，李进，马军，等. 中国临床肿瘤学会（CSCO）常见恶性肿瘤诊疗指南 2020[M]. 北京：人民卫生出版社，2020.

[11] 江载芳，申昆玲，沈颖. 诸福棠实用儿科学 [M]. 8 版. 北京：人民卫生出版社，2015.

[12] 黄健. 中国泌尿外科和男科疾病诊断治疗指南（2019 版）[M]. 北京：科学出版社，2020.

[13] 急性一氧化碳中毒诊治专家共识组. 急性一氧化碳中毒诊治专家共识 [J]. 中华物理医学与康复杂志，2022，44（06）：481-486.

[14] 李勇，吴征臻，李龙. 急诊床旁血液灌流治疗老年镇静催眠类药物中毒的疗效 [J]. 临床急诊杂志，2021，22（01）：60-64.

[15] 林成寿，林旺，王盈盈，等. 下肢骨折牵引复位装置在胫骨骨折微创手术中的应用 [J]. 中国骨与关节损伤杂志，2022，37（04）：378-382.

[16] 王吉耀，葛均波，邹和建. 实用内科学 [M]. 16 版. 北京：人民卫生出版社，2022.

[17] 吕山，吕超，李银龙，等. 阻断血吸虫病传播策略与措施专家共识 [J]. 中国血吸虫病防治杂志，2021，33（01）：10-14.

[18] 彭钊，王明达，沈锋，等. 《2020 年世界急诊外科学会指南：肝创伤的分类与管理》摘译 [J]. 临床肝胆病杂志，2020，36（6）：1234-1240.

[19] 钱家鸣，张澍田. 消化内科学 [M]. 3 版. 北京：人民卫生出版社，2021.

[20] 邵肖梅，叶鸿瑁，丘小汕. 实用新生儿学 [M]. 5 版. 北京：人民卫生出版社，2019.

[21] 孙魁，刘君丽，姜玉婷，等. 重度急性高原病的临床诊断及预测指标研究 [J]. 中华危重症医学杂志（电子版），2020，13（01）：44-48.

[22] 万学红，卢雪峰. 诊断学 [M]. 9 版. 北京：人民卫生出版社，2018.

[23] 王卫平，孙锟，常立文. 儿科学 [M]. 9 版. 北京：人民卫生出版社，2018.

[24] 王学锋，管洪在. 临床血液学检验 [M]. 3 版. 北京：中国医药科技出版社，2019.

[25] 危志远，刘珞，傅志雄，等. 脾外伤分级评估及诊治现状 [J]. 中华肝脏外科手术学电子杂志，2022，11（1）：1-4.

[26] 吴必刚，张晓刚，夏大洋. 长托宁改良方案治疗急性重度有机磷农药中毒效果的临床研究 [J]. 环境与职业医学，2022，39（05）：556-560.

[27] 吴孟超，吴在德. 黄家驷外科学 [M]. 8 版. 北京：人民卫生出版社，2020.

[28] 谢连科，高鹏，李乔晟，等. 急性高原病发病影响因素的系统综述 [J]. 现代预防医学，2022，49（06）：1137-1142，1147.

[29] 谢幸，孔北华，顾涛. 妇产科学 [M]. 9 版. 北京：人民卫生出版社，2018.

[30] 许志贤，何武兵，柯铁，等. 微创钢板接骨术和交锁髓内钉内固定术治疗肱骨干骨折的疗效比较 [J]. 创伤外科杂志，2022，24（03）：192-197.

[31] 曾小峰，陈耀龙. 2020 中国系统性红斑狼疮诊疗指南 [J]. 中华内科杂志，2020，59（3）：172-185.

[32] 朱晴，张逸雪，刘洋，等. 脓毒症的病理生理机制研究进展 [J]. 中华医院感染学杂志，2022，（16）：2551-2555.

[33] AGNELLI G，BELCH J，BAUMGARTNER I，et al. Morbidity and mortality associated with atherosclerotic peripheral artery disease：A systematic review[J]. Atherosclerosis，2020，293（07）：94-100.

[34] EVANS L，RHODES A，ALHAZZANI W，et al. Surviving sepsis campaign：international guidelines for management of sepsis and septic shock 2021[J]. Intensive Care Med，2021，47（11）：1181-1247.

[35] FLISSER A. Eliminating cystic echinococcosis in the 21st century[J]. Lancet Infect Dis，2018，18（7）：703-704.

[36] GENCER B，MARSTON N A，IM K，et al. Efficacy and safety of lowering LDL cholesterol in older patients：a systematic review and meta-analysis of randomised controlled trials[J]. Lancet，2020，396（10263）：1637-1643.

[37] HE B，LI X，ZHOU Z. Continuous spectrum of glucose dysmetabolism due to the KCNJ11 gene mutation-Case reports and review of the literature[J]. J Diabetes，2021，13（1）：19-32.

[38] JEON S B，SOHN C H，SEO D W，et al. Acute Brain Lesions on Magnetic Resonance Imaging and Delayed Neurological Sequelae in Carbon Monoxide Poisoning[J]. JAMA Neurol，2018，75（4）：436-443.

[39] JORMA I，JOHANNA L，RIITTA V. The heterogeneous pathogenesis of type 1 diabetes mellitus[J]. Nat Rev Endocrinol，2019，15（11）：635-650.

[40] KOZAR R A，CRANDALL M，SHANMUGANATHAN K，et al. Organ injury scaling 2018 update：Spleen，liver，andkidney[J]. Trauma Acute Care Surg，2018，85（6）：1119-1122.

[41] MCDONAGH T A，METRA M，ADAMO M，et al. 2021 ESC Guidelines for the diagnosis and treatment of acute and chronic heart failure[J]. Eur Heart J，2021，42（36）：3599-3726.

[42] NIKHILA A S，RITHIKA M K，KOSHY J，et al. Efficacy and Cardiovascular Safety of DPP-4 Inhibitors[J]. Curr Drug Saf，2021，16（2）：154-164.

[43] QIAN M B，ZHOU X N. Walk together to combat echinococcosis[J]. Lancet Infect Dis，2018，18（9）：946.

[44] STANSKI N，WONG H R. Prognostic and predictive enrichment in sepsis[J]. Nat Rev Nephrol，2020，16（1）：20-31.

[45] VAN TOL R R，KLEIJNEN J，WATSON A J M，et al. European Society of ColoProctology：guideline for haemorrhoidal disease[J]. Colorectal Dis，2020，22（6）：650-662.

[46] Vincenza S. Update on the Impact，Diagnosis and Management of Cardiovascular Autonomic Neuropathy in Diabetes：What Is Defined，What Is New，and What Is Unmet[J]. Diabetes Metab J，2019，43（1）：3-30.

[47] WANG T，LU J，SHI L，et al. Association of insulin resistance and β-cell dysfunction with incident diabetes among adults in China：a nationwide，population-based，prospective cohort study[J]. Lancet Diabetes Endocrinol，2020，8（2）：115-124.

中英文名词对照索引

T

W

X

Y